Jürgen Fritz, Dirk Albrecht, Philipp Niemeyer (Hrsg.)

Knorpeltherapie

Jürgen Fritz, Dirk Albrecht,
Philipp Niemeyer (Hrsg.)

Knorpeltherapie

Praxisleitfaden der AG
Klinische Geweberegeneration der DGOU

DE GRUYTER

Herausgeber
Dr. Jürgen Fritz
Orthopädisch Chirurgisches Centrum
Wilhelmstraße 134
72074 Tübingen
E-Mail: fritz@occ-tuebingen.de

Prof. Dr. Philipp Niemeyer
Orthopädische Klinik der Universität Freiburg
Hugstetter Straße 55
79106 Freiburg
E-Mail: philipp.niemeyer@uniklinik-freiburg.de

Dr. Dirk Albrecht
Klinik im Kronprinzenbau
Listplatz 1
72764 Reutlingen
E-Mail: dr.albrecht@kronprinzenbau-klinik.de

ISBN 978-3-11-042523-9
e-ISBN (PDF) 978-3-11-041988-7
e-ISBN (EPUB) 978-3-11-042001-2

Library of Congress Cataloging-in-Publication Data
A CIP catalog record for this book has been applied for at the Library of Congress.

Bibliografische Information der Deutschen Nationalbibliothek
Die Deutsche Nationalbibliothek verzeichnet diese Publikation in der Deutschen Nationalbibliografie; detaillierte bibliografische Daten sind im Internet über http://dnb.dnb.de abrufbar.

Coverabbildung: Jürgen Fritz
Satz: le-tex publishing services GmbH, Leipzig
Druck und Bindung: Hubert & Co. GmbH & Co. KG, Göttingen
♾ Gedruckt auf säurefreiem Papier
Printed in Germany

www.degruyter.com

Vorwort der Herausgeber

Jürgen Fritz, Dirk Albrecht, Philipp Niemeyer

Als sich gegen Ende der 1990er-Jahre einige interessierte Kollegen zusammenfanden, um das damals noch spärliche, überwiegend empirische Wissen über regenerative Therapien von Gelenkknorpelschäden zusammenzutragen und so aus Wissen und Erfahrung erste Behandlungsempfehlungen abzuleiten, war der Gedanke an eine institutionalisierte Arbeitsgemeinschaft noch nicht geboren.

Diese entstand erst später und wurde letztlich unter dem Namen „AG Klinische Geweberegeneration" die erste Arbeitsgemeinschaft (AG) der damals noch jungen Deutschen Gesellschaft für Orthopädie und Unfallchirurgie (DGOU), die gerade aus der Deutschen Gesellschaft für Orthopädie und Orthopädische Chirurgie (DGOOC) und der Deutschen Gesellschaft für Unfallchirurgie (DGU) im Rahmen der Zusammenführung beider Fächer entstanden war.

Mit der Zeit nahmen Wissen und Erfahrung sowie die Zahl der Mitglieder dieser AG stetig zu. Innerhalb der AG wurden diverse Themengebiete, wie Operationstechniken, Revisionsstrategien, Nachbehandlung, bildgebende Diagnostik, Entwicklung von Trägermaterialien etc. intensiv erarbeitet und publiziert. Die von der AG veröffentlichten Behandlungsempfehlungen [1, 2] wurden zum Behandlungsmaßstab ihrer Zeit und sowohl vom Gemeinsamen Bundesausschuss (G-BA) als auch vom medizinischen Dienst der Kassen (MDK) zum Teil wörtlich übernommen.

Neben den schriftlichen Publikationen hat die AG immer wieder in öffentlichen Sitzungen, z. B. auf den Jahrestagungen der DGOU und der Gesellschaft für Arthroskopie und Gelenkchirurgie (AGA), verschiedene Aspekte ihres Themenkreises dargestellt und diskutiert. Allen Sitzungen ist dabei bis heute der Anspruch auf eine besondere Nähe zur klinischen Anwendung gemein.

Der letzte „große Wurf" der AG war die Etablierung des Knorpelregisters DGOU, einer Online-Datenbank in der alle knorpelchirurgischen Operationen mit biologisch-rekonstruktiver Zielsetzung erfasst und ausgewertet werden können. Das Knorpelregister ging zum DKOU 2013 erstmals an den Start. Erfasst wurden zunächst knorpelchirurgische Eingriffe von Mitgliedern der AG an Kniegelenken. Zum DKOU 2014 wurde das Register dann für alle interessierten Kolleginnen und Kollegen im deutschsprachigen Raum geöffnet und um die Module Hüftgelenk und Sprunggelenk erweitert. Zum letzten DKOU 2015 waren bereits fast 2000 Patienten im Knorpelregister erfasst. Das Knorpelregister DGOU leistet aus unserer Sicht gerade neben kontrollierten Studien einen wichtigen Beitrag zur Erforschung der Versorgungsrealität und unterstreicht eben dadurch den Anspruch der AG auf die besondere Nähe zur klinischen Anwendung.

Neben diesen wissenschaftlich orientierten Projekten wurde unter den Mitgliedern der AG der Wunsch geboren, das Spezialwissen Einzelner in einem umfassenden Buch zum Thema Knorpelregeneration zusammenzufassen.

Das vorliegende Buch aus dem Kreis der AG klinische Geweberegeneration der DGOU beleuchtet alle Aspekte des komplexen Themengebiets rekonstruktiver Gelenkknorpelchirurgie. Es möchte dem interessierten Anwender vor dem Hintergrund der derzeit besten verfügbaren Evidenz eine wertvolle Hilfestellung und Anleitung für den Praxisalltag sein und in seinem letzten Teil auch die derzeitigen Trends und Bemühungen zur Weiterentwicklung knorpelrekonstruktiver Verfahren vorstellen.

Januar 2016

die Herausgeber
Jürgen Fritz, Dirk Albrecht, Philipp Niemeyer

Literatur

[1] Behrens P et al. AG ACT und Tissue Engineering unter Schirmherrschaft der DGU und DGOOC. DGU – Mitteilungen und Nachrichten 45:34–41, 2002.

[2] Niemeyer P et al. Stellenwert der autologen Chondrozytentransplantation (ACT) in der Behandlung von Knorpelschäden des Kniegelenks – Empfehlungen der AG Klinische Gewebe-regeneration der DGOU. Z Orthop Unfall 151:38–47, 2013.

Geleitwort

Reinhard Hoffmann, Bernd Kladny

Knorpeldegenerationen – sprich arthrotische Gelenkveränderungen – und Knorpelverletzungen gehören zum Kerngebiet der Orthopädie und Unfallchirurgie. Sie sind Volkserkrankungen mit hohem gesundheitspolitischem und wirtschaftlichem „impact".

Die Diagnostik und Therapie von degenerativen sowie traumatischen und Knorpelschäden hat in den vergangenen Jahren einen rasanten Aufschwung erlebt. Speziell hochauflösende Magnetresonanztomographieverfahren mit und ohne Kontrastmittel lassen eine Beurteilung der Knorpeloberfläche und der subchondralen Knochenstruktur zu, wie sie vor wenigen Jahren noch undenkbar schien. Diagnostische Arthroskopien wurden dadurch auch in der Knorpelbeurteilung praktisch vollständig verdrängt.

Konventionelle Röntgenaufnahmen der Gelenke (unter Belastung) und die Beurteilung biomechanischer Umfeldbedingungen wie Achsfehlstellung oder Gelenkinstabilitäten sind allerdings nach wie vor so unverzichtbar wie eine konsequente konservative Arthrosebehandlung, dort wo sie angezeigt ist.

Die Behandlungsoptionen sind daher in der Regel multimodal und individuell. Sie müssen Lebensalter, sportliche Aktivitäten und allgemeine Ansprüche ebenso berücksichtigen wie spezielle anatomische Lokalisationen und individuelle Gesundheitsrisiken. Die Therapie: praktisch maßgeschneidert für jeden Patienten.

Und die Behandlungsoptionen sind heute auch knorpelregenerierend vielfältig. Das Ziel ist immer, möglichst gesunden, das heißt hyalinen Knorpel, wiederherzustellen. Hier spielen knochenmarkstimulierende und osteochondrale Transferverfahren neben der autologen Chondrozytentransplantation (ACT) eine bereits etablierte Rolle.

„Smart biomaterials" und die Stammzelltherapie weisen zukünftig weitere, vielversprechende und innovative Therapieoptionen auf.

Der Praxisleitfaden Knorpeltherapie der AG Klinische Geweberegeneration der DGOU liefert eine komprimierte und aktuelle Übersicht über den aktuellen Stand der Knorpeldiagnostik und Knorpeltherapie. Besonders hilfreich sind auch die Dokumentations- und Codiertipps sowie die Hinweise zum Knorpelregister der DGOU. Die Generalssekretäre der DGOU wünschen dem Buch daher eine weite Verbreitung und Beachtung.

Wir danken den Herausgebern und allen Autoren dieses Praxisleitfadens im Namen der wissenschaftlichen Fachgesellschaft.

21. 12. 2015

Prof. Dr. Reinhard Hoffmann, Generealsekretär der DGOU
Prof. Dr. Bernd Kladny, stellv. Generealsekretär der DGOU

Geleitwort

Kuno Weise

Dem im Jahr 2003 erschienenen „Praxisleitfaden der Knorpelreparatur" folgt nunmehr ein erweiterter und aktualisierter zweiter Ratgeber zur Therapie chondraler und osteochondraler Läsionen. Während die erste Ausgabe eine eher enggefasste Übersicht über den – neudeutsch – State of the Art zum Zeitpunkt ihres Erscheinens vor zwölf Jahren inklusive der bis dahin gesammelten ersten Erfahrungen mit Techniken der Knorpelzellzüchtung und -transplantationen vermittelte, spiegelt das nunmehr erscheinende Handbuch zu knorpelreparativen Verfahren einerseits die inzwischen deutlich erweiterten Kenntnisse zur Wertigkeit der ACT, während zum anderen die etablierten Basics zur Knorpelchirurgie dargestellt bleiben. Zahlreiche Beiträge ausgewiesener Spezialisten aus dem Bereich der Knorpelchirurgie beleuchten den derzeitigen Stand der einzelnen Behandlungsmöglichkeiten bei chondralen und osteochondralen Läsionen unterschiedlicher Lokalisation und Schweregrade. Nach einer Einführung in die Thematik, die die Besonderheiten der Anatomie und Biomechanik des hyalinen Knorpels sowie den Spontanverlauf aller Arten von Gelenkknorpelschäden umfasst, werden die verschiedenen Stadien im Algorithmus der zur Verfügung stehenden diagnostischen Verfahren abgehandelt, wobei insbesondere die Magnetresonanztomographie mit sog. knorpelspezifischen Sequenzen, nicht zuletzt im Rahmen von postoperativen Verlaufskontrollen, eine herausragende Bedeutung hat. Zudem ist sie für die exakte präoperative Bestimmung des Schweregrads der Knorpelschädigung im Hinblick auf deren Einordnung in international etablierte Klassifikationen von großer Bedeutung.

Im Weiteren werden die aktuell zur Verfügung stehenden Techniken und ihre jeweilige Differenzialindikation präsentiert, was eine Abgrenzung der einzelnen knorpelreparativen Verfahren voneinander und damit die Auswahl des jeweils individuell geeigneten Verfahrens ermöglicht. In diesem Zusammenhang werden auch sehr spezielle Optionen zur Sanierung von Knorpelschäden wie zellfreie Verfahren, die Anwendung der ACT in der sog. Sandwichtechnik und osteochondrale Transferverfahren bei tiefen Knorpel-Knochen-Defekten vorgestellt. Mitteilungen über Nachkontrollen nach dem Einsatz der verschiedenen knorpelreparativen Verfahren sowie zu den Komplikationsmöglichkeiten inklusive etablierter Revisionsstrategien erlauben eine fundierte Einschätzung des Stellenwerts verschiedener Therapieoptionen und geben Hinweise zur Beherrschung von Fehlschlägen.

Ein spezielles Kapitel befasst sich mit der jeweils adäquaten Begleit- und Nachbehandlung nach knorpelreparativen Eingriffen. Besonderes Augenmerk wird auf die Behandlungsstrategie bei relevanten Begleitverletzungen sowie an den Menisci, dem Kapsel-Band-Apparat und bestehenden Achsdeformitäten geschenkt, die eine differenzierte Planung der meist mehrfachen Operationsmaßnahmen erfordern. Ein weiterer Beitrag widmet sich dem Einsatz von Biomaterialien, die insbesondere bei der

Knorpelzelltransplantation ihren Einsatzbereich haben. Schließlich fließen die bisherigen Erfahrungen mit knorpelreparativen Operationsmethoden an anderen großen Gelenken als dem Kniegelenk in die Darstellung der dafür geeigneten knorpelchirurgischen Optionen ein.

Abgerundet wird der Leitfaden zur Knorpelreparatur durch den Verweis auf die rechtlichen Grundlagen zellbasierter Verfahren sowie die Vorgaben zu deren Dokumentation und Codierung, die nicht zuletzt in das neu etablierte Knorpelregister der DGOU einfließen. Neben den diversen Operationsverfahren bei Gelenkknorpelschäden wird zudem auf die diversen Möglichkeiten der konservativen Arthrosetherapie eingegangen. Ein abschließender Beitrag weist auf denkbare Zukunftsperspektiven in der Entwicklung geeigneter Eingriffsmöglichkeiten beim Gelenkknorpelschaden hin, speziell im Hinblick auf „smart biomaterials", den Einsatz von Stammzellen und auf mögliche neue Wege in der Therapie chondraler und osteochondraler Läsionen.

Den Herausgebern ist es gelungen, im zweiten Praxisleitfaden zur Knorpeltherapie den derzeitigen Stand zu dieser Thematik durch ausgewiesene Experten aus ganz unterschiedlichen Perspektiven darzustellen. Interessierten an knorpelchirurgischen Verfahren wird damit ein Ratgeber zur Diagnostik und Therapie chondraler und osteochondraler Läsionen des Gelenkknorpels an die Hand gegeben, der einen weitgefassten und profunden Überblick zum momentanen Stand wissenschaftlicher Erkenntnisse dieses wichtigen Bereichs der Gelenkchirurgie umfasst. Der Unterzeichnende wünscht der neuen Auflage des Praxisleitfadens zur Knorpeltherapie eine weite Verbreitung und eine hohe Akzeptanz bei allen an reparativen Verfahren des hyalinen Knorpels beteiligten Kolleginnen und Kollegen.

12. 12. 2015 Prof. Dr. Kuno Weise

Inhalt

Autorenverzeichnis

Dr. med. Dirk Albrecht
Facharzt für Allgemeine Chirurgie, Facharzt für Orthopädie und Unfallchirurgie
Klinik im Kronprinzenbau
Listplatz 1
72764 Reutlingen
dr.albrecht@kronprinzenbau-klinik.de

Prof. Dr. med. Peter Angele
Facharzt für Orthopädie und Unfallchirurgie, spezielle Unfallchirurgie, Sportmedizin
Sporthopaedicum
Hildegard-von-Bingen-Strasse 1
93053 Regensburg
Lehrstuhl für Regenerative Gelenkchirurgie
Klinik und Poliklinik für Unfallchirurgie
Universitätsklinikum Regensburg
Franz-Josef-Strauss-Allee 11
93053 Regensburg
peter.angele@ukr.de

PD Dr. med. habil. Matthias Aurich
Facharzt für Orthopädie und Unfallchirurgie
Sana Kliniken Leipziger Land
Klinik für Orthopädie und Unfallchirurgie
Rudolf-Virchow-Straße 2
04552 Borna
kontakt@matthias-aurich.de

PD Dr. med. Christoph Becher
Facharzt für Orthopädie und Unfallchirurgie, Spezielle Orthopädische Chirurgie, Sportmedizin
HFK Internationales Zentrum für Hüft-, Knie- und Fußchirurgie, Sporttraumatologie
ATOS Klinik Heidelberg
Bismarckstraße 9–15
69115 Heidelberg
christoph.becher@atos.de

Dr. med. Gerrit Bode
Klinik für Orthopädie und Unfallchirurgie
Universität Freiburg
Hugstetter Straße 55
79106 Freiburg
gerrit.bode@uniklinik-freiburg.de

PD Dr. med. Peter U. Brucker
OrthoPlus München
MVZ Alte Börse
Orthopädie – Unfallchirurgie – Sportmedizin
Lenbachplatz 2a
80333 München
p.brucker@orthoplus-muc.de

Dr. rer. nat. Solvig Diederichs
Forschungszentrum für Experimentelle Orthopädie
Universitätsklinikum Heidelberg
Schlierbacher Landstrasse 200a
69118 Heidelberg
solvig.diederichs@med.uni-heidelberg.de

Dr. med. Florian Dirisamer
Facharzt für Sportorthopädie
Orthopädie und Sportchirurgie
Karl-Leitl-Straße 1
4048 Puchenau, Österreich
florian.dirisamer@orthopaedie-linz.com

Prof. Dr. med. Christoph Erggelet
Facharzt für orthopädische Chirurgie
Zentrum für biologische Gelenkchirurgie
Krafstraße 29
8044 Zürich, Schweiz
mail@erggelet.com

Dr. med. Jakob Fay
Facharzt für Orthopädie und Unfallchirurgie
Abteilung für Unfall- und arthroskopische Chirurgie, Sporttraumatologie
Lubinus-Clinicum Kiel
Steebeker Weg 25
24106 Kiel
j.fay@lubinus-stiftung.de

Dr. med. Matthias Feucht
Klinik für Orthopädie und Unfallchirurgie
Universitätsklinikum Freiburg
Hugstetter Straße 55
79106 Freiburg
matthias.feucht@uniklinik-freiburg.de

PD Dr. med. Stefan Fickert
Facharzt für Orthopädie und Unfallchirurgie
Sporthopaedicum
Bahnhofsplatz 27
94315 Straubing
fickert@sporthopaedicum.de

Dr. sc. hum. Jennifer Fischer
Forschungszentrum für Experimentelle Orthopädie
Universitätsklinikum Heidelberg
Schlierbacher Landstraße 200
69115 Heidelberg
jennifer.fischer@med.uni-heidelberg.de

Dr. med. Jürgen Fritz
Facharzt für Orthopädie und Unfallchirurgie
Orthopädisch Chirurgisches Centrum
Wilhelmstraße 134
72074 Tübingen
fritz@occ-tuebingen.de

Dr. med. Christoph Gaissmaier
Vorstand der TETEC AG
Aspenhaustraße 18
72770 Reutlingen
gaissmaier@tetec-ag.de

Dr. med. Lars Goebel
Lehrstuhl für Experimentelle Orthopädie und Arthroseforschung
Universitätsklinik des Saarlandes
Kirrberger Straße 100
66424 Homburg
lars.goebel@uks.eu

Prof. Dr. med. habil. Dr. rer. nat. Gunther O. Hofmann
Facharzt für Orthopädie und Unfallchirurgie, spezielle Unfallchirurgie
Universitätsklinikum Jena und BG-Klinikum Bergmannstrost Halle/Saale
Erlanger Allee 101
07747 Jena
Gunther.Hofmann@med.uni-jena.de

Prof. Dr. med. Dr. h.c. Jörg Jerosch
Chefarzt der Klinik für Orthopädie, Unfallchirurgie und Sportmedizin
Johann-Etienne-Krankenhaus
Am Hasenberg 46
41462 Neuss
j.jerosch@ak-neuss.de

Prof. Dr.med. Philip Kasten
Facharzt für Orthopädie und Unfallchirurgie
Orthopädisch Chirurgisches Centrum
Wilhelmstraße 134
72074 Tübingen
kasten@occ-tuebingen.de

PD Dr. med. Jörn Kircher
Facharzt für Orthopädie und Unfallchirurgie
Klinik Fleetinsel
Admiralitätsstraße 4
20459 Hamburg
j-kircher@web.de

Prof. Dr. med. habil. Peter Cornelius Kreuz
Facharzt für Orthopädie und Unfallchirurgie, Sportmedizin, Chirotherapie, Kinderorthopädie
Zentrum für Orthopädie und Chirurgie in Holzkirchen
Münchner Str. 56a
83607 Holzkirchen, Deutschland
prof.kreuz@mvz-atrium.de

Prof. Dr. med. Henning Madry
Lehrstuhl für Experimentelle Orthopädie und Arthroseforschung
Universitätsklinik des Saarlandes
Kirrberger Straße 100
66424 Homburg
henning.madry@uniklinikum-saarland.de

Prof. Dr. med. Stefan Marlovits
Unfallchirurg und Sporttraumatologe
Zentrum für Knorpelregeneration und Orthobiologie
Privatklinik Döbling
Heiligenstädter Straße 55–63
1190 Wien, Österreich
office@marlovits.at

Prof. Dr. med. Peter E. Müller
Stellvertretender Klinikdirektor
Facharzt für Orthopädie und Unfallchirurgie
Klinik und Poliklinik für Orthopädie, Physikalische Medizin und Rehabilitation
Klinikum der Ludwig-Maximilians-Universität München
Campus Großhadern
Marchioninistr. 15
81377 München
peter.mueller@med.uni-muenchen.de

Prof. Dr. med. Philipp Niemeyer
Sektionsleiter Knorpelchirurgie
Orthopädische Klinik der Universität Freiburg
Hugstetter Straße 55
79106 Freiburg
philipp.niemeyer@uniklinik-freiburg.de

Priv.- Doz. Dr. med. Thomas R. Niethammer
Facharzt für Orthopädie und Unfallchirurgie
Klinik und Poliklinik für Orthopädie, Physikalische Medizin und Rehabilitation
Klinikum der Ludwig-Maximilians-Universität München
Campus Großhadern
Marchioninistr. 15
81377 München

Dr. med. Jörg Nowotny
Facharzt für Orthopädie und Unfallchirurgie
UniversitätsCentrum für Orthopädie & Unfallchirurgie
Universitätsklinikum Carl Gustav Carus Dresden
Fetscherstraße 74
01307 Dresden
Joerg.Nowotny@uniklinikum-dresden.de

Prof. Dr. med. Matthias Pietschmann
Facharzt für Orthopädie und Unfallchirurgie
Klinik und Poliklinik für Orthopädie, Physikalische Medizin und Rehabilitation
Klinikum der Ludwig-Maximilians-Universität München
Campus Großhadern
Marchioninistr. 15
81377 München
matthias.pietschmann@med.uni-muenchen.de

Prof. Dr. rer. biol. hum. Wiltrud Richter
Leiterin des Forschungszentrums für Experimentelle Orthopädie
Universitätsklinikum Heidelberg
Schlierbacher Landstraße 200
69115 Heidelberg
wiltrud.richter@med.uni-heidelberg.de

Univ.-Prof. Dr. med. Bernd Rolauffs
Lehrstuhl für Gewebeersatzforschung
Klinik für Orthopädie und Unfallchirurgie
Department Chirurgie
Universitätsklinikum Freiburg
Hugstetter Str. 55
79106 Freiburg
berndrolauffs@googlemail.com

Dr. med. Bernhard Schewe
Facharzt für Orthopädie, Chirurgie, Unfallchirurgie Orthopädisch Chirurgisches Centrum
Wilhelmstraße 134
72074 Tübingen
schewe@occ-tuebingen.de

Prof. Dr. med. habil. Gunter Spahn
Facharzt für Orthopädie und Unfallchirurgie,
spezielle Unfallchirurgie
Praxisklinik für Unfallchirurgie und Orthopädie,
Universitätsklinikum Jena
Sophienstraße 16
99817 Eisenach
spahn@pk-eisenach.de

Prof. Dr. med. Matthias Steinwachs
Facharzt für Orthopädie, Traumatologie und
Sportmedizin
SportClinic Zurich Hirslanden
Witellikerstraße 40
8032 Zürich, Schweiz
msteinwachs@sportclinic.ch

Prof. Dr. med. Thomas Tischer
Facharzt für Orthopädie und Unfallchirurgie
Universitätsmedizin Rostock UMR
Doberaner Straße 142
18057 Rostock
thomas.tischer@med.uni-rostock.de

Prof. Dr. med. Kuno Weise
em. Ordinarius für Unfallchirurgie
Eberhard Karls Universität Tübingen
ehem. Ärztlicher Direktor der Berufsgen.
Unfallklinik
Langjähr. Leiter der AG „Geweberegeneration,
Gewebeersatz“ der Deutschen Gesellschaft für
Unfallchirurgie
Forchenweg 7
72076 Tübingen
weise@med-begutachtung.de

PD Dr. med. Götz Welsch
Facharzt für Orthopädie und Unfallchirurgie
UKE Athleticum
Universitäres Kompetenzzentrum für Sport- und
Bewegungsmedizin
Martinistraße 52
20246 Hamburg
g.welsch@uke.de

Barbara Wondrasch, PT, PhD
FH St. Pölten
Department für Gesundheit
Matthias Corvinus-Straße 15
3100 St. Pölten
office@wondrasch.at

PD Dr. med. Johannes Zellner
Facharzt für Orthopädie und Unfallchirurgie,
spezielle Unfallchirurgie
Leitender Oberarzt Klinik für Unfallmedizin
Caritas-Krankenhaus St. Josef
Landshuter Strasse 65
93053 Regensburg
Oberarzt Sektion Kniechirurgie
Klinik und Poliklinik für Unfallchirurgie
Universitätsklinikum Regensburg
Franz-Josef-Strauss-Allee 11
93053 Regensburg
johannes.zellner@ukr.de

1 Anatomie und Biomechanik des Gelenkknorpels

1.1 Anatomie des Gelenkknorpels

Lars Goebel, Henning Madry

Der alle Gelenkflächen echter Gelenke bedeckende hyaline Gelenkknorpel bildet mit dem darunter liegenden subchondralen Knochen die osteochondrale Einheit. Die gemeinsame Betrachtung dieser funktionellen und morphologischen Einheit erlaubt, sowohl die Physiologie als auch Pathophysiologie von Gelenkerkrankungen besser zu verstehen. Der hyaline Gelenkknorpel besteht aus Chondrozyten, die in ein komplexes Netzwerk extrazellulärer Matrix eingebettet sind. Typ-II-Kollagen gibt dem hyalinen Gelenkknorpel seine mechanische Festigkeit und Form. Wasser ist v. a. an die hydrophilen, negativ geladenen Proteoglykane oder Hyaluronsäure gebunden. Anhand der Zusammensetzung der extrazellulären Matrix, der Form und Anordnung der Zellen und ihrer metabolischen Aktivität in verschiedenen Zonen wird der Gelenkknorpel in verschiedene Schichten eingeteilt: Tangentialfaserzone (Zone I), Übergangszone (Zone II), Radiärzone (Zone III) und kalzifizierte Zone (Zone IV). Basal schließt sich der subchondrale Knochen an, der in die subchondrale Knochenplatte und die subartikuläre Spongiosa unterteilt ist. Seine Hauptaufgaben liegen in unterstützenden Funktionen für den hyalinen Knorpel durch Aufnahme und Verteilung einwirkender Kräfte sowie eine belastungsabhängige Adaptierung durch aktive Umbauprozesse.

1.1.1 Konzept der osteochondralen Einheit

Der hyaline Gelenkknorpel steht in enger morphologischer und funktioneller Beziehung mit dem darunterliegenden subchondralen Knochen. Basierend auf neueren wissenschaftlichen Erkenntnissen ist für die physiologische Gelenkfunktion, aber auch für die Pathophysiologie von Gelenkerkrankungen, der subchondrale Knochen von ebenso wichtiger Bedeutung wie der hyaline Knorpel. Daher ist es für die Planung von Knorpeltherapien sinnvoll, die gesamte osteochondrale Einheit (Abbildung 1.1) zu beurteilen.

Merke: Osteochondrale Einheit = hyaliner Gelenkknorpel + subchondraler Knochen.
Innerhalb des hyalinen Knorpels wird hierbei die oberflächliche Tangentialfaser- (Zone I), Übergangs- (Zone II) und Radiärzone (Zone III) vom kalzifizierten Knorpel (Zone IV) unterschieden und im subchondralen Knochen die subchondrale Knochenplatte von der subartikulären Spongiosa differenziert. Veränderungen bzw. Erkrankungen des subchondralen Knochens führen konsekutiv auch zu Veränderungen des angrenzenden hyalinen Knorpels und umgekehrt.
Osteochondrosis dissecans als Beispiel einer Erkrankung der osteochondralen Einheit: Bei der Osteochondrosis dissecans handelt es sich um eine Vaskularisierungsstörung des subchondralen Knochens, bei der es sekundär auch zu einer Schädigung des hyalinen Knorpels kommt.

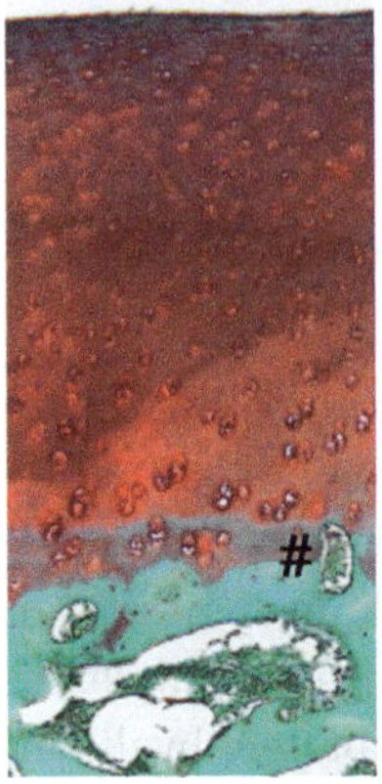

Abb. 1.1: Histologisches Bild der osteochondralen Einheit. Diese besteht aus dem hyalinen und dem mineralisierten Gelenkknorpel, die durch die „tidemark" voneinander abgrenzbar sind. Nach basal wird der subchondrale Knochen bestehend aus der subchondralen Knochenplatte und der subartikulären Spongiosa durch die Zementlinie separiert. # Kapillare, die bis in die mineralisierte Knorpelschicht hineinragt (Safranin-O-Lichtgrün-Färbung, 20fache Vergrößerung, Schaf).

1.1.2 Hyaliner Knorpel

Der hyaline Gelenkknorpel bedeckt alle Gelenkflächen echter Gelenke und erlaubt eine fast reibungsfreie Bewegung zwischen den Gelenkpartnern. In dünnen Scheiben ist er glasig-durchscheinend (griechisch „hyalos" Glas) und makroskopisch von weißlich-bläulicher Färbung. Er ist nicht von Perichondrium überzogen und abhängig von seiner Lokalisation in seiner Zusammensetzung variabel und zwischen einem und sieben Millimeter dick. Chondrozyten sind in eine komplexe extrazelluläre Matrix eingebettet, die an große Druckbelastungen adaptiert ist. Der hyaline Gelenkknorpel ist hypozellulär, avaskulär, aneural und alymphatisch. Intrinsische Reparaturmechanismen sind daher sehr limitiert. Die Zufuhr von Nährstoffen erfolgt in den apikalen Abschnitten lediglich durch Diffusion aus der Synovialflüssigkeit, basal auch durch Diffusion aus Kapillaren, die teils bis in die mineralisierte Knorpelschicht hineinragen. Die Synovia wird von Synovialzellen sezerniert und ist ein Dialysat des Bluts, bestehend aus Glukose, Proteinen und Hyaluronsäure. Durch die fehlende Blutversorgung ist der hyaline Knorpel vom Immunsystem ausgeschlossen.

Chondrozyten

Chondrozyten sind hochdifferenzierte Zellen mesenchymalen Ursprungs und stellen den einzigen Zelltyp des hyalinen Knorpels dar. Ihr Anteil beträgt lediglich etwa zwei Prozent des gesamten Knorpelvolumens. Abhängig von ihrer Lokalisation in den verschiedenen Knorpelzonen haben sie eine unterschiedliche Größe, Morphologie und metabolische Aktivität. Ein gut entwickeltes endoplasmatisches Retikulum, ein großer Golgi-Apparat und zahlreiche Vesikel sind kennzeichnend für ihre sekretorische Tätigkeit. Differenzierte Chondrozyten haben eine ovaläre Form und produzieren Typ-II-Kollagen und Proteoglykane. Sie teilen sich physiologischerweise nicht mehr und ihre Lebensspanne entspricht dem Alter des Patienten.

Chondrone

Knorpelzellen sind in Chondronen angeordnet: kleine, blasenförmige, isogene Zellgruppen, die durch mitotische Zellteilungen entstanden sind und zwischen zwei und sechs Chondrozyten enthalten. Sie tragen sowohl zur Elastizität des Knorpels als auch zum mechanischen Schutz der Chondrozyten bei. Sie sind von einer eigenen stark basophilen Matrix, dem sog. Knorpelhof, umgeben, der zahlreiche Glykosaminoglykane als auch Typ-II-, -VI-, -IX- und -XI-Kollagen enthält. Typ-VI-Kollagen kommt ausschließlich in der perizellulären Matrix vor, Typ-IX-Kollagen hauptsächlich im äußeren Rand der Chondronkapsel und das zellassoziierte Typ-XI-Kollagen ist in der perizellulären Matrix anzutreffen. Die extrazelluläre Matrix zwischen den Chondronen ist zellfrei und wird Interterritorium genannt.

> Merke: Hyaliner Knorpel = Chondrone + Interterritorium
> Chondrone = Territorium = Chondrozyten + Knorpelhof

Extrazelluläre Matrix

Die extrazelluläre Matrix besteht hauptsächlich aus Wasser. Daneben ist ein hochkomplexes dreidimensionales Netzwerk aus Kollagenen, Proteoglykanen, nichtkollagenen Proteinen und Glykoproteinen für die Eigenschaften und Struktur der extrazellulären Matrix verantwortlich.

Wasser

Hyaliner Knorpel besteht zu 65–80 % seines Feuchtgewichts aus Wasser, das v. a. an die hydrophilen, negativ geladenen Proteoglykane gebunden ist. Während sich nur ein kleiner Anteil intrazellulär befindet, dient der Rest als Raum für den Transport von Metaboliten, Nährstoffen, Gasen oder Abbauprodukten. Zudem sind hier Kationen in hoher Konzentration gelöst. Der Wassergehalt ist in den oberflächlichen Schichten am höchsten (80 %) und in den tiefen Schichten am niedrigsten (65 %).

Glykane/Polysaccharide

Hyaluronsäure

Hyaluronsäure ist ein Glykosaminoglykanmolekül, das aus bis zu 100.000 repetitiven Disaccharideinheiten bestehen kann. Es ist nicht sulfatiert, elektrisch negativ geladen und als einziges Glykosaminoglykanmolekül nicht an ein Proteinzentralfilament („core protein") gebunden. Durch Hydratisierung vergrößert sich das Volumen des Moleküls, sodass sich schon bei niedrigen Konzentrationen ein visköses Gel bildet, das als biologisches Schmiermittel dient. Im Knorpel bildet Aggrekan große Komplexe.

Proteoglykane

Proteoglykane bestehen aus einem „core protein", an dem an Seitenketten kovalent Glykosaminoglykane gebunden sind. Diese Glykosaminoglykanseitenketten bestehen aus repetitiven Disaccharideinheiten, von denen eine meist sulfatiert ist, und sind polyanionisch; typische Vertreter im Gelenkknorpel sind Keratan- und Chondroitinsulfat. Der Kohlenhydratanteil kann bis zu 95 % der molaren Masse dieser Makromoleküle ausmachen. Ein Hyaluronsäuremolekül kann als zentraler Kiel hunderte Proteoglykane nicht kovalent binden.

Aggrekan ist das Hauptproteoglykan des Knorpels. Durch seine etwa 100 Chondroitin- und 30 Keratansulfatketten pro „core protein" besitzt es beträchtliche Wasserbindungskapazität und Quelldruck, die Grundlagen der elastischen Eigenschaften des Knorpelgewebes sind. Durch zwei Verbindungsproteine, sog. „linker proteins", werden die Aggrekanmoleküle an Hyaluronsäure gebunden und in ein dreidimensionales Kollagennetzwerk eingebunden.

Bei Fibromodulin und Decorin handelt es sich um kleinere Proteoglykane, die sich mit Kollagenfibrillen verbinden und eine Rolle bei deren räumlicher Ausrichtung spielen. Proteoglycan 4 bzw. Lubricin wird von Chondrozyten im Bereich der oberflächlichen Knorpelzone produziert, um eine optimale Gleitfähigkeit des Gelenks zu gewährleisten.

Glykoproteine und nichtkollagene Proteine

Im Gegensatz zu Proteoglykanen überwiegt bei Glykoproteinen der Protein- gegenüber dem Kohlenhydratanteil. Das „linker protein" stabilisiert Proteoglykanaggregate und beeinflusst deren Größe und Struktur. Anchorin ist ein kollagenbindendes Oberflächenprotein, das die Interaktion der Chondrozyten mit den Kollagenfibrillen erleichtert. Fibronektin ist ein aus zwei identischen Untereinheiten bestehendes dimeres Protein, das sich an Zelloberflächen oder in der Matrix zu feinen fibrillären Strukturen verbindet. Es hat Bindungsorte für verschiedene Matrixkomponenten wie Kollagene oder Proteoglykane sowie für Integrine der Zellmembran und beeinflusst somit Zell-Matrix-Interaktionen. Das „cartilage oligomeric matrix protein" (COMP) ist ein aus fünf Untereinheiten bestehendes nichtkollagenes Matrixprotein. Es verbindet sich mit Kollagenen und anderen Bestandteilen der extrazellulären Matrix.

Kollagene

Kollagene stellen quantitativ die wichtigsten Proteine des Körpers dar (etwa 25 % der Gesamtproteinmasse). Es sind mehr als 25 verschiedene Kollagentypen bekannt, die zwar nah verwandt, aber genetisch verschieden sind. Sie geben mit ihrem komplexen dreidimensionalen Netzwerk dem hyalinen Knorpel seine mechanische Festigkeit und Form. Von den Chondrozyten wird Prokollagen synthetisiert und durch Exozytose sezerniert. Extrazellulär werden Propeptide abgespalten und es entsteht Tropokollagen als Kollagenmonomer, das sich in einem Polymerisationsprozess („self-assembly process") zu Kollagenfibrillen zusammenlagert. Alle Kollagene bestehen dabei aus Kollagenmolekülen, die sich aus jeweils drei, etwa 1000 Aminosäure langen, α-Polypeptidketten zusammensetzen und eine Supertripelhelix bilden. Kollagenfibrillen lassen sich durch Polarisationsmikroskopie (Abbildung 1.2) oder Elektronenmikroskopie nachweisen.

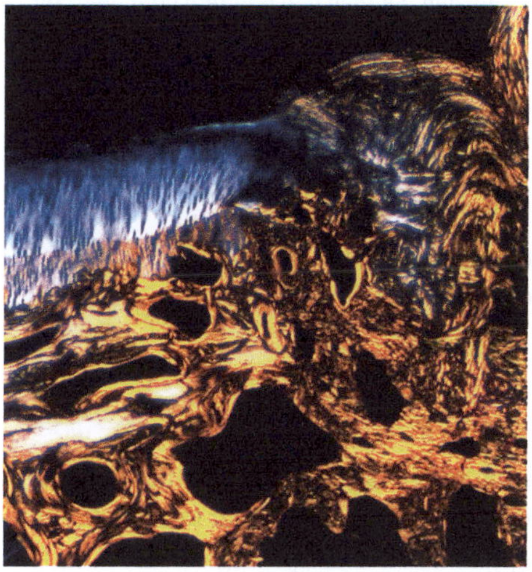

Abb. 1.2: Polarisationsmikroskopisches Bild der nativen osteochondralen Einheit (*links*) und des Reparaturgewebes (*rechts*). Die Kollagenfasern erscheinen im subchondralen Knochen goldgelb und im Gelenkknorpel hellviolett. Aufgrund der veränderten Orientierung der Kollagenfasern kann durch optische Filter leicht zwischen nativem und Reparaturgewebe unterschieden werden.

> Im Lichtmikroskop sind Kollagene im intakten Knorpel maskiert, da sie einen ähnlichen Brechungsindex wie die Grundsubstanz haben. Im Rahmen degenerativer Veränderungen kommt es zu Veränderungen des Proteoglykan- und Wassergehalts, die Fibrillen demaskieren (sog. Asbestfaserung).

Typ-II-Kollagen (Gesamtanteil 90–95 %) ist das Hauptkollagen des hyalinen Knorpels. Es ist in allen Schichten vertreten und läuft arkadenförmig orthogonal an der Zementlinie beginnend nach apikal, um dann parallel zur Oberfläche zu verlaufen und wieder zur Zementlinie zurückzukehren.

Typ-VI-Kollagen (0–1 %) bildet eigene Mikrofibrillen und befindet sich perizellulär um die Chondrozyten.

Typ-IX-Kollagen (0–1 %) ist in allen Schichten nachweisbar und verbindet Typ-II-Fibrillen.

Typ-X-Kollagen (0–1 %) ist in der Zone des kalzifizierten Knorpels nachweisbar. Ihm wird eine Funktion in der Knorpelmineralisation zugeschrieben. Es umgibt auch hypertrophe Chondrozyten.

Typ-XI-Kollagen (2–3 %) ist ein Teil der Typ-II-Fibrillen und ist an Quervernetzungen beteiligt.

Kollagene machen etwa 60 %, Proteoglykane 25–35 % sowie nichtkollagene Proteine und Glykoproteine 15–20 % des Trockengewichts des Gelenkknorpels aus. Typ-I-Kollagen ist insgesamt der häufigste Kollagentyp und kommt typischerweise in Knochen, Sehnen und Bändern oder der Haut vor. Im Gelenkknorpel ist er nur im Rahmen degenerativer Prozesse oder in faserknorpeligem Reparaturgewebe nachweisbar.

Zonale Gliederung

Der Gelenkknorpel wird anhand der Zusammensetzung der extrazellulären Matrix, der Form und Anordnung der Zellen und ihrer metabolischen Aktivität in verschiedenen Zonen eingeteilt (Abbildung 1.1).

Oberflächliche Tangentialfaserzone (Zone I)

In der oberflächlichen Tangentialfaserzone befinden sich wenige spindelförmige Chondrozyten, die parallel der Gelenkoberfläche angeordnet sind. Der Kollagengehalt ist hoch, bei im Vergleich reduzierten Proteoglykananteil. Hauptaufgabe der Tangentialfaserzone ist die Absorption von Druck- und Scherkräften sowie Reduktion von Reibung. Ein Verlust dieser oberflächlichen Schicht resultiert in einer herabgesetzten Gleitfähigkeit der Gelenkoberfläche.

Übergangszone (Zone II)

Die Übergangszone zeichnet sich durch abgerundete Chondrozyten aus, die sich teilweise in Chondronen anordnen. Die Kollagenfasern bilden Arkaden und der Proteoglykangehalt steigt an.

Radiärzone oder tiefe Knorpelzone (Zone III)

Die tiefe Knorpelzone bildet die breiteste Schicht des hyalinen Knorpels, ihre Hauptaufgabe liegt in der Adsorption von Kompressionskräften. Chondrozyten ordnen sich in Säulen an, der Proteoglykangehalt ist am höchsten. Die Kollagenfibrillen sind parallel und senkrecht zur Gelenkoberfläche angeordnet. Sie haben hier ihren größten Durchmesser.

Kalzifizierte/Mineralisierte Zone (Zone IV)

Die Kalzifizierung des Gelenkknorpels ist ein aktiver, physiologischer Prozess und für die Gelenkform, respektive Lastverteilung von Bedeutung. Der genaue Mechanismus, der die Formation bzw. das Voranschreiten der Kalzifizierung kontrolliert, ist noch ungeklärt, scheint aber mit der Belastung der Gelenkoberfläche assoziiert zu sein.

Die „tidemark“, ein sich in histologischen Schnitten als dünne, basophile Linie darstellender Grenzstreifen, trennt die kalzifizierte Schicht von der Radiärzone. Bei der Kalzifizierung in der „tidemark“ handelt es sich um einen aktiven Prozess lebender Zellen und nicht um ein dystrophische Kalzifizierung infolge von Zelltod.

Nach basal erfolgt durch die Zementlinie („cement line“) eine Abgrenzung zum subchondralen Knochen. Dabei handelt es sich um eine wellenförmig undulierende Platte, die eine stabile Verzahnung des hyalinen Knorpels mit dem subchondralen Knochen ermöglicht. Während die Typ-II-Kollagenfasern aus der Radiärzone in den kalzifizierten Knorpel einstrahlen und sich dort verankern, kommt es zu keinem Durchdringen von Typ-II-Kollagenfasern des Knorpels bzw. Typ-I-Kollagenfasern des Knochens durch die Zementlinie. Kapillaren aus dem subchondralen Knochen können bis in die mineralisierte Zone hineinragen.

1.1.3 Subchondraler Knochen

Der subchondrale Knochen grenzt direkt an die Zementlinie. Er wird unterteilt in die direkt angrenzende subchondrale Knochenplatte, die im Elektronenmikroskop an eine Honigwabenstruktur erinnert, und in die diaphysär gelegene subartikuläre Spongiosa. Die Dicke der subchondralen Knochenplatte variiert innerhalb sowie auch zwischen verschiedenen Gelenken und passt sich den Belastungsverhältnissen im Gelenk an. Von der Region des subchondralen Knochens ziehen Blutgefäße bis in den Bereich des kalzifizierten Knorpels.

> Bei der Präparation eines fokalen Knorpelschadens, z. B. für eine Mikrofrakturierung bzw. Abrasionsarthroplastik, muss auch die kalzifizierte Knorpelschicht auf dem Defektgrund entfernt werden. Dadurch werden auch diese Gefäße teilweise eröffnet.

Die subchondrale Knochenplatte hat eine höhere Steifigkeit als Knorpel. Neben einer unterstützenden Funktion für den hyalinen Knorpel durch Aufnahme und Verteilung einwirkender Kräfte ist sie aktiv an Umbauprozessen und Anpassung der Mineralisationsverteilung beteiligt.

Im Rahmen von Knorpelreparaturprozessen kommt es auch im subchondralen Knochen zu typischen Veränderungen (Abbildung 1.3): Neben einem Voranschreiten der subchondralen Knochenplatte wird die Bildung von intraläsionalen Osteophyten oder subchondralen Knochenzysten beobachtet. Auch kommt es zur Veränderung der subchondralen Mikroarchitektur.

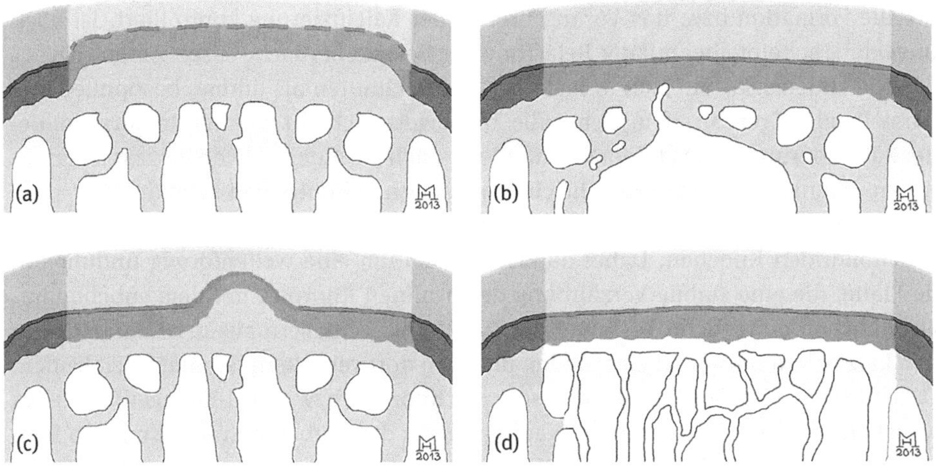

Abb. 1.3: Typische Veränderungen des subchondralen Knochens, die mit Knorpelreparaturverfahren wie z. B. Mikrofrakturierung einhergehen: (a) Voranschreiten der subchondralen Knochenplatte; (b) subchondrale Knochenzysten; (c) Bildung intraläsionaler Osteophyten oder (d) veränderte Mikroarchitektur.

1.1.4 Knorpelhomöostase

Im hyalinen Knorpel herrscht natürlicherweise ein Gleichgewicht zwischen matrixaufbauenden und -abbauenden Prozessen. Chondrozyten reagieren auf mechanische und biologische Stimuli. Wachstumsfaktoren wie der transformierende Wachstumsfaktor β („transforming growth factor“, TGF-β), knochenmorphogenetische Proteine („bone morphogenetic proteins“, BMP) wie BMP2 und BMP7, der insulinartige Wachstumsfaktor I („insulin-like growth factor 1“, IGF-1), Inhibitoren der Matrixmetalloproteasen als auch intermittierende, zyklische Belastungen wirken anabol auf den Chondrozytenmetabolismus, während Entzündungsmediatoren, Interleukine, Matrixmetalloproteasen oder unkontrolliert freigesetzte Proteasen oder Kollagenasen katabol wirken.

Mit den heute zur Verfügung stehenden zell- bzw. gewebebasierten Knorpeltherapieverfahren kann beim erwachsenen Patienten lediglich eine Knorpelreparatur (Faserknorpel, Typ-I-Kollagen, niedriger Proteoglykangehalt), aber keine Knorpelregeneration (hyaliner Knorpel, Typ-II-Kollagen, hoher Proteoglykangehalt) erreicht werden.

1.2 Biochemie des Gelenkknorpels

Bernd Rolauffs

Die verschiedenen Zonen des hyalinen Knorpelgewebes weisen charakteristische biochemische und biomechanische Besonderheiten auf, die für die Gesamtfunktion des hyalinen Knorpels relevant sind. Die zonale Zusammensetzung und die biochemischen Interaktionen bestimmen die biochemischen, hydrodynamischen und biomechanischen Funktionen des hyalinen Knorpelgewebes, durch die ein ganzes Menschenleben lang die einwirkenden Kräfte absorbiert und umverteilt werden. Viele Aspekte sind für das Verstehen der Gewebefunktion und für die Entwicklung effektiver Strategien zur Geweberegeneration wichtig. Im Folgenden werden hierfür ausgesuchte Aspekte dargestellt.

1.2.1 Biochemische Struktur

Die extrazelluläre Matrix (ECM) besitzt drei Regionen, die perizelluläre, territoriale und interterritoriale Matrix. Die perizelluläre Matrix (PCM) ist eine Kollagen-Typ-VI-reiche Struktur, die die Chondrozyten umschließt [10]. Chondrozyt und PCM sind gemeinsam das Chondron. Das Chondron ist die elementare anatomische, funktionelle und metabolische Einheit des Knorpelgewebes [10] und an der Instandhaltung der ECM beteiligt [11]. Dies geschieht, indem die komplexen biomechanischen Kräfte durch die PCM so verändert werden, dass zu schwache Signale für den Chondrozyten verstärkt und zu starke, potenziell schädigende Kräfte abgeschwächt werden [12]. Die PCM wandelt biomechanische Kräfte in eine biochemische Reaktion der Chondrozyten um und ist eine mechanosensitive Schnittstelle zur Regulierung der Biosynthese. Das Typ-VI-Kollagen der PCM schützt zudem vor Apoptose [13]. Die PCM wird von der territorialen ECM umgeben, die aus korbartig angeordneten Kollagenfaserbündeln mit proteoglykangefüllten Zwischenräumen besteht. Die territoriale ECM wird von der interterritorialen ECM umgeben. Diese stellt den größten ECM-Anteil dar und ist das von den Chondrozyten weitentfernteste Knorpelgewebe [11]. Die Kollagenfibrillen verändern hier ihre korbähnliche Anordnung der territorialen ECM und verlaufen superfiziell parallel zur Gelenkoberfläche und in den tiefen ECM-Zonen senkrecht zur Gelenkoberfläche [11]. Zwischen den Kollagenfasern finden sich Aggrekanaggregate sowie kleine Proteoglykane und andere Komponenten.

1.2.2 Biochemische Komposition der extrazellulären Matrix (ECM)

Die ECM-Hauptbestandteile sind interstitielle Flüssigkeit sowie Makromoleküle wie Proteoglykane und Kollagene, v. a. Typ-II-Kollagen. Die interstitielle Flüssigkeit beträgt 60–80 % des Gewebefeuchtgewichts. Der größte Anteil der interstitiellen Flüssigkeit ist frei beweglich und nur etwa 30 % sind gebunden. Die interstitielle Flüssigkeit enthält eine Vielzahl an Komponenten und – für die Funktion des Gewebes wichtig – Elektrolyte mit einer hohen Dichte positiver Ladungen.

Zwei Drittel der Trockenmasse des adulten Knorpelgewebes besteht aus Kollagenpolymeren. Typ-II-Kollagen ist die Hauptkomponente und bildet ein fibrilläres Netzwerk, das andere Makromoleküle wie Proteoglykane und Aggrekan einschließt. Die Kollagene Typ III, VI, IX, X, XI, XII und XIV liegen in der adulten Knorpelmatrix zu unterschiedlichen Anteilen vor und haben verschiedene, teils gut und teils wenig verstandene Aufgaben. Andere wichtige Makromoleküle sind die Proteoglykane. Diese stellen etwa 5–10 % des Knorpelfeuchtgewichts und sind glykosylierte Proteine, die aus einem Kernprotein mit kovalent gebundenen und negativ geladenen Glykosaminoglykan(GAG)-Seitenketten bestehen. Durch die elektrostatische Interaktion dieser negativen GAG-Ladungen mit den positiven Ladungen der interstitiellen Flüssigkeit wird diese in der ECM gebunden [14]. Proteoglykane sind z. B. das aggregierende Aggrekan und Versikan sowie die nichtaggregierenden Proteoglykane Decorin, Biglykan, Fibromodulin, Perlecan und das „superficial zone protein“ (SZP), das zur Gelenklubrikation beiträgt.

Ein wichtiges modulares Proteoglykan ist das bürstenartige Aggrekan. Diese entsteht durch drei globuläre Domänen und eine Chondroitinsulfatregion für die Bindung einer hohen Anzahl an GAG-Seitenketten. Aggrekan kommt in multimolekularen Aggregaten vor, die an Hyaluronsäure gebunden sind. Die globulären Domänen sind an Adhäsion und Apoptose der Chondrozyten beteiligt. Aggrekan stellt als vielleicht wichtigstes Proteoglykan – gemeinsam mit dem Kollagen-Typ-II-Netzwerk – die biochemische Grundlage der biomechanischen Funktion des Knorpelgewebes dar. Der Verlust der ladungstragenden Aggrekananteile wird als ein wesentlicher Faktor der Früharthrose angesehen [15]. Weiterhin ist wichtig, dass die Menge und räumliche Verteilung der Proteoglykane sich substanziell in der Entwicklung [16], bei degenerativen und reparativen Prozessen [17, 18], nach Trauma [19, 20] und in der Arthrose [21] verändert. In diesem Sinn führen Veränderungen in der biochemischen Komposition des Knorpelgewebes zu Veränderungen der biomechanischen Eigenschaften.

1.2.3 Biochemisch-hydrodynamisches Dämpfungssystem der extrazellulären Matrix

Die interstitielle Flüssigkeit des Knorpelgewebes ist im Kollagenfasernetz GAG-gebunden. Diese Flüssigkeitsbindung würde zu einer enorm hohen Volumenzunahme der

GAG führen, wenn diese Volumenzunahme nicht durch das restriktive Kollagenfasernetz und das Einschließen der GAG verhindert würde. Die nicht stattfindende Volumenzunahme wird somit in einen hohen Schwelldruck umgewandelt, durch den das Knorpelgewebe der täglichen biomechanischen Last standhalten kann. Bei Aktivitäten wie z. B. beim Joggen führt die biomechanische Kompressionsbelastung zu einem druckinduzierten Flüssigkeitsfluss der interstitiellen Flüssigkeit vom belasteten Areal in weniger komprimierte Anteile der ECM. Bei abnehmender Belastung, z. B. in der Schwingphase der unteren Extremität, fließt die Flüssigkeit mitsamt ihren positiven Ladungen aufgrund ihrer elektrostatischen Interaktion mit den negativen GAG-Ladungen dorthin zurück, von wo sie verdrängt wurde. Hier wird sie zum Teil von den GAG reabsorbiert. Diese Reabsorption erzeugt einen hohen Schwelldruck, der den hyalinen Knorpel in seine ursprüngliche Form zurückversetzt [22].

1.2.4 An der Instandhaltung und Degradation des Knorpelgewebes beteiligte Signalwege

Die Ausbildung und Instandhaltung des Knorpelgewebes unter Last wird durch ein komplexes Netzwerk von Signalmolekülen und anderen Faktoren reguliert. Das Verständnis dieser molekularen Mechanismen ist für die Identifikation von pathologischen Schlüsselfaktoren und für die Entwicklung pharmakologischer Strategien für die Knorpelregeneration unerlässlich. Im Folgenden werden die wesentlichen Signalwege kurz vorgestellt; wir verweisen auf die Literatur für detaillierte Informationen [23]. Die TGF-β-Superfamilie umfasst mehr als 40 Mitglieder und umfasst auch die BMP. TGF-β1 ist im Knorpelgewebe eines der wichtigsten anabol wirkenden Moleküle, zusammen mit IGF-1, Fibroblasten-Wachstumsfaktor 2 (FGF2) und BMP7. Allerdings gibt es für einige Moleküle auch eine duale Rolle, da z. B. TGF-β [24] und FGF2 [25] auch in degenerativen Prozessen eine wichtige Rolle spielen. BMP sind an allen Phasen der Chondrogenese beteiligt. Die BMP-Wirkungen sind mit den Transkriptionsfaktoren Smad1, 5, 8 und Smad4 assoziiert. BMP werden als knorpelprotektive Faktoren angesehen und können regenerativ wirken, z. B. induzieren BMP2, 4 und 7 die Proteoglykansynthese [26], während BMP2 aber auch zur Chondrozytenhypertrophie und zum ECM-abbau in der Arthrose beiträgt [27]. Adaptive Strategien des Chondrozyten an hypoxische Bedingungen werden durch „hypoxia inducible factor(HIF)“-1α, -2α, -3α) vermittelt. HIF-1α ist für das Chondrozytenüberleben essenziell [28] und vermittelt die ECM-Instandhaltung, indem es die Kollagen-Typ-II-Expression steuert [29]. „Wingless-type proteins“ (Wnt) sind eine Glykoproteinfamilie, die in Entwicklung, Wachstum und Homöostase verschiedener Gewebe involviert ist [30]. Wnt-Signale sind am „crosstalk“ zwischen Knorpel und subchondralem Knochen sowie an der Steuerung von Überleben [23] und Proliferation [31] beteiligt. Die NF-κB-Transkriptionsfaktoren sind eine Familie von Molekülen, die Wachstum, Differenzierung und Überleben steuern. Im Knorpelgewebe reguliert NF-κB die Expression

ECM-degradierender Enzyme und entzündlicher Mediatoren und hat Effekte auf die terminale Differenzierung von Chondrozyten. In der Arthrose führt NF-ϰB allein oder in Kooperation mit z. B. Wnt oder BMP zur Sekretion ECM-degradierender Enzyme, z. B. Matrixmetalloproteinasen (MMP) [32] und ADAMTS4 und ADAMTS5 [33]. MMP und ADAMTS stellen die zwei Hauptgruppen proteolytischer Enzyme dar, die in der Arthrose die ECM-Degradierung verursachen [34]. Der MAP-Kinase-Signalweg besteht aus drei Klassen (ERK-1/2, JNK und p38) und führt, gemeinsam mit NF-ϰB, zu der Aktivierung der Transkriptionsfaktoren AP-1, Elk-1 und Runx2 [25]. Runx2 und Elk-1 vermitteln die Chondrozytenhypertrophie und die Expression multipler ECM-degradierender MMP und ADAMTS [25]. Der Hedgehog(Hh)-Signalweg ist in der Chondrogenese und Chondrozytenproliferation der Wachstumsfuge beteiligt [23]. Hh führt zur Expression des Transkriptionsfaktors Runx2 und hierüber zur Expression von MMP-13 und ADAMTS5. Somit liegt ein komplexes, nicht völlig verstandenes Signalnetzwerk vor, das über verschiedenste Wege die Degradation des Knorpelgewebes auslösen kann. Die Komplexität dieses Netzwerks ist in Abbildung 1.4 illustriert. Die Komplexität und die Tatsache, dass die verschiedenen Signalwege miteinander verbunden sind, erklären auch, weshalb es bisher nicht gelungen ist, einen effektiven Ansatzpunkt zur pharmakologischen Therapie der Arthrose zu entwickeln.

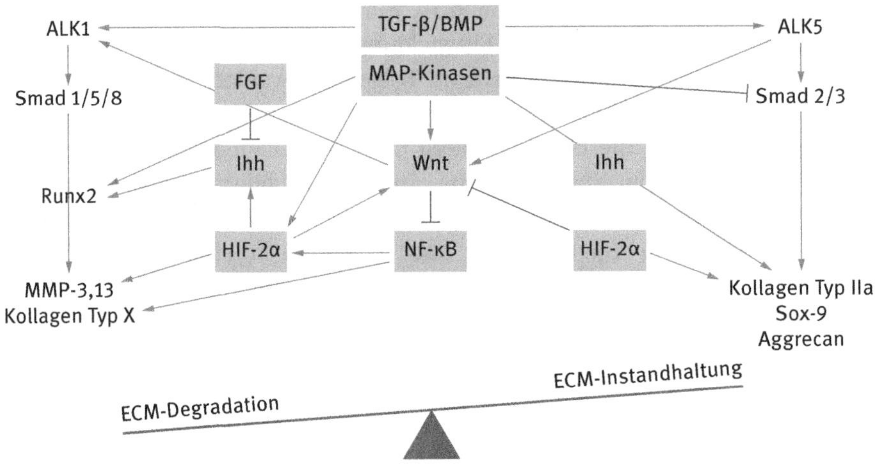

Abb. 1.4: Komplexität des molekularen Signalnetzwerks, das die Knorpelhomöostase reguliert. Im gesunden Knorpelgewebe liegt eine Balance anaboler und kataboler Wirkungen vor, die in der Arthrose zugunsten kataboler Wirkungen verschoben ist und eine Matrixdegradation verursacht. Die Abbildung illustriert, dass verschiedenste molekulare Signalwege miteinander verbunden sind, sodass eine effektive therapeutische Interaktion wahrscheinlich mehr als nur einen einzigen Signalweg adressieren sollte.

1.3 Biomechanik des Gelenkknorpels

Gunter Spahn

Grundsätzlich kann das biologische System eines Gelenks mit allen seinen Geweben (Knorpel, Bänder, Menisken, subchondraler Knochen und umgebender Weichteilmantel) als mechanisches System aufgefasst werden. Dabei wirken selbstverständlich alle Gesetze der Mechanik.

Oftmals werden jedoch im klinischen Sprachgebrauch degenerative Veränderungen an den Gelenken, insbesondere am hyalinen Knorpel und die daraus resultierende degenerative Knorpelschädigung mit später einsetzenden Gelenkkollaps als Verschleißerkrankung aufgefasst. Dies ist im naturwissenschaftlich-philosophischen Sinn nicht korrekt. In der Technik wird Verschleiß definiert als: „fortschreitender Materialverlust aus der Oberfläche eines festen Körpers (Grundkörper), hervorgerufen durch mechanische Ursachen, d. h. Kontakt- und Relativbewegung eines festen, flüssigen oder gasförmigen Gegenkörpers, also den Masseverlust (Oberflächenabtrag) einer Stoffoberfläche durch schleifende, rollende, schlagende, kratzende, chemische und thermische Beanspruchung“ (DIN 50320). Auch wenn in Analogie zu einem technischen System das Gelenk, insbesondere der Gelenkknorpel den mechanischen Belastungen durch Druck, Scherung und Reibung (Abrieb) ausgesetzt ist, führen nicht diese Mechanismen, sondern die Unfähigkeit, das durch die Belastung zugrunde gehende Gewebe zu ersetzen (mangelnde Regenerationsfähigkeit), zu den Schäden am Gewebe. Dieses Missverhältnis zwischen Belastung und Belastbarkeit führt schließlich zu einer verminderten mechanischen Resistenz des Knorpels, der zunächst erweicht (Chondromalazie), im weiteren Verlauf seine Bruchresistenz verliert und unter physiologischer Belastung aufbricht (Knorpelschaden/Knorpeldefekt) und bei dem es unter weiterer Belastung auch des subchondralen Knochens schließlich zur radiologisch manifesten Arthrose kommen kann [43].

Ein bandstabiles Gelenk wird in erster Linie durch Druck beansprucht. Intakte Knorpelflächen gleiten bei der Bewegung des Gelenks mit einer sehr geringen Reibung gegeneinander. Der Reibungskoeffizient (μ, Knorpel-Knorpel) beträgt zwischen 0,005 und 0,030 [39, 42, 44, 45]. Dies entspricht der Reibung einer Schlittenkufe auf Eis. Selbst bei tieferen Knorpelschäden ändert sich an diesem Reibungsverhalten der Gelenkflächen kaum etwas. Damit ist es in einem bandstabilen Gelenk kaum möglich, Scherung auf die Gelenkflächen zu bringen. Die Reibung zwischen den Gelenkflächen scheint insgesamt keine sehr große Bedeutung zu haben, wenn man bedenkt, dass bei einer Stahl-Polyethylen-Gleitpaarung wesentlich höhere Reibung auftritt (μ = 0,1; [37]).

Die biomechanischen Eigenschaften des hyalinen Gelenkknorpels werden durch den zonalen Schichtaufbau realisiert:

– Oberflächliche Schicht mit parallel zur Gelenkfläche ausgerichteten Kollagenfasern und flachen Chondrozyten, die eher Fibrozyten ändern. Diese Schicht hat

eine hohe mechanische Festigkeit und hält den Knorpel in seiner Gesamtheit bei Belastung zusammen.
- Mittlere, eher ungeordnete Schicht mit locker angeordneten unregelmäßigen Kollagenfasern und einem hohen Gehalt an Proteoglykanen (und damit Wasser). Diese Schicht ist der wesentliche Schockabsorber.
- Tiefe Schicht, mit förmlich angeordneten Kollagenfasern und Zellen. Diese Schicht bildet zusammen mit „tight junctions“ die Haftung am subchondralen Knochen.

Die zu vernachlässigenden Scherkräfte werden während der Gelenkbewegung jedoch nahezu vollständig in Druck umgewandelt. Dabei sind die Elastizitätsmodule in den einzelnen Gelenkabschnitten abhängig von der Knorpeldicke und der jeweils auftretenden Belastung (Hauptbelastungszonen, Randzonen) und unterscheiden sich auch zwischen den Gelenken. Zusätzlich spielt das experimentelle Design bei der biomechanischen Testung des Gewebes eine erhebliche Rolle. Daher ist es nicht verwunderlich, dass die genauen Zahlen zu den biomechanischen Parametern in der Literatur erheblich schwanken. So werden Elastizitätsmodule in der Größenordnung zwischen 1,0 und 19,5 MPa angegeben [35, 36, 38, 40, 41].

In Bezug auf die Druckbelastung verhält sich der Gelenkknorpel bipolar. Bei geringer Belastung reagiert er auf Druck weitgehend elastisch, höhere Belastung hingegen führt zur plastischen Verformung. Allerdings sind die Übergänge zwischen diesen beiden Verformungen fließend. Durch die Funktion des Kollagen-Proteoglycan-Netzwerks verhält sich der Knorpel bei Belastungszyklen viskoelastisch. Während der Belastung werden die Kollagenfasern gedehnt und es kommt zum Austritt von Wasser, das an die negativen Ladungen des Proteoglycans gebunden ist. Dadurch entsteht eine innere Reibung, ähnlich wie in einer hydraulischen Anlage, und die auftretende mechanische Energie wird durch Umwandlung in Wärmeenergie absorbiert. Anders als bei einem plastisch verformbaren Körper hingegen kommt es nach dem Ende der Belastung zu einem Wiedereinstrom des Wassers in das Netzwerk und zu einer Wiederherstellung der Quellung der Matrix.

Im Verlauf der Knorpeldegeneration ändern sich diese biomechanischen Eigenschaften. Der Gelenkknorpel verliert zunehmend seine Elastizität zuungunsten der Plastizität, was zu einer Verschiebung der mechanischen Hysteresekurve (Abbildung 1.5) führt.

Ein weiterer wesentlicher Parameter ist die Bruchspannung des hyalinen Gelenkknorpels. Diese ist bei intaktem Knorpel sehr hoch. Bereits das Vorliegen einer Chondromalazie hingegen führt zu einer um die Hälfte verringerten Bruchspannung, sodass hier auch Rissbildungen unter physiologischer Belastung möglich werden.

Während bei intaktem Bandapparat der hyaline Gelenkknorpel in zu vernachlässigender Weise auf Scherung beansprucht wird, ändert sich dies beim Trauma. Beispielsweise bei Verletzung des vorderen Kreuzbands gelangt das Kniegelenk in eine Subluxationsstellung, sodass hier mit großer Kraft Kondylen und Tibia gegeneinander

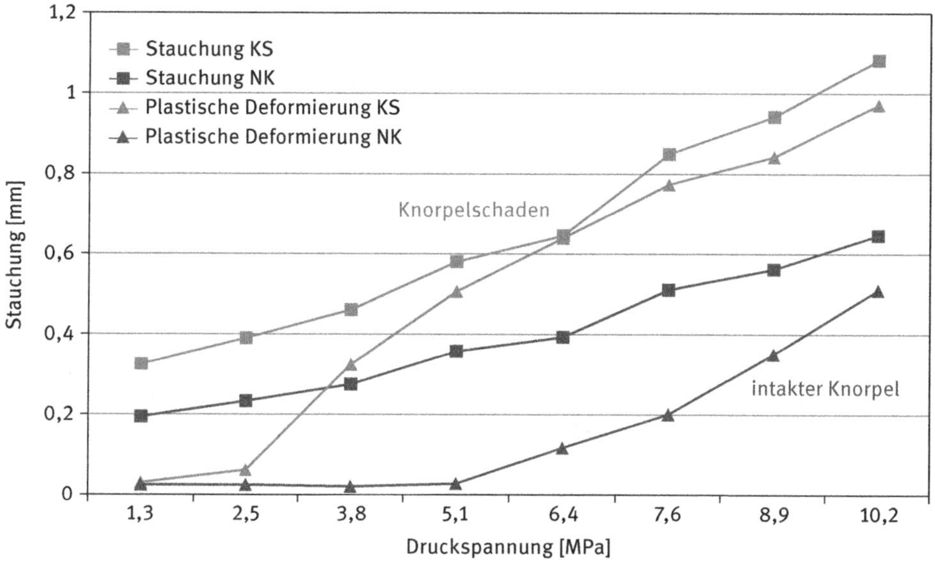

Abb. 1.5: „Load displacement curves" von gesundem und geschädigtem Knorpel im Druckversuch.

gleiten und infolgedessen schließlich die bekannten typischen traumatischen Knorpelschäden resultieren können.

Untersuchungen von Spahn et al. [43] zeigen, dass es zur Stauchung kommt, wenn gesunder Knorpel (rote Kurve) nach einem Preload unter Druckspannung gebracht wird. Die Stauchung ist proportional der Druckspannung (Quadrate). Beim Abklingen der Druckspannung auf die Werte des Preloads lässt die Stauchung wieder nach. Nach geringer Druckbelastung, die der physiologischen Knorpelbelastung entspricht, kehrt der Knorpel unmittelbar in seine Ursprungsform zurück (Dreiecke). Nach stärkerer Druckbelastung hingegen verbleibt zunächst eine Verformung. Dies wird als Plastizität bezeichnet. Die Eigenschaft gesunden Knorpels unter geringer Belastung elastisch und bei stärkerer Belastung plastisch verformbar zu sein, wird als biphasische Eigenschaft bezeichnet. Die Belastungs- und Entlastungskurven umschreiben eine Hystereseschleife, deren Flächenintegral proportional der absorbierten Energie ist. In natura kehrt auch plastisch verformter Knorpel nach einiger Zeit in seine Ursprungsform zurück (Viskoelastizität).

Geschädigter Knorpel (grüne Kurven) hingegen hat eine deutlich geringere Elastizität und geringere Steifigkeit. Bereits bei einer Druckspannung, die den physiologischen Drücken entspricht, wird er stärker gestaucht und bleibt bereits bei geringerer Druckbelastung plastische verformt. Diese Linksverschiebung der Hystereseschleife ist Ausdruck der geringeren Absorptionsfähigkeit von Belastungen.

Literatur

[1] Bötsch K. Funktionelle Anatomie des Gelenkknorpels – eine Literaturstudie (Inaugural-Dissertation). München, Deutschland, 2007.
[2] Imhof H, Breitenseher M, Kainberger F, Rand T, Trattnig S. Importance of subchondral bone to articular cartilage in health and disease. Top Magn Reson Imaging 10:180–192, 1999.
[3] Junqueira LC, Carneiro J, Schiebler TH. Histologie. Springer, Berlin, Deutschland, 1996.
[4] Kohn D. Expertise Knie. Georg Thieme Verlag, Stuttgart, Deutschland, 2015.
[5] Madry H, van Dijk CN, Mueller-Gerbl M. The basic science of the subchondral bone. Knee Surg Sports Traumatol Arthrosc 18(4):419–433, 2010.
[6] Martinek V. Anatomie und Pathophysiologie des hyalinen Knorpels. Deutsche Zeitschrift für Sportmedizin 54(6):166–170, 2003.
[7] Orth P, Cucchiarini M, Kohn D, Madry H. Alterations of the subchondral bone in osteochondral repair – translational data and clinical evidence. Eur Cell Mater 25:299–316, 2013.
[8] Orth P, Goebel L, Wolfram U, Ong MF, Gräber S, Kohn D, Cucchiarini M, Ignatius A, Pape D, Madry H. Effect of subchondral drilling on the microarchitecture of subchondral bone: analysis in a large animal model at 6 months. Am J Sports Med 40(4):828–836, 2012.
[9] Welsch U, Kummer W, Deller T. Lehrbuch Histologie. Urban & Fischer in Elsevier, München, Deutschland, 2014.
[10] Poole CA. Articular cartilage chondrons: form, function and failure. J Anat 191(1):1–13, 1997.
[11] Kuettner KE, Aydelotte MB, Thonar EJ. Articular cartilage matrix and structure: a minireview. J Rheumatol Suppl 27:46–48, 1991.
[12] Guilak F, Alexopoulos LG, Upton ML, Youn I, Choi JB, Cao L et al. The pericellular matrix as a transducer of biomechanical and biochemical signals in articular cartilage. Ann N Y Acad Sci 1068:498–512, 2006.
[13] Peters HC, Otto TJ, Enders JT, Jin W, Moed BR, Zhang Z. The protective role of the pericellular matrix in chondrocyte apoptosis. Tissue Eng Part A 17(15–16):2017–2024, 2011.
[14] Maroudas A, Bannon C. Measurement of swelling pressure in cartilage and comparison with the osmotic pressure of constituent proteoglycans. Biorheology 18(3–6):619–632, 1981.
[15] Ismail HM, Miotla-Zarebska J, Troeberg L, Tang X, Stott B, Yamamoto K et al. JNK2 controls aggrecan degradation in murine articular cartilage and the development of experimental osteoarthritis. Arthritis Rheumatol, 2015.
[16] Williamson AK, Chen AC, Masuda K, Thonar EJ, Sah RL. Tensile mechanical properties of bovine articular cartilage: variations with growth and relationships to collagen network components. J Orthop Res 21(5):872–880, 2003.
[17] Williams A, Oppenheimer RA, Gray ML, Burstein D. Differential recovery of glycosaminoglycan after IL-1-induced degradation of bovine articular cartilage depends on degree of degradation. Arthritis Res Ther 5(2):R97–105, 2003.
[18] Rayan V, Hardingham T, The recovery of articular cartilage in explant culture from interleukin-1 alpha: effects on proteoglycan synthesis and degradation. Matrix Biol 14(3):263–271, 1994.
[19] Rolauffs B, Kurz B, Felka T, Rothdiener M, Uynuk-Ool T, Aurich M et al. Stress-vs-time signals allow the prediction of structurally catastrophic events during fracturing of immature cartilage and predetermine the biomechanical, biochemical, and structural impairment. J Struct Biol 183(3):501–511, 2013.
[20] Rolauffs B, Muehleman C, Li J, Kurz B, Kuettner KE, Frank E et al. Vulnerability of the superficial zone of immature articular cartilage to compressive injury. Arthritis Rheum 62(10):3016–3027, 2010.
[21] Sandy JD, Verscharen C, Analysis of aggrecan in human knee cartilage and synovial fluid indicates that aggrecanase (ADAMTS) activity is responsible for the catabolic turnover and loss of

whole aggrecan whereas other protease activity is required for C-terminal processing in vivo. Biochem J 358(3):615–626, 2001.
[22] Lu XL, Mow VC, Biomechanics of articular cartilage and determination of material properties. Med Sci Sports Exerc 40(2):193–199, 2008.
[23] Mariani E, Pulsatelli L, Facchini A, Signaling pathways in cartilage repair. Int J Mol Sci 15(5):8667–8698, 2014.
[24] Bush JR, Beier F, TGF-beta and osteoarthritis–the good and the bad. Nat Med 19(6):667–669, 2013.
[25] Ellman MB, Yan D, Ahmadinia K, Chen D, An HS, Im HJ. Fibroblast growth factor control of cartilage homeostasis. J Cell Biochem 114(4):735–742, 2013.
[26] Chubinskaya S, Segalite D, Pikovsky D, Hakimiyan AA, Rueger DC. Effects induced by BMPS in cultures of human articular chondrocytes: comparative studies. Growth Factors 26(5):275–283, 2008.
[27] Papathanasiou I, Malizos KN, Tsezou A. Bone morphogenetic protein-2-induced Wnt/beta-catenin signaling pathway activation through enhanced low-density-lipoprotein receptor-related protein 5 catabolic activity contributes to hypertrophy in osteoarthritic chondrocytes. Arthritis Res Ther 14(2):R82, 2012.
[28] Schipani E, Ryan HE, Didrickson S, Kobayashi T, Knight M, Johnson RS. Hypoxia in cartilage: HIF-1alpha is essential for chondrocyte growth arrest and survival. Genes Dev 15(21):2865–2876, 2001.
[29] Duval E, Leclercq S, Elissalde JM, Demoor M, Galera P, Boumediene K. Hypoxia-inducible factor 1alpha inhibits the fibroblast-like markers type I and type III collagen during hypoxia-induced chondrocyte redifferentiation: hypoxia not only induces type II collagen and aggrecan, but it also inhibits type I and type III collagen in the hypoxia-inducible factor 1alpha-dependent redifferentiation of chondrocytes. Arthritis Rheum 60(10):3038–3048, 2009.
[30] Staines KA, Macrae VE, Farquharson C, Cartilage development and degeneration: a Wnt Wnt situation. Cell Biochem Funct 30(8):633–642, 2012.
[31] Thorfve A, Dehne T, Lindahl A, Brittberg M, Pruss A, Ringe J et al. Characteristic Markers of the WNT Signaling Pathways Are Differentially Expressed in Osteoarthritic Cartilage. Cartilage 3(1):43–57, 2012.
[32] Marcu KB, Otero M, Olivotto E, Borzi RM, Goldring MB. NF-kappa B Signaling: Multiple Angles to Target O A. Current Drug Targets 11(5):599–613, 2010.
[33] Yaykasli KO, Hatipoglu OF, Yaykasli E, Yildirim K, Kaya E, Ozsahin M et al. Leptin induces ADAMTS-4, ADAMTS-5, and ADAMTS-9 genes expression by mitogen-activated protein kinases and NF-kB signaling pathways in human chondrocytes. Cell Biol Int 39(1):104–112, 2015.
[34] Meszaros E, Malemud CJ. Prospects for treating osteoarthritis: enzyme-protein interactions regulating matrix metalloproteinase activity. Ther Adv Chronic Dis 3(5):219–229, 2012.
[35] Adams MA, Kerin AJ, Wisnom MR. Sustained loading increases the compressive strength of articular cartilage. Connect. Tissue Res. 39:245–256, 1998.
[36] Athanasiou KA, Agarwal A, Dzida FJ. Comparative study of the intrinsic mechanical properties of the human acetabular and femoral head cartilage. J Orthop. Res. 12:340–349, 1994.
[37] Bruckmann H, Keuscher G, Huttinger KJ. Carbon, a promising material in endoprosthetics. part 2: tribological properties. Biomaterials 1:73–81, 1980.
[38] Finlay JB, Repo RU. Impact characteristics of articular cartilage. Biomed. Sci. Instrum. 13:47–50, 1977.
[39] Jones BK, Durney KM, Hung CT, Ateshian GA. The friction coefficient of shoulder joints remains remarkably low over 24 h of loading. J Biomech. 48:3945–3949, 2015.
[40] Kerin AJ, Wisnom MR, Adams MA. The compressive strength of articular cartilage. Proc. Inst. Mech. Eng H. 212:273–280, 1998.

[41] Repo RU, Finlay JB. Survival of articular cartilage after controlled impact. J Bone Joint Surg. Am. 59:1068–1076, 1977.
[42] Schmidt TA, Sah RL. Effect of synovial fluid on boundary lubrication of articular cartilage. Osteoarthritis. Cartilage. 15:35–47, 2007.
[43] Spahn G, Kahl E, Klinger HM, Muckley T, Gunther M, Hofmann GO. Mechanical behavior of intact and low-grade degenerated cartilage. Biomed. Tech. (Berl) 52:216–222, 2007.
[44] Teeple E, Elsaid KA, Fleming BC, Jay GD, Aslani K, Crisco JJ, Mechrefe AP. Coefficients of friction, lubricin, and cartilage damage in the anterior cruciate ligament-deficient guinea pig knee. J Orthop. Res. 26:231–237, 2008.
[45] Whitney GA, Mansour JM, Dennis JE. Coefficient of Friction Patterns Can Identify Damage in Native and Engineered Cartilage Subjected to Frictional-Shear Stress. Ann. Biomed. Eng 43:2056–2068, 2015.

2 Risiko und Spontanverlauf von Gelenkknorpelschäden

Gunter Spahn, Gunther O. Hofmann

2.1 Definition von Knorpelschäden und Arthrose

Arthrosen zählen weltweit zu den häufigsten orthopädischen Erkrankungen [1]. Dies kann alle Gelenke des menschlichen Körpers betreffen, wenngleich bei den großen Gelenken v. a. die Hüfte, das Kniegelenk und das Sprunggelenk betroffen sind. Bei den kleinen Gelenken betrifft die Erkrankung v. a. die Fingergelenke, das Großzehengrundgelenk bzw. auch die Wirbelgelenke. Dabei sind Daten bezüglich der Häufigkeit von Knorpelschäden und Arthrose in Deutschland nahezu nicht vorhanden. In einer Publikation des Robert Koch-Instituts aus dem Jahr 2013 wird von einer Arthroseprävalenz in Deutschland, unabhängig von Lokalisation und Lebensalter, bei Männern von 17,9 % und bei Frauen von 22,6 % ausgegangen [2]. Die daraus resultierenden direkten und indirekten Kosten werden auf fünf bis sechs Euro pro Jahr geschätzt.

Bedingt durch unterschiedliche Definitionen für den Begriff Arthrose variieren Angaben bezüglich der Häufigkeit, aber auch der Risikofaktoren in der Literatur erheblich. Es ist unbestritten, dass Schäden im Bereich des hyalinen Gelenkknorpels das entscheidende pathophysiologische Moment dieser Erkrankung sind. Dabei sind grundsätzlich zwei Formen der Knorpelschädigung zu unterscheiden: der durch sinkende Syntheseleistung der Matrix und Apoptose bedingte degenerativer Knorpelschaden und der im Rahmen von Verletzungen der Gelenke auftretende traumatischer Knorpelschaden. Dabei können sich jedoch die Unterschiede zwischen beiden Formen dieser Schädigung überschneiden. In vielen epidemiologischen und klinischen Verlaufsuntersuchungen wird dabei häufig nicht zwischen beiden pathophysiologisch grundsätzlich unterschiedlichen Entitäten unterschieden.

In epidemiologischen Studien wird der Begriff Arthrose in unterschiedlicher Weise verwendet. Groß angelegte bevölkerungsbasierte Querschnitts- bzw. Längsschnittuntersuchungen basieren häufig auf Befragungen. Dazu werden verschiedene anamnestische und klinische Kriterien verwendet.

Das American College of Rheumatology (ACR) definiert die Gonarthrose beispielsweise als Kombination folgender Symptome [4]: Knieschmerz und Krepitus, Morgensteifigkeit über 30 min und Alter über 38 Jahre. Dabei wird eine Sensitivität in Bezug auf eine radiologische Arthrose von 89 % und eine Spezifität von 88 % angegeben. Die Koxarthrose wird folgendermaßen definiert: Schmerzen in der Leiste, Innenrotation < 14°, Morgensteifigkeit über 60 min und Alter über 50 Jahre. Auch diese klinisch-anamnestische Definition hat eine hohe Validität in Bezug auf die radiologische Untersuchung (Sensitivität 87 %, Spezifität 75 %). Diese Arthrosedefinitionen wurden bei einer Reihe von epidemiologischen bevölkerungsbasierten Untersuchungen verwendet: dem National Health and Nutrition Examination Survey (NHANES I), der Chingfort-Study und der Framingham-Study.

In den meisten epidemiologischen Untersuchungen zur Bestimmung von assoziierten bzw. Risikofaktoren für Arthrosen werden radiologische Kriterien (subchondrale Sklerose, Gelenkspaltverschmälerung, Osteophyten, Destruktion des Gelenks) verwendet. Dazu hat sich eine Reihe von Klassifikationen etabliert. Die älteste und bekannteste Klassifikation wurde von Kellgren und Lawrence vorgeschlagen [5]. Diese Klassifikationen haben im Lauf der Jahre aber auch erhebliche Modifikationen erfahren. Arthrosen werden oftmals als leicht (KL = 0/1), moderat (KL = 1/2-3) oder schwer (KL = 3/4) definiert. Allein diese unscharfen Möglichkeiten einer Definition des Arthrosebegriffs verdeutlichen, wie hoch die Interobservervarianz und damit die Bestimmung der Arthrose ist.

In den letzten Jahrzehnten wurde die Magnetresonanztomographie (MRT) zu einem wesentlichen Instrument in der Diagnostik von Knorpelschäden. Die MRT ist die einzige Methode, mit dem es nichtinvasiv möglich ist, Knorpelschäden relativ sicher nachzuweisen. Allerdings hängen Sensitivität und Spezifität von einer Reihe von Faktoren ab. Dies ist zunächst die technische Ausstattung (unterschiedliche Leistungsfähigkeit der Magnetresonanztomographen, die in verschiedenen Studien zwischen 1,0 T und 3,0 T variiert), die unterschiedliche Validität in Abhängigkeit von der Knorpeldicke (Patella vs. kleine Gelenke) und letzten Endes auch hier von der jeweils verwendeten Gradeinteilung.

Über viele Jahre hin galt die Arthroskopie als Methode der Wahl bei der Diagnostik chondraler Schäden. Im Hinblick auf die flächendeckende Verfügbarkeit der MRT hat die Arthroskopie zwar als primäres Diagnostikum an Bedeutung verloren, ist aber im Rahmen gelenkchirurgischer Eingriffe, insbesondere bei knorpelregenerativen Operationen unverzichtbar. Auch die Arthroskopie bedient sich bei der Beschreibung der Knorpelschäden verschiedener Klassifikationen. Bereits Hunter beschrieb 1743 erstmals Knorpelschäden und zeigte verschiedene Phasen der Erkrankung auf: Erweichung, Riss-und Flake-Bildung und die Knorpelglatze. Lange Zeit galt die Outerbridge-Klassifikation als Standard; im Lauf der Zeit wurden weitere Klassifikationen beschrieben und heute ist die Klassifikation gemäß den Empfehlungen der International Cartilage Repair Society (ICRS) zumindest in Publikationen Standard [6, 7]. Aber auch die Arthroskopie ist bei der Beurteilung von Knorpelschäden keineswegs sicher. Der Interobserver-Kappa-Index wurde in einer Reihe von Untersuchungen ermittelt und beträgt dabei in Abhängigkeit vom jeweiligen Design der Untersuchung 0,3–0,8. Es ist daher nicht verwunderlich, dass sich mehr als die Hälfte selbst erfahrener arthroskopischer Operateure unsicher fühlt, eine sichere Differenzierung zwischen intaktem und therapiebedürftigem geschädigten Gelenkknorpel vorzunehmen. In der Vergangenheit wurden daher Versuche unternommen, objektive Messverfahren bei der arthroskopischen Knorpeldiagnostik zu etablieren. Dabei war eine Idee, den Grad der Chondromalazie (Verlust der Steifigkeit) biomechanisch zu messen [8, 9]. Allerdings sind solche Messungen intraoperativ aufgrund der Größe mechanischer Geräte nur bei großen Gelenken und an gut zugänglichen Knorpelflächen (medialer Kondylus, Patella) zu bewerkstelligen. Weiterhin stellt auch die Knorpelerweichung keineswegs den initialen Knorpelschaden dar, da der erweichte Knorpel bereits erhebliche biochemisch-histologische Veränderungen aufweist. Ebenso wurde versucht, die Reduktion der Knorpeldicke bzw. des -volumens zu messen. Dazu wurden spezielle, miniaturisierte Ultraschallköpfe entwickelt, mit denen sich der Knorpel untersuchen lässt. Allerdings ist auch die physiologische Knorpeldicke sehr großen individuellen Schwankungen unterworfen, sodass keine Normalwerte für die einzelnen Gelenkabschnitte bekannt sind. In zahlreichen experimentellen und klinischen Untersuchungen wurde gezeigt, dass es durch spektroskopische Verfahren möglich ist, degenerativ bedingte Veränderungen der biochemischen Zusammensetzung der Knorpelmatrix (Wassergehalt, Kollagen- und Proteoglykanverlust) zu messen [10–15]. Als besonders praktikabel und damit auch klinisch einsetzbar erwies sich dabei die Nahinfrarotspektroskopie (NIRS). Durch Einsatz dieses Verfahrens lässt sich die Interobservervarianz bei der Diagnostik der Knorpelschäden im Vergleich zur konventionellen arthroskopischen Diagnostik signifikant verbessern [15]. Außerdem ist es durch die NIRS möglich, degenerativ bedingte Schädigungen innerhalb der Matrix bereits zu einem Zeitpunkt nachzuweisen, bei dem Knorpelschäden (Erweichung/Rissbildung) weder magnetresonanztomographisch noch arthroskopisch nachweisbar sind [16]. Dieses Verfahren kann daher als solides Verfahren für die Frühdiagnostik des Knorpelschadens bzw. der Arthrose gelten. Aufgrund der relativ hohen Kosten konnten sich die mechanischen, sonographischen und spektroskopischen Messverfahren bislang für die Routinediagnostik nicht durchsetzen.

Letzten Endes ist die Degeneration des Gelenkknorpels auch durch biochemische Verfahren (Biomarker) möglich. Dabei handelt es sich um Metaboliten des Knorpelabbaus bzw. um im Verlauf der Gelenkdegeneration auftretende Substanzen die sich in Gelenkflüssigkeit, Serum oder Urin nachweisen lassen. Daher kommen sie heute bislang lediglich bei epidemiologischen Bevölkerungsscreenings oder bei der Verlaufskontrolle nach bestimmten Therapien zum Einsatz [17, 18].

Per definitionem handelt es sich beim fokalen Knorpelschaden um Schäden bzw. Defekte, die innerhalb der Gelenkfläche begrenzt sind und von einem ansonsten intakten, physiologischen Gelenkknorpel (Defektschulter) umgeben sind. Eine Sonderform davon stellt die „kissing lesion“ dar, bei der sich zwei fokale Defekte innerhalb der korrespondierenden Gelenkflächen gegenüberstehen.

Allerdings gibt es Zweifel daran, ob fokale Knorpelschäden im Verlauf der Gelenkdegeneration überhaupt möglich sind. Solche Schäden entstehen in erster Linie innerhalb der Hauptbelastungszonen der Gelenke. Am Kniegelenk sind dies die Zentren des medialen Femurkondylus und der medialen Tibiagelenkfläche bzw. der mediozentrale Teil der Patella [19–21].

Allerdings werden bei massiven Verletzungen des Gelenks häufig Scherverletzungen am Knorpel beobachtet [19–23]. Diese zeigen unmittelbar nach der Verletzung ein ganz anderes morphologisches Bild als der degenerativ bedingte Schaden. Bauer und

Jackson geben dafür eine arthroskopische Klassifikation an [24]: Typ I linearer Typ; Typ II sternförmige Läsion; Typ III lappenförmige Abscherung; Typ IV Krater (kompletter Defekt). Zudem wird ein Typ VI beschrieben, der dadurch gekennzeichnet ist, dass es unterhalb der Knorpelschicht zu einer Unterblutung und teilweisen Abhebung mit z. T. um die Crashzone herumlaufenden Fissuren gekommen ist. Typ V bezeichnen die Autoren als Fibrillation, gekennzeichnet durch oberflächliche Fransenbildungen, ähnlich einem Defekt wie er auch bei der Degeneration vorkommen kann. Allerdings sind solche morphologischen Bilder des traumatischen Knorpelschadens i. d. R. nur kurze Zeit nach der Verletzung nachweisbar. Zu einem späteren Zeitpunkt ähneln auch traumatische Knorpelschäden eher einem degenerativ bedingten (Typ V) oder einem komplett degenerativ bedingten Defekt. Eine Unterscheidung ist dann häufig schwer möglich, was gutachterliche Probleme bereiten kann. In einer spektroskopischen Untersuchung wurde jedoch gezeigt, dass im Vergleich zum isolierten degenerativ bedingten Schaden der traumatische Knorpelschaden eine physiologische Umgebung hat und die übrigen Areale des Gelenks beim Trauma keine Schäden aufweisen [13].

Nach Ergebnissen früherer arthroskopischer Verlaufsstudien nach traumatischen Knorpelschäden wurde angenommen, dass dieser das Potenzial zur spontanen Regeneration habe [25–27]. Dies muss aber inzwischen in Zweifel gezogen werden. Wahrscheinlich kommt es bedingt dadurch, dass in der Regel eine intakte Defektschulter und ein intakter Knorpel im übrigen Gelenk vorhanden ist, zu Reparaturmechanismen, die denen der Mikrofrakturierung entsprechen (fibro-cartialaginäre Regenerate).

In der angloamerikanischen Literatur wird häufig nicht zwischen einem degenerativ bedingten und einem traumatischen Knorpelschaden differenziert. Leider wird diese Differenzierung auch nicht in epidemiologischen Untersuchungen gemacht, oftmals wird hier ein Knorpelschaden lediglich als „cartilage injury“ bezeichnet.

Die große Heterogenität bei der Definition des Begriffs Knorpelschaden macht klar, wie schwer es ist, Risikofaktoren zu ermitteln und die Beurteilung des Spontanverlaufs zu bestimmen.

2.2 Prävalenz von Knorpelschäden des Kniegelenks in Sektionsstudien

Die Ermittlung der Prävalenz dieser Erkrankungen ist in erster Linie durch bevölkerungsbasierte Querschnittuntersuchungen möglich. Aus Sektionsuntersuchungen ist bekannt, dass mehr als 60 % aller Leichenkniegelenke in einer definierten Bevölkerungspopulation Knorpelschäden unterschiedlichen Schweregrads aufweisen. Die Häufigkeit dieser vorgefundenen Pathologien steigt mit zunehmendem Lebensalter, ab dem 50. Lebensjahr weisen mehr als 70 % aller Knie- und mehr als 40 % aller Sprunggelenke solche Veränderungen auf [28, 29].

2.3 Prävalenz von Knorpelschäden des Kniegelenks in MRT-Studien

Die meisten Untersuchungen zu dieser Thematik liegen für das Kniegelenk vor. Bei einer Literaturrecherche in PubMed finden sich insgesamt 103.524 Publikationen zum Stichwort „cartilage“. Davon befassen sich 19.536 Arbeiten mit dem Kniegelenk („cartilage AND knee“), gefolgt von 3.825 Arbeiten zur Thematik („cartialage AND hip“), 1.570 zu Sprunggelenk („cartilage AND ankle“), 1.346 zur Schulter („cartilage AND shoulder“), 1.136 zum Handgelenk („cartilage AND wrist“) und 758 Publikationen zu den Fingergelenken („cartilage AND finger“). Auch wenn andere Gelenke unterschiedliche Anatomie und Physiologie bzw. Pathophysiologie haben, grundsätzliche Dinge dürften auch allgemein übertragbar sein. Daher erfolgt zunächst die Besprechung für vorliegende Untersuchungsergebnisse seitens des Kniegelenks.

Die Aussagen in Bezug auf Prävalenz, Inzidenz und Verlauf von Knorpelschaden bzw. Arthrose beinhaltet eine Reihe von erheblichen Bias. Dazu zählt zunächst die diagnostische Ungenauigkeit bei der Definition und Bestimmung von Knorpelschaden bzw. Arthrose wie im vorstehenden Abschnitt ausführlich dargelegt wurde. Zudem gibt es zwei weitere, unsere Kenntnisse über das Krankheitsbild verzerrende Einflüsse. Dies sind einerseits okkulte Knorpelschäden bzw. Arthrosen und der mögliche Einfluss der Therapie auf den Verlauf der Erkrankung.

Für die Beurteilung von Begleitfaktoren bzw. Risikofaktoren für Knorpelschäden des Kniegelenks eignen sich derzeit in erster Linie die groß angelegten prospektiven MRT-basierten Querschnitts -und Längsschnittuntersuchungen aus der Arthroseforschung wie die Framingham-Studie, die Osteoarthris Initiative (OAI), die Multicenter-Osteoarthritis-Studie (MOST) oder die Tasmania-Studie [30–32].

In den meisten dieser Studien findet der von Peterfy angegebene Beurteilungsalgorithmus in Form des Whole-Organ-Magnetic-Resonance-Imaging-Scores (WORMS) Anwendung [33]. Dazu werden definierte Gelenkareale des Kniegelenks bezüglich von Knorpelsignal/Morphologie, Knochenmarkanomalität, Zysten, Osteochondrose, Osteophyten, der Zustand der Ligamente und der Menisken, ein möglicher Gelenkerguss, das Vorhandensein freier Gelenkkörper, die Synovia, andere Auffälligkeiten sowie technische Einschränkungen bei der Durchführung der Untersuchung berücksichtigt. Im Folgenden wird nur auf die in diesen Untersuchungen gefundenen Auffälligkeiten innerhalb des Knorpels eingegangen. Dabei werden für den Grad der Knorpelschädigung in der MRT für jede Region 0–6 Punkte vergeben. In den publizierten epidemiologischen Untersuchungen wird ein Grad der Knorpelschädigung bis zwei Punkte als leichter und ein darüberliegender Grad der Knorpelschädigung als schwerer Schaden eingestuft (Tabelle 2.1).

Die Ergebnisse der wichtigsten groß angelegten epidemiologischen MRT-Untersuchungen zur Ermittlung der Prävalenz von Knorpelschäden sind in Abbildung 2.1 dargestellt.

Tab. 2.1: Klassifikation des Knorpelschadens im Whole-Organ-Magnetic-Resonance-Imaging-Score (WORMS) nach Peterfy [33].

Wertung	
0	Normale Dicke, normales T2-Signal
1	Normale Dicke, hyperintenses T2-Signal
2	Partieller fokaler Defekt der Dicke < 1 cm in maximaler Breite
2,5	Voller fokaler Defekt der Dicke < 1 cm in maximaler Breite
3	Multiple partielle Defekte oder voller Defekt breiter als 1 cm, aber < 75 % der Zone
4	Diffuser partieller Defekt (≥ 75 % der Zone)
5	Multiple volle Defekte oder voller fokaler Defekt breiter als 1 cm, aber < 75 % der Zone
6	Diffuser voller Defekt (≥ 75 % der Zone)

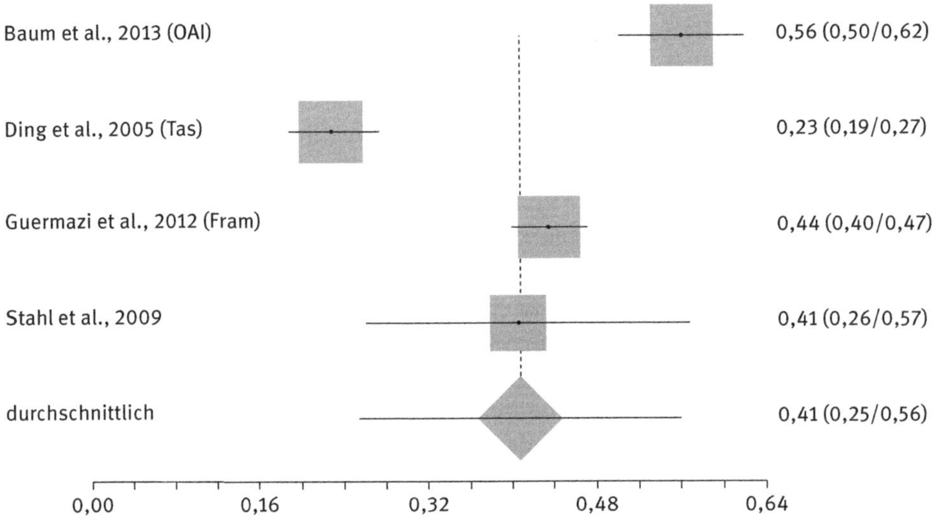

Abb. 2.1: Prävalenz von Knorpelschäden des Kniegelenks unabhängig von der Lokalisation. Ergebnis eines systematischen Reviews zur Epidemiologie der Knorpelschäden des Kniegelenks mit Stichtag 01. 10. 2015 in den einschlägigen Datenbanken PubMed, EMBASE und Web of sciences. Unabhängig von begleitenden Faktoren (Alter, Geschlecht, sonstige) und der Lokalisation innerhalb des Gelenks beträgt die Prävalenz 38,9 % (95 %-Konfidenzintervall 27,8–56,4 %) bei einer sehr hohen Heterogenität der Studien mit einer „inconsistency" I^2 von 95,6 %.

Bereits in der ersten groß angelegten Querschnittsuntersuchung zeigten Kellgren und Lawrence, dass in etwa 30 % der Fälle radiologisch nachweisbarer Arthrose des Knie- und Hüftgelenks keinerlei klinische Symptome bestanden [5].

Die Prävalenz von Knorpelschäden wird in Untersuchungen, bei denen 1,5 T-MRT-Geräte zum Einsatz kamen, mit 22,8–43,5 % angegeben [30, 32]. Werden die Gelenke mit einem 3,5 T-MRT-Gerät untersucht, so finden sich dagegen in 56,2–83,0 % der erfassten Kniegelenke Schäden am Knorpel mit unterschiedlichem Schweregrad [31,

34–36]. In etwa 20 % der untersuchten Kniegelenke wurden bei den Probanden in diesen Untersuchungen keine Kniegelenksbeschwerden erfasst. Insgesamt erhöht jedoch das Vorhandensein von Knorpelschäden das Risiko, auch an Kniebeschwerden zu leiden, signifikant (Odds Ratio [OR] 2,8 (95%-Konfidenzintervall [CI] 1,4–5,6; p = 0,034; Abbildung 2.2).

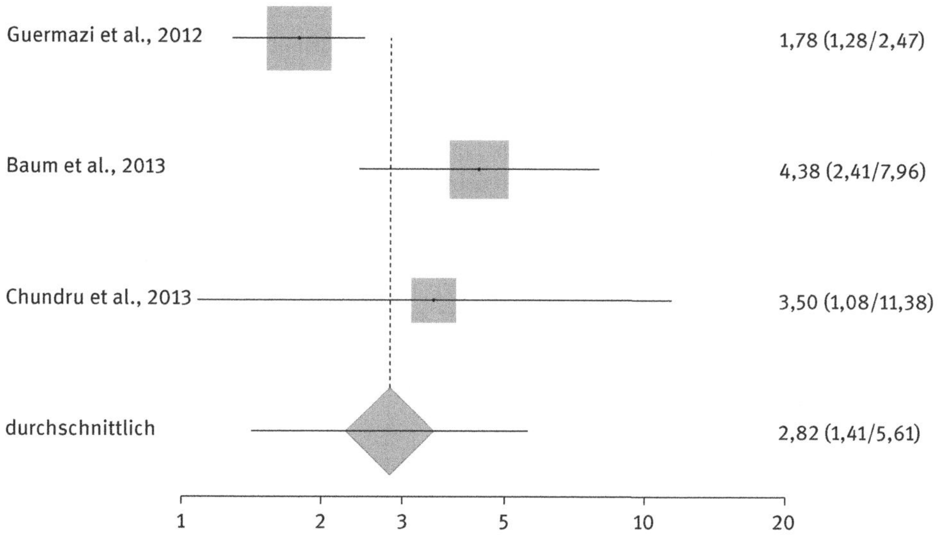

Abb. 2.2: Signifikant erhöhtes Risiko für Knieschmerzen beim Vorhandensein von Knorpelschäden. Insgesamt erhöht das Vorhandensein von Knorpelschäden das Risiko, auch an Kniebeschwerden zu leiden, signifikant (Odds Ratio 2,8; 95%-Konfidenzintervall 1,4–5,6; p = 0,034; „inconsistency" $I^2 = 95{,}6\,\%$).

Die meisten epidemiologischen Untersuchungen auf der Basis einer MRT-Untersuchung wurden an Probanden im mittleren bis höheren Lebensalter (45–65 Jahre) durchgeführt. Abgesehen von der Untersuchung von Ding et al. 2005 wurde auf eine Altersadjustierung verzichtet. In dieser Studie betrug die Prävalenz der Knorpelschäden im Altersabschnitt zwischen 20 und 45 Jahre 18,6 %, während bei Probanden höheren Lebensalters die Prävalenz auf 26,3 % anstieg. Guermazi et al. 2012 bestimmten die Prävalenz von Knorpelschäden bei Männern mit 42,6 % und bei Frauen mit 43,5 %. Dieser Unterschied war nicht signifikant. Dies steht in gewissem Widerspruch zu dem Umstand, dass die Ausbildung von Gonarthrosen beim weiblichen Geschlecht häufiger ist. Allerdings wurden in den meisten Untersuchungen lediglich Probanden bis zum 65. Lebensjahr untersucht, bei diesen ist jedoch die Prävalenz bzw. Inzidenz von Arthrosen bei beiden Geschlechtern noch weitestgehend gleich. Erst jenseits des 65. Lebensjahres kommt es bei Frauen zur Ausbildung schwererer und häufigerer Gonarthrosen. Inwieweit dies Ausdruck unterschiedlicher Knorpelpathophysiologie oder aber Ausdruck einer unterschiedlichen Reaktion des subchondralen Knochens bei Frauen ist, kann derzeit nicht beantwortet werden. Hypothetisch ist es jedoch möglich. Offensichtlich gibt es bezüglich der Häufigkeit beider Geschlechter im jungen und mittleren Erwachsenenalter die Tendenz, dass Männer sogar häufiger Knorpelschäden aufweisen als Frauen, wie bei der Auswertung der ersten 1000 erfassten Fälle im Deutschen Knorpelregister festgestellt wurde [37].

In den meisten Untersuchungen wurde lediglich der Gesamt-WORMS-Knorpelstatus ohne Adjustierung auf die einzelnen Gelenkkompartimente beschrieben. In den Arbeiten von Pan et al. und Ding et al., in denen auch die einzelnen Gelenkabschnitte differenziert betrachtet wurden, zeigte sich, dass Knorpelschäden am häufigsten im Bereich der Patella, gefolgt vom medialen Femurkondylus, der Trochlea und dem medialen Tibiaplateau vorkommen; Schäden im Bereich des lateralen Kompartiments stehen jedoch diesen Prävalenzen weit zurück [32, 35]. Als weitere signifikant mit Knorpelschäden assoziierte Faktoren wurden Adipositas (Guermazi et al., 2012; Baum et al., 2013), Tätigkeit mit tiefer Kniebeuge (Virayavanich et al., 2013) oder allgemeiner physischer Aktivitätslevel ohne genaue Definition in Bezug auf Beruf und Sport ermittelt [30, 31, 36, 38]. Weitere mit Knorpelschäden assoziierte Faktoren wurden entweder nicht ermittelt oder es fanden sich keine signifikanten Unterschiede.

2.4 Prävalenz von Knorpelschäden des Kniegelenks in Arthroskopiestudien

Unabhängig vom Umstand, dass Arthroskopien i. d. R. nur bei symptomatischen Kniegelenken durchgeführt werden, lassen sich dennoch aus großen Sammelstatistiken Schlüsse bezüglich der Verteilung der genauen Verteilung der Knorpelschäden im Gelenk als auch in Bezug auf assoziierte Faktoren ziehen.

Die Limitation früherer Sammelstatistiken besteht darin, dass oftmals der Knorpelschaden per se als „cartilage injury“ erfasst und damit keine Differenzierung zwischen degenerativ bedingten und traumatischen Knorpelschaden vorgenommen wurde [19–21]. Unabhängig davon fanden sie jedoch ähnlich wie in den MRT-Untersuchungen Schäden am Gelenkknorpel vorwiegend im Bereich der Patella sowie im medialen Gelenkkompartiment.

In der Auswertung der ersten 1000 Fälle des Deutschen Knorpelregisters könnte dieser Trend bestätigt werden (Abbildung 2.3).

In einer retrospektiven Untersuchung erfassten Spahn et al. die Ergebnisse aus insgesamt 1199 Kniearthroskopien aufgrund chronischer Kniebeschwerden (länger als drei Monate) bei Ausschluss traumatischer Schäden. Auch in dieser Untersuchung wurden hauptsächlich Schäden im Bereich der Patella und des medialen Kompartiments gefunden. Dabei wurde in Analogie zum WORMS der semiquantitative Knorpelscore Whole-Organ-Arthroscopic-Knee-Score (WOAKS), der basierend auf der ICRS-

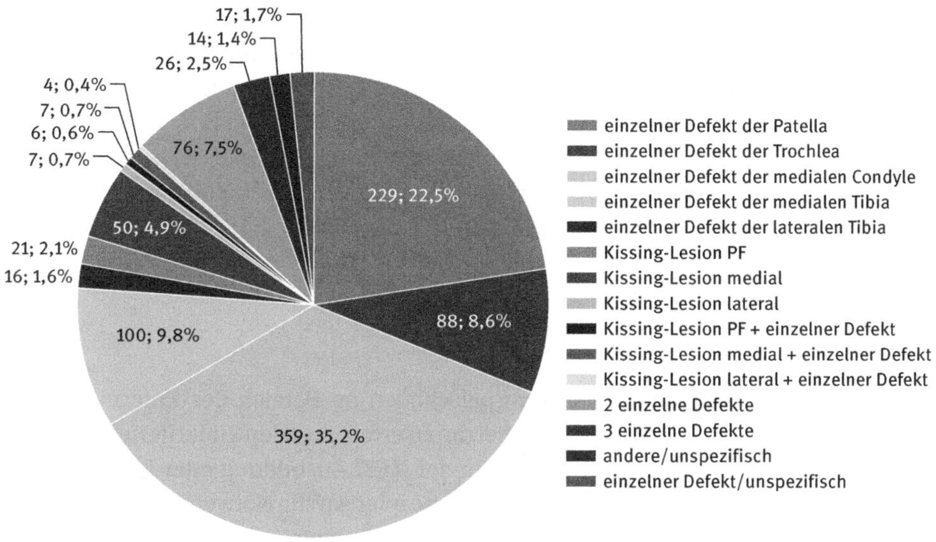

Abb. 2.3: Verteilungsmuster arthroskopisch gesicherter Knorpelschäden des Kniegelenks. Ergebnisse aus dem deutschen Knorpelregister.

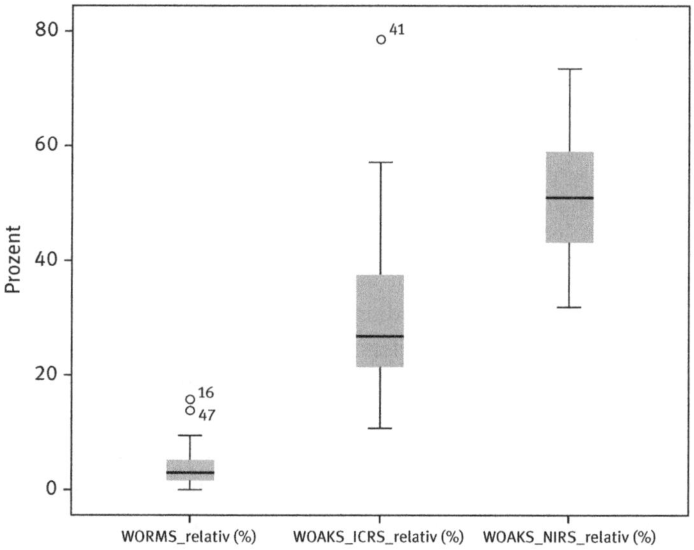

Abb. 2.4: Korrelation von Magnetresonanztomographie (WORMS), konventioneller Arthroskopie (WOAKS_ICRS) und Spektroskopie (WOAKS_NIRS). Für diese Untersuchungen wurden bei insgesamt 49 Patienten mit chronischen Kniegelenksbeschwerden vor Arthroskopie in einem 1,5-Tesla-MRT der WORMS bestimmt. Nachfolgend wurde während der Arthroskopie der auf der ICRS-Klassifikation basierende WOAKS und schließlich der NIRS-WOAKS ermittelt. Die Ergebnisse verdeutlichen, dass sowohl Prävalenz als auch Inzidenz von Knorpelschäden des Kniegelenks erheblich von der jeweils verwendeten Methode abhängen. Derzeit kann die Spektroskopie als Methode der höchsten Sensitivität zum Nachweis von Knorpelschäden angesehen werden [16].

Klassifikation der Knorpelschäden eine kompartimentbezogene Gesamtbetrachtung des Organs Knie erlaubt, entwickelt. Dieser ist geeignet, den Arthrosegrad des Kniegelenks aufgrund der arthroskopischen Befunde zu beschreiben. In einer prospektiven weiteren Untersuchung wurde dieser ICRS-basierte Score analog mit den in der Spektroskopie ermittelten Daten abgeglichen. Dabei wurde gezeigt, dass die MRT bezüglich des Nachweises von Knorpelschäden die geringste Sensitivität hat, gefolgt von konventioneller Arthroskopie und Spektroskopie (Abbildung 2.4).

2.5 Verlauf bei Knorpelschäden des Kniegelenks

Der Verlauf nach Feststellung von Knorpelschäden im Bereich des Kniegelenks ist schwer abzuschätzen. Zunächst sind dabei die zu erforschenden Zielkriterien wie Progression/Regression der Knorpelschäden in der MRT, Ausbildung oder Fortschreiten der radiologischen Arthrose, klinisches Outcome oder gar die Notwendigkeit einer Endoprothesenimplantation bei Gelenkversagen zu definieren.

Die Ergebnisse der Osteoarthritis Initiative (OAI) lassen derzeit allein erahnen, in welchem Ausmaß die Progression des Knorpelschadens fortschreitet. Joseph et al. verfolgten bei 289 Patienten im Drei-Tesla-MRT über drei Jahre hinweg den Verlauf der Knorpelschädigung [39]. Bezogen auf alle im Gelenk nachweisbaren Schäden stieg innerhalb des Beobachtungszeitraums die Knorpelschadenfrequenz von 4,1 % auf 10,7 % an. Dabei verdoppelte sich die Frequenz der Knorpelschäden im Bereich der Patella, während in allen anderen Gelenkabschnitten die Häufigkeit der Knorpelschäden nahezu konstant blieb. Als signifikanten Risikofaktor ermittelten die Autoren hier v. a. begleitende mediale Meniskusschäden bzw. das Vorliegen eines Knochenmarködems im Bereich der Patella.

In der üblichen klinischen Routine erfolgt eine MRT-Untersuchung i. d. R. nur bei symptomatischen Patienten. In diesem Fall folgt dieser Diagnosestellung meist auch eine entsprechende konservative oder operative Therapie des Knorpelschadens. Daher ist der Spontanverlauf der Knorpelschädigung in den meisten Fällen nicht sicher zu beurteilen. Level-1-Studien zur Knorpeltherapie (n = 11) vergleichen verschiedene Methoden der georegenerativen Therapie; keine der bislang veröffentlichten Studien führte eine Kontrollgruppe ohne Therapie mit [40]. Auf die Ergebnisse der Knorpeltherapie bei sonstigen Studien nach konservativer oder operativer Behandlung wird in den anderen Kapiteln dieses Lehrbuchs eingegangen.

Raynauld et al. veröffentlichten im Jahr 2011 eine Multicenter Studie (161 Patienten) und verfolgten den Verlauf der Arthroseprogression nach Feststellung von schweren Schäden im Bereich des Kniegelenks (Verlust des Knorpelvolumens im Vergleich zum Neutralkollektiv; [41]). Dabei fanden sie eine Arthroseinzidenz (Notwendigkeit der Endoprothesenversorgung) von 14,6 % innerhalb eines Beobachtungszeitraums von sechs Jahren.

Spahn und Hofmann verfolgten den 10-Jahres-Verlauf bei insgesamt 115 Patienten bei denen im Rahmen einer symptomatischen degenerativen Meniskusschädigung eine Arthroskopie erforderlich war und im Bereich des medialen Gelenkkompartiments fokale Knorpelschäden bei ansonsten unauffälligem Knorpelstatus des Gelenks festgestellt wurden [42]. Dabei war bei 30,4 % dieser Patienten innerhalb von zehn Jahren eine Endoprothesenimplantation nach durchschnittlich 90,2 (95%-CI 85,4–109,0) Monaten erforderlich. Als wesentlicher Faktor galten dabei fokale Defekte im Bereich der Tibia sowie „kissing lesions" (Abbildung 2.5). Weitere signifikante, mit der Arthroseprogression verbundene Faktoren waren das Alter der Patienten, weibliches Geschlecht, erhöhtes Körpergewicht sowie ein schleichender Beginn der Beschwerden über mehr als zwei Jahre.

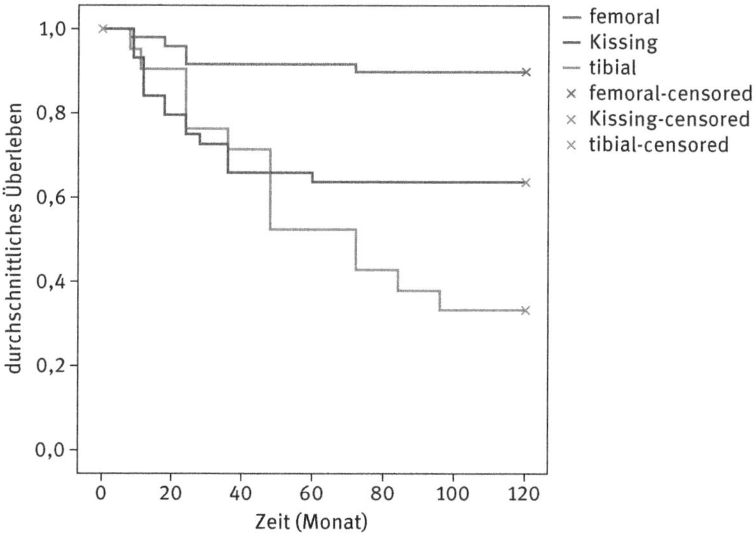

Abb. 2.5: Arthroseprogression (erforderliche Endoprothese) bei arthroskopisch gesicherten fokalen Knorpelschäden im Bereich des medialen Kompartiments (Aus Spahn und Hofmann, 2014).

2.6 Traumatischer Knorpelschaden des Kniegelenks

Isolierte traumatische Knorpelschäden bei ansonsten intaktem Gelenk stellen eine Rarität dar. Als Begleitschaden z. B. bei der vorderen Kreuzbandverletzung sind sie jedoch häufig und bedingen ein erhöhtes Risiko einer späteren Arthrose nach etwa acht Jahren [43]. Insgesamt ist aber die Studienlage hier sehr heterogen, sodass zurzeit keine Aussagen gemacht werden können.

2.7 Zusammenfassung

Unbestreitbar stellen Knorpelschäden das wesentliche pathophysiologische Moment bei der Entstehung der Arthrose dar. Allerdings bestehen derzeit große Widersprüche in Bezug auf die Definition/Diagnostik des Knorpelschadens und infolge des Einflusses der verschiedenen Therapien lassen sich derzeit keine sicheren Aussagen bezüglich der Erkrankungsprogression im Einzelfall machen.

Literatur

[1] Sharma L, Kapoor D. Epidemiology of Osteoarthritis 8. In: Osteoarthritis. Diagnosis, Medical/ Surgical Management. (Moskowitz RW, Altman R, Hochberg MC, Buckwalter JA, Goldberg VM, eds.), 3–26, 2007.

[2] Robert-Koch-Institut. Arthrose. Gesundheitsberichterstattung des Bundes 54:1–38, 2013.

[3] Schmid MR, Pfirrmann CW, Koch P, Zanetti M, Kuehn B, Hodler J. Imaging of patellar cartilage with a 2D multiple-echo data image combination sequence. AJR Am J Roentgenol 184:1744–1748, 2005.

[4] Croft P, Cooper C, Coggon D. Case definition of hip osteoarthritis in epidemiologic studies. J Rheumatol 21:591–592, 1994.

[5] Kellgren JH, Lawrence JS. Radiological assessment of osteo-arthrosis. Ann Rheum Dis 16:494–502, 1957.

[6] Outerbridge RE. The etiology of chondromalacia patellae. J Bone Joint Surg Br 43-B:752–757, 1961.

[7] Brittberg M, Winalski CS. Evaluation of cartilage injuries and repair. J Bone Joint Surg Am 85-A Suppl 2:58–69, 2003.

[8] Duda GN, Kleemann RU, Bluecher U, Weiler A. A new device to detect early cartilage degeneration. Am J Sports Med 32:693–698, 2004.

[9] Uchio Y, Ochi M, Adachi N, Kawasaki K, Iwasa J. Arthroscopic assessment of human cartilage stiffness of the femoral condyles and the patella with a new tactile sensor. Med Eng Phys 24:431–435, 2002.

[10] Palukuru UP, McGoverin CM, Pleshko N. Assessment of hyaline cartilage matrix composition using near infrared spectroscopy. Matrix Biol 38:3–11, 2014.

[11] Afara IO, Prasadam I, Moody H, Crawford R, Xiao Y, Oloyede A. Near infrared spectroscopy for rapid determination of Mankin score components: a potential tool for quantitative characterization of articular cartilage at surgery. Arthroscopy 30:1146–1155, 2014.

[12] Guenther D, Liu C, Horstmann H, Krettek C, Jagodzinski M, Haasper C. Near-infrared spectroscopy correlates with established histological scores in a miniature pig model of cartilage regeneration. Open Orthop J 8:93–99, 2014.

[13] Spahn G, Felmet G, Baumgarten G, Plettenberg H, Hoffmann M, Klinger HM, Hofmann GO. [Evaluation of cartilage degeneration by near infrared spectroscopy (NIRS): methodical description and systematic literature review]. Z Orthop Unfall 151:31–37, 2013.

[14] Stumpfe ST, Pester JK, Steinert S, Marintschev I, Plettenberg H, Aurich M, Hofmann GO. Is there a correlation between biophotonical, biochemical, histological, and visual changes in the cartilage of osteoarthritic knee-joints? Muscles Ligaments Tendons J 3:157–165, 2013.

[15] Spahn G, Klinger HM, Baums M, Hoffmann M, Plettenberg H, Kroker A, Hofmann GO. Near-infrared spectroscopy for arthroscopic evaluation of cartilage lesions: results of a blinded, prospective, interobserver study. Am J Sports Med 38:2516–2521, 2010.
[16] Hofmann GO, Marticke J, Grossstuck R, Hoffmann M, Lange M, Plettenberg HK, Braunschweig R, Schilling O, Kaden I, Spahn G. Detection and evaluation of initial cartilage pathology in man: A comparison between MRT, arthroscopy and near-infrared spectroscopy (NIR) in their relation to initial knee pain. Pathophysiology 17:1–8, 2010.
[17] Lohmander LS, Ionescu M, Jugessur H, Poole AR. Changes in joint cartilage aggrecan after knee injury and in osteoarthritis. Arthritis Rheum 42:534–544, 1999.
[18] Mobasheri A. Osteoarthritis year 2012 in review: biomarkers. Osteoarthritis Cartilage 20:1451–1464, 2012.
[19] Curl WW, Krome J, Gordon ES, Rushing J, Smith BP, Poehling GG. Cartilage injuries: a review of 31,516 knee arthroscopies 2. Arthroscopy 13:456–460, 1997.
[20] Hjelle K, Solheim E, Strand T, Muri R, Brittberg M. Articular cartilage defects in 1,000 knee arthroscopies 10. Arthroscopy 18:730–734, 2002.
[21] Widuchowski W, Widuchowski J, Trzaska T. Articular cartilage defects: study of 25,124 knee arthroscopies. Knee 14:177–182, 2007.
[22] Fowler PJ, Messieh SS. Isolated posterior cruciate ligament injuries in athletes. Am J Sports Med 15:553–557, 1987.
[23] Noyes FR, Bassett RW, Grood ES, Butler DL. Arthroscopy in acute traumatic hemarthrosis of the knee. Incidence of anterior cruciate tears and other injuries. J Bone Joint Surg Am 62:687–695, 757, 1980.
[24] Bauer M, Jackson RW. Chondral lesions of the femoral condyles: a system of arthroscopic classification. Arthroscopy 4:97–102, 1988.
[25] Messner K, Maletius W. The long-term prognosis for severe damage to weight-bearing cartilage in the knee: a 14-year clinical and radiographic follow-up in 28 young athletes. Acta Orthop Scand 67:165–168, 1996.
[26] Nakamura N, Horibe S, Toritsuka Y, Mitsuoka T, Natsu-ume T, Yoneda K, Hamada M, Tanaka Y, Boorman RS, Yoshikawa H, Shino K. The location-specific healing response of damaged articular cartilage after ACL reconstruction: short-term follow-up. Knee Surg Sports Traumatol Arthrosc 16:843–848, 2008.
[27] Shelbourne KD, Jari S, Gray T. Outcome of untreated traumatic articular cartilage defects of the knee: a natural history study. J Bone Joint Surg Am 85-A Suppl 2:8–16, 2003.
[28] Casscells SW. Gross pathological changes in the knee joint of the aged individual: a study of 300 cases. Clin Orthop Relat Res 132:225–232, 1978.
[29] Muehleman C, Margulis A, Bae WC, Masuda K. Relationship between knee and ankle degeneration in a population of organ donors. BMC Med 8:48, 2010.
[30] Guermazi A, Niu J, Hayashi D, Roemer FW, Englund M, Neogi T, Aliabadi P, McLennan CE, Felson DT. Prevalence of abnormalities in knees detected by MRI in adults without knee osteoarthritis: population based observational study (Framingham Osteoarthritis Study). BMJ 2012; (345): e5339.
[31] Baum T, Joseph GB, Nardo L, Virayavanich W, Arulanandan A, Alizai H, Carballido-Gamio J, Nevitt MC, Lynch J, McCulloch CE, Link TM. Correlation of magnetic resonance imaging-based knee cartilage T2 measurements and focal knee lesions with body mass index: thirty-six-month followup data from a longitudinal, observational multicenter study. Arthritis Care Res (Hoboken) 65:23–33, 2013.
[32] Ding C, Cicuttini F, Scott F, Cooley H, Jones G. Association between age and knee structural change: a cross sectional MRI based study. Ann Rheum Dis 64:549–555, 2005.

[33] Peterfy CG, Guermazi A, Zaim S, Tirman PF, Miaux Y, White D, Kothari M, Lu Y, Fye K, Zhao S, Genant HK. Whole-Organ Magnetic Resonance Imaging Score (WORMS) of the knee in osteoarthritis. Osteoarthritis Cartilage 12:177–190, 2004.

[34] Chundru R, Baum T, Nardo L, Nevitt MC, Lynch J, McCulloch CE, Link TM. Focal knee lesions in knee pairs of asymptomatic and symptomatic subjects with OA risk factors–data from the Osteoarthritis Initiative. Eur J Radiol 2013; (82): e367-e373.

[35] Pan J, Pialat JB, Joseph T, Kuo D, Joseph GB, Nevitt MC, Link TM. Knee cartilage T2 characteristics and evolution in relation to morphologic abnormalities detected at 3-T MR imaging: a longitudinal study of the normal control cohort from the Osteoarthritis Initiative. Radiology 261:507–515, 2011.

[36] Virayavanich W, Alizai H, Baum T, Nardo L, Nevitt MC, Lynch JA, McCulloch CE, Link TM. Association of frequent knee bending activity with focal knee lesions detected with 3 T magnetic resonance imaging: data from the osteoarthritis initiative. Arthritis Care Res (Hoboken) 65:1441–1448, 2013.

[37] Niemeyer P, Schweigler K, Grotejohann B, Maurer J, Angele P, Aurich M, Becher C, Fay J, Feil R, Fickert S, Fritz J, Hoburg A, Kreuz P, Kolombe T, Laskowski J, Lutzner J, Marlovits S, Muller PE, Niethammer T, Pietschmann M, Ruhnau K, Spahn G, Tischer T, Zinser W, Albrecht D. [The German Cartilage Registry (KnorpelRegister DGOU) for evaluation of surgical treatment for cartilage defects: experience after six months including first demographic data]. Z Orthop Unfall 153:67–74, 2015.

[38] Stehling C, Lane NE, Nevitt MC, Lynch J, McCulloch CE, Link TM. Subjects with higher physical activity levels have more severe focal knee lesions diagnosed with 3 T MRI: analysis of a non-symptomatic cohort of the osteoarthritis initiative. Osteoarthritis Cartilage 18:776–786, 2010.

[39] Joseph GB, Baum T, Alizai H, Carballido-Gamio J, Nardo L, Virayavanich W, Lynch JA, Nevitt MC, McCulloch CE, Majumdar S, Link TM. Baseline mean and heterogeneity of MR cartilage T2 are associated with morphologic degeneration of cartilage, meniscus, and bone marrow over 3 years–data from the Osteoarthritis Initiative. Osteoarthritis Cartilage 20:727–735, 2012.

[40] Mundi R, Bedi A, Chow L, Crouch S, Simunovic N, Sibilsky EE, Ayeni OR. Cartilage Restoration of the Knee: A Systematic Review and Meta-Analysis of Level 1 Studies 3. Am J Sports Med 2015.

[41] Raynauld JP, Martel-Pelletier J, Haraoui B, Choquette D, Dorais M, Wildi LM, Abram F, Pelletier JP. Risk factors predictive of joint replacement in a 2-year multicentre clinical trial in knee osteoarthritis using MRI: results from over 6 years of observation. Ann Rheum Dis 70:1382–1388, 2011.

[42] Spahn G, Hofmann GO. [Focal cartilage defects within the medial knee compartment. Predictors for osteoarthritis progression]. Z Orthop Unfall 152:480–488, 2014.

[43] Spahn G, Schiltenwolf M, Hartmann B, Grifka J, Hofmann GO, Klemm HT. The time-related risk for knee osteoarthritis after ACL injury: Results from a systematic review 1. Orthopäde 45:81–90, 2016.

3 Diagnostik von Gelenkknorpelschäden

3.1 Klinische Diagnostik

Christoph Becher

Die klinische Diagnostik zur Detektion eines potenziellen Knorpelschadens ist aus der klinischen Erfahrung heraus relativ unspezifisch in Bezug auf die Sensitivität und Spezifizität von Anamnese und Untersuchung. Genaue Angaben liegen in der Literatur nicht vor. Allerdings ist die klinische Diagnostik sehr wichtig, um einerseits die Verdachtsdiagnose Knorpelschaden zu stellen und in der Folge eine geeignete Bildgebung in die Wege zu leiten. Andererseits hilft sie bei der Therapieplanung, die Ursache des Schadens zu evaluieren, um entsprechend notwendige Begleiteingriffe mit einzubeziehen.

Merke: Die klinische Diagnostik mit Anamnese und Untersuchung ist in Bezug auf einen vorliegenden Knorpelschaden relativ unspezifisch. Für die Planung des weiteren diagnostischen und therapeutischen Vorgehens ist sie allerdings essenziell.

3.1.1 Anamnese

Die Anamnese beginnt immer mit der Frage nach einer stattgehabten Verletzung durch einen Unfall (Arbeit, Sport etc.) mit Angaben über Zeitpunkt, Ort und Hergang. Die eventuelle Meldungsnotwendigkeit an die Berufsgenossenschaft ist zu beachten. Der Hergang einer stattgehabten Verletzung kann für die Einschätzung auf die Verletzungsfolgen (z. B. assoziierte Bandverletzung, Fraktur etc.) von Bedeutung sein. Weitere differenzialdiagnostische Fragen zur Erfassung einer Schwellneigung sowie eines Blockade- und/oder Instabilitätsgefühl des betroffenen Gelenks sollten folgen.

In Bezug auf das anamnestische Leitsymptom Schmerz sind die klinischen Zeichen eines Knorpelschadens häufig sehr heterogen. Es finden sich von vollkommener Schmerzfreiheit bei ausgeprägten Substanzverlusten des Knorpels bis zu stärksten Schmerzen bei nur geringgradigem Schaden alle klinischen Zustände. Man muss sich dabei in Erinnerung rufen, dass aufgrund der fehlenden sensitiven Nervenfasern der Knorpel an sich nicht der morphologische Ausgangspunkt des Schmerzes ist. Dies hatte S. Dye in seinem Selbstversuch bei fehlender Schmerzsymptomatik bei Palpation seines retropatellaren Knorpelschadens im Rahmen einer Arthroskopie ohne intraartikuläre Anästhesie eindrucksvoll gezeigt [1]. Allerdings führt der Knorpelschaden durch Überlastung des subchondralen Knochens und durch entzündliche Veränderungen der angrenzenden Synovia in den meisten Fällen im Verlauf zu einer Schmerzsymptomatik. Dabei zu erfragen ist immer die Lokalisation und das Auftreten des Schmerzes als Belastungsschmerz und/oder Ruheschmerz. Eine diffuse Schmerzsymptomatik mit Ruheschmerz wird dabei häufig durch eine sekundäre generalisierte Synovitis ausgelöst. Bei diffuser Schmerzsymptomatik ist in Bezug auf die Therapieauswahl für den Knorpelschaden (operativ vs. konservativ) besondere Vorsicht geboten. Differenzialdiagnostisch sind andere Ursachen (z. B. reaktive Arthritis, allgemeines Schmerzsyndrom etc.) besonders zu beachten, um Fehlschläge zu verhindern und die Situation nicht zu verschlimmern.

Merke: Bei diffuser Schmerzsymptomatik ist in Bezug auf die Therapieauswahl für den Knorpelschaden (operativ vs. konservativ) besondere Vorsicht geboten.

Bei reinen Belastungsschmerzen, die während der Belastung oder in kurzem Zeitraum danach auftreten, ist die Art der Belastung und die Bedeutung der Belastung für den Patienten ausführlich zu erfragen. Ein täglich auftretender Belastungsschmerz bei der beruflichen Tätigkeit oder nur gelegentlich bei oder nach maximaler sportlicher Belastung auftretender Schmerz sind sicherlich von ärztlicher Seite zunächst unterschiedlich zu bewerten. Die Therapieauswahl kann nur durch ein ausführliches Gespräch mit dem Patienten, mit eingehender Beratung und Aufklärung in Bezug auf Nutzen und Risiken der Verfahren mit Eingrenzung der Erwartungshaltung, festgelegt werden.

3.1.2 Klinische Untersuchung

Die klinische Untersuchung sollte in üblicher Weise strukturiert nach der Anamnese durch Inspektion, Palpation und Anwendung spezieller Tests erfolgen. Dabei müssen die angrenzenden Gelenke sowie die Lendenwirbelsäule mit in das Gesamtkonzept der klinischen Untersuchung einbezogen werden. Potenziellen Ursachen für den Knorpelschaden wie Achsabweichung, Gelenkinstabilität etc. muss dabei für die Erstellung eines Therapiekonzepts besondere Aufmerksamkeit geschenkt werden.

Inspektion

Die klinische Untersuchung beginnt schon beim Eintreten des Patienten in den Untersuchungsraum mit Beurteilung des Gangbilds. Bei ausgeprägten Schmerzen ist häufig ein entsprechendes Schonhinken mit verminderter Schrittlänge des betroffenen Beins zu beobachten. Bei vorhandenem Kraftdefizit kann neben einem Schonhinken auch ein Insuffizienzhinken vorhanden sein.

Die Achsverhältnisse sind beim bis auf die Unterwäsche entkleideten Patienten grundsätzlich im Stehen zu beurteilen (Abbildung 3.1). Es muss zum einen auf die Achsausrichtung in der Frontalebene (Genu varum/Genu valgum), zum anderen auf eine mögliche Überstreckbarkeit des Kniegelenks (Genu recurvatum) geachtet werden. Die Quantifizierung der Achsabweichung wird grob über den Interkondylenabstand bzw. Malleolarabstand dokumentiert. Zudem sollte die Rückfußstellung beachtet werden.

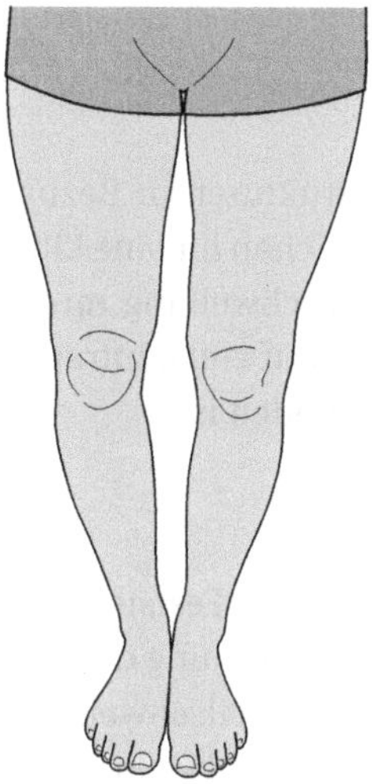

Abb. 3.1: Klinische Beurteilung der Achsausrichtung in der Frontalebene. Es zeigt sich rechtsseitig eine deutliche Varusfehlstellung der Beinachse. Zudem scheint die Patella nach innen zu „schielen“ und das Becken leicht nach dorsal verkippt zu sein. Dies muss durch die spezifische Untersuchung weiter verifiziert werden (s. Abbildung 3.2).

Ein eventuell vorhandener Rotationsfehler kann ebenfalls bei der Überprüfung des Gang- und Standbilds in Erscheinung treten. Bei Vorliegen einer vermehrten femoralen Innenrotation (z. B. im Rahmen einer Coxa antetorta) „schielt“ die Patella beim Gehen und/oder Stehen nach innen (Abbildung 3.1). Dies muss dann im Rahmen der weiteren spezifischen Untersuchung weiter evaluiert werden (Abbildung 3.2).

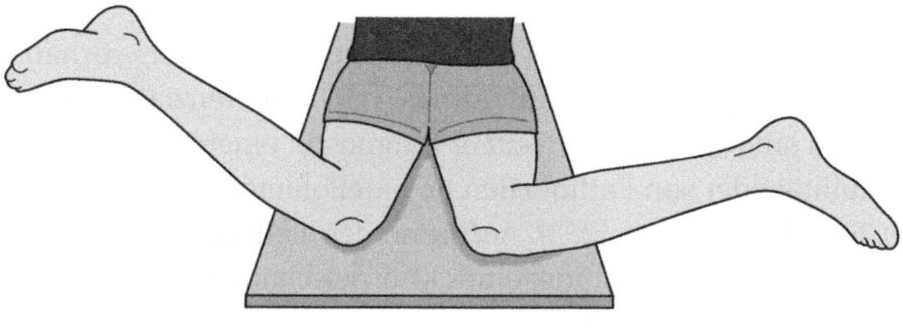

Abb. 3.2: Untersuchung der Rotation der unteren Extremität in Bauchlage. Dabei zeigt sich rechtsseitig bei der in Abbildung 3.1 dargestellten Patientin eine vermehrte Innenrotation im Vergleich zur Gegenseite.

Während die frontalen Achsabweichungen hauptsächlich für die Beurteilung von Knorpelschäden im tibiofemoralen Gelenkbereich von Bedeutung sind, so spielen Rotationsfehler v. a. für den patellofemoralen Gelenkbereich eine Rolle. Überlastungsbedingt findet sich z. B. bei einer Beinachsenvarusfehlstellung der Knorpelschaden i. d. R. auf der Knieinnenseite und bei einer Innenrotationsfehlstellung im lateralen patellofemoralen Bereich.

Merke: Jegliche signifikante frontale oder rotatorische Achsabweichung sollte genauer evaluiert und in das Gesamtkonzept der spezifischen Therapie mit einbezogen werden.

Weiterhin erfolgt eine inspektorische Beurteilung der Weichteilstrukturen in Bezug auf Form, Umfang und Hautkolorit. Muskelatrophien können ein Zeichen für eine längerfristige Schonung der angrenzenden Gelenke sein. Eine Gelenkschwellung muss palpatorisch weiter differenziert werden, insbesondere im Hinblick auf einen intraartikulären Erguss, der bei vorliegendem Knorpelschaden häufig zu finden ist.

Palpation

Die Palpation erfolgt am liegenden Patienten. Zunächst erfolgt die grobe Feststellung von Temperaturdifferenzen, insbesondere im Hinblick auf eine Überwärmung des betroffenen Gelenks. Schwellungen werden weiter differenziert. Bei Weichteilschwellungen ist abzuklären, ob diese lokal oder diffus vorhanden sind. Lokale Schwellungen sind auf Verschieblichkeit und Druckschmerzhaftigkeit abzuklären.

Ein lokaler Knorpelschaden verursacht häufig aufgrund der angrenzenden Synovitis oder eines Knochenmarksödems eine lokale Druckschmerzhaftigkeit über dem betroffenen Gelenkkompartiment, über den Gelenkspalten (Osteophyten?) bzw. direkt über dem Defektbereich. Zur weiteren Differenzierung kommen dann spezielle Tests zur Anwendung.

Spezielle klinische Untersuchung

Für die sichere Diagnose eines Knorpelschadens sind keine speziellen Tests vorhanden, die Ursache der Gelenkbeschwerden kann allerdings weiter differenzialdiagnostisch eingegrenzt werden. Es sind v. a. für die weitere Diagnostik einer Meniskuspathologie, einer Bandinstabilität oder von Pathologien im patellofemoralen Gelenkabschnitt eine Vielzahl an Tests beschrieben [2, 3]. Aufgrund der niedrigen Sensitivität und Spezifizität in Bezug auf die direkte Diagnose eines Knorpelschadens sei an dieser Stelle auf weiterführende Literatur verwiesen.

Merke: Schlussfolgernd aus der klinischen Diagnostik sollte die weitere Bildgebung, die auf die Therapieentscheidung Einfluss nehmen könnte, in die Wege geleitet werden.

Ein Röntgenbild in zwei bzw. drei Ebenen und eine MRT sind als Standard zu betrachten. Bei folgenden klinischen Befunden ist eine zusätzliche Bildgebung bzw. Diagnostik in Erwägung zu ziehen:

- Intraartikulärer Erguss: Sonographie und Punktion mit Synoviaanalyse
- Lokale Weichteilschwellung: Sonographie
- Achsabweichung in der Frontalebene: Ganzbeinröntgenaufnahme im Stehen
- Komplexe Achsabweichung mit v. a. Rotationsfehler: Rotationscomputertomographie
- Bandinstabilität: gehaltene Röntgenaufnahmen

Fazit für die Praxis: Die klinische Diagnostik ist zur Detektion von Knorpelschäden relativ unspezifisch. Sie ist aber die Basis für Entscheidungen in Bezug auf weitere bildgebende Untersuchungen und letztendlich resultierende therapeutische Schlussfolgerungen.

3.2 Konventionelle Röntgendiagnostik

Jakob Fay

3.2.1 Allgemeines

Die konventionelle Röntgendiagnostik hat in der Orthopädie und Unfallchirurgie einen wesentlichen Stellenwert bei der Erkennung von Unfällen bzw. Unfallfolgen und degenerativen Veränderungen am Skelettsystem. Sie liefert mit hoher Spezifität die notwendigen Basisinformationen über den betroffenen Skelettabschnitt und ist auch für Verlaufsbeurteilungen unerlässlich [4]. Die immer schnellere Verfügbarkeit von MRT-Untersuchungen und der Hinweis auf die nicht vorhandene Strahlenbelastung bei der MRT führen dazu, dass die Röntgennativaufnahme hinsichtlich ihrer Rolle als bildgebendes Verfahren der ersten Wahl immer häufiger infrage gestellt wird. Der Erkenntnisgewinn aus einer MRT-Untersuchung und aus Röntgenbildgebung sind aber weder identisch, noch inkludiert die vermeintlich höherwertige MRT alle Informationen der Röntgendiagnostik. Zweifelsfrei ist bei der Anfertigung von Röntgenaufnahmen die rechtfertigende Indikation durch den fachkundigen Arzt unter Abwägung alternativer bildgebender Verfahren zu stellen und es sind sämtliche Regeln des Strahlenschutzes einzuhalten.

Die Anfertigung von Röntgenbildern zur Einschätzung von Knorpelschäden mag auf den ersten Blick überflüssig erscheinen, da der Knorpel als solches hierbei bekanntlich gar nicht zur Darstellung kommt. Und dennoch hat die native Röntgendiagnostik bei der Beurteilung von Gelenkknorpelschäden eine zentrale Bedeutung.

Das Röntgen liefert wertvolle Informationen, um degenerative Umbauvorgänge des betroffenen Gelenks zu erkennen. Die deskriptive Einteilung nach Kellgren und Lawrence klassifiziert den Arthrosegrad an der nativen Röntgenaufnahme [5]. Das Röntgenbild kann zwar nicht den Schaden am Gelenkknorpel abbilden oder gar quantifizieren, es bietet aber die Möglichkeit das Ausmaß einer Arthrose abzuschätzen. So kann indirekt auf den Zustand des Gelenkknorpels rückgeschlossen werden.

Fehlstellungen, Achsabweichungen oder Dysplasien können mit Röntgenaufnahmen sicher erkannt und verifiziert werden. Für die Knorpeltherapie ist es wichtig, diese Begleitpathologien zu berücksichtigen, denn sowohl die Bewertung der Ätiologie eines Gelenkknorpelschadens als auch das Therapiekonzept und die Prognose werden hierdurch wesentlich beeinflusst. Insbesondere zur Beurteilung von Achsabweichungen sind neben den Standardprojektionen ergänzende Spezialaufnahmen notwendig [6].

Beim Heranwachsenden kann die Therapieentscheidung für oder gegen ein bestimmtes Knorpelverfahren vom Skelettalter bzw. vom Zustand der gelenknahen Wachstumsfugen abhängig sein. Die native Röntgenaufnahme ermöglicht hier eine sichere Beurteilung [7].

Die Röntgennativaufnahme ist eine zweidimensionale Überlagerung der röntgenschattengebenden Strukturen. Um die räumliche Dimension eines Gelenks mit Röntgenaufnahmen zu erfassen, ist es notwendig, Röntgenaufnahmen mindestens in zwei Ebenen anzufertigen. Idealerweise stehen die Strahlengänge hierbei senkrecht zueinander [4]. Die Durchführung der geeigneten Einstelltechniken wird in umfassenden Lehrbüchern sowie in frei verfügbaren Online-Datenbanken beschrieben [8, 9].

3.2.2 Kniegelenk

Am Kniegelenk werden die anterior-posteriore (a.-p.) Aufnahme und die laterale Aufnahme regelhaft durch die axiale Projektion der Patella (sog. Tangentialaufnahme) ergänzt.

Bei korrekter technischer Durchführung findet sich in der a.-p. Aufnahme keine Überlagerung der artikulierenden Anteile von Tibiaplateau und Kondylen, sodass der Gelenkspalt eingesehen werden kann. In der seitlichen Aufnahme müssen sich die Femurkondylen deckungsgleich überlagern (Abbildung 3.3). Die Tangentialaufnahme wiederum bildet Patella und femorales Gleitlager überlagerungsfrei ab.

Gelenkspalthöhe, Verkalkungen in Projektion auf den Knorpel oder die Menisken, osteophytäre Ausziehungen und osteochondrale Defekte werden bewertet. Die exakt eingestellte seitliche Aufnahme und die axiale Projektion lassen zudem eine Beurteilung von Patella und femoralem Gleitlager hinsichtlich dysplastischer Veränderungen, Patellahöhe und Gleitverhalten zu [7].

Ergänzende Röntgenaufnahmen am Kniegelenk

Die wichtigste Zusatzaufnahme bei femorotibialen Gelenkknorpelschäden ist zweifelsfrei die **Beinganzaufnahme** (Abbildung 3.4). Um die Verhältnisse unter Belastung bestmöglich zu imitieren, muss die Aufnahme im Stand angefertigt werden. Die Bein-

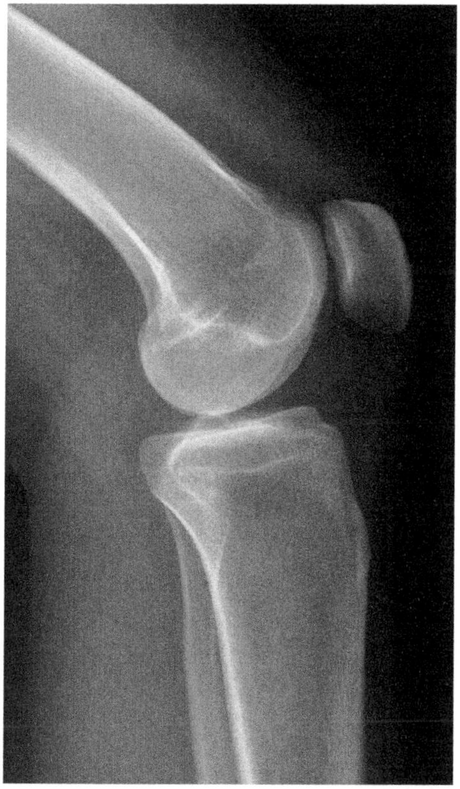

Abb. 3.3: Kniegelenk links im streng seitlichen Strahlengang. Die Kondylen und die Trochleawangen überlagern sich vollständig. Unauffällige Höhe der Patella. Man beachte die sog. Grenzrinne, eine mit gewisser Regelmäßigkeit auftretende Eindellung am lateralen Femurkondylus.

ganzaufnahme ermöglicht die Beurteilung der Achsenverhältnisse in der Frontalebene. Die Mikulicz-Linie als Verbindung zwischen dem Zentrum des Femurkopfs und des Talus in der Malleolengabel schneidet bei physiologischer Beinachse exakt durch die Eminentia intercondylaris am Tibiakopf. Bei einer Varus- oder Valgusabweichung läuft die Mikulicz-Linie entsprechend durch das mediale bzw. laterale Kompartiment des Kniegelenks [10]. Unter Berücksichtigung des mechanischen lateralen distalen Femurwinkels und des medialen proximalen Tibiawinkels kann mit der Beinganzaufnahme neben dem Ausmaß auch der Ort der Achsabweichung identifiziert werden [11].

Klinisch können kleinere Achsabweichungen nicht zuverlässig eingeschätzt werden und kräftige Weichteilverhältnisse erschweren die Beurteilung oft zusätzlich. Da Achsabweichungen für das Therapiekonzept von femorotibialen Knorpelschäden aber unbedingt berücksichtigt werden müssen, ist die Indikation für die Beinganzaufnahme großzügig zu stellen. Wichtig bei der Anfertigung der Aufnahme ist die exakte Ausrichtung der Patella in Neutralrotation, wobei i. d. R. der Fuß leicht einwärts gedreht wird. Insbesondere die Kombination aus fehlerhafter Rotation und Streckdefizit kann zu erheblicher Fehlprojektion führen.

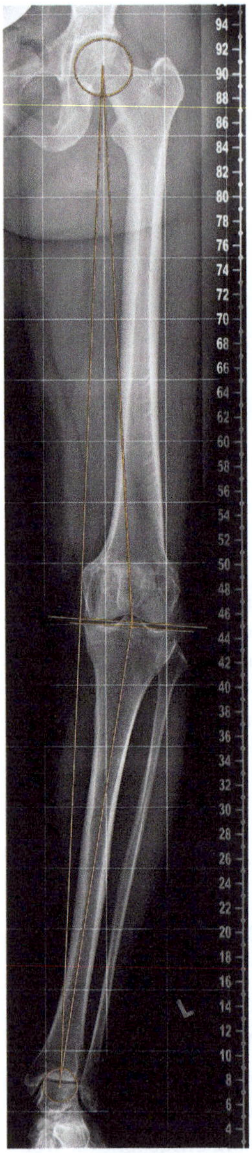

Abb. 3.4: Beinganzaufnahme links. Bei erheblicher Varusabweichung verläuft die Mikulicz-Linie medial des Kniegelenks. Der mechanische laterale distale Femurwinkel ist deutlich varisch vergrößert, der mediale proximale Tibiawinkel ist grenzwertig varisch reduziert. Der Ort der Fehlstellung ist bei diesem Patienten also v.a. das distale Femur.

Die Belastungsaufnahme nach Rosenberg bringt weiter dorsal lokalisierte Anteile der Femurkondylen in das nativ-radiologische Blickfeld, da sie als p.-a. Aufnahme im Stand bei 45°-flektiertem Kniegelenk angefertigt wird. Bei einer Gelenkspaltverschmälerung auf zwei Millimeter oder weniger muss von einer manifesten Knorpelschädigung ausgegangen werden [12]. Zudem kann die Fossa intercondylaris mit möglichen Notch-Osteophyten gut beurteilt werden (Abbildung 3.5).

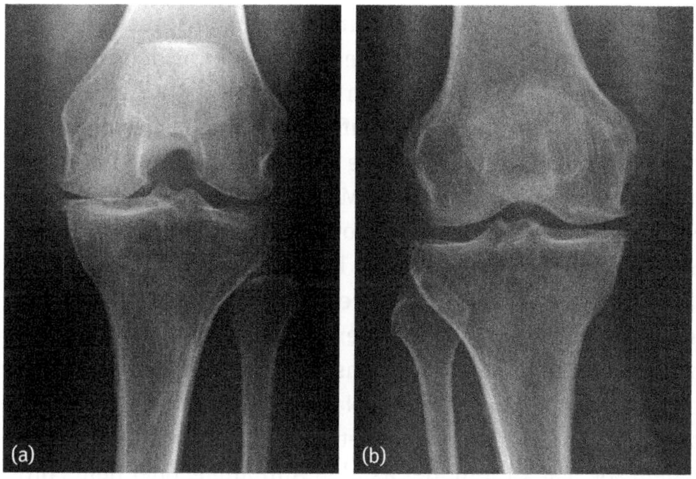

Abb. 3.5: Rosenberg-Aufnahme eines rechten Kniegelenks (a). Im p.-a.-Strahlengang kommen bei flektierter Position Osteophyten in der Fossa intercondylaris zur Abbildung. Bei demselben Gelenk sind diese in der herkömmlichen anterior-posterioren Aufnahme in voller Streckung nicht erkennbar (b).

Stressaufnahmen (gehaltene Aufnahmen) am Kniegelenk sind für spezielle Fragestellungen bei Instabilitäten vorbehalten. Steht als Begleitpathologie oder als Ursache eines Knorpelschadens beispielsweise eine chronische hintere Kreuzbandinstabilität im Raum, so können gehaltene Aufnahmen, die unter streng standardisierten Bedingungen im Seitenvergleich angefertigt werden, hilfreich sein [13].

Die sog. Défilé-Serie der Patella in 30°-, 60°- und 90°-Beugung hat nur nachrangige Bedeutung, da ein patellares Maltracking in der Schnittbilddiagnostik besser beurteilbar ist [14].

3.2.3 Andere Gelenke

Am Schultergelenk können mit der a.-p. Aufnahme und der Y-Aufnahme (Supraspinatus-Outlet-View) Veränderungen glenohumeral und im Subakromialraum gut erkannt werden. Die ergänzende axiale Aufnahme bildet die Position des Humeruskopfs vor der glenoidalen Gelenkfläche ab. Diese drei Ebenen erfassen degenerative, dysplastische und posttraumatische Veränderungen und bieten eine solide Basisdiagnostik der knöchernen Gelenkpartner.

Das Ellenbogengelenk wird regelhaft mit einer a.-p. Aufnahme in Streckstellung und einer seitlichen Ebene in 90°-Beugung bei jeweils supiniertem Unterarm abgebildet. Bei korrekter Durchführung kommen der humeroradiale Gelenkspalt in beiden Ebenen und der humeroulnare Gelenkspalt in der seitlichen Aufnahme überlagerungsfrei zur Darstellung. Insbesondere die seitliche Aufnahme ist anfällig für eine fehlerhafte Lagerung und in ihrer technischen Durchführung anspruchsvoll. Ergänzend kann eine lang aufgeblendete a.-p. Aufnahme zur Beurteilung der Armachse hilfreich sein, die physiologisch einen humeroulnaren Valgus von 10° aufweist [10].

Auch am Hüftgelenk sind die nativen Röntgenaufnahmen die Basis der Bildgebung. Standardprojektion ist die Beckenübersicht, die auch die Gegenseite mit abbildet. Als Aufnahme der unteren Extremität ist sie nach Möglichkeit im Stand, also unter Belastung, anzufertigen. Wichtig ist die Neutralrotation der Beine, damit Trochanter major und minor jeweils seitengleich zur Abbildung kommen. Nach distal darf die Aufnahme unterhalb der Trochanteren nicht zu kurz eingeblendet werden, da sonst der Corpus-Collum-Diaphysen(CCD)-Winkel nicht zuverlässig bestimmt werden kann. Als zweite Röntgenebene ist die Aufnahme nach Lauenstein bei gebeugtem und abduziertem Hüftgelenk sehr verbreitet. Sie hat aber den Nachteil, dass nur das Femur in einer zweiten Ebene abgebildet wird, während am Acetabulum quasi weiter eine a.-p. Projektion vorliegt. Bei dem sog. Faux-Profil, der axialen Aufnahme, oder dem „profile view in impingement position“ (PIP) hingegen wird auch vom koxalen Anteil des Hüftgelenks eine weitere Ebene abgebildet [15].

Torsionsfehlstellungen zwischen Schenkelhals, Femurschaft und Kondylen sind mit konventionellen Röntgenaufnahmen nicht darstellbar. Diese Abklärung erfordert i. d. R. Schnittbildgebung.

Die beiden Standardaufnahmen am oberen Sprunggelenk sind die a.-p. und die seitliche Ebene, die nach Möglichkeit als Belastungsaufnahmen im Stand anzufertigen sind. Die a.-p. Aufnahme erfolgt in 15°- bis 20°-Innenrotation des Unterschenkels, sodass der laterale Fußrand rechtwinklig zum Röntgenfilm steht. In dieser Aufnahme, auch Mortise-View genannt, kann die Malleolengabel bzw. der Gelenkspalt medial und lateral des Talus korrekt eingesehen werden (Abbildung 3.6).

Eine Beurteilung der Weite der Syndesmose ist dann zuverlässig möglich [16]. Analog zum Kniegelenk sind zur Beurteilung von Achsabweichungen auch am Sprunggelenk ergänzende Aufnahmen notwendig. Fehlstellungen am Rückfuß verifiziert die Aufnahme nach Saltzman. Sie erfordert eine recht aufwendige Apparatur mit durchleuchtbarer Stufe und bildet das Verhältnis der Längsachse der Tibia zum Auflagepunkt des Calcaneus ab. Zur Bestimmung des tibiotalaren Gelenkwinkels kann die a.-p. Aufnahme weiter nach proximal aufgeblendet werden, ohne dabei den auf den Sprunggelenkspalt gerichteten Zentralstrahl zu verändern. Alternativ kann auch hier eine Beinganzaufnahme angefertigt werden [17].

Fazit für die Praxis: Für die Festlegung des Therapieplans zur Behandlung von Knorpelschäden ist die konventionelle Röntgendiagnostik ein wichtiger Bestandteil der Bildgebung. Sie stellt zwar den Knorpelschaden als solches nicht dar, ist aber in der Abbildung von Begleitpathologien unverzichtbar. Insbesondere die Beurteilung von Achsabweichungen erfordert regelhaft Röntgenaufnahmen. In diesem Zusammenhang ist an der unteren Extremität die Beinganzaufnahme die wichtigste ergänzende Aufnahme neben den Standardebenen.

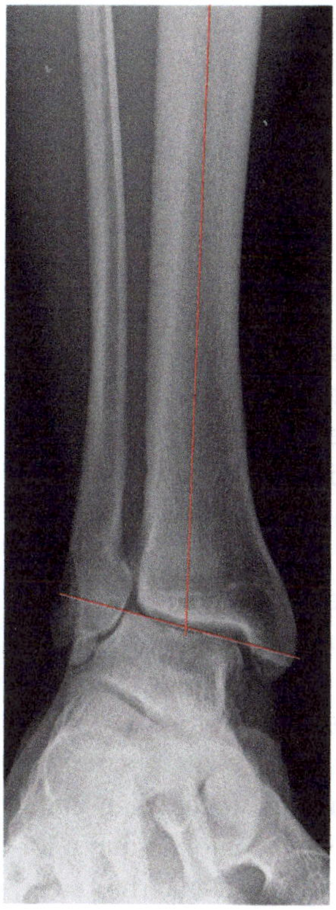

Abb. 3.6: Oberes Sprunggelenk rechts. Fehlstellung nach Fraktur im Kindesalter als Ursache/Begleitpathologie eines Knorpelschadens am Talus. Die nach proximal aufgeblendete a.-p. Aufnahme ermöglicht die Bestimmung des tibio-talaren Gelenkwinkels.

3.3 Diagnostik mithilfe Magnetresonanztomographie

Götz H. Welsch, Stefan Marlovits

3.3.1 Zusammenfassung

Eine optimale und hochwertige Therapie von Knorpelveränderungen und Knorpelverletzungen erfordert auch eine ebenso exzellente Bildgebung des Knorpels und der umgebenden Strukturen des betroffenen Gelenks.

Neben dem klassischen Röntgenbild, auf dem knöcherne Veränderungen und der Fortgang eines Gelenkverschleißes festgestellt werden können, ist die MRT hier Mittel der Wahl zur Gelenkdiagnostik. Heutzutage gibt es hoch aufgelöste morphologische und auch biochemische MRT-Sequenzen, die es möglich machen, auch feinste Knorpelpathologien darzustellen. Während mit der morphologischen Bildgebung das Ausmaß der Knorpelschädigung beurteilt und die angrenzenden Strukturen wie insbesondere der unterliegende Knochen in seiner Mitbeteiligung bewertet werden können, bietet die biochemische Bildgebung die Möglichkeit, Veränderungen in der Knorpelkomposition zu erfassen. Insgesamt eignet sich die MRT hervorragend, um sowohl in der präoperativen Diagnostik, als auch im postoperativen Follow-up nach erfolgter

Knorpeltherapie die Knorpelveränderungen genauestens zu beurteilen. Diese Beurteilung stellt wiederum einen essenziellen Teil des Therapieregimes bei der Behandlung von Knorpelschäden dar.

3.3.2 Einleitung

Die hohe Prävalenz von Erkrankungen des Knorpels erfordert eine exakte Knorpelbildgebung. Die Verletzung des Gelenkknorpels ist ein häufiger Befund bei Patienten, die zu einer MRT des Kniegelenks zugewiesen werden. In einer retrospektiven Studie von 31.510 Kniearthroskopien betrug die Inzidenz von Knorpelläsionen 63 %. Knorpeldefekte mit Beteiligung der gesamten Knorpeldicke und Freilegung des subchondralen Knochens fanden sich bei 20 % der Patienten, 5 % davon traten bei Patienten auf, die jünger als 40 Jahre alt waren [18].

Dieser Teilbereiche der muskuloskeletalen Radiologie hat sich in den letzten Jahren enorm entwickelt mit zahlreichen wissenschaftlichen und klinischen Fortschritten.

Die Knorpelbildgebung umfasst dabei mehrere Hauptbereiche:

1. Sichere Darstellung von normalem, gesundem Knorpel: Dies ist eigentlich in der Therapieplanung der wichtigste Punkt. Kann ich entscheiden, in welchen Bereichen der Knorpel wirklich unverändert/gesund ist. Da wie in vielen anderen Kapiteln beschrieben das Hauptaugenmerk unserer Therapie im Gelenkerhalt liegt, sollten wir natürlich wissen in welchen Bereichen dieses Gelenk noch gesund ist. So kann man z. B. den Therapieerfolg einer Umstellungsosteotomie im Knie besser einschätzen. Im Hüftgelenk gibt es ebenso bestehende Studien, die zeigen, dass die Qualität des Knorpels zum Zeitpunkt einer gelenkerhaltenden Therapie ein wichtiger Faktor für den späteren Therapieerfolg ist. Im Rahmen der Knorpelersatztherapie ist es bezogen auf den jeweiligen Ansatz sehr wichtig, die Größe des Knorpeldefekts richtig einzuschätzen. Im Umkehrschluss ist es hierfür natürlich nötig zu entscheiden, wo wirklich der gesunde Knorpel beginnt. Hierzu wird später im Kapitel auf verschiedene Möglichkeiten eingegangen. Neben der klassischen morphologischen MRT-Diagnostik ist zur sicheren Beurteilung eines gesunden Knorpels die biochemische MRT-Bildgebung notwendig.
2. Exakte morphologische Darstellung von Knorpeldefekten: Der erste Punkt (gesunder Knorpel) führt dann relativ direkt zum zweiten Punkt, der Beurteilung des vorliegenden Knorpeldefekts. Dies ist natürlich für die Therapieplanung von ebenso großer Wichtigkeit wie die Darstellung des gesunden Knorpels. Hinsichtlich der Knorpelersatztherapie ist die Defektgröße, die behoben werden muss, bekanntermaßen ein essenzieller Punkt. Gerade was (wie ebenfalls in vielen anderen Kapiteln besprochen) die Wahl betrifft, ob z. B. noch eine Mikrofrakturierung sinnvoll erscheint oder doch eine Knorpelzelltherapie durchgeführt werden muss, ist es entscheidend, wie groß der Knorpeldefekt ist. Hier gibt sicherlich die mor-

phologische MRT-Bildgebung die klarste Aussage über Art und Größe eines Defekts. Allerdings gibt es Regionen im Kniegelenk (wie z. B. die Trochlea), die für die normale zweidimensionale MRT-Bildgebung schwer zugänglich sind. Somit ist hinsichtlich der Größenbestimmung der Defekte sicherlich die isotrope, dreidimensionale MRT-Diagnostik ein wichtiger Fortschritt. Auch hierauf wird später genauer eingegangen.

3. Bildgebende Beurteilung des Erfolgs einer Knorpeltherapie (konservative und operative Methoden): Auch dieser Punkt ist natürlich äußerst wichtig. Wir alle werden am Therapieerfolg gemessen und wenn es Methoden wie z. B. die Bildgebung gibt, die helfen, diesen Therapieerfolg (oder Misserfolg) zu beurteilen und möglicherweise sogar zu quantifizieren, wird uns das in der Beurteilung unserer Therapie helfen. Auch hier ist sicherlich die MRT-Diagnostik das Mittel der Wahl. Basierend auf der morphologischen Beurteilung von z. B. der Defektfüllung und der Einbettung des Transplantats, gibt es einen weit verbreiteten Score, den sog. Magnetic-Resonance-Observation-of-Cartilage-Repair-Tissue (MOCART)-Score. Dieser hilft zum einen, die longitudinale Entwicklung eines Knorpeltransplantates zu beurteilen, ebenso ermöglicht ein derartiger Score aber auch den Erfolg verschiedener operativer Methoden miteinander zu vergleichen. Neben der morphologischen MRT gibt es auch sehr viel versprechende Ansätze der biochemischen Bildgebung, um die Qualität des Knorpelersatzgewebes im Verlauf zu beurteilen und auch wieder miteinander zu vergleichen. Auch hierauf wird in diesem Abschnitt eingegangen.
4. Früherkennung von Knorpelschäden, bevor morphologische Defekte erkennbar sind: Dies ist natürlich die Zukunft und eine Basis für die wirkliche Prävention von Knorpelschäden. Ebenso könnte eine solche Früherkennung helfen, pathophysiologische Abläufe von Knorpelerkrankungen und Knorpelschäden besser zu verstehen. Gerade in Zukunft werden medikamentöse nichtoperative Therapieversuche immer häufiger in den Fokus rücken mit dem Ziel, der Arthrose möglichst früh entgegenzuwirken. Auch hierfür sind die schon genannten MRT-Methoden sehr hilfreich, es wird jedoch gerade in diesem Bereich noch viel Arbeit nötig sein, um wirklich evidenzbasierte Früherkennung von Knorpelschädigungen durchführen zu können.

3.3.3 Morphologische Magnetresonanztomographie

Wie oben beschrieben ist eine frühzeitige und präzise Diagnostik von Gelenkknorpelschäden für die Entscheidungsfindung und das Management einer möglichen gelenkerhaltenden Therapie mit Prävention einer drohenden frühen Gelenkarthrose elementar. Insbesondere die sehr diffizile Knorpelersatztherapie benötigt eine hochwertige und möglichst klare Analyse der Knorpelschädigung.

Die MRT hat sich als nichtinvasive Technik in der Beurteilung des Gelenksknorpels etabliert und erlaubt eine Visualisierung der Knorpeloberfläche als auch der internen Struktur, Dicke, Volumen der Knorpelbeläge und auch der benachbarten Subchondralregion. Das klinische MRT von hyalinem Gelenksknorpel ist durch Anwendung von Techniken möglich, die einen ausreichenden Kontrast zwischen Gelenkknorpel und benachbarten Strukturen innerhalb vernünftiger Untersuchungszeiten erlauben [19].

Die MRT ist zu diesem Zweck für die Beurteilung des Gelenkknorpels in den verschiedenen Phasen der Degeneration ein etabliertes diagnostisches Verfahren. Diese Phasen der Ausbildung eines Knorpelschadens werden in Abbildung 3.7 sehr gut deutlich. Nach einer Meniskusteilresektion im Kniegelenk eines Profifußballspielers sieht man in den jährlichen morphologischen MRT-Kontrollen, die stetige Zunahme der Knorpelläsion sehr deutlich.

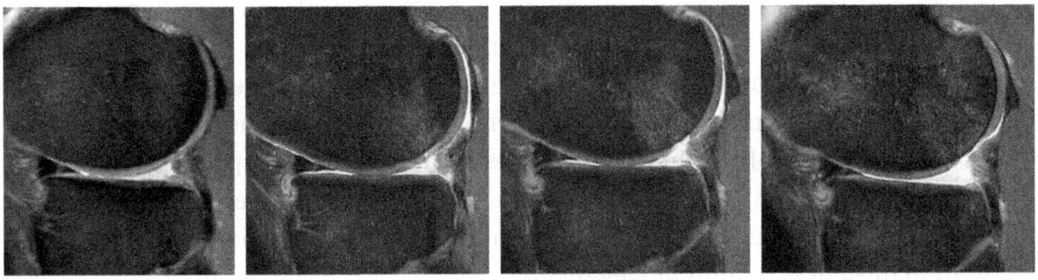

Abb. 3.7: Sagittale, fettgesättigte Protonendichte(PD)-Turbo-Spin-Echo(TSE)-Sequenz eines Profifußballspielers (24 Jahre, linkes Bild) nach weitgehender Resektion des Außenmeniskushinterhorns. Jährliche MRT-Aufnahmen (2012, 2013, 2014, und 2015) mit zunehmender Ausbildung eines Knorpelschadens und eines Knochenmarködems.

Während die MRT zuverlässig und reproduzierbar makroskopische, morphologische Veränderungen wie die Knorpelabrasion- und Fragmentierung (Zeichen einer fortgeschrittenen Degeneration) im Gelenkknorpel der meisten großen Synovialgelenke widerspiegelt, werden biochemische Veränderungen im Knorpelgewebe, die sich frühzeitig im Rahmen der Knorpeldegeneration zeigen, nur unzureichend abgebildet. Diese Veränderungen können jedoch mit den sog. biochemischen MRT-Sequenzen visualisiert werden (spätere Teile dieses Abschnitts). Die Abbildung 3.8 und 3.9 zeigen den morphologischen und biochemischen Aspekt eines Patienten 24 Monate nach matrixgestützter autologer Chondrozytentransplantation (MACT) der medialen Femurkondyle.

3.3.3.1 Morphologische MRT-Sequenzen

Die MRT-Beurteilung von Knorpelersatztherapien kann durch Verwendung gleicher Akquisitionstechniken wie für den nativen Knorpel durchgeführt werden.

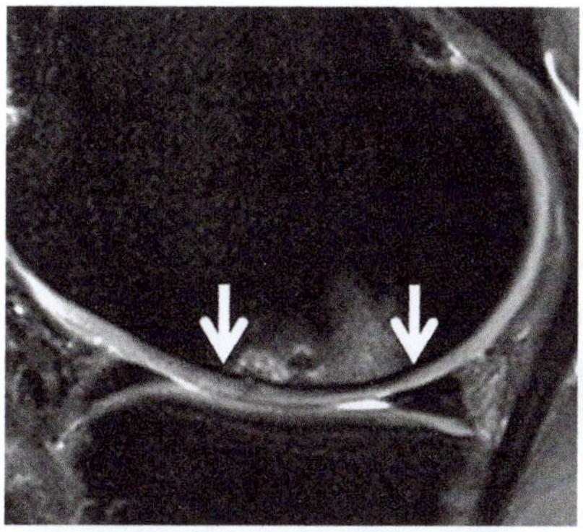

Abb. 3.8: Sagittale, fettgesättigte Protonendichte-Turbo-Spin-Echo-Sequenz einer Patientin (37 Jahre) 24 Monate nach matrixgestützter autologer Chondrozytentransplantation der medialen Femurkondyle. Das Bild zeigt eine weitgehend vorhandene Defektauffüllung, jedoch gleichzeitig noch ein bestehendes Knochenmarködem und eine subchondrale Zystenbildung.

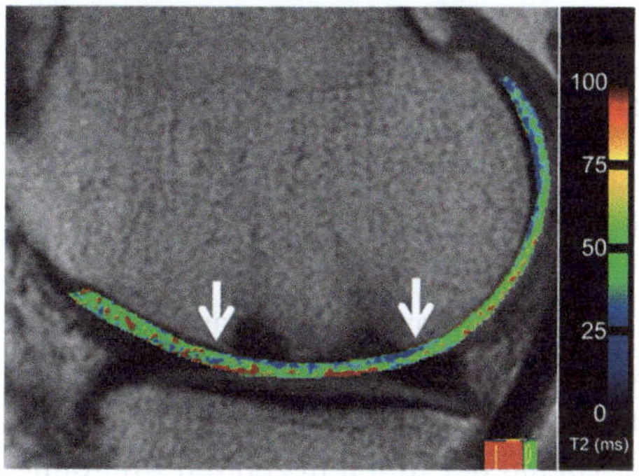

Abb. 3.9: Sagittale Spin-Echo Multi-Echo Sequenz einer Patientin (37 Jahre) 24 Monate nach matrixgestützter autologer Chondrozytentransplantation der medialen Femurkondyle (gleiche Patientin wie Abbildung 3.8). Bei weitgehend vollständiger Defektauffüllung zeigt das Reparaturgewebe (Pfeile) weitgehend ähnliche T2-Relaxationszeiten im Vergleich zum umliegenden Knorpel.

Protonendichte(PD)-gewichtete oder PD/T2-gewichtete fettunterdrückte TSE-Sequenzen sind die Knorpelsequenzen und werden daher als knorpelsensitiv bezeichnet. Sie sind für viele Gelenke klinisch evaluiert und zeigen Knorpeldefekte mit hoher Genauigkeit. In der Darstellung von Gelenken mit sehr dünnem Knorpelüberzug sind eine hohe Auflösung mit einem guten Signal-zu-Rausch-Verhältnis („signal-to-noise ratio“, SNR) und ein hohes Kontrast-zu-Rausch-Verhältnis („contrast-to-noise ratio“, CNR) die Voraussetzungen für eine suffiziente Darstellung. Aktuell zeigen Drei-Tesla-Systeme die besten Ergebnisse und können als Referenz angesehen werden. Sie sind 1,5-Tesla-Systemen hinsichtlich Defekterkennung sowie Spezifität, Sensitivität und Genauigkeit in der Defektgraduierung überlegen. Die Ultrahochfeldbildgebung, also sieben Tesla und höher, hat noch keinen Einzug in die Routinediagnostik gefunden, besitzt jedoch hohes Potenzial und könnte künftig eine wichtige Rolle spielen [20, 21]. Abbildung 3.10 zeigt sagittale Aufnahmen zweier Kniegelenke von Profifußballspielern mit den beim Fußballspieler relativ häufig bestehenden Knorpelläsionen im Bereich der Trochlea. Man sieht hier im linken Bild eine kleinere Knorpelschädigung, im rechten Bild einen fortgeschrittenen Knorpelschaden mit bereits bestehender Reaktion des unterliegenden Knochens. Bei beiden Bildern handelt es sich um Aufnahmen bei drei Tesla und es wird klar, dass sowohl hohe Auflösung

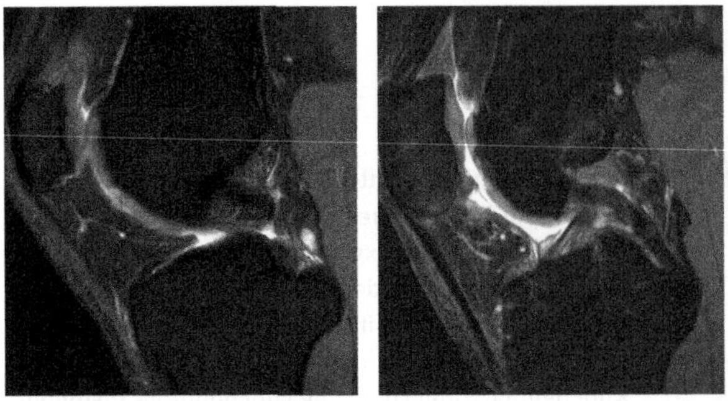

Abb. 3.10: Sagittale, Protonendichte-Turbo-Spin-Echo-Sequenzen zweier Profifußballspieler (26 Jahre, linkes Bild; 25 Jahre rechtes Bild) mit Knorpelschädigungen im Bereich der Trochlea. Bei beiden Bildern handelt es sich um chronische Knorpelschädigungen in für Fußballspieler typischer Lokalisation. Die auf drei Tesla durchgeführten Aufnahmen zeigen die Wichtigkeit hoher Auflösung und eines hohen Kontrast-zu-Rausch-Verhältnisses gerade für diese Lokalisation.

als auch ein hohes Kontrast-zu-Rausch-Verhältnis nötig ist, um diese Knorpelschäden ausreichend zu beurteilen.

Bezüglich der Feldstärke ist jedoch sehr wichtig hervorzuheben, dass eine dedizierte, also dem jeweiligen Gelenk angepasste Spule, mindestens ebenso wichtig ist wie die Feldstärke des MRT-Geräts. So sind Kniespulen weit verbreitet verfügbar, auch sog. Mehr-Kanal-Spulen, also Spulen, die das Signal der innen liegenden Anatomie nochmals deutlich verstärken. Bei anderen Gelenken, z. B. dem Sprunggelenk oder der Hüfte, gibt es in vielen radiologischen Praxen und auch Zentren keine dedizierten Spulen. Dies ist – neben dem dort dünnen Knorpelbelag – ein weiterer Grund der oft insuffizienten Darstellung von Knorpelveränderungen im oberen Sprunggelenk oder der Hüfte.

Bezugnehmend auf die Sequenzen haben sich in den meisten muskuloskeletalen Standardprotokollen 2D-Turbo-Spin-Echo-Sequenzen etabliert und ermöglichen eine hoch aufgelöste Knorpeldarstellung. T1-gewichtete Sequenzen ermöglichen insbesondere eine Analyse der subchondralen Grenzlamelle und des Knochenmarks. PD- oder T2-gewichtete Sequenzen zeichnen sich durch eine helle Darstellung der Flüssigkeit bei intermediärem Knorpelsignal aus, dieser arthrographische Effekt ermöglicht einen exzellenten Knorpel-Flüssigkeit-Kontrast. Allerdings ist die Beurteilung der subchondralen Grenzlamelle eingeschränkt. Eine stärkere T2-Wichtung führt zwar zu einem höheren Knorpel-Flüssigkeit-Kontrast, allerdings im Vergleich zu PD-gewichteten Sequenzen auf Kosten des Knorpelbinnensignals. Entscheidend zur weiteren Verbesserung der Knorpeldarstellung ist die Anwendung einer Fettunterdrückung, die den Kontrast zwischen Knorpel und fetthaltigem Knochenmark weiter erhöht und zudem den dynamischen Kontrastumfang erhöht.

Die am häufigsten für die Knorpeldarstellung verwendeten MRT-Techniken sind die Fast-spin-Echo(FSE)- und die dreidimensionale, fettunterdrückte oder wasserangeregte Gradientenechosequenz. Die FSE-Sequenz kombiniert die gute T2-Wichtung, den Magnetisationstransfereffekt und die relative Erhaltung des hohen Signals des Knochenmarkfettes. Deshalb zeigt diese Technik den Knorpel dunkel gegenüber der hellen Gelenkflüssigkeit mit konsekutiv hohem Kontrast zwischen Knorpel und benachbarter Gelenkflüssigkeit und Knochenmark. Die FSE-Sequenz mit kürzerer (intermediärer) Echozeit erlaubt eine subtilere Beurteilung der internen Struktur des Knorpels, da auch die kurzen T2-Relaxationszeiten, insbesondere in den tieferen Knorpelschichten, visualisiert werden können. Die PD- und T2-gewichteten FSE-Sequenzen sind relativ unempfindlich auf magnetische Suszeptibilitätsartefakte, was insbesondere bei Patienten mit vorausgegangener Kniegelenkchirurgie vorteilhaft ist. FSE-Sequenzen erlauben, auch hochauflösende Bilder in relativ kurzer Untersuchungszeit zu akquirieren, und sind üblicherweise im Standarduntersuchungsprotokoll für das Kniegelenk zum Nachweis von Meniskus- und Bandläsionen inkludiert. Der Vorteil der fettunterdrückten oder wasserangeregten 3D-Gradientenechosequenz ist die relativ hohe Signalintensität des Gelenkknorpels im Kontrast zur niedrigen Signalintensität des benachbarten fettunterdrückten Gewebes wie Hoffa-Fettkörper, subkutanes Fettgewebe und Fettmark. Die dreidimensionale Akquisition mit dieser Technik erlaubt dünne effektive Schichtdicken und höhere Kontrast-zu-Rausch-Verhältnisse als bei zweidimensionalen Akquisitionen. Die fettunterdrückte 3D-Gradientenechosequenz ist einfach durchzuführen (in allen Scannern vorhanden) und im Gegensatz zu anderen knorpelbildgebenden Techniken, wie der Magnetisierungstransferbildgebung, erfordert sie primär kein Postprocessing von Daten und vermeidet Missregistrationsartefakte. Umgekehrt kann jedoch der 3D-Datensatz weiter verwendet werden, um alle Ebenen zu reformatieren und eine 3D-Visualisierung oder Volumenmessungen durchzuführen.

Durch die Akquisition eines 3D-Volumendatensatzes sind sehr dünne kontinuierliche Schichten möglich, die den Partialvolumeneffekt reduzieren und eine sekundäre Rekonstruktion in beliebigen Ebenen ermöglichen [22, 23].

Prinzipiell lassen sich 3D-Sequenzen einteilen in solche mit dunklem und mit hellem Flüssigkeitskontrast. Zu den charakteristischen Sequenzen mit dunklem Flüssigkeitskontrast zählen u. a. „fast low angle shot“ (FLASH, Siemens Healthcare) und „spoiled gradient echo“ (SPGR, GE Medical), die sich durch ein hohes Knorpelsignal auszeichnen und klassischerweise mit Fettsättigung oder Wasser-Fett-Trennungstechniken kombiniert werden [24].

Eine klassische Sequenz mit hellem Flüssigkeitssignal ist die Dual-Echo-Steady-State(DESS)-Sequenz. Hier werden zwei Gradientenechos akquiriert, durch einen Refokussierungspuls getrennt und im Anschluss zu einem Einzelbild kombiniert [25]. Dies führt zu einem höheren T2*-Kontrast mit hohem Knorpelsignal und hohem Flüssigkeitssignal. Die DESS-Sequenz zählt zu den am häufigsten eingesetzten Knorpelsequenzen; sie zeichnet sich v. a. durch eine relativ kurze Akquisitionszeit und ein helles Knorpelsignal bei gutem Kontrast zu subchondraler Grenzlamelle und Flüssigkeit aus. Wie auch die oben erwähnte FLASH-Sequenz wird die DESS-Sequenz häufig zur quantitativen Analyse, also zur Bestimmung des Knorpelvolumens, eingesetzt.

3D-Sequenzen sind die Standardsequenzen zur Volumetrie und ergänzen Routine-2D-Protokolle beispielsweise um eine Knorpelsequenz. Ob sie 2D-Sequenzen vollständig ablösen werden, ist derzeit noch unklar [26].

Diese sog. knorpelsensitiven Sequenzen können unter Erhalt der hohen Treffsicherheit auch für meniskale und ligamentäre Läsionen in das Routine-MR-Untersuchungsprotokoll des Kniegelenks eingebaut werden. In den letzten Jahren sind bei immer mehr Anbietern (Siemens, Philips, GE) auch 3D-PD-Sequenzen verfügbar [27]. Diese sollten in der kommenden Zeit auch das Potenzial haben, im muskuloskeletalen Bereich als klinische Routinesequenzen zur Verfügung zu stehen.

Die Namen dieser Sequenzen sind:
(1) **SPACE** (Siemens): **S**ampling **P**erfection with **A**pplication optimized **C**ontrasts using different flip angle **E**volution
(2) **VISTA** (Philips): **V**olume **IS**otropic **T**urbo spin echo **A**cquisition
(3) **CUBE** (GE): Kein Akronym

Sie sind meist in den normalen klinischen Paketen verfügbar und können bei 1,5 T in einer Auflösung von bis zu 0,8 × 0,8 × 0,8 mm durchgeführt werden und bei 3,0 T in einer Auflösung von bis zu 0,6 × 0,6 × 0,6 mm. Die Scanzeit beträgt dann je nach Parametern zwischen fünf und neun Minuten. Ein derartiger Datensatz kann dann wie oben beschrieben in den Standardebenen (sagittal, koronal und axial) rekonstruiert werden. Die Schichtdicke dieser Rekonstruktion kann frei gewählt werden. Ebenso können z. B. ligamentäre Strukturen komplett frei im dreidimensionalen Raum dargestellt und Knorpelbereiche (wie z. B. die Trochlea), die nicht perpendikulär zu den Standardebenen sind, optimal visualisiert werden.

3.3.3.2 Sequenzparameter

Einleitend ist zu erwähnen, dass die Qualität und das Signal einer MRT-Sequenz von sehr vielen Faktoren abhängig sind. Diese Faktoren verlaufen jedoch meist gegenläufig was ihr Verhältnis zur Qualität der Bilder und zur Scanzeit anbetrifft. Die diagnostische Qualität einer Sequenz wird besser, je dünner die Schichten und je höher die Ortsauflösung ist. Das Signal wiederum ist umso größer, je dicker die Schichten und je geringer die Ortsauflösung ist. Die Scanzeit jedoch nimmt jeweils zu. Mit einer erhöhten Scanzeit können dann also mehr Signal gewonnen oder mehr Schichten untersucht werden, d. h. es werden größere anatomische Bereiche abgedeckt. Sehr lange Untersuchungszeiten werden allerdings vom Patienten als störend empfunden und sind ökonomisch nicht darstellbar. Diese sehr vereinfachte Darstellung soll skizzieren, dass es sich bei einer klinischen MRT-Sequenz letztendlich immer um einen Kompromiss zwischen den oben genannten Größen handelt.

Die Mindestschichtdicke sollte so dick gewählt werden, dass die jeweilige MRT-Sequenz ausreichend Signal liefert, um eine hohe Ortsauflösung zu ermöglichen und die Scandauer der Sequenz möglichst kurz ausfällt. Auf der anderen Seite sollte die Schichtdicke allerdings so dünn gewählt werden, dass nicht zu viele Ortsinformationen subsummiert werden, also nicht zu viel Information verloren geht. Eine optimale Schichtdicke für 2D-Sequenzen wird zwischen 3,0 und 4,0 mm gesehen und empfohlen [28].

Des Weiteren ist die Schichtdicke immer im Zusammenhang mit der Anzahl der Schichten als auch mit der Schichtlücke, dem Abstand zwischen den jeweiligen Schichten, zu sehen. Grundsätzlich ist hier einer größeren Schichtlücke der Vorzug gegenüber einer größeren Schichtdicke zu geben. Aus der Schichtdicke, der Schichtlücke und der Anzahl der Schichten ergibt sich die Größe des Bildstapels in einer MRT-Sequenz. So bietet es sich beispielsweise an, bei der axialen/transversalen Schichtung bei femoropatellaren Defektlokalisationen, den Bildstapel in einer Sequenz soweit nach distal zu vergrößern, dass neben der Patella und der Trochlea auch die Tuberositas tibiae mit dargestellt wird (mögliche Berechnung des Tuberositas-tibia-Trochlea-Groove-Abstands).

Die Ortsauflösung spielt gerade in der Knorpeldarstellung eine wesentliche Rolle und sollte nicht zu niedrig gewählt werden. Die hierfür nötige Bildmatrix sollte im Bereich 320, 384, 448 oder 512 eingestellt werden, sodass eine Pixelgröße von etwa 0,4–0,6 mm entsteht. Da je nach verfügbarem MRT-System, der Software und der Sequenz die Matrixangaben unterschiedlich aufgebaut sein können, sollte für die knorpelsensitiven Sequenzen die Matrix so gewählt werden, dass eine Pixelgröße, also eine Ortsauflösung, von möglichst 0,4×0,4 mm bis 0,6×0,6 mm resultiert. In Gelenken mit dünneren Knorpelschichten (oberes Sprunggelenk, Hüfte) ist es wichtig, zumindest eine möglichst hoch aufgelöste Sequenz zur Beurteilung und zur Differenzierung nach Möglichkeit beider Knorpelschichten (oberes Sprunggelenk: Tibia und Talus; Hüfte: Acetabulum und Femur) zur Verfügung zu stellen.

3.3.3.3 MOCART-Score

Wie oben schon beschrieben kann man die morphologische MRT in der Knorpelersatztherapie sehr gut verwenden, um den MOCART-Score zu erheben. Im postoperativen Follow-up nach Knorpelersatztherapie hat man ein mittlerweile sehr viel genutztes Tool um mithilfe verschiedener Variablen eine objektive Beurteilung zu ermöglichen [31]. Weiterhin bringt ein solcher semiquantitativer Score den Vorteil, das Outcome der Knorpeloperation sowohl longitudinal im gleichen Patienten als auch zwischen verschiedenen Patienten zu evaluieren. Weiterhin können auch verschiedene Knorpeltherapieverfahren miteinander verglichen werden.

Der initiale MOCART-Score beinhaltete neun verschiedene Variablen, die am Ende im Punkte-Score (maximal 100) verschieden gewichtet werden. Ein weiterentwickelter, neuer MOCART-Score beinhaltet die Möglichkeit, das operierte Knorpelgebiet noch etwas genauer zu beurteilen. Hier gibt es insgesamt elf Variablen (Abbildung 3.11). Auch für diese Variablen sind wiederum entsprechende Punkte (siehe Abbildung 3.11) hinterlegt; auch hier beträgt der maximale Score 100 Punkte. Innerhalb des MOCART-Scores ist der Grad der Defektfüllung die erste und eine der wichtigsten Variablen. Dieser liegt im Vergleich zum angrenzenden gesunden Knorpel im besten Fall bei 100 %. Eine geringere Auffüllung des Knorpeldefekts ist in den ersten Monaten nach Knorpeloperation als normal zu bezeichnen. Spätestens zwölf Monate nach Knorpeloperation sollte der Defekt allerdings aufgefüllt sein. Hier gilt, wie bei vielen anderen Punkten/Variablen, dass bei einer ACT die Reaktion meist etwas langsamer abläuft als bei einer Mikrofrakturierung. Ein wirklich gutes Ergebnis im MRT und im MOCART-Score ist hier frühestens nach zwölf Monaten zu erwarten. Oft gibt es bei der ACT noch eine Verbesserung der bildmorphologischen Ergebnisse zwischen dem 12. und dem 24. Monat. Dies ist bei einer Mikrofrakturierung eher unwahrscheinlich. Die weiteren Variablen sind dann die Integration und die Beschaffenheit des Regenerats. Abbildung 3.11 zeigt eine Rekonstruktion in allen Ebenen mithilfe isotroper PD-SPACE-Bildgebung eines Patienten nach Mikrofrakturierung. Man sieht das häufig anzufindende Bild von subchondralen Osteophyten. Diese können in ihrer Ausbildung anhand des neuen MOCART-Scores beurteilt werden. Im MOCART-Score wird der unterliegende Knochen ebenso genau beschrieben wie Teile des umliegenden Gelenks. Hier zielt der MOCART-Score aber eher auf Bereiche des Gelenks ab, die in klarem Zusammenhang mit der Knorpeltherapie stehen.

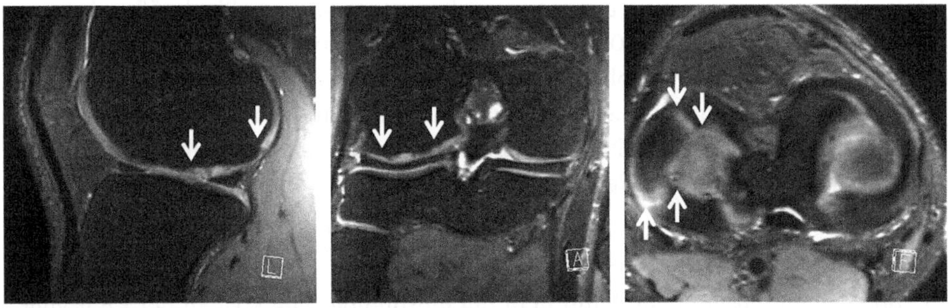

Abb. 3.11: Isotrope, fett-gesättigte Protonendichte-Sampling-Perfection-with-Application-optimized-Contrasts-using-different-flip-angle-Evolution-Sequenz bei einem 31-jährigen Athleten nach 24 Monaten nach Mikrofrakturierung der lateralen Femurkondyle (*Pfeile*). Es wird eine sagittale (*links*), koronale (*Mitte*) und axiale (*rechts*) Rekonstruktion gezeigt. Diagnostisch zeigen sich eine subchondrale Osteophytenbildung und ein inhomogenes Knorpelersatzgewebe.

So wird allerdings der gesamte Gelenkstatus – im Sinn eines Whole-organ-Scores – nicht komplett berücksichtigt. Auch hier gibt es mittlerweile einen sehr vielversprechenden Score, eine Kombination des MOCART-Scores und des Whole-organ-Scores MRI-Osteoarthritis-Knee-Score (MOAKS). Dieser neue Score nennt sich nun Cartilage-

Repair-Osteoarthritis-Knee-Score (CROAKS). Ohne hier weiter ins Detail gehen zu wollen, hat dieser Score den sehr großen Vorteil, dass das eigentliche Therapieziel, nämlich die Vermeidung der Arthrose, mit diesem Score beurteilt werden kann. Der Nachteil ist natürlich die Komplexität. Während sich der MOCART-Score relativ schnell erheben lässt, ist der CROAKS für die Anwendung in der klinischen Routine eher ungeeignet.

Zusätzlich muss hier klar festgehalten werden, dass die MRT-Beurteilung nach Knorpelersatztherapie sicherlich keine leichte Aufgabe darstellt. Es braucht hier Erfahrung, um den wirklichen Status und Stand dieser Therapieform im Gelenk richtig beurteilen zu können. Die Gefahr, dass gerade MRT-Untersuchungen nach drei oder sechs Monaten vom zuständigen Radiologen sehr negativ beurteilt werden, ist relativ hoch. Oft handelt es sich allerdings noch um einen normalen Verlauf und der Patient (und ebenso der Chirurg) werden beunruhigt.

3.3.4 Biochemische Magnetresonanztomographie

Um die Struktur des Knorpels noch genauer darzustellen, bietet sich die Möglichkeit der sog. biochemischen Bildgebung. Hier wird die Ultrastruktur des Knorpels mithilfe hierfür sensitiver Sequenzen dargestellt. Solche Bildgebungsansätze können sowohl in der präoperativen Evaluierung des Knorpels als auch in der postoperativen Beurteilung des Knorpelersatzgewebes und des (mehr oder minder) gesunden Umgebungsknorpels angewendet werden. Die am häufigsten verwendeten biochemischen Sequenzen sind das T1-Mapping nach der Delayed-Gadolinium-enhanced-MRI-of-cartilage(dGEMRIC)-Technik, das spezifisch für den Proteoglykangehalt des Knorpels ist, und das T2 Mapping, das die Hydratation des Knorpels quantifiziert und das kollagene Netzwerk beschreibt. Weitere Sequenzen sind z. B. T1rho-, T2*-Mapping, GAG-chemical-exchange-saturation-Transfer (GAG-CEST) oder diffusionsgewichtete Ansätze.

3.3.4.1 Diagnose von Knorpelschäden

Wie weiter oben schon ausführlich beschrieben, ist die präoperative Diagnostik bzw. die genaue Beschreibung von Knorpelveränderungen überaus wichtig für die Einleitung der entsprechenden Therapie. Neben der Beschreibung der Lokalisation und der Größe der Schädigung, könnte natürlich ein weiterer Schritt erzielt werden, indem man die biochemische Qualität des Knorpels darstellt und quantifiziert. Dies ist z. B. auch eine Möglichkeit, die genauen Ausmaße einer Knorpelschädigung zu erfassen bzw. den Übergang vom gesunden zum geschädigten Knorpel besser zu definieren. Bestehende Studien zeigen, dass die radiologischen Beurteilungen sehr oft die dann intraoperativ festgestellte wirkliche Größe eines Knorpeldefekts unterschätzen [29, 30]. In der Studie von Gomoll und Mitarbeitern wird beschrieben, dass Knorpeldefekte im Bereich des patellofemoralen Gelenks bis zu 300 % unterschätzt werden [29, 30]. Die

Werte innerhalb des femorotibialen Gelenks sind zwar weniger dramatisch, dennoch zeigt eine solche Studie, dass oft präoperative MRT-Diagnostik und intraoperative Befunde wenig korrelieren. Bei den bestehenden Möglichkeiten der modernen MRT-Bildgebung sollte dies jedoch nicht akzeptiert werden. Gerade in anatomisch etwas schwerer zu beurteilenden Regionen wie dem patellofemoralen Gelenk und insbesondere der Trochlea sind die Möglichkeiten der isotropen, 3D-Bildgebung sicher die wichtigsten Neuerungen, die helfen sollen (müssen), die Korrelation zwischen Bild und Operation zu verbessern [23, 31]. Egal wie gut die morphologische Darstellung des Knorpels und der Defektgröße jedoch ist, die Qualität des Knorpels kann nicht beschrieben werden. So bleibt es meist dem Operateur und dem Tasthaken überlassen, zu entscheiden, wo noch gesunder Knorpel ist und welcher (teilweise) geschädigte Knorpel noch entfernt werden muss. Da dieses Vorgehen aber, wie wir alle wissen, die nachfolgende Therapie bedingt, wäre es natürlich äußerst gut, schon präoperativ die genauen Ausmaße der Knorpelschädigung quantifizieren zu können. Hier bietet die biochemische Bildgebung sicherlich keine endgültige Lösung, allerdings besteht die Möglichkeit, das wirkliche Ausmaß des Knorpeldefekts besser abzuschätzen. Außerdem kann auch z. B. die Qualität des gegenüberliegenden Knorpels dargestellt werden und angrenzende Gelenkregionen können in ihrer Knorpelqualität beurteilt werden. Dies kann zukünftig in die Indikationsstellung, ob z. B. eine Knorpelzelltransplantation erfolgversprechend ist, mit einbezogen werden.

3.3.4.2 Nach Knorpeltherapie

Ähnlich wie präoperativ umfasst auch ein gutes postoperatives MRT-Protokoll mehrere Komponenten, um sich ein optimales Bild vom Erfolg der Operation machen zu können. Neben der klassischen Beschreibung der Defektfüllung, der Einbettung des Ersatzgewebes und der umliegenden Strukturen mithilfe morphologischer MRT Sequenzen besteht auch postoperativ die Möglichkeit, durch biochemische Bildgebung die Qualität des Knorpelersatzgewebes und wiederum des umgebenden, nativen Knorpels zu beurteilen und zu quantifizieren. Bisher haben die biochemischen MRT-Sequenzen v. a. im postoperativen Bereich ihre Stärken und Vorteile zeigen können. Innerhalb verschiedener Studien wurde so z. B. die Reifung von Knorpelzelltransplantaten [29, 30] und sogar die Differenzierung zwischen Knorpelreparaturgewebe nach Mikrofrakturierung oder (M)ACT [29, 30] festgestellt. Hier spielt zum einen der Proteoglykangehalt eine wesentliche Rolle. Es wird zwar eine Angleichung des GAG-Gehalts hin zu den Werten im nativen (hyalinen) Knorpel nach (M)ACT beobachtet, das Reparaturgewebe erreicht jedoch nie die Werte des gesunden Knorpels [29, 30]. Zum anderen spielt das Kollagennetzwerk und hier insbesondere die zonale Strukturierung des Knorpelersatzgewebes eine entscheidende Rolle [29, 30]. Dabei zeigt sich ein erkennbarer Unterschied zwischen dem Knorpelersatzgewebe nach Mikrofrakturierung (weitgehend ohne zonale Struktur) und dem Ersatzgewebe nach (M)ACT mit teilweise bestehender Zonierung. Auch hier sind jedoch, vergleichbar zum Proteoglykangehalt, immer noch Unterschiede zwischen Zelltransplantation und gesundem/nativen Knorpel zu erkennen. Ebenso zeigen aktuelle Untersuchungen, dass sich diese Parameter wieder anders als bei degenerativ verändertem Knorpel verhalten. Es ist also möglich, die genaue, gewebespezifische Zusammensetzung des Knorpels mithilfe biochemischer Bildgebung darzustellen und zu quantifizieren.

Im postoperativen Follow-up nach Knorpeloperation können kann also die biochemische MRT dazu beitragen, mehr Informationen über das Knorpelgewebe zu erhalten. Sowohl das transplantierte Ersatzgewebe als auch der umgebende native Knorpel können in ihrer Beschaffenheit beurteilt und quantifiziert werden. Diese Informationen können, wie in vielen Studien dargestellt, theoretische Fragestellungen beantworten, z. B. wie lange das transplantierte Gewebe bis es endgültigen Ausreifung benötigt [29, 30]. Für zukünftige Ansätze wird es natürlich wichtiger, in wieweit man diese Art der Bildgebung in der klinischen Routine nutzen kann. Die Möglichkeit einer virtuellen Second-look-Arthroskopie des Knorpelgewebes ist zwar noch nicht alltagstauglich, allerdings ist die biochemische MRT sicher die Methode die einem echten Blick ins Gelenk am nächsten kommt. Trotz großer Fortschritte im Bereich des Post-Processing, also der computergestützten Nachbearbeitung der mithilfe biochemischer MRT erhobenen Daten, ist es leider bisher nicht möglich, die gesamte Fülle dieser Daten auch zu nutzen ohne z. T. recht aufwendige Nachbearbeitung. Das bedeutet, dass ein derartiger Datensatz erst aufbereitet werden muss, um dem Patienten oder dem Arzt auch leicht verständlich die gewünschte (Extra-)Information zu präsentieren. Wenn jedoch dieses Post-Processing weiter verbessert wird, sollte die Bedeutung der biochemischen MRT innerhalb der klinischen Routine größer werden. Ehemals bestehende zeitliche Einschränkungen gibt es durch die höhere Dichte an Hochfeldgeräten (drei Tesla) und die bessere Spulenausstattung immer seltener. Dies ist jedoch stets in Abhängigkeit der gewünschten biochemischen Sequenz zu sehen. So bedarf die Durchführung einer proteoglykansensitiven CEST-Sequenz immer noch etwa zehn Minuten; ein eher kollagensensitives T2*-Mapping kann allerdings (je nach Auflösung) schon in zwei Minuten ausgeführt werden.

3.3.4.3 T1-dGEMRIC und andere proteoglykansensitive Techniken

Die am häufigsten gebrauchte Technik für die Quantifizierung des GAG-Gehalts des Knorpels ist T1-dGEMRIC. Intravenös appliziertes Gadolinium-Diethylentriaminepentaazetat (Gd-DTPA^{2-}) durchdringt den Knorpel seitens des subchondralen Knochens, v. a. aber seitens der Gelenkflüssigkeit. Der Kontrast ergibt sich invers zur Ladung der GAG, da sowohl das Kontrastmittel als auch die GAG-Komplexe negativ geladen sind. Somit ergibt sich die Gd-DTPA^{2-}-Konzentration als spezifische Möglichkeit, die GAG-Konzentration im Knorpel zu messen [32].

Grundlegende Studien, die die dGERMIC-Technik anwenden, haben sich mit dem Zeitpunkt befasst, an dem innerhalb der Knorpelschicht ein Equilibrium der Gd-DTPA^{2-}-Konzentration vorliegt [33]. Hier zeigt sich im Kniegelenk eine Zeit nach intravenöser Gabe des Kontrastmittels von etwa 60 bis 90 min als optimal. Im Hüftgelenk beträgt diese Zeit, ob des deutlich dünneren Knorpelbelages nur 45–60 min, ähnliche Zeiten zeigen sich im Sprunggelenk. Erste dGEMRIC-Studien im Knorpelersatzgewebe zeigten, dass neben der Postkontrastmessung auch eine Präkontrastmessung nötig ist [34]. Diese Notwendigkeit wurde jedoch etwas später widerlegt, was die klinische Anwendbarkeit der Technik deutlich attraktiver macht [35].

Da die intravenöse Gabe von Gadolinium jedoch zum einen kostspielig ist, v. a. aber eine Invasivität (mit entsprechenden Risiken) der MRT-Untersuchung bedingt, ist die Anwendung von dGEMRIC nur begrenzt möglich. Dies gilt im Hintergrund größerer, longitudinaler Studien und noch mehr in der klinischen Routine. Hier ist auch die nötige Latenz von 60 bis 90 min zwischen Kontrastmittelgabe und MRT-Untersuchung ein organisatorisches Hindernis.

Da die Möglichkeit der GAG-Darstellung im Knorpel oder im Knorpelersatzgewebe jedoch sehr wünschenswert ist, befindet man sich auf der Suche nach alternativen GAG-sensitiven Sequenzen. Hier hat sich in letzter Zeit der GAG-CEST als eine neue Möglichkeit angeboten [36]. Der große Vorteil ist dabei die direkte Darstellung des GAG-Pools im Knorpel ohne Kontrastmittel, also ohne zusätzliche Invasivität oder Kosten. Die GAG-CEST-Sequenz ist jedoch zurzeit noch dem Hochfeld (drei Tesla) und sogar Ultrahochfeld (sieben Tesla) vorbehalten. Da die Untersuchungszeiten bei mindestens zehn Minuten (drei Tesla) liegen, ist man von einer klinischen Einsetzbarkeit noch weit entfernt. Zusätzlich wird T1rho von einigen Autoren als GAG-sensitiv angesehen [37, 38]. Jedoch ist die Spezifität in der Darstellung des Proteoglykangehalts sicher deutlich geringer als bei den beiden zuvor genannten Techniken und manche Autoren sehen T1rho sogar als eher kollagensensitive Sequenz [39].

T2-Mapping und andere kollagensensitive Sequenzen

Sicherlich die insgesamt am häufigsten gebrauchte biochemische MRT-Sequenz ist das T2-Mapping als sensitiver Parameter für die Messung von Veränderungen im kollagenen Gerüst des Knorpels und der Gewebehydratation [40]. Die kollagene Faserorientierung definiert die Schichtung, also den zonalen Aufbau des Knorpels. Die dreidimensionale Organisation und Krümmung des kollagenen Netzwerks, beeinflusst durch die Wassermobilität, die Proteoglykananreicherung und den resultierenden „magic angle" (bei 55° bezogen auf die Ausrichtung des Magnetfelds B0) beeinflusst das Erscheinungsbild des T2-Mappings. In gesundem Knorpel wird ein Anstieg der T2-Werte vom tiefen hin zum oberflächlichen Knorpel beobachtet. Dieser wird in histologischen Untersuchungen mit der laminaren/zonalen Struktur des Knorpels korreliert [41]. Der zonale Anstieg der T2-Werte wurde in späteren Studien mit der hyalinen Beschaffenheit des Knorpels korreliert, dient also als Marker für hyalinen Knorpel [42]. Diese Tatsache wurde bei Anwendungen nach Knorpelersatztherapie zur Differenzierung zwischen hyalinem und faserigem Ersatzgewebe herangezogen [43].

Ebenso wurde bewiesen, dass z. B. nach (M)ACT die Ausbildung dieser Zonierung mit der Ausreifung des Transplantats einhergeht [44].

Das klassische T2-Mapping beruht auf einer zweidimensionalen Multi-Echo-Spin-Echo-Sequenz und bedarf für die Abdeckung eines ganzen Kniegelenks bei drei Tesla in adäquater Auflösung etwa vier Minuten Untersuchungszeit. Ebenso muss kein Kontrastmittel verwendet werden; eine Anwendung im Rahmen großer Studien oder der klinischen Routine ist also durchaus möglich. Etwas neuere dreidimensionale Gradientenechosequenzen bieten die Möglichkeit zum T2*-Mapping. Dieses ist in vielen Bereichen mit dem klassischen T2-Mapping vergleichbar, wenn auch die Spezifität bezüglich des Kollagennetzwerks und v. a. der Hydratation des Knorpels etwas verändert erscheint [45, 46]. Eine vergleichbare Anwendung bezüglich der oben erklärten zonalen Strukturierung (als Messgröße für die hyaline Knorpelbeschaffenheit) ist aber auch mithilfe des T2*-Mappings sehr gut möglich. Neben den Vorzügen der Dreidimensionalität bietet sich beim T2*-Mapping zusätzlich der Vorteil sehr kurzer Untersuchungszeiten (etwa zwei Minuten, drei Tesla) und auch einer guten Anwendbarkeit auf 1.5 T (etwa drei bis vier Minuten Untersuchungszeit für ein Kniegelenk). Eine solche T2*-Untersuchung auf drei Tesla bei einem Patienten 36 Monate nach MACT ist in Abbildung 3.12 gezeigt.

Ergänzend zum T2-Mapping zeigt noch der sog. Magnetisierungstransfer (MT) sehr vielversprechende Möglichkeiten zur Evaluation des Kollagengerüsts im Knorpel und Knorpelersatzgewebe [47].

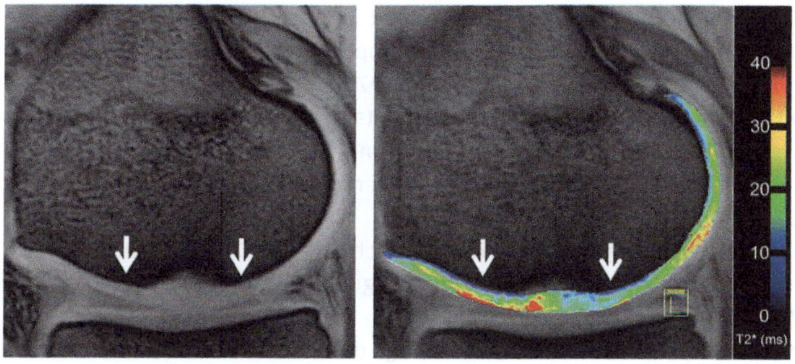

Abb. 3.12: Sagittale Gradientenecho-T2*-Sequenz eines Patienten (32 Jahre) 36 Monate nach matrixgestützter autologer Chondrozytentransplantation der medialen Femurkondyle. Die Pfeile zeigen das Reparaturgewebe und die gute Auffüllung des Defekts. Während das morphologische Gradientenechobild (*links*) eine homogene Knorpelstruktur zeigt, bildet sich auf der biochemischen T2*-Abbildung sehr deutlich eine pathologische Erhöhung der T2-Werte im ventralen Bereich des Transplantats ab.

Literatur

[1] Dye SF, Vaupel GL, and Dye CC, Conscious neurosensory mapping of the internal structures of the human knee without intraarticular anesthesia. Am J Sports Med 26(6):773–777, 1998.

[2] Becher C, Ostermeier S, and Schöttle P, Das vordere Knieschmerzsyndrom – Teil 1: Grundlagen, Anamnese, klinische und bildgebende Untersuchung. Orthopädie und Unfallchirurgie up2date 8(1):67–86, 2013.

[3] Buckup K and Buckup J, Klinische Tests an Knochen, Gelenken und Muskeln. 2012, Stuttgart: Georg Thieme Verlag K G.

[4] Steinhagen J, Petersen J, Rüther W. Konventionelle Röntgenaufnahme und konventionelle Tomografie für die Orthopädie. Orthopäde 35:605–615, 2006.

[5] Kellgren JH, Lawrence JS. Atlas of standard radiographs of arthritis. Blackwell Scientific Publications, Oxford, 1963.

[6] Cooke TD, Li J, Scudamore RA. Radiographic assessment of bony contributions to knee deformity. Orthop Clin North Am 25:387–393, 1994.

[7] Brossmann J, Czerny C, Freyschmidt J. Freyschmidts Köhler/Zimmer: Grenzen des Normalen und Anfänge des Pathologischen in der Radiologie des kindlichen und erwachsenen Skeletts. Thieme Verlag, Stuttgart, 2000.

[8] Becht S, Bittner RC, Ohmstede A, Pfeiffer A, Roßdeutscher R. Lehrbuch der röntgendiagnostischen Einstelltechnik. Springer Verlag, Berlin, 2008.

[9] www.idr.med.uni-erlangen.de/orthorad/

[10] Schünke M, Schulte E, Schumacher U. Prometheus Allgemeine Anatomie und Bewegungssystem. Thieme Verlag, Stuttgart, 2014.

[11] Paley D, Pfeil J. Prinzipien der kniegelenknahen Deformitätenkorrektur. Orthopäde 29:18–38, 2000.

[12] Rosenberg TD, Paulos LE, Parker RD, Coward DB, Scott SM. The forty-five-degree posteroanterior flexion weight-bearing radiograph of the knee. J Bone Joint Surg Am 10:1479–1483, 1988.

[13] Jacobsen K. Stress radiographical measurement of the anteroposterior, medial and lateral stability of the knee joint. Acta Orthop Scand 47:335–344, 1976.

[14] Ostermeier S, Becher C. Vorderes Knieschmerzsyndrom. Deutscher Ärzte-Verlag, Köln, 2010.

[15] Odri GA, Frioux R, Redon H, Fraquet N, Bertrand-Vasseur A, Isnard J et al. Reliability of a new hip lateral view to quantify alpha angle in femoroacetabular impingement. Orthop Traumatol Surg Res 100:363–367, 2014.

[16] Rammelt S, Grass R, Zwipp H. Sprunggelenkfrakturen. Unfallchirurg 111:421–438, 2008.

[17] Pagenstert G, Knupp M, Valderrabano V, Hintermann B. Realignment Surgery for Valgus Ankle Osteoarthritis. Oper Orthop Traumatol 21:77–87, 2009.

[18] Widuchowski W, Widuchowski J, Trzaska T. Articular cartilage defects: study of 25,124 knee arthroscopies. Knee 14:177–182, 2007.

[19] Potter HG, Chong le R, Sneag DB. Magnetic resonance imaging of cartilage repair. Sports Med Arthrosc 16:236–245, 2008.

[20] Guermazi A, Roemer FW, Alizai H, Winalski CS, Welsch G, Brittberg M et al. State of the Art: MR Imaging after Knee Cartilage Repair Surgery. Radiology 277:23–43, 2015.

[21] Trattnig S, Winalski C, Marlovits S, Jurvelin JS, Welsch GH, Potter HG. Magnetic Resonance Imaging of Cartilage Repair – A Review. Cartilage 2:5–26, 2011.

[22] Gold GE, Busse RF, Beehler C, Han E, Brau AC, Beatty PJ et al. Isotropic MRI of the knee with 3D fast spin-echo extended echo-train acquisition (XETA): initial experience. AJR Am J Roentgenol 188:1287–1293, 2007.

[23] Welsch GH, Zak L, Mamisch TC, Paul D, Lauer L, Mauerer A et al. Advanced morphological 3D magnetic resonance observation of cartilage repair tissue (MOCART) scoring using a new iso-

tropic 3D proton-density, turbo spin echo sequence with variable flip angle distribution (PD-SPACE) compared to an isotropic 3D steady-state free precession sequence (True-FISP) and standard 2D sequences. J Magn Reson Imaging 33:180–188, 2010.
[24] Recht MP, Piraino DW, Paletta GA, Schils JP, Belhobek GH. Accuracy of fat-suppressed three-dimensional spoiled gradient-echo FLASH MR imaging in the detection of patellofemoral articular cartilage abnormalities. Radiology 198:209–212, 1996.
[25] Eckstein F, Hudelmaier M, Wirth W, Kiefer B, Jackson R, Yu J et al. Double echo steady state magnetic resonance imaging of knee articular cartilage at 3 Tesla: a pilot study for the Osteoarthritis Initiative. Annals of the Rheumatic Diseases 65:433–441, 2006.
[26] Gustas CN, Blankenbaker DG, Rio AM, Winalski CS, Kijowski R. Evaluation of the Articular Cartilage of the Knee Joint Using an Isotropic Resolution 3D Fast Spin-Echo Sequence With Conventional and Radial Reformatted Images. AJR Am J Roentgenol 205:371–379, 2015.
[27] Li CQ, Chen W, Rosenberg JK, Beatty PJ, Kijowski R, Hargreaves BA et al. Optimizing isotropic three-dimensional fast spin-echo methods for imaging the knee. J Magn Reson Imaging 39:1417–1425, 2014.
[28] Potter HG, Foo LF. Magnetic resonance imaging of articular cartilage: trauma, degeneration, and repair. Am J Sports Med 34:661–677, 2006.
[29] Azer NM, Winalski CS, Minas T. MR imaging for surgical planning and postoperative assessment in early osteoarthritis. Radiol Clin North Am 42:43–60, 2004.
[30] Gomoll AH, Yoshioka H, Watanabe A, Dunn JC, Minas T. Preoperative Measurement of Cartilage Defects by MRI Underestimates Lesion Size. Cartilage 2:389–393, 2011.
[31] Welsch GH, Zak L, Mamisch TC, Resinger C, Marlovits S, Trattnig S. Three-dimensional magnetic resonance observation of cartilage repair tissue (MOCART) score assessed with an isotropic three-dimensional true fast imaging with steady-state precession sequence at 3.0 Tesla. Invest Radiol 44:603–612, 2009.
[32] Bashir A, Gray ML, Boutin RD, Burstein D. Glycosaminoglycan in articular cartilage: In vivo assessment with delayed Gd(DTPA)(2-)-enhanced MR imaging. Radiology 205:551–558, 1997.
[33] Burstein D, Velyvis J, Scott KT, Stock KW, Kim YJ, Jaramillo D et al. Protocol issues for delayed Gd(DTPA)(2-)-enhanced MRI: (dGEMRIC) for clinical evaluation of articular cartilage. Magnetic Resonance in Medicine 45:36–41, 2001.
[34] Watanabe A, Wada Y, Obata T, Ueda T, Tamura M, Ikehira H et al. Delayed gadolinium-enhanced MR to determine glycosaminoglycan concentration in reparative cartilage after autologous chondrocyte implantation: Preliminary results. Radiology 239:201–208, 2006.
[35] Trattnig S, Burstein D, Pinker K, Szomolanyi P, Welsch GH, Mamisch TC. T1(Gd) gives comparable information as delta T1 relaxation rate in dGEMRIC evaluation of cartilage repair tissue. Invest Radiol 44(9):598–602, 2009.
[36] Ling W, Regatte RR, Navon G, Jerschow A. Assessment of glycosaminoglycan concentration in vivo by chemical exchange-dependent saturation transfer (gagCEST). Proc Natl Acad Sci USA 105:2266–2270, 2008.
[37] Borthakur A, Mellon E, Niyogi S, Witschey W, Kneeland JB, Reddy R. Sodium and T1rho MRI for molecular and diagnostic imaging of articular cartilage. NMR Biomed 19:781–821, 2006.
[38] Regatte RR, Akella SV, Lonner JH, Kneeland JB, Reddy R. T1rho relaxation mapping in human osteoarthritis (OA) cartilage: comparison of T1rho with T2. J Magn Reson Imaging 23:547–553, 2006.
[39] Mlynarik V, Szomolanyi P, Toffanin R, Vittur F, Trattnig S. Transverse relaxation mechanisms in articular cartilage. J Magn Reson 169:300–307, 2004.
[40] Mosher TJ, Dardzinski BJ. Cartilage MRI T2 relaxation time mapping: overview and applications. Semin Musculoskelet Radiol 8:355–368, 2004.

[41] Goodwin DW, Wadghiri YZ, Dunn JF. Micro-imaging of articular cartilage: T2, proton density, and the magic angle effect. Acad Radiol 5:790–798, 1998.
[42] Smith HE, Mosher TJ, Dardzinski BJ, Szomonanyi P, Quirbach S, Marlovits S et al. Spatial variation in cartilage T2 of the knee. J Magn Reson Imaging 14:50–55, 2001.
[43] Welsch GH, Mamisch TC, Domayer SE, Dorotka R, Kutscha-Lissberg F, Marlovits S. Cartilage T2 assessment at 3-T MR imaging: in vivo differentiation of normal hyaline cartilage from reparative tissue after two cartilage repair procedures–initial experience. Radiology 247:154–161, 2008.
[44] Welsch GH, Mamisch TC, Marlovits S, Glaser C, Friedrich K, Hennig FF et al. Quantitative T2 mapping during follow-up after matrix-associated autologous chondrocyte transplantation (MACT): Full-thickness and zonal evaluation to visualize the maturation of cartilage repair tissue. J Orthop Res 27:957–963, 2009.
[45] Hughes T, Welsch GH, Trattnig S, Brandi L, Domayer S, Mamisch TC. T2-Star Relaxation as a Means to Diffrentiatie Cartilage Repair Tissue After Microfracturing Therapy. Intern Soc Magn Reson Med 15:183, 2007.
[46] Murphy BJ. Evaluation of grades 3 and 4 chondromalacia of the knee using T2*-weighted 3D gradient-echo articular cartilage imaging. Skeletal Radiol 30:305–311, 2001.
[47] Welsch GH, Trattnig S, Scheffler K, Szomonanyi P, Quirbach S, Marlovits S et al. Magnetization transfer contrast and T2 mapping in the evaluation of cartilage repair tissue with 3 T MRI. J Magn Reson Imaging 28:979–986, 2008.

4 Klassifikation von Gelenkknorpelschäden

Thomas Tischer

4.1 Einleitung

Die Therapie von Knorpelschäden reicht von konservativen Maßnahmen über arthroskopische Glättung bis hin zu den verschiedensten knorpelregenerativen Verfahren. Die Therapieentscheidung hängt entscheidend von der Tiefe und Ausdehnung des Knorpeldefekts ab.

Merke: Die exakte Klassifikation von Knorpelschäden ist von großer Bedeutung für die Therapieentscheidung in der tägliche Praxis.

Um den Therapieerfolg unserer Behandlung objektiv beurteilen zu können, ist von wissenschaftlicher Seite eine exakte Klassifikation der Knorpelschäden zu wünschen, wie sie bereits im Rahmen des Knorpelregisters der DGOOC (Kapitel 18) existiert. Daher ist von jedem Operateur, der Gelenkschäden behandelt, eine Kenntnis der wichtigsten Klassifikationen zu fordern.

Goldstandard für die Einteilung von Knorpeldefekten ist dabei die offene bzw. arthroskopische Evaluation. Die Klassifikation von Knorpelläsionen kann aber auch anhand von bildgebenden Verfahren (v. a. MRT, Kapitel 3), spektroskopischen, biochemischen, histologischen oder genetischen Merkmalen erfolgen, worauf im Weiteren aber nicht explizit eingegangen wird [8].

Zwischen offener und arthroskopischer Beurteilung der Defektgröße besteht eine hohe Korrelation (r=0,757), jedoch ist die Reliabilität der arthroskopischen Evaluation noch verbesserungswürdig [10, 16, 17]. So wird arthroskopisch die Defektgröße (v. a. bei kleinen Läsionen) eher überschätzt im Vergleich zur offenen Begutachtung, insbesondere auch von unerfahrenen Operateuren [10]. Hauptproblem aktueller Klassifikationen stellt die Unterscheidung von intaktem Knorpel und weichem Knorpel dar, sowie die exakte Tiefenausdehnung des Schadens. Dies hat oftmals zur Folge, dass verschiedene Operateure ein und denselben Defekt unterschiedlich evaluieren [16].

Bei der Klassifikation von Knorpelschäden spielen viele Faktoren eine Rolle, die alle beschrieben werden sollten:

- Tiefenausdehnung des Defekts (z. B. bis zum subchondralen Knochen oder Hälfte der Knorpeldicke)
- Größe des Defekts (exakte Vermessung, z. B. 10×15 mm)
- Lokalisation der Läsion (z. B. Hauptbelastungszone der medialen Femurkondyle)
- Beschreibung des umgebenden Knorpels (z. B. intakter umgebender Knorpel)
- Genese von Knorpelschäden (z. B. traumatisch, degenerativ, posttraumatisch)
- Zustand des subchondralen Knochens (z. B. Schäden in der subchondralen Lamelle, Knochenödem (nur im MRT erkennbar))

– Begleitschäden, die für die weitere Therapie eine Rolle spielen (z. B. Achsfehlstellungen, Meniskusschäden, ...)

Aktuelle Studien deuten darauf hin, dass eine beginnende Degeneration von Knorpel mithilfe der Arthroskopie nicht zuverlässig beurteilbar ist. Hierfür bieten sich idealerweise neuere spektroskopische Verfahren (z. B. Nahinfrarotspektroskopie oder aktuelle MRT-Verfahren (dGEMRIC, qMRI) an [18].

Merke: Arthroskopische Klassifikationen sind besonders geeignet zur Evaluation traumatischer Knorpelschäden.

Schwieriger hingegen ist die Einteilung von degenerativen Knorpelschäden. Zukünftige Klassifikationen sollten daher v. a. um die Beurteilung von derartigen Knorpelschäden sowie um den Zustand des subchondralen Knochens erweitert werden [14].

4.2 Klassifikationen von Knorpelschäden

Am weitesten verbreitet für die arthroskopische Klassifikation von Knorpeldefekten ist sicherlich die Einteilung nach Outerbridge [12]. Diese ist einfach verständlich, gibt bei Grad-II- und -III-Läsionen jedoch keine Tiefe der Schäden an (wichtig für Therapie). Daneben gibt es noch zahlreiche andere Einteilungen, z. B. die von Noyes oder die der französischen Gesellschaft für Arthroskopie (SFA) [6, 11]. Aktueller ist die ICRS-Klassifikation, eine geringfügige Modifikation der Outerbridge-Klassifikation für primär traumatische Knorpelschäden [4]. Voraussetzung für die arthroskopische Vermessung sind hierbei ein kalibrierter Tasthaken sowie klar definierte Defektränder.

4.2.1 Outerbridge-Klassifikation

Die Klassifikation nach Outerbridge beurteilt v. a. die Größe des Knorpelschadens, wobei die Tiefenausdehnung im Stadium II und III nicht berücksichtigt wird (Tabelle 4.1) [12]. Somit ist die Klassifikation zur differenzierten Therapieplanung nur bedingt geeignet.

Tab. 4.1: Klassifikation nach Outerbridge [12]

Grad I	Erweichung und Schwellung des Knorpels
Grad II	Knorpelfragmentierung und Rissbildung < 1,5 cm Durchmesser
Grad III	Fragmentierung und Rissbildung > 1,5 cm Durchmesser
Grad IV	Knorpelerosion bis zum Knochen

4.2.2 Klassifikation nach Bauer und Jackson

Bauer und Jackson publizierten 1988 eine Klassifikation von Knorpelschäden, die auf dem morphologischen Erscheinungsbild des Knorpeldefekts beruht [2]. Somit ist diese Einteilung eine gute Ergänzung zu anderen Klassifikationen, um den morphologischen Charakter des Schadens zu beschreiben. Die Stadien I-IV sind eher traumatisch und die Stadien V-VI degenerativ bedingt. Isoliert ist diese Klassifikation aber aufgrund fehlender Angabe der Defektgröße nicht für die differenzierte Therapieplanung anwendbar.

Typ I: Linienförmiger Knorpelaufbruch
Typ II: sternförmige Läsion
Typ III: lappenförmiger Riss
Typ IV: Kratertyp
Typ V: Fibrillationstyp
Typ VI: Degenerationstyp

4.2.3 Noyes-Klassifikation

Vor allem in Nordamerika ist die Noyes-Klassifikation gebräuchlich, ist im Vergleich mit der ICRS-Klassifikation aber nicht so differenziert ausgearbeitet [11].

Tab. 4.2: Noyes Klassifikation [11]

Grad I	Intakte Knorpeloberfläche
Grad IIa	Teilschichtiger Knorpeldefekt < 50 % der normalen Knorpeldicke
Grad IIb	Teilschichtiger Knorpeldefekt > 50 % der normalen Knorpeldicke
Grad III	Freiliegender Knochen (IIIA: Kortikalis intakt, IIIB: Kortikalis durchbrochen)

4.2.4 ICRS-Klassifikation

Aktuell empfehlen wir die Verwendung der Klassifikation der ICRS [4] (Abbildung 4.1 und Tabelle 4.2) [9]. Unter Zuhilfenahme dieser wird insbesondere die exaktere Klassifikation der Tiefenausdehnung des Knorpelschadens möglich. Schwierig und von der Erfahrung des Arthoskopeurs abhängig ist bei dieser Bestimmung jedoch, dass der subchondrale Knochen nicht immer unmittelbar sichtbar ist und die Defekttiefe sozusagen abgeschätzt werden muss. Arthroskopische Beispiele für Knorpelschäden nach der ICRS-Klassifikation zeigt Abbildung 4.2.

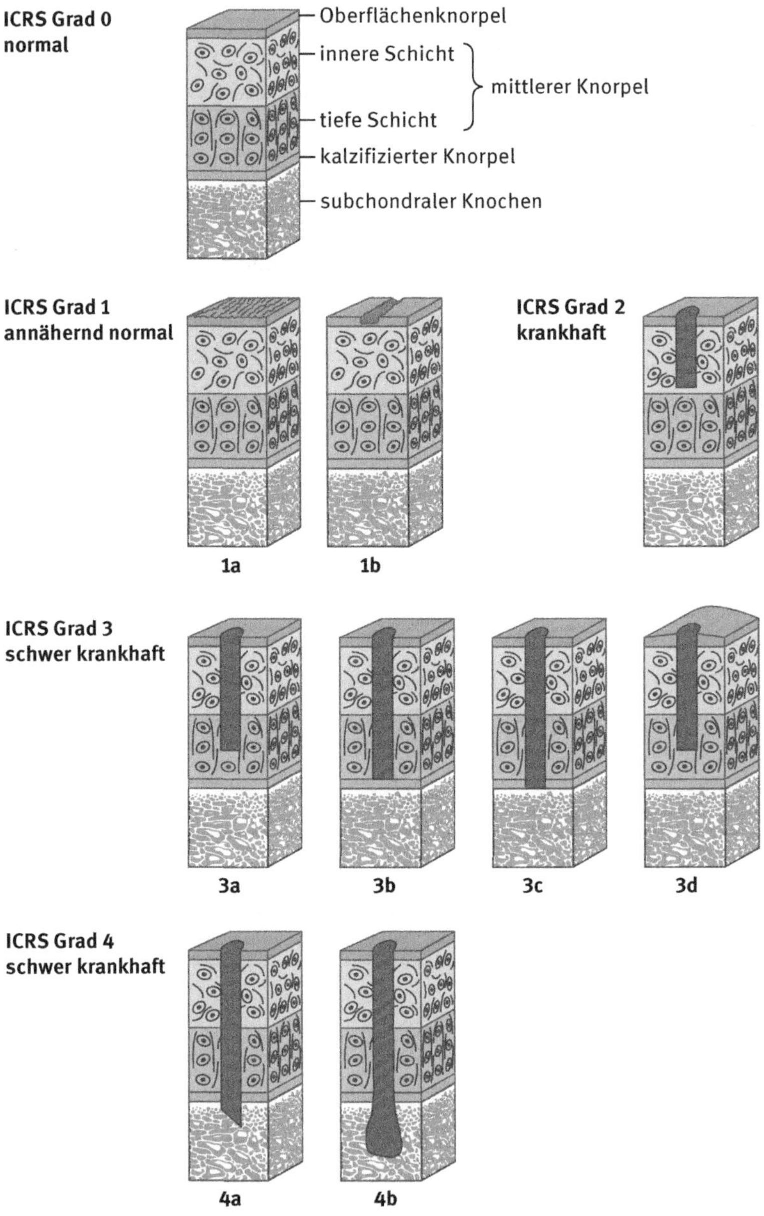

Abb. 4.1: Schematische Darstellung der ICRS-Klassifikation für Knorpelschäden.

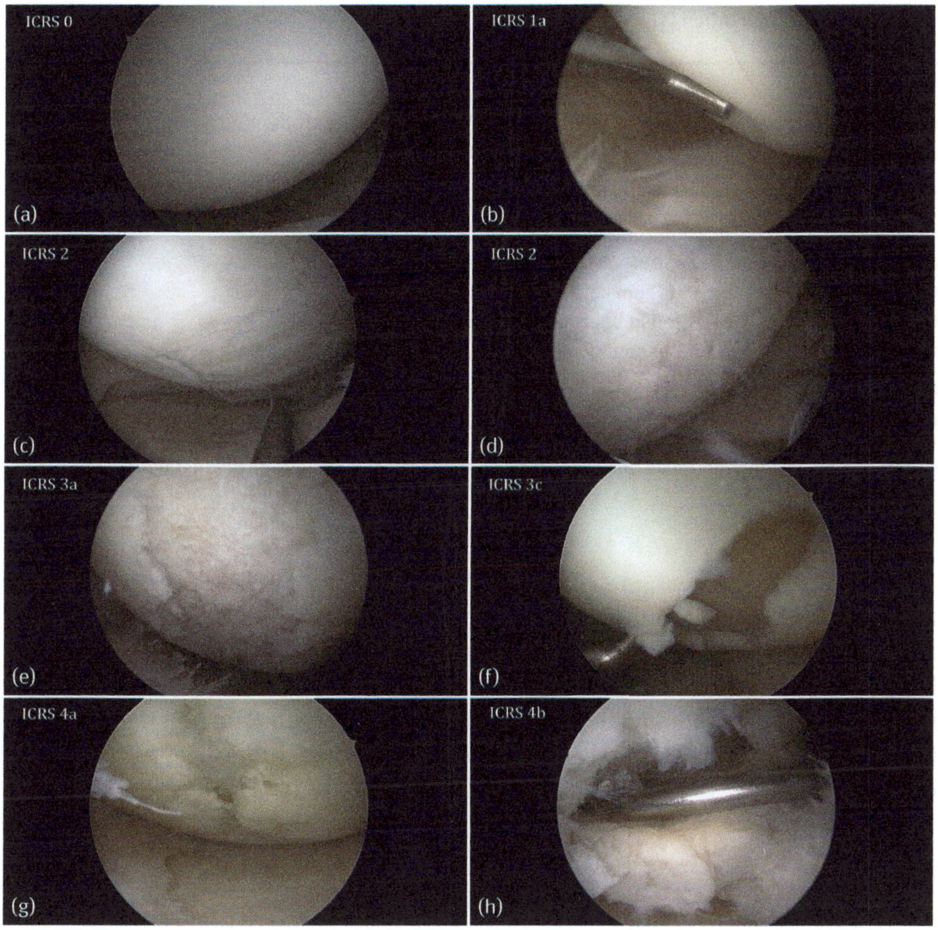

Abb. 4.2: Beispiele für arthroskopische Klassifikation nach ICRS. Bemerke die unterschiedliche Ausdehnung der Befunde im Stadium 2 (c, d) sowie im Stadium 3, bei dem noch Knorpel erhalten sein kann (e) bzw. komplett fehlt (f). Alter Knorpelschaden mit im vorderen Teil vorhandenem Regeneratgewebe und im hinteren Teil mit Beteiligung des subchondralen Knochens (g). Kompletter Knorpelschaden mit Defekt des subchondralen Knochens (h).

Tipp: Sollte man bei der Begutachtung großer, gegebenenfalls therapierelevanter Grad-2-Läsionen unsicher sein, so kann man unter arthroskopischer Sicht eine minimale vollschichtige Läsion (Durchmesser 1,5 mm) setzten und somit den verbliebenen Knorpel exakt quantifizieren.

Tab. 4.3: ICRS Klassifikation [4].

Grad 0 (normal)	Normaler Knorpel
Grad 1a (fast normal)	Intakte Oberfläche mit Fibrillationen und/oder Knorpelerweichung
Grad 1b (fast normal)	Zusätzlich oberflächliche Rissbildung
Grad 2 (krankhaft)	Teilschichtiger Knorpeldefekt < 50 % der normalen Knorpeldicke
Grad 3 (stark krankhaft)	Knorpeldefekt > 50 % der normalen Knorpeldicke
Grad 3a	> 50 %, ohne den kalzifizierter Knorpel
Grad 3b	Bis zum kalzifizierten Knorpel
Grad 3c	Defekt bis zum subchondralen Knochen
Grad 3d	Blasenbildung
Grad 4a*	Knorpelschaden bis in den subchondralen Knochen
Grad 4b*	Mit begleitendem Knochendefekt

* Läsionen bei Osteochondrosis dissecans sind ausgenommen und werden eigenständig klassifiziert

4.3 Klassifikation von osteochondralen Schäden

Für die Klassifikation von osteochondralen Defekten existieren eigene Klassifikationen; zumeist handelt es sich hierbei um eine sog. Osteochondrosis dissecans, wobei die Ätiopathogenese und Therapie sich grundlegend von der chondraler Schäden unterscheiden. Am gebräuchlichsten im deutschsprachigen Raum ist dabei sicherlich die Bruns-Klassifikation, aber auch die ICRS verwendet ihre eigene Klassifikation [3–5].

4.3.1 Klassifikation nach Berndt und Harty

Eine der ältesten und immer noch gebräuchlichen Klassifikationen, die ursprünglich für die Einteilung der talaren Osteochondrosis dissecans (OD) entwickelt wurde, ist die von Berndt und Harty [3].

Tab. 4.4: Einteilung der Osteochondrosis dissecans nach Berndt und Harty [3]

Stadium 1	Keine Diskontinuität zwischen Läsion und umgebenden Knochen, stabil
Stadium 2	Partielle Diskontinuität, aber stabil
Stadium 3	Komplette Separation des Fragments, aber in situ, instabil
Stadium 4	Komplett separiert und disloziert

4.3.2 Bruns-Modifikation der Berndt-und-Harty-Klassifikation

In der Klassifikation von Bruns wurde eine eigene übergreifende Stadieneinteilung vorgestellt, die klinische Symptome mit röntgenmorphologischen Veränderungen, Signalalterationen im MRT sowie arthroskopisch erkennbaren Knorpelveränderungen verbindet und diese mit pathohistologischen Veränderungen korreliert [5].

Tab. 4.5: Übergreifende Klassifikation der Osteochondrosis dissecans in der Modifikation der Berndt-und-Harty-Klassifikation nach Bruns (Mod. nach Bruns [5])

	Klinik	Röntgen	MRT	Arthroskopie	Pathohistologie	Bemerkung
I	Gegebenenfalls Schmerzen	Normal	Beginnende Osteolyse, Marködem, gegebenenfalls „bone bruise"	Knorpel intakt und fest	Bisher nicht vorhanden	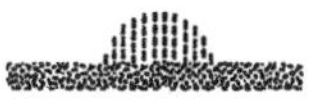
II	Schmerzen, gegebenenfalls „giving way" und Blockierungen	Sklerosesaum subchondral	Sklerose und Osteolyse/ Osteonekrose	Knorpel intakt, leicht eindrückbar, zirkuläre Demarkierung des Knorpels	Subchondrale Sklerose mit Osteonekrose, teilweise vitaler Knochen im Dissekat	
III_D	Schmerzen, gegebenenfalls Synovitis, Erguss, Blockierung	Dissekat in situ, gegebenenfalls teilweise Dislokation erkennbar, Sklerose	Dissekat in situ, gegebenenfalls Erguss unter Dissekat, Unterbrechung des Knorpels	Dissekat in situ kann mit dem Haken unterfahren werden, gegebenenfalls Synovitis	Dissekat mit Knorpelschicht, subchondraler Knochen mit Osteonekrose und Dissekatbett mit Sklerose	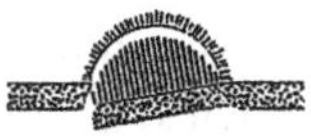
III_M	wie III_D	Wie III_D, Dissekat in mehreren Teilen erkennbar	Wie III_D, Dissekat in mehreren Teilen erkennbar, Erguss, Synovitis	Wie III_D, Knorpel dünn in mehreren Teilen und malazisch verändert	Wie III_D, Chondromalazie	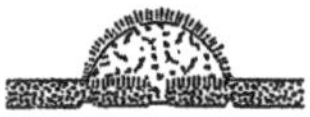
IV_D	wie III, Blockierung, Dissekat (gegebenenfalls tastbar), eventuell fixierte Bewegungseinschränkung	Dissekatbett leer, gegebenenfalls beginnende Arthrosezeichen	Wie III, Dissekat disloziert, Erguss, Synovitis	Dissekatbett leer, Knorpelrand abgerundet/ ausgefranst, Synovitis	Wie III_D, im Dissekatbett über Sklerose fibröses Gewebe	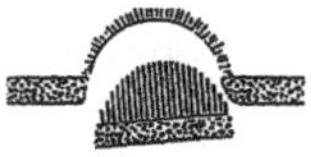
IV_M	wie IV_D	Wie IV_D, gegebenenfalls als einzelnes Dissekat noch zu erkennen, mehrere freie Gelenkkörper	Wie IV_D	Wie IV_D, gegebenenfalls noch Knorpelteile am Defektrand	Wie IV_D, mehrere kleine Dissekate oder Chondromalazie	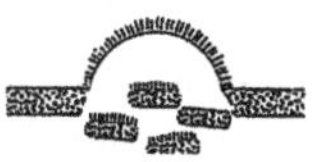

4.3.3 ICRS-Klassifikation osteochondraler Läsionen

Neben der Klassifikation für reine Knorpelschäden gibt es von der ICRS noch eine Klassifikation für osteochondrale Läsionen (OCL; Tabelle 4.5) [4]. Dabei wird im Gegensatz zur Knorpelklassifikation v. a. auf den Zustand des Knochenfragments eingegangen und eingeordnet, ob dieses noch stabil ist oder sich bereits herauslöst.

Tab. 4.6: ICRS-Klassifikation osteochondraler Läsionen

Grad I	Stabile Läsion, intakte Knorpeloberfläche, Knorpelerweichung
Grad II	Partielle Ablösung, jedoch stabil
Grad III	Komplette Ablösung, aber noch in situ
Grad IV	Leere Defekte mit disloziertem Fragment
Grad IVb	Zusätzlich mit Knochendefekt über zehn Millimeter in die Tiefe

4.4 Besonderheiten anderer Gelenke

Die genannten Klassifikationen wurden meist für Knorpelschäden des Kniegelenks entwickelt, sind jedoch auch gut auf andere Gelenke übertragbar. Bezüglich der Einteilung von acetabulären Knorpelschäden finden v. a. die Outerbridge-, Beck- und Haddad-Klassifikation Anwendung, wobei die Reliabilität der Haddad-Klassifikation am besten ist [1].

4.5 Klassifikation von Knorpelregeneratgewebe

Die Klassifikation des neu gebildeten Knorpelregeneratgewebes spielt eine wichtige Rolle einerseits in Bezug auf die zukünftig mögliche Belastbarkeit für den Patienten, andererseits aber auch hinsichtlich eventueller Revisionsoperationen. Von der ICRS gibt es hierzu eine gute Klassifikation des histologischen Erscheinungsbilds [8]. Des Weiteren gibt es gut etablierte, v. a. MRT-basierte Einteilungen zur Beurteilung der Qualität des Knorpelregenerats (Kapitel 3) [15]. Kreuz et al. haben sich mit der häufiger nach ACT vorkommenden Transplantathypertrophie beschäftigt und eine entsprechende Klassifikation aufgestellt:

Grad 0: Keine Hypertrophie
Grad 1: 100–125 %
Grad 2: 125–150 %
Grad 3: 150–200 %
Grad 4: mehr als 200 % [7]

4.6 Ausblick

Neben der Verwendung der ICRS- und Bruns-Klassifikation sollte der jeweils vorliegende Knorpelschaden in jedem Fall ergänzend beschrieben und dokumentiert werden, um insbesondere eventuelle Begleitpathologien, die für die weitere Therapie eine wichtige Rolle spielen, zu erfassen (s. Einleitung). Vor allem auch die Abgrenzung von Knorpelschäden von der beginnenden Arthrose ist sehr wichtig und nur mit großer Erfahrung zuverlässig möglich. Moderne diagnostische Verfahren werden hier zukünftig helfen können.

In der Zukunft wird vielleicht auch der Zytokinstatus des Gelenks eine Rolle für die Klassifikation spielen [13]. So könnten dann Knorpelschäden mit akut entzündlichen Prozessen unterschieden werden, die u. U. anders therapiert werden als der chronische Gelenkknorpelschaden.

Ebenso wäre die genetische Beschaffenheit des Knorpels wichtig für eine weitere Subklassifikation von Knorpelschäden. Diese könnte ein wichtiger Prädiktor für das Outcome nach Knorpelzelltherapie darstellen.

Fazit für die Praxis:
- Die exakte Klassifikation von Knorpelschäden ist wichtig für die Therapieplanung!
- Die Klassifikation von Knorpeldefekten ist anhand von makroskopischen, arthroskopischen, bildgebenden, histologischen, spektroskopischen, biochemischen oder genetischen Merkmalen möglich.
- Offene oder arthroskopische Klassifikation sind dabei Goldstandard (Warnung: Untersucherabhängig!)
- Vorrangig anzuwenden ist die Klassifikation der ICRS (für chondrale Läsionen) bzw. die Klassifikation nach Bruns (für osteochondrale Defekte)

Literatur

[1] Amenabar T, Piriz J, Mella C, Hetaimish BM, O'Donnell J. Reliability of 3 Different Arthroscopic Classifications for Chondral Damage of the Acetabulum. Arthroscopy 31(8):1492–1496, 2015.
[2] Bauer M, Jackson RW. Chondral lesions of the femoral condyles: a system of arthroscopic classification. Arthroscopy 4(2):97–102, 1988.
[3] Berndt AL, Harty M. Transchondral fractures (osteochondritis dissecans) of the talus. J Bone Joint Surg Am 41-A:988–1020, 1959.
[4] Brittberg M, Winalski CS. Evaluation of cartilage injuries and repair. J Bone Joint Surg Am 85-A Suppl 2:58–69, 2003.
[5] Bruns J. [Osteochondrosis dissecans]. Orthopade 26(6):573–584, 1997.
[6] Dougados M, Ayral X, Listrat V, Gueguen A, Bahuaud J, Beaufils P et al. The SFA system for assessing articular cartilage lesions at arthroscopy of the knee. Arthroscopy 10(1):69–77, 1994.
[7] Kreuz PC, Steinwachs M, Erggelet C, Krause SJ, Ossendorf C, Maier D et al. Classification of graft hypertrophy after autologous chondrocyte implantation of full-thickness chondral defects in the knee. Osteoarthritis Cartilage 15(12):1339–1347, 2007.

[8] Mainil-Varlet P, Aigner T, Brittberg M, Bullough P, Hollander A, Hunziker E et al. Histological assessment of cartilage repair: a report by the Histology Endpoint Committee of the International Cartilage Repair Society (ICRS). J Bone Joint Surg Am 85-A Suppl 2:45–57, 2003.

[9] Niemeyer P, Andereya S, Angele P, Ateschrang A, Aurich M, Baumann M et al. [Autologous chondrocyte implantation (ACI) for cartilage defects of the knee: a guideline by the working group „Tissue Regeneration“ of the German Society of Orthopaedic Surgery and Traumatology (DGOU)]. Z Orthop Unfall 151(1):38–47, 2013.

[10] Niemeyer P, Pestka JM, Erggelet C, Steinwachs M, Salzmann GM, Sudkamp N P. Comparison of arthroscopic and open assessment of size and grade of cartilage defects of the knee. Arthroscopy 27(1):46–51, 2011.

[11] Noyes FR, Stabler CL. A system for grading articular cartilage lesions at arthroscopy. Am J Sports Med 17(4):505–513, 1989.

[12] Outerbridge RE. The etiology of chondromalacia patellae. J Bone Joint Surg Br 43-B:752–757, 1961.

[13] Patra D, Sandell LJ. Evolving biomarkers in osteoarthritis. J Knee Surg 24(4):241–249, 2011.

[14] Peterfy CG, Guermazi A, Zaim S, Tirman PF, Miaux Y, White D et al. Whole-Organ Magnetic Resonance Imaging Score (WORMS) of the knee in osteoarthritis. Osteoarthritis Cartilage 12(3):177–190, 2004.

[15] Roemer FW, Guermazi A, Trattnig S, Apprich S, Marlovits S, Niu J et al. Whole joint MRI assessment of surgical cartilage repair of the knee: cartilage repair osteoarthritis knee score (CROAKS). Osteoarthritis Cartilage 22(6):779–799, 2014.

[16] Spahn G, Klinger HM, Baums M, Pinkepank U, Hofmann GO. Reliability in arthroscopic grading of cartilage lesions: results of a prospective blinded study for evaluation of inter-observer reliability. Arch Orthop Trauma Surg 131(3):377–381, 2011.

[17] Spahn G, Klinger HM, Hofmann GO. How valid is the arthroscopic diagnosis of cartilage lesions? Results of an opinion survey among highly experienced arthroscopic surgeons. Arch Orthop Trauma Surg 129(8):1117–1121, 2009.

[18] Spahn G, Stojanovic I, Muller-Obliers E, Aurich M, Baumgarten G, Plettenberg H et al. [Characteristics of Focal Degenerative Cartilage Lesions in the Knee Joint. A Radiologic, Spectroscopic, Histological and Biochemical Study]. Sportverletz Sportschaden 29(4):209–218, 2015.

5 Technik etablierter Verfahren bei chondralen Defekten

5.1 Knochenmarkstimulierende Verfahren

Peter Kreuz

5.1.1 Einleitung

Von allen knorpelregenerativen operativen Therapieverfahren haben die knochenmarkstimulierenden Techniken die längste Historie. Ziel ist es, pluripotente Stammzellen aus dem subchondralen Knochen in das Defektareal zu bringen, um dort ein Ersatzregenerat zu bilden [1, 2]. Die verschiedenen Techniken unterscheiden sich in der Präparation der Knochenlamelle, der Abgrenzung zum Umgebungsknorpel und dem Zugang zu den Blutgefäßen im Knochengewebe. Die Voraussetzungen für optimale klinische Ergebnisse sind Kenntnisse der Methoden, der Indikationsspektren sowie der biologischen Reparationsvorgänge und Nachbehandlungsschemata.

5.1.2 Verschiedene Techniken der Knochenmarkstimulation

Abrasionsarthroplastik

Die Abrasionsarthroplastik wurde 1940 erstmals von Magnuson als sog. Joint-Débridement propagiert, bei dem neben einer Entfernung von Osteophyten, von degenerativ veränderten Meniskusteilen und einer Verkleinerung einer arthrotisch veränderten Patella eine Abrasion des Knorpels bis in die Spongiosa sowohl an den Kondylen als auch an der tibialen Gelenkfläche – mit dem Ziel alle Rauigkeiten zu beseitigen – empfohlen wurde [3]. Das Verfahren wurde nach weltweiter Verbreitung der Arthroskopie noch verfeinert, ohne dass die wesentlichen Nachteile wie die komplette Zerstörung der subchondralen Knochenlamelle oder die Bildung von wenig belastungsfähigem Faserknorpel beseitigt wurden. [4]. Kombinationseingriffe wie eine zusätzliche Achskorrektur oder eine temporäre Deckung des abradierten Knorpelareals mit verschiedenen Membranen aus Bursagewebe oder Fascia lata lösten diese Probleme ebenso nicht [5, 6].

Mikrofrakturierung

Bei der von Steadman entwickelten Mikrofrakturierung wird im Gegensatz zur Abrasionsarthroplastik ein Großteil der subchondralen Knochenlamelle geschont [7, 8]. Dabei sollten im Idealfall alle anderen arthroskopischen Maßnahmen wie z. B. Meniskusnähte oder Kreuzbandplastiken zuerst vorgenommen werden, da nach erfolgter Mikrofrakturierung das in das Gelenk einströmende Blut die Sicht behindert. Nach

Ausmessung der Defektgröße und nach Indikationsstellung erfolgt danach zunächst die Defektpräparation in runder oder ovaler Form mit einer Ringkürette oder einem scharfen Löffel, bis allseits ein stabiler intakter vitaler Knorpelrand vorhanden ist (Abbildung 5.1).

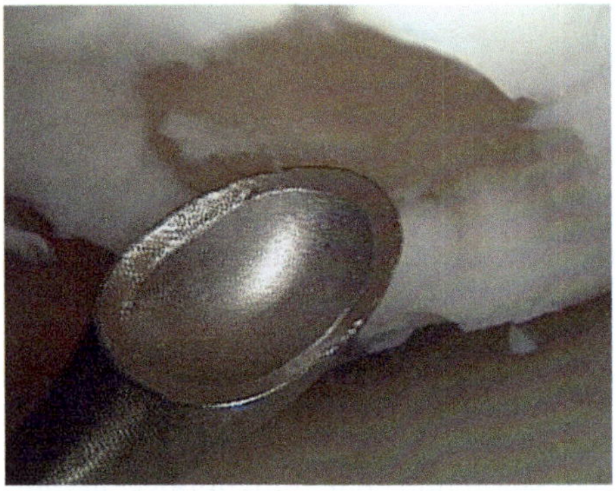

Abb. 5.1: Präparation eines Knorpelschadens an der medialen Femurkondyle mit einem scharfen Löffel.

Dabei ist darauf zu achten, dass die kalzifizierte Schicht einerseits entfernt, aber der darunterliegende subchondrale Knochen nicht zerstört wird, um die auftreffende Last besser abfangen zu können [9, 10]. Die Präparation führen wir häufig über verschiedene Arthroskopieportale und bei verschiedenen Gelenkstellungen durch, um eine optimale Abgrenzung des Defekts zum intakten Umgebungsknorpel zu gewährleisten. Wie das schwächste Glied in einer Kette über die Haltbarkeit eines Gesamtkonstrukts entscheidet, so kann auch ein schlecht präparierter avitaler Defektrand zu einer frühzeitigen Dekompensation des Regenerats führen. Deshalb ist bei diesem Schritt besondere Sorgfalt geboten. Anschließend werden mit einer möglichst spitzen Ahle feine Löcher in den Knochen gestößelt, die nach der Empfehlung von Steadman drei bis vier Millimeter tief in den Knochen eindringen und einen ebenso großen Abstand voneinander haben, um eine partielle Schonung des subchondralen Knochens zu gewährleisten (Abbildung 5.2; [11, 12]).

Da die Ahle durch die definierten Zugänge oft nicht senkrecht auf den Knochen aufgesetzt werden kann, stehen je nach Hersteller Instrumente mit unterschiedlich abgewinkelten Spitzen zur Verfügung. Dies führt beim Einschlagen allerdings durch die verschiedenen Kraftvektoren zu einem zusätzlichen tangentialen Schub, sodass oft kein rundes, sondern ein ovales Loch entsteht. Dieses Risiko lässt sich nur durch eine Optimierung des Zugangswegs und eine individuelle Anpassung der Gelenkstellung reduzieren. Des Weiteren sollte man aus diesem Grund die Mikrofrakturierung mit den zugangsnahen Defektarealen beginnen, wo die Ahle mit ihrer Krafteinleitung weitgehend senkrecht auf den Knochen trifft. Wenn die Ahle mit einer zuneh-

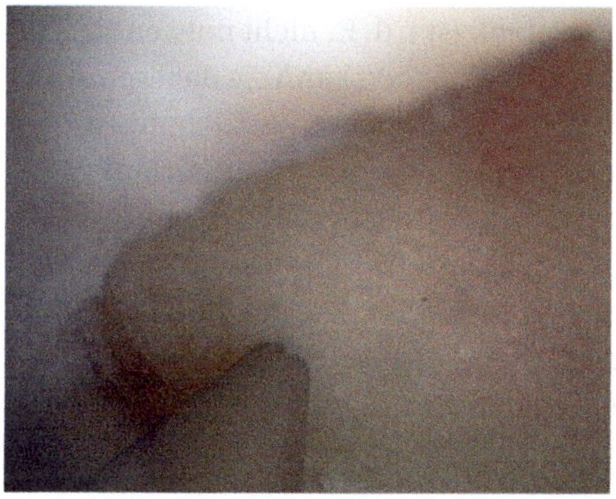

Abb. 5.2: Mikrofrakturierung des präparierten Defektareals mit einer spitzen Ahle.

mend schrägeren Krafteinleitung auf dem Knochenboden in tangentialer Richtung abrutscht, kann das nächste zugangsfernere Loch mit ausreichendem Abstand gesetzt werden, wodurch ein Einbruch benachbarter Löcher verhindert wird. Dieses Risiko der sog. Infraktion benachbarter Löcher besteht v. a., wenn die Löcher in einem Abstand unter 2,5 mm angelegt werden [13]. Ein weiteres Problem ergibt sich aus der konischen Form der Ahle, die den Knochen nicht nur impaktiert, sondern gerade bei schräg einwirkenden Kräften in den präparierten Defekten nach oben aufwirft. Diese Knochenschuppen müssen vorsichtig arthroskopisch abgetragen werden, da sie sonst die eröffneten Knochenkanäle bei der Mobilisation des Gelenks wieder verstopfen und damit den Austritt von Stammzellblut in das Defektareal verhindern [14]. Dieses „red out" in Form von Blut oder Fettaugen aus dem Knochen sollte unbedingt durch Reduktion des intraartikulären Drucks vor Beendigung der Arthroskopie kontrolliert werden, da sonst die Kanäle nochmals nachperforiert oder tiefer gestößelt werden müssen (Abbildung 5.3)

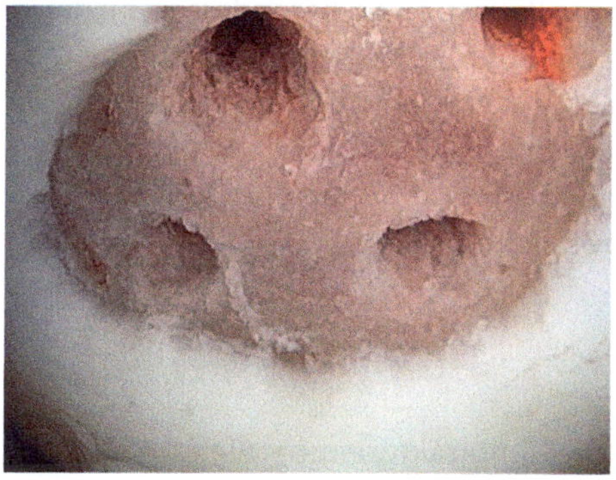

Abb. 5.3: Mikrofrakturiertes Defektareal mit Austritt von Stammzellblut aus allen eröffneten Knochenkanälen.

Das Einlegen einer Redon-Drainage in das Gelenk ist i. d. R. nicht notwendig. Bei großen Defekten mit ausgedehnter Blutung aus dem Knochen kann sie dagegen sinnvoll sein, um das Abfließen überschüssigen Bluts, das sonst zu Verklebungen und Vernarbungen führen kann, zu gewährleisten. In diesen Fällen ist die Drainage allerdings ohne Sog in den medialen oder lateralen Recessus zu platzieren, um einen Kontakt mit dem präparierten Defektareal zu verhindern [14]. Postoperativ wird das Bein hochgelagert, gekühlt und zunächst für 24 h immobilisiert, um eine Primäradaptation des Blutclots zu gewährleisten. Anschließend beginnt die Nachbehandlung nach einem speziellen, auf den Defekt und den Patienten abgestimmten Schema, das in Kapitel 10 genauer beschrieben wird.

Knochenbohrung

Die Knochenbohrung gilt als Alternative zur Mikrofrakturierung und fordert zunächst dieselben präparatorischen Voraussetzungen, die zu einem Defektbett mit stabilen intakten Knorpelrändern und entfernter kalzifizierter Schicht ohne Verletzung der subchondralen Spongiosa führen [14]. Die Geschichte der Knochenbohrung ist dabei viel älter als die der Mikrofrakturierung. Im Rahmen der knorpelrekonstruktiven Chirurgie wurde sie als sog. Pridie-Bohrung bekannt, die durch die Ausbildung eines Stammzellclots im Schadenareal durch Differenzierungsprozesse ein Ersatzregenerat bilden soll [15]. Durch das potenzielle Risiko einer Hitzenekrose wurden die Bohrtechniken allerdings zugunsten der Mikrofrakturierung zunächst verlassen. Durch die Verwendung neuer Bohrer und die Implementierung anderer Bohrtechniken haben die Bohrungen in den letzten Jahren wieder eine Renaissance erfahren. Der Vorteil liegt in dem Erreichen tieferer subchondraler Schichten, das zu einer Eröffnung größerer Gefäßkanäle und damit zur Bildung eines besseren stammzellreicheren Blutclots führen soll. Im Kaninchenmodell führte dabei die Mikrofrakturierung zu mehr apoptotischen Osteozyten und durch eine Knochenverdichtung zu einer geringeren Blutclotformation im Defektareal mit schlechterer Defektfüllung, Regeneratqualität und schlechterem subchondralem Knochenremodeling als die Bohrung – insbesondere wenn diese tiefer durchgeführt wurde [16–18]. Zudem ist die Bohrung bei zusätzlichen subchondralen Ödemen unverzichtbar, da hier automatisch eine Dekompression des venösen Poolings und eine Revaskularisation des Knochens erzielt werden kann. In diesem Zusammenhang ist auch eine Kombination von Mikrofrakturierung und Bohrung möglich, um tiefere Knochenareale gezielt dort zu erreichen, wo magnetresonanztomographisch Ödeme sichtbar sind [19].

Nanofrakturierung

Eine Alternative zur Knochenbohrung bietet die Nanofrakturierung. Sie vermeidet eine großflächige Knochenimpaktion mit Apoptose von Osteozyten, wie sie bei der Mikrofrakturierung auftritt, verhindert einen potenziellen Hitzeschaden, der bei einer Bohrung auftreten kann, und bietet trotz kleinem Stößeldurchmesser einen standardisierten Zugang zu tieferen Vaskularisationsarealen des Knochens [20]. Ob der Knorpel-Repair dadurch signifikant verbessert und langfristig ein besseres klinisches Ergebnis erzielt werden kann, ist jedoch noch ungeklärt.

5.1.3 Indikationen zur Knochenmarkstimulation

Auf das Ergebnis der Mikrofrakturierung haben zahlreiche Faktoren einen Einfluss, die bei der Auswahl des passenden operativen Therapieverfahrens berücksichtigt werden müssen. In diesem Zusammenhang wurde unter Mitarbeit des Autors eine systemische Metaanalyse von Studien in verschiedenen Datenbanken (Medline, Embase, Cinahl, Cochrane) durchgeführt und die Daten von 3122 Patienten aus 28 Studien ausgewertet [21]. Sechs Studien waren randomisiert kontrolliert und fünf Arbeiten hatten einen Nachbeobachtungszeitraum von über fünf Jahren. Dabei zeigte sich in allen Studien innerhalb der ersten 24 Monate eine signifikante Verbesserung der Scores. Die mittel- bis langfristigen Ergebnisse waren dagegen heterogen, wobei bestimmte Faktoren, die in Tabelle 5.1 aufgelistet sind, das Ergebnis beeinflussten. In einer anderen prospektiven Studie zeigten wir, dass Patienten unter 40 Jahre signifikant bessere klinische Ergebnisse und eine größere Defektfüllung als ältere Patienten erzielten [22]. Ebenso wurden auch bei Kindern und Jugendlichen sehr gute Ergebnisse erzielt [23]. Als Erklärung für die schlechteren Ergebnisse mit zunehmendem Alter können die reduzierte Regenerationskapazität von Knorpelzellen mit geringerem Mitoseindex, verminderter Matrixproduktion und eingeschränkter Reaktionsfähigkeit auf anabole und mechanische Stimuli sowie Wachstumsfaktoren dienen [24]. Ein weiterer wichtiger prognostischer Faktor ist die Defektlokalisation. Dabei zeigen v. a. patellare Defekte nur eine kurzfristige Verbesserung der klinischen Ergebnisse. Langfristig kommt es dagegen häufig zu einer Dekompensation des Regenerats mit entsprechenden Beschwerden [25, 26], sodass hier die Indikation eher zurückhaltend gestellt werden sollte. Die Indikationsstellung ist dabei besonders streng für Kniegelenke mit beginnenden Zeichen einer Arthrose zu stellen, da in diesen Fällen die Langzeitergebnisse der Mikrofrakturierung weniger erfolgsversprechend sind [27].

Bestverfügbare Evidenz zur Knochenmarkstimulation

Belastbare Ergebnisse zur Mikrofrakturierung finden sich v. a. in randomisiert kontrollierten Studien mit dem höchsten Evidenzlevel, in denen die Mikrofrakturierung meist als Referenzverfahren zu neueren Therapiemethoden wie verschiedene Techniken der autologen Knorpelzelltransplantation oder matrixbasierte Stammzelltherapieverfahren dient. Die erste große Vergleichsstudie dieser Art wurde 2004 von Knutsen veröffentlicht, in der gezeigt wurde, dass die Mikrofrakturierung gegenüber der ersten Generation der autologen Knorpelzelltransplantation unter Verwendung eines Periostlappens bei femoralen Knorpelschäden über 4 cm^2 signifikant schlechtere Ergebnisse

Tab. 5.1: Einflussfaktoren auf das klinische Ergebnis nach Mikrofrakturierung.

Einflussfaktor	Bessere Ergebnisse	Literatur
Alter (Jahre)	< 40	Kreuz PC. Arthroscopy 2006
Defektgröße (cm^2)	< 2,5	Kreuz PC. Osteoarthritis Cartilage 2006 Saris D. AJSM 2009
Defektlokalisation	Femorale Defekte	Kreuz PC. Osteoarthritis Cartilage 2006
Body Mass Index (kg/m^2)	< 30	Mithoefer K. JBJS-A 2005
Präoperatives Aktivitätslevel (Tegner Score)	> 4	Knutsen G. JBJS-A 2004
Dauer der Symptome (Monate)	> 12	Mithoefer K. AJSM 2006
Vorhergehende operative Interventionen	Bereits durchgeführte Mikrofrakturierung	Mithoefer K. AJSM 2006
Volumen des Repairgewebes	Gute Defektfüllung (> 66 %)	Knutsen G. JBJS-A 2004

zeigte [28, 29]. Andere Studien mit fortgeschrittenen Generationen der Knorpelzelltransplantation zeigen dagegen schon bei einer Defektfläche von 2,5 cm^2 schlechtere Ergebnisse der Mikrofrakturierung, sodass hier das Indikationsspektrum der Technik begrenzt wird [30–32]. Die Kenntnis der beschriebenen Indikationskriterien ist dabei nicht nur für das klinische Ergebnis der Mikrofrakturierung, sondern auch für Folgeeingriffe wie eine folgende autologe Knorpelzelltransplantation von entscheidender Bedeutung. In diesem Zusammenhang konnte in zwei Studien gezeigt werden, dass die Ergebnisse nach autologer Knorpelzelltransplantation signifikant besser sind, wenn das betroffene Defektareal vorher unbehandelt war und zuvor nicht mikrofrakturiert wurde [33, 34]. Demnach sollten große Defekte bereits primär mit einer Knorpelzelltransplantation behandelt werden. Damit ist die Mikrofrakturierung kein Konkurrenzverfahren zur autologen Knorpelzelltransplantation, sondern eine Therapie mit einem anderen Indikationsspektrum, mit dem kleine dritt- und viertgradige Knorpelschäden erfolgreich behandelt werden können.

In Bezug auf die Knochenbohrung wurden in der aktuellen Weltliteratur mehrere Studien veröffentlicht, die sich vor allem mit dem Einfluss verschiedener Bohrlochparameter auf den Reparationsprozess beschäftigt haben. Allerdings sind die im Tiermodell gefundenen Ergebnisse nicht einheitlich und auch nicht direkt auf den Menschen übertragbar. So konnte bei osteochondralen Defekten des Talusdoms von sechzehn Ziegen kein Unterschied zwischen zwei und vier Millimetern tiefen und zwischen 0,45 und 1,1 mm dicken Löchern in Bezug auf Defektfüllung und Knochenremodeling gefunden werden [35]. Im Kleintiermodell wurde dagegen bei Knorpelschäden im Kniegelenk von Kaninchen gezeigt, dass eine sechs Millimeter im Vergleich zu einer zwei Millimeter tiefen Bohrung zu einem besseren Knochenremodeling und einer signifikant besseren Defektfüllung mit einem höheren Proteoglykan- und Kollagen-II-Gehalt führt [17, 18]. Im Großtiermodell wurde außerdem bei Trochleadefekten von dreizehn Schafen gezeigt, dass der Durchmesser des Bohrlochs einen Einfluss auf die Regeneration hat; Ein Millimeter breite Bohrlöcher führten dabei im Vergleich zu 1,8 mm breiten Löchern zu einem besseren Wiederaufbau der Spongiosaarchitektur und zu einer höheren Knochendichte, wobei die Knorpelregeneration unbeeinflusst blieb [36]. Allerdings wurde in einem weiteren Modell an neunzehn Schafen festgestellt, dass selbst mit einer feinen Ein-Millimeter-Bohrung auch über einen Zeitraum von über sechs Monaten noch signifikante Veränderungen in der subchondralen Mikroarchitektur mit z. T. Ausbildung von Zysten und verminderter Knochendichte nachweisbar sind [37]. Damit führen knochenmarkstimulierende Techniken immer zu einer Veränderung der Knochenstruktur und sollten deshalb bei der Indikationsstellung auch im Hinblick auf ihre Invasivität und ihren Einfluss auf die Regeneratbildung beurteilt werden.

In den letzten Jahren war zudem die magnetresonanztomographische und histologische Auswertung der Regeneratmorphologie ein Hauptschwerpunkt internationaler Studien. Dabei zeigte bereits Frisbie in seinen Pferdestudien aus dem Jahr 2006, dass die Eröffnung des subchondralen Knochens mit der Ausbildung von Knochenformationen im Regenerat verbunden war, die als sog. intraläsionale Osteophyten bezeichnet werden [9]. Diese Elevation der subchondralen Knochenlamelle kann verschiedenste Formen annehmen und breitbasig, flach oder auch spitz in das Regenerat einwachsen [38]. Die langfristigen biomechanischen und molekularbiologischen Auswirkungen auf den gesamten Reparationsprozess und das Regenerat sind jedoch noch unklar.

Zusammenfassend lässt sich feststellen, dass verschiedene knochenmarkstimulierende Techniken einen unterschiedlichen Einfluss auf den Knochenwiederaufbau haben, wobei sich je nach Tiermodell v. a. tiefere und schmalere Bohrungen positiv auswirken. Ob dadurch allerdings ein besseres stabileres Knorpelregenerat mit höherem hyalinen Anteil entsteht, ist momentan noch nicht geklärt.

Fazit für die Praxis: Die Knochenmarkstimulationstechniken gehören zu den ältesten Methoden, um Knorpeldefekte mit einem Ersatzregenerat zu füllen. Die Techniken wurden in den letzten Jahrzehnten optimiert, wobei die Abrasion weitgehend zugunsten der Mikrofrakturierung verlassen wurde. In den letzten Jahren hat außerdem die Knochenbohrung eine Renaissance erlebt, worauf die Nanofrakturierung aufbaut. Dabei ist es immer das Ziel, einen Kompromiss zwischen einem größtmöglichen Erhalt der subchondralen Knochenlamelle und einem flächendeckenden Zugang zu den intraossären Gefäßen für ein suffizientes Stammzellregenerat zu finden. Die besten Studien mit dem höchsten Evidenzlevel wurden am Kniegelenk durchgeführt, wobei die Mikrofrakturierung meist als Referenzmethode zu anderen Knorpeltherapien wie der osteochondralen Transplantation oder der ACT (autologe Chondrozytentransplantation) dient. Dabei wurden zahlreiche Kriterien herausgearbeitetn, die das Indikationsspektrum der Knochenmarkstimulation in Bezug auf Alter, Defektgröße, Lokalisation, Body-Mass-Index, Aktivitätsgrad und Symptomdauer genau beschreiben. Die Mikrofrakturierung stellt dabei kein Konkurrenzverfahren zu den anderen knorpelregenerativen Operationstechniken dar, sondern hat ihr eigenes Indikationsspektrum, mit dem kleine dritt- und viertgradige Knorpelschäden – bevorzugt bei jungen Patienten mit Defekten an den Femurkondylen und einer kurzen Symptomendauer – gut behandelt werden können. Dabei bleibt die histologische Qualität des Regenerats meist minderwertig und faserknorpliger Natur, auch wenn hyalinähnliche Anteile dabei sein können. Unter der Voraussetzung einer richtigen Indikationsstellung lassen sich aber bei einem Gelenk mit intakter Biomechanik trotzdem gute Ergebnisse erzielen.

5.2 Autologe Chondrozytentransplantation

Philipp Niemeyer, Dirk Albrecht, Jürgen Fritz

5.2.1 Hintergrund und Historie

Die Grundlage für die heutige Anwendung expandierter autologer Knorpelzellen zur Regeneration von Knorpeldefekten wurde bereits in den 1960er-Jahren gelegt, als es der Gruppe von Manning et al. gelang, Knorpelzellen aus humanem adulten Gewebe zu isolieren und diese zu expandieren [39]. Die Idee, diese Zellen dann zur Behandlung von Knorpeldefekten einzusetzen, wurde von der Gruppe von Lars Peterson und Matts Brittberg in den 1980er-Jahren aufgegriffen und an einem präklinischen Kaninchenmodell untersucht [40]. Auf Basis dieser Arbeiten, die im Vergleich zu unbehandelten Knorpeldefekten eine fast vollständige Wiederherstellung des Gelenkknorpels in den mit autologen Knorpelzellen behandelten Gruppen zum Ergebnis hatte, erfolgte dann die Weiterentwicklung des Verfahrens und die erste Anwendung am Menschen in Göteborg im Jahr 1989. Die Ergebnisse der ersten 23 humanen Anwendung wurden im Jahr 1994 publiziert [41]. Zu diesem Zeitpunkt wurde in Analogie zu den präklinischen Untersuchungen eine Zellsuspension in vitro expandierter Knorpelzellen in Kombination mit einem autologen Periostlappen nach 14- bis 21-tägiger Expansion unter Verwendung autologen Serums zur Defektbehandlung eingesetzt. Diese Technik ist zwischenzeitlich als erste Generation der ACT in die Literatur eingegangen und wurde bis in die 1990er-Jahre so angewendet.

Trotz zufriedenstellender Ergebnisse und mittlerweile vorliegenden Langzeitergebnissen stellt die Verwendung autologen Periosts einen Zusatzeingriff im Sinn der Entnahme mit erheblichem Präparationsaufwand, fehlender Standardisierung und Entnahmemorbidität dar. Aus biologischer Sicht ist zudem die Verwendung autologen Periosts mit einer erhöhten Rate an Hypertrophien des Transplantats assoziiert [42]. Vor diesen Hintergründen erfolgte eine kontinuierliche Weiterentwicklung der Methodik. So wurde zunächst als sog. zweite Generation der ACT der Periostlappen durch eine porcine Kollagen-I/III-Membran (Chondrogide™, Geistlich, Wolhusen, Schweiz) ersetzt, bevor in der dritten Generation der ACT unterschiedliche Biomaterialien als

Trägersubstanz dahingehend Verwendung fanden [43], dass die Knorpelzellen bereits vor Transplantation mit dem Biomaterial kombiniert und dann als Zell-Matrix-Konstrukt transplantiert werden. Während der Fokus im Rahmen dieser Weiterentwicklung auf der Applikation der Zellen lag, kennzeichnen sich neuere ACT-Produkte, die aus diesem Grund auch nicht mehr streng in die klassische Nomenklatur der Generationen einzuordnen sind, durch andere Innovationen, wie einen rein autologen und Fremdmaterial freien Ansatz, durch dreidimensionale Kultursysteme oder Hydrogele, die ihrerseits einen Einfluss auf das Gelenkmilieu und die lokalen Regenerationsbedingungen im Defektareal haben. Auf die aktuell in Deutschland zur Verfügung stehenden ACT-Systeme wird weiter unten eingegangen, es bleibt aber festzuhalten, dass sich die ACT als zellbasiertes Therapieverfahren seit Einführung Ende der 1980er-Jahre durch kontinuierliche Weiterentwicklung und Nachweis klinischer Effektivität fest im Behandlungsalgorithmus von Knorpelschäden etabliert hat und trotz problematischer Rahmenbedingungen mit hohen Kosten und zunehmender Regulation über die Zeit sogar an Stellenwert gewonnen hat.

5.2.2 Indikationen zur autologen Knorpelzelltransplantation

Die ACT stellt in Übereinstimmung mit nationalen und internationalen Empfehlungen das bevorzugte Therapieverfahren bei großflächigen Knorpelschäden dar. Auch wenn die Mindestgrenze, ab der zur ACT als aufwendiges und kostenintensives Therapieverfahren zurückgegriffen werden sollte, nicht streng definiert ist, so ist ein Trend zur Reduktion auf eine kleinere Mindestgröße in der Literatur erkennbar. Während in den ersten Empfehlungen der AG Klinische Geweberegeneration die ACT als Therapieverfahren ab einer Defektgröße von 4 cm^2 empfohlen wurde [44], so wurde im Rahmen der Überarbeitung dieser Empfehlung die Mindestgröße beim sportlich jungen und aktiven Patienten auf 2,5 cm^2 gesenkt [45]. Basis für diese Reduktion der Defektgröße stellen Arbeiten dar, die auf prospektiv-randomisiertem Evidenzniveau eine strukturelle Überlegenheit der Regenerate nach ACT auf histologischer Ebene im direkten Vergleich zu knochenmarkstimulierenden Techniken nachwiesen [46] und somit eine bessere Belastbarkeit und bessere Langlebigkeit suggerieren. Auch wenn letzteres noch nicht abschließend bewiesen ist, so scheinen Daten in Bezug auf die postoperative Sportfähigkeit mit höheren Rückkehrraten zum Sport nach ACT im Vergleich zur Mikrofrakturierung diese Überlegungen indirekt zu unterstützen [47], weshalb gerade in diesem Kollektiv der jungen und sportlich aktiven Patienten die Indikation zur ACT großzügiger gestellt wird. Analog zu allen anderen knorpelregenerativen Therapieverfahren stellen eine intakte korrespondierende Gelenkfläche, ein intakter Meniskus bei femorotibialen Defektlokalisationen, ein bandstabiles Gelenk und regelhaftes Alignement die ideale Indikation zur ACT dar. Auch wenn die Anwendung bei fortgeschrittener Arthrose sicherlich limitiert ist, so ist die Grenze, wie weit von dieser idealen Indikation abgewichen werden kann, noch nicht gut untersucht und muss Gegenstand weiterer wissenschaftlicher Arbeiten sein.

5.2.3 Regulation autologer Knorpelzellprodukte

Bis zur Implementierung der Richtlinie 2001/20/EG, die am 6. August 2004 durch die zwölfte Novelle des Arzneimittelgesetzes (AMG) in das deutsche Recht integriert wurde, bestanden uneinheitliche Anforderungen für die klinische Prüfung und Zulassung für somatische Zellprodukte und biotechnologisch bearbeitete Gewebszubereitungen, die auch als Tissue-engineering-Produkte beschrieben wurden, in Bezug auf die Einordnung dieser Produkte innerhalb der Mitgliedstaaten der EU als entweder Arzneimittel oder Medizinprodukt. Auch wenn in Deutschland streng genommen biotechnologisch bearbeitete Gewebeprodukte (und hierzu wurden explizit auch Zellprodukte gezählt) schon immer dem Arzneimittelgesetz zugeordnet und entsprechend durch dieses reguliert wurden, bestand nach § 21 Abs. 2 Nr. 1a AMG eine Ausnahmeregelung in Bezug auf eine Zulassungspflicht für autologe Produkte der Gewebezüchtung zur Geweberegeneration. Die Zulassung erfolgte somit durch eine Vielzahl von Anwendungsbeobachtungen und durch den Nachweis der Sicherheit des Produkts gemäß des Medizinproduktegesetzes (MPG). Die Notwendigkeit eines Nachweises der klinischen Wirksamkeit im Sinn einer gegen eine Standard- oder Alternativtherapie randomisierten Studie im Sinn der im Rahmen der Arzneimittelzulassung geforderten Situation entfiel. Durch Übernahme der Arzneimittel für neuartige Therapien [48] in § 4 Abs. 9 der fünfzehnten AMG-Novelle aus dem Jahr 2009 gelten die Bestimmungen des Arzneimittelgesetzes nun auch in vollem Umfang für die klinische Prüfung und Zulassung von biotechnologisch bearbeiteten Zell- und Gewebeprodukten. Ausnahmeregelungen für autologe Produkte existieren nicht mehr. Dass momentan noch viele Produkte auf dem Markt nicht den neuen Zulassungs- und Prüfungsanforderungen entsprechen, begründet sich auf der noch geltenden Übergangsregelung, die in Art. 29 Abs. 1 der EG-Verordnung Nr. 1394/2007 geregelt wird. Den Herstellern wird somit die Gelegenheit gegeben, den Anforderungen der Verordnung (EG) Nr. 1394/2007 zu entsprechen. Um dann weiterhin vertrieben werden zu können, muss die zentrale europäische Zulassung durch die European Medicines Agency (EMA) vorliegen. Ausgenommen von dieser Regelung sind lediglich nicht routinemäßig hergestellte Arzneimittel für neuartige Therapien (ATMP; Art. 28 Abs. der EG-Verordnung Nr. 1394/2007 – Hospital-Exemption-Regel). Hier wird das durch die Verordnung ausgenommene ATMP beschrieben als nicht routinemäßig nach spezifischen Qualitätsnormen hergestelltes und in einem Krankenhaus unter der ausschließlichen fachlichen Verantwortung eines Arztes verwendetes und als individuelle ärztliche Verschreibung eines eigens für einen einzelnen Patienten angefertigtes Arzneimittel. Dies bedeutet nur die Ausnahme im Sinn einer individuellen ärztlichen Verschreibung, jedoch nicht eine Ausnahme von der Einholung einer Herstellungserlaubnis (Art. 3 Ar. 7 der Richtlinie 2001/83/EG, konsolidierte Fassung vom 20. 07. 2009). Damit sollte verhindert werden, auch nach Ablauf der Übergangsfrist ohne zentrale Zulassung weiterhin autologe Knorpelzellprodukte in Verkehr bringen zu können.

Grundsätzlich ist aber festzustellen, dass auch für autologe Knorpelzellprodukte in vollem Umfang und ohne Einschränkungen in Bezug auf Herstellung, Zulassung, Vertrieb und Anwendung die im Arzneimittelgesetz formulierten Regelungen gelten.

5.2.4 Operationstechnik und Zellprodukte

5.2.4.1 Biopsie

Die Biopsie von Knorpelgewebe stellt den ersten Schritt jeder ACT dar. Aus regulatorischer Sicht ist sie der erste Schritt der Herstellung eines Arzneimittels, weshalb sie einer strengen regulatorischen Überwachung unterliegt. Die Feststellung und Dokumentation der Spendereignung und die „standardized operating procedures“ (SOP) der jeweiligen Herstellerfirma sind hierbei einzuhalten. Auch wenn initial keine Standardisierung der Biopsie erfolgte und auch die Entnahme mit unterschiedlichsten Instrumenten an der medialen oder lateralen Trochlea sowie im Bereich der Fossa intercondylaris praktikabel erschien, so hat sich in den vergangenen Jahren die standardisierte Entnahme mit Spezialinstrumenten durchgesetzt. Diese kann weiterhin entweder (wie im Fall der Firma Tigenix) aus der Trochlea oder aus der Fossa intercondylaris erfolgen. Die Entnahme von kleinen, etwa vier Millimetern durchmessenden osteochondralen Zylindern aus dem Gebiet unmittelbar kranial des Oberrands der Fossa intercondylaris hat sich hier weitestgehend durchgesetzt [49] und ermöglicht das sichere Gewinnen einer vollschichtigen Knorpelprobe bei gleichzeitig direkter Knochenmarkstimulation der Entnahmestelle. In der Regel ist die Entnahme von zwei Zylindern ausreichend. Diese werden dann intraoperativ in das entsprechende Transportmedium gegeben und zur In-vitro-Expansion eingesendet.

5.2.4.2 Allgemein Prinzipien der Transplantation

Erster Schritt jeder Knorpelzelltransplantation nach Indikationsstellung stellt das Débridement des Knorpeldefekts dar. Dies kann sowohl in offener als auch in arthroskopischer Technik erfolgen. Das Débridement erfolgt bis in den gesunden Umgebungsknorpel, z. B. mit scharfem Löffel oder Ringkürretten, die in unterschiedlichen Größen und Winkeln zur Verfügung stehen. Der subchondrale Knochen sollte im Rahmen des Débridements präserviert werden [50], der „calcified layer“ – also die unterste Schicht des artikulären Knorpels – wird, anders als bei der Mikrofrakturierung, wo eine Entfernung zu einer besseren Verbindung mit dem subchondralen Knochen führt [53], erhalten; Blutungen aus dem subchondralen Raum sollen somit konsequent vermieden werden, um eine Durchmischung der Regeneratbildung aus transplantierten Zellen mit subchondralem Knochenmark zu verhindern.

5.2.4.3 In Deutschland verfügbare Knorpelzellprodukte

ChondroCelect™ (Tigenix, Leuven, Belgien)

Das Produkt ChondroCelect™ stellt das erste durch die EMA nach Arzneimittelgesetz zugelassene Knorpelzellprodukt dar. Es ist charakterisiert durch eine Zellsuspension, die entsprechend der aktuellen Empfehlungen des Herstellers in Kombination mit einer porcinen Kollagen-I/III-Membran in ACT-CS-Technik (also im Sinn einer unmittelbar intraoperativen Besiedlung direkt vor Implantation) kombiniert und anschließend als Zell-Matrix-Produkt in das Defektareal implantiert wird [50]. Die Fixation im gesunden Umgebungsknorpel erfolgt mit 5-0- oder 6-0-Nahtmaterial in Einzelknopftechnik. Eine zusätzliche Abdichtung mit Fibrinkleber wird empfohlen. Die Innovation des Produkts stellt eine molekulare Charakterisierung der expandierten Chondrozyten mithilfe einer patentierten Expressionsanalyse dar. Auch wenn der Produktname es nahelegt, dass hier eine aktive Selektion einzelner Zellsubpopulationen erfolgt, so ist dieser Schritt als reine Charakterisierung, nicht als aktive Selektion anzusehen.

Im Gegensatz zur jetzt vom Hersteller empfohlenen Technik unter Verwendung der porcinen Kollagenmembran erfolgt die Zulassung des Produkts und somit auch die durchgeführten Zulassungsstudien unter Verwendung von autologem Periost als Abdeckung des Defekts mit Unterspritzung einer Zellsuspension. In diesen Zulassungsstudien wurde nach zwölf Monaten eine strukturelle Überlegenheit von ChondroCelect™ im direkten Vergleich zur arthroskopischen Mikrofrakturierung sowie eine funktionelle Überlegenheit nach 24 Monaten im Gesamt-Knee-Injury-and-Osteoarthrits-Outcome-Score (KOOS) nachgewiesen. Nach fünf Jahren ergab sich eine Überlegenheit zur Mikrofrakturierung in der Subgruppe der Patienten mit kurzer Symptomdauer [46, 54, 55].

Novocart® 3D (TETEC, Reutlingen, Deutschland)

Das Produkt Novocart® 3D stellt die klassische Form der matrixgekoppelten autologen Chondrozytentransplantation dar. Die Knorpelzellen werden dabei bereits im Labor in eine dreidimensionale, biphasische Matrix eingebracht. Das Trägermaterial selbst wird aus Rinderkollagen prozessiert und besteht sowohl aus einer offenporigen, schwammartigen Komponente, die die Zellen aufnimmt, als auch aus einer dünnen, aber durchaus stabilen Deckschicht, die das Implantat einerseits zur Gelenkseite hin abdichtet und so das Auswandern der Chondrozyten in den Gelenkraum und das Eindringen anderer Zelltypen, z. B. von Synoviafibroblasten, in den Träger verhindert und andererseits das gesamte Implantat stabilisiert und somit leicht schneid- und nähbar macht. Die spezielle Faserarchitektur des Schwamms mit interkonnektierten Poren in definierter Größe ermöglicht den Chondrozyten eine homogene Durchdringung mit einer für sie typischen sphärischen Morphologie bei gleichmäßiger Verteilung. Auch bei TETEC wird durch validierte Qualitätskontrollen sichergestellt, dass nur vitale und molekularbiologisch charakterisierte Zellen zur Implantation kommen. In diesem Zusammenhang wurde gezeigt, dass Novocart® 3D überwiegend differenzierte und keine dedifferenzierten Chondrozyten enthält [54–56].

Bei der Implantation selbst ist darauf zu achten, dass die zellbeladene, schwammartige Seite des Transplantats auf der subchondralen Lamelle zu liegen kommt; die beiden unterschiedlichen Trägerkomponenten (Schwamm und Membran) sind aber bereits rein makroskopisch sehr leicht erkennbar und auseinanderzuhalten. Zur Defektpräparation bietet TETEC optional ein Operationsset mit konfektionierten Ringstanzen unterschiedlicher Größen und Formen an, mit denen der Defekt einfach und schnell umschnitten und dann kürettiert werden kann. Mit derselben Ringstanze kann dann das Implantat ausgestanzt werden; hernach wird es passgenau in den präparierten Defekt eingelegt und dort entweder mit 6-0-Einzelknopfnähten oder mit speziellen resorbierbaren Minipins übungsstabil fixiert.

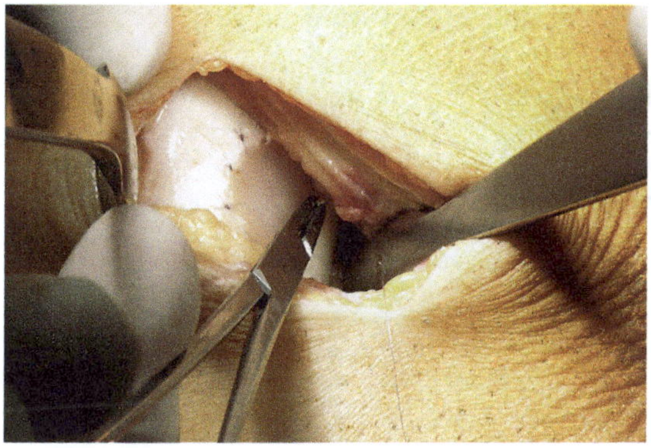

Abb. 5.4: Novocart® 3D (TETEC, Reutlingen, Deutschland) wird mit Einzelknopfnähten im Defektbett fixiert.

Novocart® Inject (TETEC, Reutlingen, Deutschland)

Beim zweiten und jüngeren Produkt der Firma TETEC handelt es sich ebenfalls um autologe Chondrozyten, die in gleicher Weise kultiviert und charakterisiert werden wie bei Novocart® 3D. Der Unterschied der beiden Produkte liegt in der Art des Trägermaterials: Bei Novocart® Inject befinden sich die Knorpelzellen in einem flüssigen Albumin-Hyaluronsäure-Hydrogel, das zusätzlich zwei Differenzierungsfaktoren und Chondroitinsulfat enthält. Das Gel und seine Substrate besitzen phänotypstabilisierende, entzündungs- und gefäßhemmende Eigenschaften (Scholz, Kinzelmann et al. 2010; Benz, Freudigmann et al. 2010). Das Transplantationsset beinhaltet ein weiteres Glasfläschchen mit einem aktivierten, biokompatiblen Quervernetzer (Bis-Thio-Polyethylenglykol). Zur Implantation werden beide Flüssigkeiten parallel in einer Doppelkammerspritze aufgenommen und dann bei der Injektion über einen Verwirbler miteinander vermischt. Die Polymerisation tritt unverzüglich ein; nach etwa zwei Minuten ist das Implantat gallertartig stabil und im Defekt adhärent. Das Produkt selbst wird mit Doppelkammerspritze, zwei Verwirblern und Kanülen zur Implantation ausgeliefert.

Die ACT mit Novocart® Inject ist minimalinvasiv bzw. arthroskopisch möglich. Dabei sollte auf einen weitgehend trockenen Defektgrund geachtet werden, da sonst die Polymerisation und Adhärenz des Gels gestört werden kann. Bei arthroskopischer Applikation empfiehlt sich daher, die Kürettage und Präparation des Defekts zunächst wie üblich mit arthroskopischer Spülflüssigkeit (z. B. NaCl) durchzuführen und anschließend Gas (CO_2) zu verwenden. Das Gelenk bleibt so übersichtlich und der Defekt ist für die Implantation der Zellen trocken. Durch die arthroskopische Anwendbarkeit von Novocart® Inject werden – ähnlich wie bei Verwendung von Chondrospheren – schwerer zugängliche Stellen im Knie, wie das Tibiaplateau oder auch Defekte im Hüft- und Sprunggelenk, auf einfache Weise therapierbar.

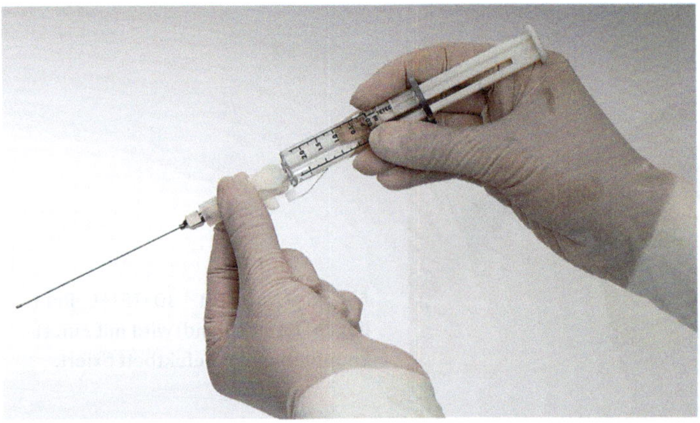

Abb. 5.5: Eine Doppelkammerspritze Novocart® Inject.

Co.don Chondrosphere™ (Co.don, Teltow, Deutschland)

Das Produkt Co.don Chondrosphere™ wurde im Jahr 2004 eingeführt und stellt ein neuartiges, rein autologes Konzept zur Transplantation von Knorpelzellen. So wird für die Expansion der Chondrozyten zum einen autologes Serum hergestellt, das aus einer Vollblutabnahme, die im Rahmen der Biopsie des Knorpelgewebes durchgeführt wird, hergestellt wird. Zudem erfolgt die Transplantation ohne Biomaterial nach Kultivierung der Knorpelzellen in einer dreidimensionalen Sphäroidkultur. Nach Expansion der Zellen im Monolayer wird dann vor Transplantation bereits in vitro eine dreidimensionale Sphäroidkultur angelegt, wobei jeweils 200.000 Chondrozyten zur Herstellung eines Sphäroids eingesetzt werden. Diese Chondrozyten produzieren dann bereits in vitro autologe Matrix, die dann zum Transplantationszeitpunkt in Form von etwa 300–600 µm großen Sphäroiden als Zell-Matrix-Konstrukt in das Defektareal eingesetzt werden.

Die Präparation des Defekts erfolgt wie oben beschrieben, anschließend erfolgt die Applikation der Sphäroide mit einem Einmalapplikationssystem, das Bestandteil der Lieferung der Knorpelzellen ist. Insgesamt erfolgt die Transplantation von etwa sieben bis zehn Sphäroiden pro cm^2 Defekt. Die Applikation kann hierbei minimalinvasiv über eine Miniarthrotomie oder bei guter Zugänglichkeit auch rein arthroskopisch erfolgen, ein trockenes Gelenkmilieu ist jedoch vorteilhaft, was an schwer erreichbaren Lokalisationen mit Weichteilirritation die rein arthroskopische Applikation limitiert. Eine Fixation oder Abdeckung der transplantierten Sphäroide ist nicht erforderlich. Nach Abwarten einer Adhärenzzeit von ungefähr 20 min kommt es zu einem sichtbaren Abflachen der Sphäroide und einer guten Adhärenz auf dem präparierten subchondralen Knochen. Die Art der Applikation macht auch eine Anwendung an weniger gut zugänglichen Lokalisationen am Knie, aber auch an anderen Gelenken wie dem oberen Sprunggelenk oder dem Hüftgelenk zuverlässig möglich.

Fazit für die Praxis: Die autologe Chondrozytentransplantation bietet in ihren heutigen Applikationsformen eine minimalinvasive Therapiemöglichkeit zur biologischen Rekonstruktion auch größerer Defekte des hyalinen Gelenkknorpels. Neben einer chirurgisch korrekten Anwendung der Technik ist eine differenzierte Indikationsstellung für den klinischen Erfolg ebenso ausschlaggebend wie die zusätzliche Behandlung von Ursachen- und Begleitmorbiditäten und eine konsequente postoperative Nachbehandlung.

Technik: Die Technik der autologen Chondrozytentransplantation wird wesentlich durch das verwendete Implantat festgelegt. Jeder Hersteller hat hier spezifische und für seine Produkte passende Operationsverfahren beschrieben und stellt i. d. R. auch die hierfür erforderlichen Instrumente bereit. Allen Verfahren gemeinsam ist die sorgfältige Kürettage des schadhaften Knorpelbereichs bis auf die subchondrale Lamelle, die möglichst erhalten oder vor Implantation der Zellen andernfalls knöchern rekonstruiert werden muss. Ebenso sollte der Defektbereich idealerweise von einer makroskopisch intakten und tragfähigen Knorpelschulter umgrenzt sein.

Bestverfügbare Evidenz: Die Evidenzlage in Bezug auf einen Wirksamkeitsnachweis autologer Zellprodukte hat sich in den vergangenen Jahren signifikant verbessert. Dies ist auch durch die Notwendigkeit von Zulassungsstudien im Rahmen der Zulassung autologer Zellprodukte durch die EMA als ATMP begründet. Somit liegen eines Reihe prospektiv randomisierter Studien vor, die uniform die klinische Wirksamkeit der ATC belegen und das Verfahren meist in direktem Vergleich zu knochenmarkstimulierenden Techniken, aber auch in wenigen Fällen zu autologen osteochondralen Operationsverfahren bewerten. Die strukturelle Überlegenheit der ACT im Vergleich zur arthroskopischen Mikrofrakturierung ist durch Level-1-Studien belegt. Für Knorpelzellprodukte der zweiten und dritten Generation zeigt sich hier auf Metaanalysenniveau eine verbesserte Wirksamkeit gegenüber der arthroskopischen Mikrofrakturierung, wobei mehrere Studien hier keine Überlegenheit, wohl aber eine Wirksamkeit beider Therapiearme beschreiben. Anzumerken ist in diesem

Zusammenhang, dass die meisten dieser Studien (vorgegeben durch die EMA) hier keine Patienten mit großflächigen Knorpelschäden einschließen, sondern meist das Indikationsspektrum der Mikrofrakturierung repräsentiert ist, weshalb diese Studien i. d. R. als Non-inferiority-Studien angelegt sind. Eine Durchführung vergleichender Studien bei großflächigen Knorpelschäden wird wegen der Anerkennung der Limitation der arthroskopischen Mikrofrakturierung in Bezug auf die behandelbare Defektgröße abgelehnt. Neben den Level-1-Studien existieren eine Vielzahl von prospektiven und retrospektiven Fallserien, die zusätzlich Prognosefaktoren in Bezug auf Therapieerfolg, aber auch die Sicherheit des Verfahrens nachzuweisen in der Lage sind, sodass die Evidenzlage für die Wirksamkeit der autologen Knorpelzelltransplantation als suffizient zu bezeichnen ist.

Literatur

[1] Hunziker Er B. Articular cartilage repair: basic science and clinical progress. A review of the current status and prospects. Osteoarthritis Cartilage 10:432–463, 2002.

[2] Buckwalter JA, Lohmander S. Current concepts review. Operative treatment of osteoarthrosis. Current practise and future development. J Bone Joint Surg 76-A,1405–1418, 1994.

[3] Magnuson PB. Joint debridement: Surgical treatment of degenerative arthritis. Surg Gynecol Obstet 73:1, 1941.

[4] Johnson LL. Arthroscopic abrasion arthroplasty. In: McGinty JB, ed. Operative arthroscopy. New York, USA, Raven Press 341–360, 1991.

[5] Goymann V, Bopp M. Chondrektomie und Gelenktoilette bei schwerer Arthrose des femoropatellaren Gleitwegs. Orthopäde 111:534, 1972.

[6] Goymann V. Abrasionsarthroplastik. Orthopäde 28:11–18, 1999.

[7] Steadman JR, Rodkey WG, Singleton SB, Briggs KK. Microfracture technique for full-thickness chondral defects: technique and clinical results. Operat Tech Orthop 7:300–304, 1997.

[8] Steadman JR, Rodkey WG, Briggs KK. Microfracture: its history and experience of the developing surgeon. Cartilage 1:78–86, 2010.

[9] Frisbie DD, Morisset S, Ho CP, Rodkey WG, Steadman R, McIlwraith CW. Effects of calcified cartilage on healing of chondral defects treated with microfracture in horses. Am J Sports Med 34:1824–1831, 2006.

[10] Mika J, Clanton TO, Pretzel D, Schneider G, Ambrose CG, Kinne GW. Surgical preparation for articular cartilage regeneration without penetration of the subchondral bone plate: in vitro and in vivo studies in humans and sheep. Am J Sports Med 39:624–631, 2011.

[11] McIlwraith CW, Frisbie DD. Microfracture: basic science studies in the horse. Cartilage 1:87–95, 2010.

[12] Steinwachs M, Guggi Th, Kreuz PC. Marrow stimulation techniques. Injury 39S1:S26–S31, 2008.

[13] Kroell A, Marks P, Chahal J, Hurtig M, Dwyer T, Whelan D et al. Microfracture for chondral defects: assessment of the variability of surgical techniques in cadavers. Knee Surg Sports Traumatol Arthrosc 24(7):2374–2379, 2016.

[14] Kreuz PC. Stärken und Grenzen verschiedener Operationen zur Knorpelrekonstruktion. Orthopädie & Rheuma 16:32–36, 2013.

[15] Pridie KH. A method of resurfacing osteoarthritis knee joints. J Bone Joint Surg Br 41:618–619, 1959.

[16] Chen H, Sun J, Hoemann CD, Lascau-Coman V, Ouyang W, McKee MD et al. Drilling and microfracture lead to different bone structure and necrosis during bone-marrow stimulation for cartilage repair. J Orthop Res 27:1432–1438, 2009.
[17] Chen H, Hoemann CD, Sun J, Chevrier A, McKee MD, Shive MS et al. Depth of subchondral perforation influences the outcome of bone marrow stimulation cartilage repair. J Orthop Res 29:1178–1184, 2011.
[18] Chen H, Chevrier A, Hoemann CD, Sun J, Ouyang W, Buschmann MD. Characterization of subchondral bone repair for marrow-stimulated chondral defects and its relationship to articular cartilage resurfacing. Am J Sports Med 39:1731–1740, 2011.
[19] Pascarella A, Ciatti R, Pascarella F, Latte C, Di Salvatore MG, Liguori L et al. Treatment of articular cartilage lesions of the knee joint using a modified AMIC technique. Knee Surg Sports Traumatol Arthrosc 18:509–513, 2010.
[20] Benthien JP, Behrens P. Reviewing subchondral cartilage surgery: considerations for standardised and outcome predictable cartilage remodeling: a technical note. Int Orthop 37:2139–2145, 2013.
[21] Mithoefer K, McAdams T, Williams RJ, Kreuz PC, Mandelbaum RB. Clinical efficacy of the microfracture technique for articular cartilage repair in the knee. Am J Sports Med 37:2053–2063, 2009.
[22] Kreuz PC, Erggelet C, Steinwachs MR, Krause SJ, Lahm A, Niemeyer P et al. Is microfracture of chondral defects in the knee associated with different results in patients aged 40 years or younger? Arthroscopy 22:1180–1186, 2006.
[23] Salzmann G, Sah BR, Schmal H, Niemeyer P, Südkamp NP. Microfracture for treatment of knee cartilage defects in children and adolescents. Ped Rep 4:82–84, 2012.
[24] Martin JA, Buckwalter JA. The role of chondrocyte senescence in the pathogenesis of osteoarthritis and in limiting cartilage repair. J Bone Joint Surg Am 85 Suppl 2:106–110, 2003.
[25] Kreuz PC, Steinwachs MR, Erggelet C, Krause SJ, Konrad G, Uhl M et al. Results after microfracture of full-thickness chondral defects in different compartments in the knee. Ostoarthritis and Cartilage 14:1119–1125, 2006.
[26] Goyal D, Keyhani S, Lee EH, Hui JH. Evidence-based status of microfracture technique: a systematic review of level I and II studies. Arthroscopy 29:1579–1588, 2013.
[27] Bae DK, Song SJ, Yoon KH, Heo DB, Kim TJ. Survival analysis of microfracture in the osteoarthritic knee – minimum 10-year follow-up. Arthroscopy 29:244–250, 2013.
[28] Knutsen G, Engebretsen L, Ludvigsen TC, Drogset JO, Grøntvedt T, Solheim E et al. Autologous chondrocyte implantation compared with microfracture in the knee. A randomized trial. J Bone Joint Surg Am 86:455–464, 2004.
[29] Knutsen G, Drogset JO, Engebretsen L, Grøntvedt T, Isaksen V, Ludvigsen TC et al. A randomized trial comparing autologous chondrocyte implantation with Microfracture. Findings at five years. J Bone Joint Surg Am 89, 2105–2112, 2007.
[30] Saris DB, Vanlauwe J, Victor J, Almqvist KF, Verdonk R, Bellemans J et al. Treatment of symptomatic cartilage defects of the knee: characterized chondrocyte implantation results in better clinical outcome at 36 months in a randomized trial compard to microfracture. Am J Sports Med 37:10S, 2009.
[31] Saris D, Price A, Widuchowski W, Bertrand-Marchand M, Caron J, Drogset JO et al. Matrix-applied characterized autologous cultured chondrocytes versus microfracture. Two-year follow-up of a prospective randomized trial. Am J Sports Med 42:1384–1394, 2014.
[32] Vanlauwe J, Saris DB, Victor J, Almqvist KF, Bellemans J, Luyten FP et al. Five-year outcome of characterized chondrocyte implantation versus microfracture for symptomatic cartilage defects of the knee: early treatment matters. Am J Sports Med 39:2566–2574, 2011.

[33] Minas T, Gomoll AJ, Rosenberger R, Royce RO, Bryant T. Increased failure rate of autologous chondrocyte implantation after previous treatment with marrow stimulation techniques. Am J Sports Med 37:902–908, 2009.
[34] Pestka JM, Bode G, Salzmann G, Südkamp NP, Niemeyer P. Clinical outcome of autologous chondrocyte implantation for failed microfracture treatment of full-thickness cartilage defects of the knee joint. Am J Sports Med 40:325–331, 2012.
[35] Kok AC, Tuijthof GJ, den Dunnen S, van Tiel J, Siebelt M, Everts V et al. No effect of hole geometry in microfracture for talar osteochondral defects. Clin Orthop Rel Res 471:3653–3662, 2013.
[36] Eldracher M, Orth P, Cucchiarini M, Pape D, Madry H. Small subchondral drill holes improve marrow stimulation of articular cartilage defects. Am J Sports Med 42:2741–2750, 2014.
[37] Orth P, Goebel L, Wolfram U, Ong MF, Gräber S, Kohn D et al. Effect of subchondral drilling on the microarchitecture of subchondral bone: analysis in a large animal model at 6 months. Am J Sports Med 40:828–836, 2012.
[38] Shive MS, Restrepo A, Totterman S, Tamez-Peña J, Schreyer E, Steinwachs M et al. Quantitative 3D MRI reveals limited intralesional bony overgrowth at 1 year after microfracture-based cartilage repair. Osteoarthritis Cartilage 22:800–804, 2014.
[39] Manning WK and Bonner WM Jr, Isolation and culture of chondrocytes from human adult articular cartilage. Arthritis Rheum 10(3):235–239, 1967.
[40] Grande DA, Pitman MI, Peterson L, Menche D, Klein M. The repair of experimentally produced defects in rabbit articular cartilage by autologous chondrocyte transplantation. J Orthop Res 7(2):208–218, 1989.
[41] Brittberg M, Lindahl A, Nilsson A, Ohlsson C, Isaksson O, Peterson L. Treatment of deep cartilage defects in the knee with autologous chondrocyte transplantation. N Engl J Med 331(14):889–895, 1994.
[42] Niemeyer P, Pestka JM, Kreuz PC, Erggelet C, Schmal H, Suedkamp P et al. Characteristic complications after autologous chondrocyte implantation for cartilage defects of the knee joint. Am J Sports Med 36(11):2091–2099, 2008.
[43] Marlovits S, Zeller P, Singer P, Resinger C, Vécsei V. Cartilage repair: generations of autologous chondrocyte transplantation. Eur J Radiol 57(1):24–31, 2006.
[44] Behrens P, Bosch U, Bruns J, Erggelet C, Esenwein SA, Gaissmaier C et al. [Indications and implementation of recommendations of the working group „Tissue Regeneration and Tissue Substitutes“ for autologous chondrocyte transplantation (ACT)]. Z Orthop Ihre Grenzgeb 142(5):529–539, 2004.
[45] Niemeyer P, Andereya S, Angele P, Ateschrang A, Aurich M, Baumann M et al. [Autologous Chondrocyte Implantation (ACI) for Cartilage Defects of the Knee: A Guideline by the Working Group „Tissue Regeneration“ of the German Society of Orthopaedic Surgery and Traumatology (DGOU)]. Zeitschrift fur Orthopadie und Unfallchirurgie 151(1):38–47, 2013.
[46] Saris DB, Vanlauwe J, Victor J, Haspl M, Bohnsack M, Fortems Y et al. Characterized chondrocyte implantation results in better structural repair when treating symptomatic cartilage defects of the knee in a randomized controlled trial versus microfracture. Am J Sports Med 36(2):235–246, 2008.
[47] Mithoefer K, Hambly K, Della Villa S, Silvers H, Mandelbaum BR. Return to sports participation after articular cartilage repair in the knee: scientific evidence. Am J Sports Med 37 Suppl 1:167S–176S, 2009.
[48] Thanner M, and Nagel E, [A comprehensive assessment of ATMP. Difficulties and approaches]. Bundesgesundheitsblatt Gesundheitsforschung Gesundheitsschutz 54(7):843–848, 2011.

[49] Niemeyer P, Pestka JM, Kreuz PC, Salzmann GM, Köstler W, Südkamp NP et al. Standardized cartilage biopsies from the intercondylar notch for autologous chondrocyte implantation (ACI). Knee Surg Sports Traumatol Arthrosc 18(8):1122–1127, 2010.

[50] Steinwachs M, Peterson L, Bobic V, Verdonk P, Niemeyer P. Cell-Seeded Collagen Matrix–Supported Autologous Chondrocyte Transplantation (ACT-CS): A Consensus Statement on Surgical Technique. Cartilage 3(1):5–12, 2012.

[51] Frisbie DD, Morisset S, Ho CP, Rodkey WG, Steadman JR, McIlwraith CW. Effects of Calcified Cartilage on Healing of Chondral Defects Treated With Microfracture in Horses. Am J Sports Med 34(11):1824–1832, 2006.

[52] Saris DB, Vanlauwe J, Victor J, Almqvist KF, Verdonk R, Bellemans J et al. Treatment of symptomatic cartilage defects of the knee: characterized chondrocyte implantation results in better clinical outcome at 36 months in a randomized trial compared to microfracture. Am J Sports Med 37 Suppl 1:10S–19S, 2009.

[53] Vanlauwe J, Saris DB, Victor J, Almqvist KF, Bellemans J, Luyten FP. Five-year outcome of characterized chondrocyte implantation versus microfracture for symptomatic cartilage defects of the knee: early treatment matters. Am J Sports Med 39(12):2566–2574, 2011.

[54] Nuernberger S, Cyran N, Albrecht C, Redl H, Vécsei V, Marlovits S. The influence of scaffold architecture on chondrocyte distribution and behavior in matrix-associated chondrocyte transplantation grafts. Biomaterials 32(4):1032–1040, 2011.

[55] Zellner J, Angele P, Zeman F, Kujat R, Nerlich M. Is the transplant quality at the time of surgery adequate for matrix-guided autologous cartilage transplantation? A pilot study. Clin Orthop Relat Res 471(9):2852–2861, 2013.

[56] Niethammer TR, Limbrunner K, Betz OB, Gülecyüz MF, Pietschmann MF, Feist M, Müller PE. Analysis of the autologous chondrocyte quality of matrix-based autologous chondrocyte implantation in the knee joint. Int Orthop 40(1):205–212, 2016.

6 Zellfreie Verfahren

Christoph Erggelet

Zellfreie Verfahren zur Behandlung von Knorpelschäden kamen zum Ende des letzten Jahrtausends auf. Der Begriff zellfrei bezieht sich auf das Fehlen von kultivierten Zellen (beispielsweise bei einer Chondrozytentransplantation).

Die Mikrofrakturierung war etabliert als Goldstandard in der Knorpelchirurgie – kostengünstig und leicht zu erlernen.

Kritiker bemängelten jedoch die fehlende langfristige Stabilität des entstehenden Faserknorpels mit Wiederauftreten der Beschwerden nach vier bis fünf Jahren [21, 23]. Problematisch ist weiterhin die schlechte biomechanische Stabilität des initialen Blutclots. Gerade in großflächigen Defekten mit weicher oder fehlender Knorpelschulter ist das zunächst weiche Regeneratgewebe den Druckbelastungen des Gelenks ungeschützt ausgesetzt. Die Entlastung des operierten Gelenks von bis zu drei Monaten wird deshalb von vielen Anwendern und insbesondere vom Erstautor gefordert [31].

Um eine weitere Verbesserung der initialen Stabilität somit auch des Behandlungserfolges zu erreichen, ist in den letzten Jahren versucht worden, den mikrofrakturierten bzw. abradierten Knochen mit seinem biologisch aktiven Blutclot durch resorbierbare Membranen oder Matrizen zu schützen (Abbildung 6.1; [5]).

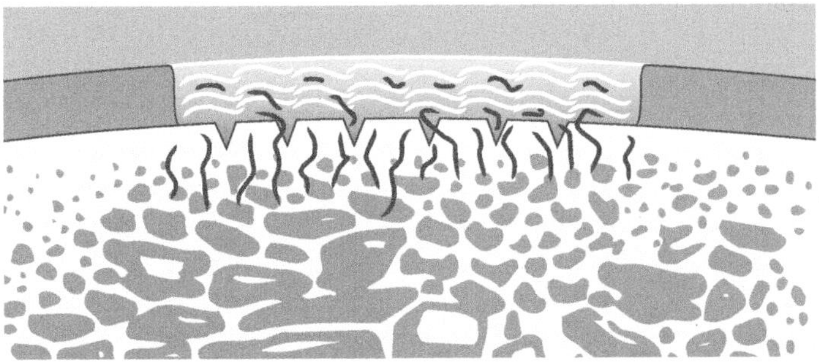

Abb. 6.1: Schematische Darstellung eines Knorpeldefekts nach Mikrofrakturierung/Bohrung und Augmentierung mit zellfreier Matrix. Der Knorpeldefekt ist geschützt und das auftretende Blut mit den wachstumsaktiven Zellen wird von der Matrix aufgenommen. (courtesy swissbiomed orthopedics AG).

6.1 Prinzip

Dem Einsatz von Matrizen, Scaffolds, Membranen etc zugrundeliegend ist das Prinzip des „tissue engineering“. „Tissue engineering“ beschreibt nach Vacanti die zielgerichtete Neubildung von Gewebe [32]. Hinter diesem Begriff verbirgt sich eine Vielzahl von Techniken und Verfahren, mit denen auch auf dem Gebiet der Sportorthopädie zerstörte Gewebsstrukturen wieder hergestellt werden sollen. Technisch bedient man sich verschiedener Zellpopulationen deren Syntheseleistung z. B. für Knorpel- oder Knochengewebe bekannt ist. Diese Zellen werden in eine Matrix eingebracht, die sich biokompatibel und nichttoxisch abbauen muss, um der einsetzenden Gewebeneusynthese Raum zu geben. Eine Steuerung dieses hochkomplexen Prozesses erfolgt in vivo durch verschiedene enzymatische Faktoren. Die Interaktionen solcher Wachstumsfaktoren sind vielfältig und bisher nur ansatzweise bekannt und schwer zu untersuchen [22].

6.2 Die wesentlichen Bestandteile des „tissue engineering"

6.2.1 Zellen

Autologe oder allogene Zellpopulationen dienen der Matrixsynthese des neuen Gewebes. Unterschieden werden differenzierte Zellen, z. B. Chondrozyten, die ausschließlich in der Lage sind, Knorpelgewebe zu synthetisieren. Pluripotente Zellen, z. B. aus dem Knochenmark, sind befähigt, verschiedene Gewebetypen zu erzeugen wie Knorpel, Knochen oder Bindegewebe. Die Steuerungs- und Kontrollmechanismen, die eine solch unterschiedliche Differenzierung bestimmen, sind noch nicht im Detail bekannt [17]. Embryonale Stammzellen haben die größte Potenz hinsichtlich ihrer Differenzierungsmöglichkeit. Der Einsatz für die klinische Forschung ist jedoch ethisch nicht unumstritten und das Wissen um die Zusammenhänge eher rudimentär.

6.2.2 Matrix

Geeignete Matrizes für das „tissue engineering" müssen biokompatibel sein und somit nicht zu Abstoßungsreaktionen führen. Gleiches gilt für die im Rahmen des notwendigen biologischen Abbaus freigesetzten Stoffwechselprodukte. Die Geschwindigkeit des Matrixabbaus muss abgestimmt sein auf die Neosynthese des Zielgewebes [28]. Dabei kommen verschiedene Materialklassen zum Einsatz.

Hyaluronane und Kollagen-I/III-Verbindungen, zumeist tierischen Ursprungs, synthetische Polymerverbindungen und andere gewebte oder geschäumte Vliese, Gele und Membranen weisen unterschiedliche Eigenschaften hinsichtlich Stabilität, Zellverteilung und operativem Handling auf. Techniken des „tissue engineering" sind im klinischen Einsatz u. a. zur Knorpel- und Knochenregeneration, in der plastischen Chirurgie und der Zahnheilkunde.

Insofern ist der Titel des Kapitels „Zellfreie Verfahren" etwas verwirrend, denn ohne Zellen wird sich kein wie auch immer geartetes Gewebe bilden. Nur sind die Zellen nicht im Labor vermehrt, wie bei der ACT, sondern anderen Ursprungs.

Im Fall der o. g. Studien hat man sich auf die pluripotenten Zellen aus dem subchondralen Raum gestützt, die durch Mikrofrakturierung in das Gelenk gelangen. Alternativ können diese Zellen auch aus dem Knochenmark entnommen, konzentriert und der Matrix zugegeben werden. Beckenkamm und Tibiakopf sind als Entnahmestellen am weitesten verbreitet. Mit einer Nadel oder speziellen Instrumenten können etwa 5–20 ml Flüssigkeit entnommen werden. Nach steriler Zentrifugation zur Trennung von Blut und Knochenfragmenten resultiert ein Überstand mit einem unterschiedlich hohen Anteil an pluripotenten Zellen, die die Fähigkeit haben, Knorpel zu bilden, wie schon mehrfach gezeigt wurde [24, 29]. Auch die Gewinnung dieser Zellen aus dem Fettgewebe oder dem peripheren Blut ist möglich, im deutschsprachigen Raum jedoch noch nicht so weit verbreitet bzw. stark reguliert.

Nach Aufbringen der Zellen auf bzw. in die Matrix soll es zu einer Differenzierung der Zellen kommen hin zur chondrosynthetischen Zelle. Folgt man dem Prinzip und den Untersuchungen des „tissue engineering", so wird diese Differenzierung angestoßen durch das Umfeld bzw. das Milieu in der Matrix. Hier spielt das Material, d. h. die Resorptionsrate, Abbauprodukte, Verbindung zum subchondralen Knochen etc, eine große Rolle. Sittinger hat schon früh gezeigt, dass die mitochondriale Aktivität und somit die Syntheseleistung von Zellen in einem Regenerat schlagartig abstellt wird, wenn die Grenzkonzentration eines Abfallprodukts erreicht ist [28]. Auch die Struktur/Porosität ist von Bedeutung. Ein zu hoher Volumenprozentanteil der Matrix führt zu einem schwereren Abbauprozess, eine leichte/lockere Matrix ist nicht in der Lage, die Zellen aufzunehmen und anzusiedeln, wie Snow und Mitarbeiter zeigten [19].

Des Weiteren ist der biomechanische Reiz auf die Zellen wichtig, um die Differenzierung zur Knorpelproduktion anzustoßen. Der normale Belastungs- und Entlastungszyklus des Knorpels ist während längerer Entlastungsphasen nachhaltig gestört. Diese sind bei instabiler Fixierung der Zellen im Knorpeldefekt aber notwendig. Steadman hatte das erkannt, indem er nach einer Mikrofrakturierung eine Entlastung des operierten Beins von acht bis zwölf Wochen empfahl [31]. Eine stabile Implantatfixierung erlaubt eine frühzeitige Vollbelastung mit somit physiologischem biomechanischem Reizmuster auf das Regenerat. Der Vorteil dieses Ansatzes konnte auch im Tierversuch nachgewiesen werden.

6.3 Fixation

Der Fixation von zellfreien Materialien kommt eine besondere Bedeutung zu, entscheidet diese doch über die initiale Stabilität des Regeneratgewebes und das somit mögliche Ausmaß der frühen Belastbarkeit.

In Abhängigkeit von den biomechanischen Eigenschaften der verwendeten Implantate sind nachfolgende Techniken beschrieben.

6.3.1 Adhäsion

Das Implantat wird in den debridierten Knorpeldefekt eingelegt und ist dort über Adhäsionskräfte ohne zusätzliche Fixation verankert. Für kleine oder osteochondrale Läsionen die einfachste Methode aber für größere Defekte nicht ausreichend stabil [8].

6.3.2 Fibrinklebung

Die zugeschnittene Matrix wird in den Defekt eingelegt und meist an den Rändern, mit Fibrinkleber fixiert. Es handelt sich hier um eine ebenfalls leicht durchzuführende Technik, aber für größere Defekte und für eine frühzeitige Belastung nicht ausreichend stabil [8].

6.3.3 Naht

Wenn das Implantat stabil genug ist, kann die Fixierung mit einer Naht an den perifokalen Knorpel erfolgen. Meistens wird ein feiner resorbierbarer Faden verwendet. Die Technik ist etwas aufwendiger, aber die Stabilität des fixierten Implantats ist deutlich besser. Allerdings wird der umgebende, gesunde Knorpel potenziell geschädigt.

6.3.4 Ossäre Fixation

Besonders stabil ist die Fixierung von geeigneten Matrizes mit transossären Nähten [11, 33] oder resorbierbaren Stiften [8, 18]. Auch größere Defekte ohne eine stabile Knorpelschulter können so versorgt werden. Besonders die resorbierbaren Stifte (Pins) bieten sich für arthroskopische Behandlungen an. Hier gibt es mittlerweile elegante Instrumentarien zur Implantation. Auch die Dimensionen dieser Pins wurde unter Erhalt der Haltekraft auf etwa 1×3,5 mm verringert, was die Resorptionsbelastung des Gelenks weiter verringert.

Gille, Kunow und Kollegen hatten in einer Schafstudie den Einsatz einer Kollagen-I/III- (Chondro-Gide®, Geistlich Biomaterials Vertriebsgesellschaft mbH, Baden-Baden, Deutschland) bzw. Kollagen-II-Matrix mit und ohne Zusatz von autonomen Chondrozyten untersucht [14]. Neben einer unbehandelten Gruppe diente eine Gruppe nur mit Mikrofrakturierung behandelter Tiere als Kontrolle. Dabei kam heraus, dass das Regeneratgewebe deutlich dicker war nach Verwendung der Kollagen-I/III-Matrix. Hinsichtlich biomechanischer Stabilität und histologischem Scoring ließ sich jedoch kein Vorteil einer Methode feststellen, auch nicht der Mikrofrakturierung allein. Beachtenswert war jedoch die Gipsruhigstellung des operierten Beins für die erste postoperative Woche.

Ebenfalls an Schafen untersuchten Erggelet und Mitarbeiter das Regeneratgewebe nach Behandlung eines viertgradigen Knorpelschadens mit einem mit Hyaluronsäure und autologem Serum augmentierten 3D-Polyglykolsäure(PGA)-Scaffold (chondrotissue®, BioTissue Technologies GmbH, Zürich, Schweiz) [12, 13]. Sechs Monate postoperativ zeigten die quantitativen und histometrischen Analysen eine signifikant verbesserte Regeneratbildung nach matrixaugmentierter Mikrofrakturierung im Vergleich zur unbehandelten Kontrollgruppe und zur Gruppe mit Mikrofrakturierung allein. Auffällig war nicht nur eine dickere Regeneratschicht, sondern auch eine organisiertere Regeneratstruktur. Auch der Kollagen-II-Gehalt nach matrixaugmentierter Mikrofrakturierung war deutlich höher als nach alleiniger Mikrofrakturierung. Die Autoren führten dieses interessante Ergebnis auf die sofortige Vollbelastung des operierten Gelenks bzw. des stabilen Implantats und die unmittelbare biomechanische Stimulation des Regeneratknorpels zurück, was mittlerweile auch experimentell nachgewiesen wurde [26].

Mittlerweile sind verschiedene klinische Studien publiziert, die den Einsatz unterschiedlicher Matrizes, Gele, Membranen etc untersuchen. Nicht zuletzt auch wegen der immer höheren finanziellen und administrativen Hürden für die ACT konkurrieren eine Vielzahl von Firmen und Produkten um die effektivste Art der Behandlung von Knorpelschäden. Die Liste der genannten Produkte kann nicht vollständig sein – zu divers sind die Angebote in verschiedenen Märkten und zu kurz sind die Entwicklungszyklen von neuen Produkten (Tabelle 6.1).

Im klinischen Einsatz zu unterscheiden sind zunächst chondrale von osteochondralen Knorpeldefekten, für die unterschiedliche Implantate zur Verfügung stehen. Die Sicherung der Diagnose geschieht über das MRT und ist unerlässlich. Im Folgenden wird eine Auswahl von Techniken und Implantaten vorgestellt.

6.4 Chondrale Defekte

Die Behandlung von chondralen Knorpeldefekten dient der Regeneration der Knorpelschicht; der unterliegende Knochen ist nicht Ziel der Behandlung. Das setzt einen schonenden Umgang mit der subchondralen Platte voraus, die nicht über die notwendigen Eröffnung durch Mikrofrakturierung hinaus geschädigt werden sollte. Untersuchungen haben gezeigt, dass u. U. feine Bohrungen schonender für die Eröffnung des subchondralen Raumes sind und auch einen höheren Anteil an synthesefähigen Zellen provozieren [3, 9]. Auch wird es in Zukunft möglich sein, die subchondrale Platte durch den Einsatz von pluripotenten Zellen, die aus dem Tibiakopf oder der Spina iliaca gewonnen werden, komplett zu erhalten [24, 29].

Klinisch weit verbreitet ist die autologe membraninduzierte Chondrogenese (AMIC). Hierbei wird nach arthroskopischem Débridement und Mikrofrakturierung der Knorpeldefekt mit einer Kollagen-I/III-Membran (Chondro-Gide®, Geistlich Biomaterials Vertriebsgesellschaft mbH, Baden-Baden, Deutschland) abgedeckt und

Tab. 6.1: Beispielhafte Auflistung verschiedener zellfreier Materialien zur Behandlung von Knorpeldefekten (Stand 2015)

Firmenname	Produktname	Anwendung	Produkt
Piramal Healthcare (Canada) Ltd	BST-CarGel	Chondral	Hybrid Gel aus Chitosan und Pufferlösung
Finceramica	MaioRegen	Osteochondral	Dreischichtiges Vlies, (kollagen und magnesiumangereicherte Hydroxylapatite)
Anika Therapeutics S.r.l.	HYALOFAST	Chondral	3D-Hyaluronan-Matrix
CellCoTec	INSTRUCT	Chondral	Single-step-Matrix und Knorpelzellimplantat
CartiHeal	Agili-C	Osteochondral	zweischichtiges festes Implantat (Kalziumkarbonat in kristallinem Aragonit und modifiziertes Aragonit und Hyaluronan)
Zimmer	DeNovo NT	Chondral	Juvenile Knorpelfragmente
BioTissue	chondrotissue	Chondral	3D-Polymervlies mit Hyaluronsäure
TETEC AG	Novocart Basic	Chondral	3D-Kollagenvlies
Arthrex	BioCartilage	Chondral	Dehydrierte, allogene Knorpelfragmente
Regentis Biomaterials	GelrinC	Chondral	Hydrogelmatrix (Polyethylenglykoldiacrylat und denaturiertes Fibrinogen; [27])
SWISSBIOMED ORTHOPAEDICS	Neoveil	Chondral	3D-Polymervlies
Osiris Therapeutics Inc.	Cartiform	Osteochondral	kryokonserviertes osteochondrales Implantat
Geistlich Pharma AG	Chondro-Gide	Chondral	Kollagen-I/III-Membran
Amedrix GmbH	ChondroFiller (gel)	Chondral	Kollagengel

geschützt. Die Fixierung der Membran erfolgt durch einen Fibrinkleber, der direkt in den Defekt eingegeben wird. Alternativ kann auch die Naht der Membran mit Vicryl®-6-0-Fäden an den umgebenen Knorpel erfolgen. In solchen Fällen ist eine Arthrotomie des Gelenks notwendig. Initiale Flexionslimitierung auf 60° für drei Wochen postoperativ respektive 90° für weitere drei Wochen und Vollbelastung nicht vor Ablauf von acht Wochen sollen die Abdeckung und die Chondroneogenese in der bioaktiven Kammer unter der Membran schützen.

Die Ergebnisse mit einer Kollagen-I/III-Membran (Chondro-Gide®, Geistlich Biomaterials Vertriebsgesellschaft mbH, Baden-Baden, Deutschland) beschreibt Gille J. basierend auf den Daten der AMIC-Registry [15]. Zwei Jahre postoperativ wurde eine signifikante Steigerung des mittleren Lysholm-Scores festgestellt. Die meisten Patienten waren zufrieden mit dem Operationsergebnis und berichteten über eine deutliche Schmerzminderung mit einem mittleren Wert der visuellen Analogskala (VAS) von 7,0 präoperativ zu 2,0 nach zwei Jahren. Auch in der Hüfte kann diese Matrix eingesetzt werden.

Als weiteres Verfahren wurde schon früh die matrixaugmentierte Mikrofrakturierung (SAMIC) beschrieben. Auch bei dieser Technik wird in typischer Art und Weise der Knorpeldefekt débridiert und eine Mikrofrakturierung durchgeführt. Währenddessen wird ein zwei Millimeter dickes, dreidimensionales Polylactid-Polydioxanon/Hyaluronan-Implantat (chondrotissue®) in autologem Serum konditioniert. Nach Ausmessen des Defekts mit einer skalierten Nadel kann das Implantat entsprechend der Defektgröße zugeschnitten, über eine Arbeitskanüle in das Gelenk eingeführt und in den Defekt eingepasst werden. Das poröse und flexible Implantat wird für eine hohe Primärstabilität z. B. mit einer intraossären Stiftung fixiert. Ein spezielles Instrumentarium erleichtert die Implantation auch arthroskopisch [11] und ermöglicht die Fixierung mit resorbierbaren Pins. Alternativ, aber weit weniger stabil, ist auch die Verankerung mit Fibrinkleber möglich. In der Nachbehandlung kann die Beweglichkeit direkt postoperativ freigegeben werden mit schmerzadaptiertem Belastungsaufbau ohne Einschränkung [10, 25].

In einer Fallserie stellten Becher und Mitarbeiter die Behandlung von Knorpelschäden mit einem zellfreien Polymerimplantat (chondrotissue®) vor [1]. Nach einem mittleren Follow-up von 21 Monaten zeigten alle Patienten verbesserte klinische und radiologische Scorewerte und würden den Eingriff wieder durchführen lassen.

Das von Gobbi und Mitarbeitern verwendete Implantat basiert auf einer vernetzten Hyaluronan-Struktur [Hyaff® jetzt Hyalofast®]. In einer prospektiven Untersuchung wurde der Behandlungserfolg von viertgradigen Knorpeldefekten an je 20 Patienten älter als 45 Jahre über einen Zeitraum von vier Jahren dokumentiert [16]. Verglichen wurde der Einsatz von Hyalofast® allein und in Verbindung mit autologem „bone marrow aspirate concentrate" (BMAC). Alle Patienten profitierten in verschiedenen Scores signifikant von der Therapie.

Eine kontrolliert randomisierte Studie (Level 1) zum Einsatz von BST-CarGel® zur Behandlung von viertgradigen Knorpelschäden an der Femurkondyle haben Stanish und Mitarbeiter 2013 vorgestellt [30]. BST-CarGel® ist ein resorbierbares Chitosangel, das mit autologem Vollblut augmentiert wird. Für die Behandlung mit BST-CarGel® wurden 80 Patienten in eine Verumgruppe und eine Mikrofrakturierungsgruppe randomisiert. Nach 12 Monaten war magnetresonanztomographisch eine bessere Defektfüllung und ein höherer Anteil an hyalinem Knorpel im T2-Mapping der BST-CarGel®-Gruppe erkennbar. Klinisch fand sich kein Unterschied zwischen den Gruppen. Diese Ergebnisse bestätigten sich auch nach fünf Jahren.

Die Anwendung dieser Techniken zur Behandlung von fortgeschrittener Gelenkarthrose ist durch die marktschreierische Vermarktung als Bioprothese etwas in Verruf geraten. Bei jungen Patienten mit bevorzugt unikompartimenteller Arthrose können jedoch auch mittelfristig erstaunlich gute Resultate erzielt werden. Gegebenenfalls ist eine zeitgleiche Korrektur der Beinachse oder eine Stabilisierung des Gelenks notwendig.

6.5 Osteochondrale Defekte

Bei Vorliegen von osteochondralen Defekten muss als gesunde Basis für die Knorpelheilung das Ziel sein, auch den subchondralen Knochen zu regenerieren. Verschiedene Verfahren und Materialien werden angeboten. Meist wird mit speziellen Instrumentarien der Defekt ausgestanzt oder -gebohrt und dann mit passenden Implantaten in Press-fit Technik wieder gefüllt. Es wird verbreitet angenommen, dass die Implantate über eine Knochen- und eine Knorpelphase verfügen sollten. Klinisch hat sich gezeigt, dass die Regeneration des Knochens ein mindestens so großes Problem darstellt wie die Knorpelneubildung [4, 7]. Basierend auf guten präklinischen Ergebnissen sind derzeit u. a. die folgenden Implantate in Anwendung:

MaioRegen® (Fin-Ceramica Faenza S.p.A., Faenza, Italien) ist ein dreischichtiges osteochondrales Vlies, das aus kollagen und magnesiumangereicherten Hydroxylapatiten besteht. Nach passgenauem Ausfräsen des subchondralen Knochens wird das Implantat in Press-fit-Technik verankert. Klinische Ergebnisse sind u. a. von Decolgliano und Brix bekannt geworden [2, 6].

Ein zweiphasiges festes Implantat aus Kalziumkarbonat in kristallinem Aragonit für die Knochenphase und in modifiziertem Aragonit und Hyaluronan für die Knorpelphase, hergestellt aus Korallen, hat sehr gute Ergebnisse in Tierversuchen gezeigt und befindet sich derzeit in der klinischen Untersuchung unter dem Namen Agili C™ (Cartiheal, Kfar Saba, Israel; [20])

Über die Möglichkeiten von Auto- bzw. Allografts zur Behandlung von osteochondralen Defekten wird an anderer Stelle berichtet.

Zellfreie Implantate werden in der Zukunft von großer Bedeutung als Träger für Stoffe sein, die das Gewebswachstum steuern, fördern, beeinflussen können (z. B. Pharmaka, Proteine, Wachstumsfaktoren]. Die Entwicklung dieser Plattformtechnologien wird rapide weitergehen. Insofern können heute nur kleine Abschnitte auf einer langen Zeitachse beschrieben werden.

Bestverfügbare Evidenz: Insgesamt ist die Studienlage derzeit hinsichtlich der Wirksamkeit der beschriebenen Techniken noch dürftig. Vielleicht sind aber auch die klinischen Nachweismethoden ungeeignet bzw. zu ungenau für die Bewertung eines Behandlungserfolgs von Knorpeldefekten. Oft genug lassen sich z. B. magnetresonanztomographische Defektdeckung und klinischer Erfolg nur ungenügend korrelieren. Auch die Nuancen eines klinischen Behandlungserfolgs werden in den vorhandenen Scores oft nicht oder mit erheblichem Bias abgebildet. Umso wichtiger in der Bewertung eines Verfahrens wird die Invasivität und die Sicherheit. Die Dokumentation dieser Parameter in großem Umfang wird und sollte in Zukunft vermehrt über spezifische Datenbanken (Registry) erfolgen.

Technik: Zellfreie Implantate werden i. d. R. verwendet, um einen mit Mikrofrakturierung vorbehandelten bzw. ausgefrästen Knorpeldefekt abzudecken. Hierdurch werden die austretenden Zellen geschützt und der Defekt stabilisiert. Die Implantation erfolgt arthroskopisch oder offen in Abhängigkeit von Material und Fixationstechnik, wofür Adhäsion, Fibrinklebung, Naht und ossäre Verankerung beschrieben sind. Eine stabile Fixation ermöglicht einen beschleunigten Belastungsaufbau.

Literatur

[1] Becher C, Ettinger M, Ezechieli M, Kaps C, Ewig M, Smith T. Repair of retropatellar cartilage defects in the knee with microfracture and a cell-free polymer-based implant. Arch Orthop Trauma Surg. 135(7):1003–1010, 2015. [doi: 10.1007/s00402-015-2235-5. Epub 2015 May 8].

[2] Brix M, Kaipel M, Kellner R, Schreiner M, Apprich S, Boszotta H, Windhager R, Domayer S, Trattnig S. Successful osteoconduction but limited cartilage tissue quality following osteochondral repair by a cell-free multilayered nano-composite scaffold at the knee. Int Orthop. 40(3), Jan 23, 2016. [Epub ahead of print].

[3] Chen H, Sun J, Hoemann CD, Lascau-Coman V, Ouyang W, McKee MD, Shive MS, Buschmann MD. Drilling and microfracture lead to different bone structure and necrosis during bone-marrow stimulation for cartilage repair. J Orthop Res 27(11):1432–1438, 2009.

[4] Christensen BB, Foldager CB, Jensen J, Jensen NC, Lind M. Poor osteochondral repair by a biomimetic collagen scaffold: 1- to 3-year clinical and radiological follow-up. Knee Surg Sports Traumatol Arthrosc. 24(7):2380–2387, 2016.

[5] Chung JY, Lee DH, Kim TH, Kwack KS, Yoon KH, Min BH. Cartilage extra-cellular matrix biomembrane for the enhancement of microfractured defects. Knee Surg Sports Traumatol Arthrosc. 22(6):1249–1259, 2014. [doi: 10.1007/s00167-013-2716-4. Epub 2013 Nov 21].

[6] Delcogliano M, de Caro F, Scaravella E, Ziveri G, De Biase CF, Marotta D, Marenghi P, Delcogliano A. Use of innovative biomimetic scaffold in the treatment for large osteochondral lesions of the knee. Knee Surg Sports Traumatol Arthrosc. 22(6):1260–1269, 2014. [doi: 10.1007/s00167-013-2717-3. Epub 2013 Oct 22].

[7] Dhollander AA [1], Liekens K, Almqvist KF, Verdonk R, Lambrecht S, Elewaut D, Verbruggen G, Verdonk PC. A pilot study of the use of an osteochondral scaffold plug for cartilage repair in the knee and how to deal with early clinical failures. Arthroscopy 28(2):225–233, 2012. [doi: 10.1016/j.arthro.2011.07.017. Epub 2011 Oct 20].

[8] Drobnic M, Radosavljevic D, Ravnik D, Pavlovcic V, Hribernik M. Comparison of four techniques for the fixation of a collagen scaffold in the human cadaveric knee. Osteoarthritis Cartilage. 14(4):337–344, 2006. [Epub 2006 Jan 6].

[9] Eldracher M, Orth P, Cucchiarini M, Pape D, Madry H. Small subchondral drill holes improve marrow stimulation of articular cartilage defects. Am J Sports Med. 42(11):2741–2750, 2014. [doi: 10.1177/0363546514547029. Epub 2014 Aug 28].

[10] Enea D, Cecconi S, Calcagno S, Busilacchi A, Manzotti S, Kaps C, Gigante A. Single-stage cartilage repair in the knee with microfracture covered with a resorbable polymer-based matrix and autologous bone marrow concentrate. Knee. 20(6):562–569, 2013. [doi: 10.1016/j.knee.2013.04.003. Epub 2013 Apr 30].
[11] Erggelet C, Sittinger M, Lahm A. The arthroscopic implantation of autologous chondrocytes for the treatment of full-thickness cartilage defects of the knee joint. Arthroscopy 19(1):108–110, 2003.
[12] Erggelet C, Neumann K, Endres M, Haberstroh K, Sittinger M,Kaps C. Regeneration of ovine articular cartilage defects by cell-free polymer-based implants. Biomaterials. 28:5570–5580, 2007.
[13] Erggelet C, Endres M, Neumann K, Morawietz L, Ringe J, Haberstroh K, Sittinger M, Kaps C. Formation of cartilage repair tissue in articular cartilage defects pretreated with microfracture and covered with cell-free polymer-based implants. J Orthop Res. 27(10):1353–1360, 2009. [doi: 10.1002/jor.20879].
[14] Gille J, Kunow J, Boisch L, Behrens P, Bos I, Hoffmann C, Köller W, Russlies M, Kurz B. Cell-Laden and Cell-Free Matrix-Induced Chondrogenesis versus Microfracture for the Treatment of Articular Cartilage Defects: A Histological and Biomechanical Study in Sheep. Cartilage. 1(1):29–42, 2010. [doi: 10.1177/1947603509358721].
[15] Gille J, Behrens P, Volpi P, de Girolamo L, Reiss E, Zoch W, Anders S. Outcome of Autologous Matrix Induced Chondrogenesis [AMIC] in cartilage knee surgery: data of the AMIC Registry. Arch Orthop Trauma Surg. 133(1):87–93, 2013. [doi: 10.1007/s00402-012-1621-5. Epub 2012 Oct 16].
[16] Gobbi A, Scotti C, Karnatzikos G, Mudhigere A, Castro M, Peretti GM. One-step surgery with multipotent stem cells and Hyaluronan-based scaffold for the treatment of full-thickness chondral defects of the knee in patients older than 45 years. Knee Surg Sports Traumatol Arthrosc. Jan 14, 2016. [Epub ahead of print].
[17] Jung Y, Kim SH, Kim YH, Kim SH. The effects of dynamic and three-dimensional environments on chondrogenic differentiation of bone marrow stromal cells. Biomed Mater. 4(5):055009, 2009. [doi: 10.1088/1748-6041/4/5/055009. Epub 2009 Sep 25].
[18] Knecht S, Erggelet C, Endres M, Sittinger M, Kaps C, Stüssi E. Mechanical testing of fixation techniques for scaffold-based tissue-engineered grafts. J Biomed Mater Res B Appl Biomater 83(1):50–57, 2007.
[19] Kohli N, Wright KT, Sammons RL, Jeys L, Snow M, Johnson WE, An In Vitro Comparison of the Incorporation, Growth, and Chondrogenic Potential of Human Bone Marrow versus Adipose Tissue Mesenchymal Stem Cells in Clinically Relevant Cell Scaffolds Used for Cartilage Repair. Cartilage. 6(4):252–263, 2015. [doi: 10.1177/1947603515589650].
[20] Kon E, Drobnic M, Davidson PA, Levy A, Zaslav KR, Robinson D. Chronic posttraumatic cartilage lesion of the knee treated with an acellular osteochondral-regenerating implant: case history with rehabilitation guidelines. J Sport Rehabil. 23(3):270–275, 2014. [doi: 10.1123/jsr.2013-0054. Epub 2013 Nov 14].
[21] Kreuz PC, Erggelet C, Steinwachs MR, Krause SJ, Lahm A, Niemeyer P, Ghanem N, Uhl M,Sudkamp N. Is microfracture of chondral defects in the knee associated with different results in patients aged 40 years or younger? Arthroscopy. 22:1180–1186, 2006.
[22] Leferink AM, van Blitterswijk C, Moroni L. Methods of monitoring cell fate and tissue growth in three-dimensional scaffold-based strategies for in vitro tissue engineering. Tissue Eng Part B Rev. 22(4):265–283, 2016.
[23] Mithoefer K, Williams R Jr, Warren RF, Potter HG, Spock CR, Jones EC, Wickiewicz TL, Marx RG. The microfracture technique for the treatment of articular cartilage lesions in the knee. A prospective cohort study. J Bone Joint Surg Am. 87:1911–1920, 2005.

[24] Neumann K, Dehne T, Endres M, Erggelet C, Kaps C, Ringe J, Sittinger M. Chondrogenic differentiation capacity of human mesenchymal progenitor cells derived from subchondral corticospongious bone. J Orthop Res. 26(11):1449–1456, 2008. [doi: 10.1002/jor.20635].

[25] Patrascu JM, Freymann U, Kaps C, Poenaru DV. Repair of a post-traumatic cartilage defect with a cell-free polymer-based cartilage implant: a follow-up at two years by MRI and histological review. J Bone Joint Surg Br. 92(8):1160–1163, 2010. [doi: 10.1302/0301-620 X.92B8.24341].

[26] Schätti O, Grad S, Goldhahn J, Salzmann G, Li Z, Alini M, Stoddart MJ. A combination of shear and dynamic compression leads to mechanically induced chondrogenesis of human mesenchymal stem cells. Eur Cell Mater 22:214–225, 2011.

[27] Sharma B, Fermanian S, Gibson M, Unterman S, Herzka DA, Cascio B, Coburn J, Hui AY, Marcus N, Gold GE, Elisseeff JH. Human cartilage repair with a photoreactive adhesive-hydrogel composite. Sci Transl Med. 5(167):167ra6, 2013. [doi: 10.1126/scitranslmed.3004838].

[28] Sittinger M, Reitzel D, Dauner M, Hierlemann H, Hammer C, Kastenbauer E, Planck H, Burmester GR, Bujia J. Resorbable polyesters in cartilage engineering: affinity and biocompatibility of polymer fiber structures to chondrocytes. J Biomed Mater Res 33(2):57–63, 1996.

[29] Smith RK, Garvican ER, Fortier LA. The current ‚state of play‘ of regenerative medicine in horses: what the horse can tell the human. Regen Med. 9(5):673–685, 2014. [doi: 10.2217/rme.14.42].

[30] Stanish WD, McCormack R, Forriol F, Mohtadi N, Pelet S, Desnoyers J, Restrepo A, Shive MS. Novel scaffold-based BST-CarGel treatment results in superior cartilage repair compared with microfracture in a randomized controlled trial. J Bone Joint Surg Am. 95(18):1640–1650, 2013. [doi: 10.2106/JBJ S. L.01345].

[31] Steadman JR, Rodkey WG, Briggs KK. Microfracture to treat full-thickness chondral defects: surgical technique, rehabilitation, and outcomes. J Knee Surg. 15:170–176, 2002.

[32] Vacanti CA, Upton J. Tissue-engineered morphogenesis of cartilage and bone by means of cell transplantation using synthetic biodegradable polymer matrices. Clin Plast Surg 21(3):445–462, 1994.

[33] Zelle S, Zantop T, Schanz S, Petersen W. Arthroscopic techniques for the fixation of a three-dimensional scaffold for autologous chondrocyte transplantation: structural properties in an in vitro model. Arthroscopy 23(10):1073–1078, 2007.

7 Therapie bei tiefen osteochondralen Läsionen

7.1 Osteochondrale Transferverfahren

Peter U. Brucker

Die osteochondralen Transferverfahren stellen etablierte Operationstechniken bei osteochondralen Läsionen dar. Mittlerweile liegen für einzelne der Transferverfahren Langzeitresultate vor [1–6]. Unter osteochondralen Transferverfahren werden die osteochondrale autologe Zylindertransplantation, die autologe Mosaikplastik, die autologe oder allogen durchgeführte Mega-osteochondrales-Autograft-Transfersystem(OATS)-Technik und die Implantation von osteochondralen Allografts subsummiert. Im Gegensatz zu allen anderen biologischen knorpelreparativen (Mikro-/Nanofrakturierung, AMIC) und -regenerativen Verfahren (ACT, MACT, stammzelleninduzierende Chondrozytenverfahren) bieten bisher nur die osteochondralen Transferverfahren neben einem Transfer von nativem hyalinen Gelenkknorpel auch eine physiologische Knorpel-Knochen-Übergangszone sowie ein intaktes subchondrales Knochenfundament [5]. Demgegenüber stehen mögliche, z. T. auch klinisch relevante Entnahmemorbiditäten bei den autologen osteochondralen Transferverfahren [6] bzw. die Gefahr einer Kontamination und Infektion sowie Abstoßungsreaktion bei den allogenen osteochondralen Transferverfahren [7]. Während der subchondrale Knochenanteil des osteochondralen Transplantats regelhaft einheilt, kommt es auf der chondralen Ebene zu keiner direkten Seit-zu-Seit-Einheilung (fehlendes „Bonding"), sondern zu einer sekundären Auffüllung des Spalts mit fibrokartilaginösem Knorpel [1]. Aufgrund dieser fehlenden Einheilung ist es wichtig, dass das osteochondrale Transplantat möglichst perfekt in den Defektbereich à Niveau mit dem umliegenden Knorpel ohne Lückenbildung eingebracht wird, um eine sekundäre Zystenbildung zu verhindern. Ein Einbringen des osteochondralen Transplantats über das umliegende Knorpelniveau ist unbedingt zu vermeiden, da es primär zu einer lokalen chondralen Überbelastung des osteochondralen Transplantats kommt und sekundär in einer vorzeitigen Knorpeldegeneration des transplantierten Areals führt [8, 9].

Merke: Ein zum umgebenden Knorpel überstehender hyaliner Knorpel des osteochondralen Transplantats führt zu einer vorzeitigen Alteration und damit Degeneration des transplantierten hyalinen Knorpels.

Neben dem Operationsspektrum des Knorpelchirurgen ist insbesondere die Größe und Lokalisation der osteochondralen Läsion Entscheidungsgrundlage für die Wahl des osteochondralen Transferverfahrens. Allerdings überlappen sich die Indikationen der einzelnen osteochondralen Transferverfahren bei bestimmten Größenausdehnungen der osteochondralen Läsion, sodass der Knorpelchirurg aus dem Potpourri der osteochondralen Transferverfahren auch z. T. wählen kann. In den letzten Jahren hat sich mit der ACT in Sandwichtechnik (Abbildung 7.1) eine weitere chirurgische Therapieoption entwickelt, die als Alternative zu den etablierten osteochondralen Transferverfahren zur Verfügung steht und ein nahezu identisches Indikationsspektrum aufweist. Bisher ist wissenschaftlich allerdings nicht geklärt, welches Verfahren die besten klinischen Resultate unter Berücksichtigung der Größe der osteochondralen Läsion und der möglichen Entnahmeproblematik liefert.

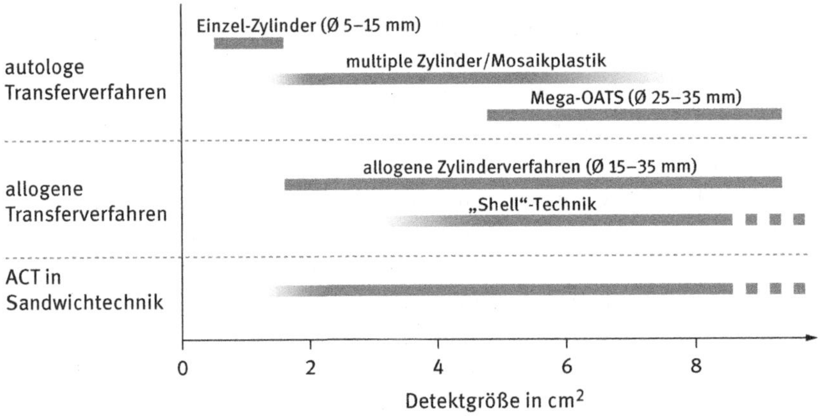

Abb. 7.1: Indikationsbereiche der verschiedenen osteochondralen Transplanationsverfahren im Vergleich zur ACT in Sandwichtechnik unter Berücksichtigung der Größe der osteochondralen Läsion am Kniegelenk.

Die Tiefe der osteochondralen Läsion ist bei der Wahl des osteochondralen Transferverfahrens ebenfalls grundsätzlich zu beachten, kann allerdings bei sehr tief reichenden osteochondralen Läsionen, die durch das jeweilige osteochondrale Transferverfahren nicht komplett adressiert bzw. abgedeckt werden, mit einer unterfütternden Knochenplastik, z. B. einer autologen Spongiosaplastik, zusätzlich kombiniert werden.

Primär wurden die osteochondralen Transferverfahren für osteochondrale Läsionen am medialen und lateralen Femurkondylus insbesondere in der Belastungszone, der damit die klassische Lokalisation für osteochondrale Transferverfahren darstellt, entwickelt. Mittlerweile wurden einzelne, typischerweise in antegrader Technik durchgeführte osteochondrale Transferverfahren jedoch auch an der Trochlea femoris und der Patella eingesetzt [1]. Modifizierte retrograde Techniken wurden am Kniegelenk auch für das technisch schwer zugängliche Tibiaplateau sowie für das Pilon tibiale am oberen Sprunggelenk beschrieben [10]. Weitere Lokalisationen für osteochondrale Transferverfahren stellen das Sprung-, Ellenbogen- und Schultergelenk sowie weitere kleine Gelenke an der Hand bzw. am Fuß dar.

Hauptindikation für osteochondralen Transferverfahren stellen osteochondrale Läsionen unterschiedlicher Ätiologien an den Femurkondylen in der (Haupt-)Belastungszone des Kniegelenks dar (Tabelle 7.1). Allerdings können derartige Läsionen auch an anderen Lokalisationen im Kniegelenkbereich (Femurkondylen außerhalb der Hauptbelastungszone, Patellofemoralgelenk, Tibiaplateau) auftreten.

Tab. 7.1: Indikationen und Kontraindikationen für osteochondrale Transfer- bzw. Transplantationsverfahren

Indikationen	– primär traumatische oder idiopathische osteochondrale Läsionen – sekundäre osteochondrale Defektsituationen nach Trauma oder Erkrankung – fortgeschrittene Stadien der Osteochondrosis dissecans – lokalisierte osteochondrale Nekrosen
Kontraindikationen	– nicht lokalisierte bzw. diffus verteilte osteochondrale Läsionen – Pangonarthrose – akute und chronische Arthritiden – Infektion des Kniegelenks – Chondrokalzinose – nicht korrigierbare Achsfehlstellungen oder Bandinstabilitäten – biologisches Alter jenseits des etwa 55. Lebensjahrs (relative Kontraindikation)

Neben der Erhebung der subjektiven und objektiven klinischen Befunde, der konventionell-radiologischen und nativen magnetresonanztomographischen Standardbildgebung sowie deren Korrelation bedarf es der Abklärung potenzieller kapsuloligamentärer, meniskealer und weiterer (osteo-)chondraler Begleitpathologien am Kniegelenk. Ossäre Alterationen wie Achsenmalalignment und Rotationsfehlstellungen sind durch ein Ganzbeinröntgen und bildgebende femorale bzw. tibiale Rotationsmessungen zu erfassen und zu quantifizieren. Additiv zur nativen MRT-Bildgebung ist eine Darstellung der osteochondralen Läsion mit intravenöser Kontrastmittelapplikation zu empfehlen, um die quantitative Ausdehnung der avitalen ossären Zone zu bestimmen, die im Rahmen der chirurgischen Intervention entfernt werden muss. Intraoperativ bietet sich bei Bedarf die Möglichkeit, bei unklarem Grenzbereich zwischen vitalem und avitalem ossären Gewebe die Blutsperre zu öffnen, wobei sich hierdurch die vitale Grenzzone demarkieren lässt. Ziel bei allen osteochondralen Transferverfahren ist die Herstellung eines stabilen und vitalen osteochondralen Defektbetts. Bei einer Sklerosierungszone im Defektbett kann die Einheilung des Transplantats durch Penetrationsbohrungen der Sklerosierung verbessert, sollte jedoch, soweit möglich, komplett entfernt werden.

Nachfolgend werden die verschiedenen autologen und allogenen osteochondralen Transfer- bzw. Transplantationsverfahren beschrieben, die aufsteigend nach deren Adressierung der osteochondralen Läsionsgröße aufgelistet sind.

7.1.1 Osteochondrale autologe Zylindertransplantation

Bei der osteochondralen autologen Zylindertransplantation wird aus einem weniger belasteten Knorpelareal des Kniegelenks ein osteochondraler Knorpel-Knochen-Zylinder entnommen und in den betroffenen osteochondralen Defektbereich transferiert, der sich meist in einem Bereich höherer biomechanischen Belastung befindet [11, 12]. Die Operation kann in offener oder in Mini-open-Technik durchgeführt werden, wobei zur Diagnosesicherung im Rahmen der operativen Intervention eine diagnostische Arthroskopie erfolgen sollte. Bei günstiger Lage des osteochondralen Defekts kann die Operation auch komplett arthroskopisch realisiert werden [11], ist jedoch unter technischen Gesichtspunkten betrachtet deutlich anspruchsvoller. Je nach Größe des chondralen Defektanteils können bei der osteochondralen autologen Zylindertransplantation ein oder auch mehrere Zylinder zur Transplantation verwendet werden. Die Zylinder können in unterschiedlichen Durchmessern je nach Anbieter zwischen 5 und 15 mm entnommen werden. Das Ausmaß und die Tiefe des ossären Defekts, entweder als ossärer Substanzdefekt (z. B. Knochnverlust, Zyste) oder als ossäre Pathologie (z. B. Sklerose, Nekrose) geben Hinweise, welche Höhe der osteochondrale Zylinder haben muss, um die osteochondrale Läsion adäquat adressieren zu können. Hierzu bedarf es einer qualitativen und quantitativen Analyse der bildgebenden Verfahren zur Bestimmung des Ausmaßes der osteochondralen Läsion, was intraoperativ nochmals mithilfe von Messinstrumenten überprüft und mit dem bildgebenden Befund abgeglichen werden sollte. Ziel der operativen Intervention sollte sein, die gesamte osteochondrale Läsion durch osteochondrale Zylindertransplantation zu ersetzen. Je nach Form und Ausmaß der osteochondralen Läsion (Durchmesser, Tiefe) kann dies mit einem osteochondralen Zylinder (Einzelzylinder) oder mehreren (zwei, drei oder multiplen) Zylindern realisiert werden (Abbildung 7.2). Bei Bedarf können die osteochondralen autologen Zylinder auch in überlappender Technik eingebracht werden.

Merke: Je mehr Zylinder für die Ausfüllung des Defekts notwendig sind, desto technisch schwieriger ist eine Press-fit-Verankerung realisierbar.

Für die Präparation sowohl des osteochondralen Defektbetts als auch für die Gewinnung der osteochondralen Zylinder stehen verschiedene Spezialinstrumente zur Verfügung, die als Einweginstrumentarien („Single Use“) oder z. T. auch wiederverwertbar sind. Das Defektbett bzw. die Spenderzylinder können entweder durch Ausstanzen oder durch Verwendung eines (Diamant-)Hohlbohrers präpariert bzw. gewonnen

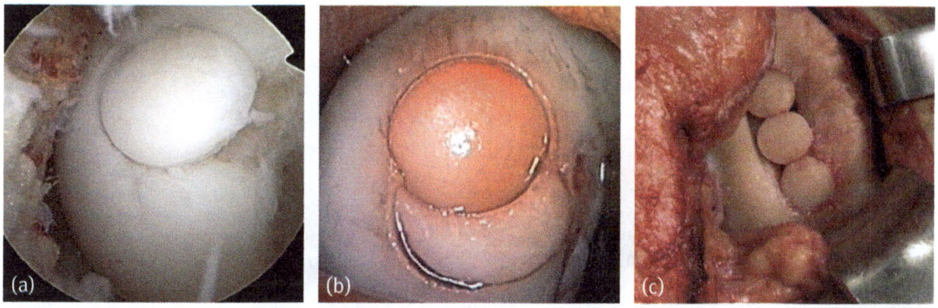

Abb. 7.2: Operative Adressierung unterschiedlicher osteochondrale Läsionsformen und deren Ausdehnung. (a) Einzel-Zylinder; (b) zwei Zylinder, überlappend; (c) drei Zylinder, nicht überlappend.

werden. Aufgrund gering differierender Durchmesser des Entnahme- und Spenderzylinders ist bei Implantation des minimal größeren osteochondralen Spenderzylinders eine initiale hohe Primärstabilität (Press-fit-Verankerung) gegeben. Beim Einbringen des Zylinders in den Defekt sollte darauf geachtet werden, dass keine lokalen Belastungsspitzen auf den hyalinen Knorpel durch starke Hammerschläge auf den Stößel ausgeübt werden, da hierdurch die Chondrozyten des transplantierten Zylinders irreversibel geschädigt werden können [13, 14]. Des Weiteren ist ein Überstehen des chondralen Anteils des Zylinders zum umgebenden Knorpel zwingend zu vermeiden, um nicht eine vorzeitige Alteration und damit Degeneration des transplantierten hyalinen Knorpels zu induzieren.

Merke: Je mehr Zylinder für die Ausfüllung des Defekts notwendig sind, desto technisch schwieriger ist eine Press-fit-Verankerung und eine passgerechte Einbringung zum Umgebungsknorpel (à Niveau) realisierbar.

Grundsätzlich können als Entnahmestelle die superolaterale bzw. superomediale Trochlea, die superiore Notchregion und der posteriore mediale Femurkondylus verwendet werden (Abbildung 7.3; [1, 12, 15]).

Allerdings sind die Entnahmestellen aufgrund einer hierdurch verursachten iatrogenen Entnahmemorbidität nach osteochondraler Zylinderentnahme anatomisch limitiert, sodass maximal nur wenige Zylinder gewonnen werden können. Jeder Entnahmeort hat hinsichtlich seiner Knorpeldicke, -form und Knorpelbiologie seine spezifischen Eigenschaften [16]. Die Entscheidung, welcher Entnahmeort gewählt wird, hängt von der Lokalisation des osteochondralen Defekts, seiner Größe und Tiefe sowie von einer bereits (vor-)bestehenden Symptomatik in der potenziellen Entnahmeregion (z. B. patellofemorale Problematik) und der beruflichen, sportlichen und soziokulturellen Exposition (z. B. kniende Tätigkeiten, Belastungen in tiefer Hockposition, Gebetsposition) ab.

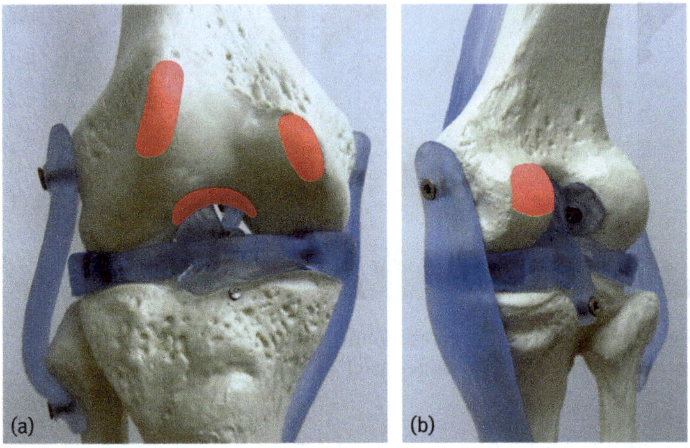

Abb. 7.3: Potenzielle Entnahmelokalisation (rot markierte Flächen) für osteochondrale autologe Zylinder am Kniegelenk. (a) Trochlea superolateral, Trochlea superomedial, Notch; (b) posteriorer medialer Femurkondylus.

Merke: **Die Entnahmemorbidität stellt den am meisten klinisch relevante Nachteil nicht nur der osteochondralen autologen Zylindertransplantation, sondern aller osteochondralen autologen Transplantationstechniken dar.**

7.1.2 Mosaikplastik

Die Mosaikplastik steht als Technik für osteochondrale Läsionen mit mittlerem bzw. größerem Durchmesser zur Verfügung [1], allerdings ist diese aufgrund einer nur limitierten Verfügbarkeit an osteochondralen autologen Zylindern in ihrem Indikationsspektrum nach oben begrenzt, da bei zunehmender Ausschöpfung der Entnahmelokalisationen die Entnahmemorbidität ebenfalls ansteigt. Auch entstehen bei der spezifischen Implantationstechnik, die bei der Mosaikplastik angewendet werden, freie Zwischenräume, weil mehrere runde Zylinder im Defektbett nebeneinander platziert werden. Aufgrund der fehlenden Formschlüssigkeit von runden osteochondralen Zylindern zueinander kommt es schlussendlich zu Arealen, die nicht mit hyalinem Knorpel bedeckt sind. Durch Auffüllung der darunterliegenden, ebenfalls freien ossären Zwischenräume mit Spongiosa kann zumindest der ossäre Defektbereich komplett aufgefüllt werden. Dagegen wird der Raum zwischen den hyalinen Zylinderoberflächen im Rahmen der Heilungsphase mit fibrokartilaginösem Knorpel sekundär aufgefüllt [1, 12]. Durch optimierte Anordnung der Zylinder mithilfe überlappender Implantationstechnik können diese freien Zwischenräume reduziert bzw. minimiert werden (Abbildung 7.4).

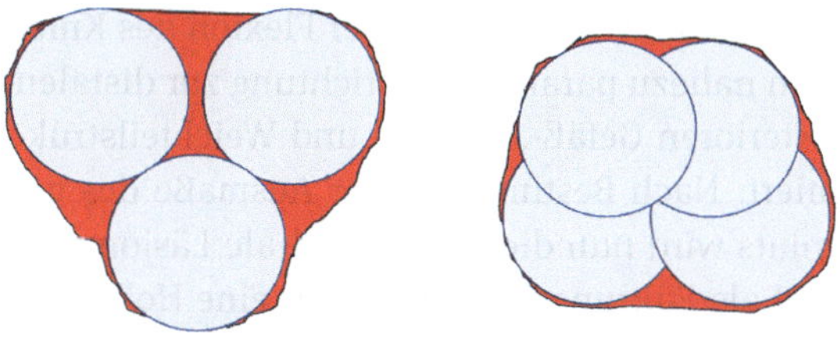

Abb. 7.4: Technische Optionen der Implantationstechnik bei der Mosaikplastik (*weiß*). *Links:* Konventionelle Positionierung der osteochondralen Zylinder nebeneinander, nicht überlappend bzw. *Rechts* in überlappender Technik zur Minimierung der freien Zwischenräume (*rot*).

Die Mosaikplastik stellt eine anspruchsvolle Technik dar, da einerseits eine ausreichende Primärstabilität der implantierten Zylinder, andererseits gleichzeitig eine optimale Oberflächenkongruenz der Zylinder zueinander und zur umgebenden Knorpelregion erreicht werden muss.

Merke: Bei der Mosaikplastik ist die osteochondrale Defektgröße durch die limitierte Verfügbarkeit an osteochondralen autologen Zylindern und der damit verbundenen Entnahmemorbidität in ihrem Indikationsspektrum begrenzt.

7.1.3 Mega-Osteochondrales-autologes-Transplantationssystem (Mega-OATS)

Die Mega-OATS-Technik kann sowohl als autologer Transfer des meist ipsilateralen posterioren Femurkondylus [17, 18] als auch als allogene osteochondrale Transplantationstechnik [19] (s. Abschnitt 7.1.4) durchgeführt werden. Der autologe Transfer in der Mega-OATS-Technik stellt eine Weiterentwicklung des posterioren Kondylentransfers dar [20, 21], da im Gegensatz zur Technikbeschreibung beim posterioren Kondylentransfer der Mega-OATS-Zylinder in einer Press-fit-Technik ohne zusätzliche Schraubenfixation in den Defektbereich eingebracht werden kann. Durch Verwendung nur eines großen Mega-OATS-Zylinders ist die Rekonstruktion der Oberflächenkurvatur im Vergleich zur Mosaikplastik optimierter und der prozentuale Anteil an transplantiertem hyalinen Knorpel im Defektbereich höher.

Merke: Die Mega-OATS-Technik stellt ein Salvage-Verfahren bei großen osteochondralen Defekten in der Hauptbelastungszone der Femurkondylen dar und kann im Vergleich zur Mosaikplastik eine bessere Rekonstruktion der chondralen Oberflächenkurvatur erzielen.

Nach einer optionalen diagnostischen Arthroskopie wird über eine anteromediale bzw. -laterale Arthrotomie die osteochondrale Läsion dargestellt und quantitativ ausgemessen (Abbildung 7.5). Unter Berücksichtigung der präoperativ gemessenen

Tiefenausdehnung der osteochondralen Läsion wird in maximaler Flexion des Kniegelenks der posteriore Femurkondylus in nahezu paralleler Ausrichtung zur distalen Femurlängsachse unter Schutz der posterioren Gefäß-, Nerven- und Weichteilstrukturen mithilfe eines Meißels osteotomiert. Nach Bestimmung der Ausmaße des gewonnenen osteochondralen Transplantats wird nun die osteochondrale Läsion präpariert. Hierzu wird ein Kirschner-Draht als Führungsinstrument für eine Hohlfräse zentral in der Läsionszone typischerweise in orthograder Richtung positioniert. Zuerst wird das Defektbett mit einer Hohlfräse, die einen Durchmesser zwischen 25 und 35 mm aufweist, mit einem Kronenbohrer in identischer Größe unter Berücksichtigung der Läsionstiefe präpariert. Der entnommene posteriore Femurkondylus wird in einer speziellen Workstation (Arthrex, München-Freiham, Deutschland) fixiert und der Mega-OATS-Zylinder aus dem posterioren Femurkondylus durch Herausbohren ebenfalls mit einer Hohlfräse über eine Führungshülse an der Workstation gewonnen (Abbildung 7.5). Um eine Press-fit-Verankerung des Mega-OATS-Zylinders im Defektbett zu erreichen, unterscheiden sich die Durchmesser der beiden Hohlfräsen für das Defektbett einerseits und an der Workstation andererseits in geringem Maß. Final wird der Mega-OATS-Zylinder vorsichtig unter Berücksichtigung einer größtmöglichen Kongruenz der Mega-OATS-Zylinderoberfläche und der umliegenden Femurkondylenform à Niveau eingebracht (Abbildung 7.5).

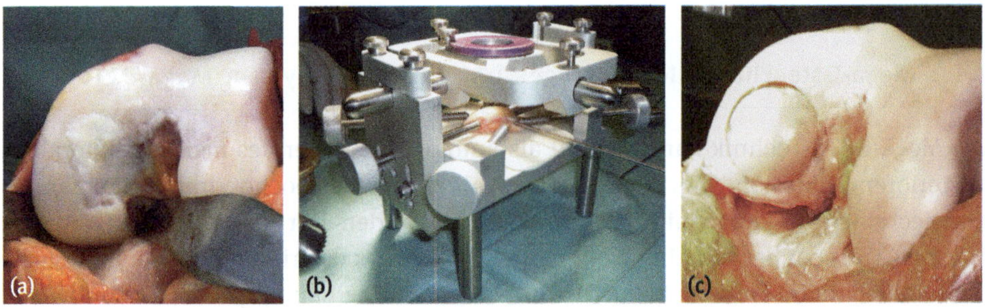

Abb. 7.5: Mega-OATS-Technik. (a) Anteromediale Arthrotomie mit Darstellung der osteochondralen Läsion am medialen Femurkondylus, (b) Präparation des entnommenen ipsilateralen posterioren Femurkondylus und Gewinnen des Mega-OATS-Zylinders aus dem posterioren Femurkondylentransplantats in der Workstation (Arthrex, München-Freiham, Deutschland) unter Verwendung einer Hohlfräse (*links*), (c) Mega-OATS-Zylinder in situ (posterior zeigt sich die Entnahmestelle des posterioren Femurkondylus).

Bei gelegentlich technisch nicht möglicher Press-fit-Verankerung, z. B. aufgrund einer nicht vorhandenen stabilen ossären Randleiste des Defektbetts, bedarf es einer temporären Fixation mit einer versenkten Kleinfragmentschraube, die sechs Wochen postoperativ nach dem Primäreingriff arthroskopisch entfernt werden kann.

7.1.4 Osteochondrale Allografts

Die Verwendung von frischen („fresh") im Gegensatz zu tiefgefrorenen („fresh frozen") osteochondralen Allografts in der Behandlung von sehr großen Knorpel-Knochen-Defekten hat den Vorteil, dass die osteochondrale Läsion mit vollwertigem und histologisch einwandfreiem hyalinen Knorpel ersetzt wird [7]. Die Eigenschaft, dass der hyaline Gelenkknorpel überwiegend durch Diffusion von Gelenkseite über die Synovialflüssigkeit versorgt und ernährt wird und somit keiner Vaskularisierung bedarf, bildet die biologische Grundlage für eine erfolgreiche Transplantation von frischen, nicht prozessierten osteochondralen Allografts. Da die Chondrozyten von allogenen osteochondralen Transplantaten durch deren Knorpelmatrix weitgehend geschützt sind, kommt es zu keiner zellulären Abstoßungsreaktion [22]. Der Spenderknorpel wird hierbei nicht bzw. nur partiell mit eigenen Knorpelzellen ersetzt, da Spenderchondrozyten noch jahre- bzw. jahrzehntelang immunhistochemisch nachgewiesen werden können [23]. Der subchondrale Spenderknochen dagegen wird im Verlauf der Heilungsphase zunehmend von Blutgefäßen durchzogen, umgebaut und sukzessive durch Empfängerknochen ersetzt („creeping Substitution", [24]). Im Rahmen dieser Umbauvorgänge kommt es zu humoralen Immunreaktionen und in seltenen Fällen auch zu Abstoßungsreaktionen. Die Immunogenität der ossären Komponente des osteochondralen Allografts kann allerdings durch eine intraoperative pulsierende Lavage reduziert werden, indem insbesondere aus dem subchondralen Knochenanteil Blut- bzw. Knochenmarkzellen herausgewaschen werden [7]. Während bei Organtransplantationen spezifische Übereinstimmungskriterien (humane Leukozytenantigene, Haupthistokompatibilitätskomplex, Blutgruppe etc.) grundsätzlich vor der Implantation erfüllt sein müssen, trifft dies für osteochondrale Allografts i. d. R. nicht zu [7].

Osteochondrale Allografts sind durch strenge gesetzliche Regelungen bestimmt und in Mitteleuropa nur sehr limitiert verfügbar. Für den deutschsprachigen Raum müssen die osteochondralen Allografts von Gewebebanken, die strengsten Regulationen der „American Association of Tissue Bank" (AATB) unterliegen, aus den USA importiert werden. In den letzten zwei Jahrzehnten haben sich frische allogene osteochondrale Transplantate etabliert, da diese im Vergleich zu tiefgefrorenen oder kryokonservierten („cryopreserved") Transplantaten die höchsten Überlebensraten der Chondrozyten aufweisen [25, 26]. Frische allogene osteochondrale Transplantate werden post mortem chirurgisch unter sterilen Bedingungen und unter Beibehaltung der sterilen Kette für bis zu 21 Tage in einem angereicherten Kulturmedium bei 4 °C aufbewahrt, um das Kontaminationsrisiko möglichst niedrig zu halten. Nichtsdestotrotz werden die Allografts während dieser Zeit umfänglich auf eine Kontamination untersucht [7]. Des Weiteren wird der potenzielle Gewebespender hinsichtlich seines Infektionsrisikos bzw. -profils intensiv ausgetestet. Hierbei unterliegt die Auswahl des Spenders den strikten Kriterien, die auch bei anderweitigen Organspenden angewendet werden [7].

Im Rahmen der Suche eines geeigneten osteochondralen Spenders bedarf es eines „Matching" mit dem Empfänger. Dies basiert in den meisten Fällen auf bildgebende Befunde aus Röntgen, Computertomographie (CT) und/oder MRT [27]. Hierbei sollte das osteochondrale Allograft innerhalb von ±2 mm des Empfänger-Tibiadurchmessers liegen, wobei ossäre Deformitäten des Empfänger-Kniegelenks zusätzlich mit berücksichtigt werden müssen [7].

Merke: Unter Berücksichtigung gesetzlicher Rahmenbedingungen stellen osteochondrale Allografts eine Alternative zu autologen osteochondralen Transplantationsformen dar, da keine Entnahmemorbidität besteht, allerdings andere Gefahren (Kontaminations-, Infektions- und Abstoßungsrisiken) sowie ein hoher logistischer Aufwand berücksichtigt werden müssen.

Bei der Implantation eines osteochondralen Allografts kann auf verschiedene Operationstechniken zurückgegriffen werden, die in Abhängigkeit der Form, Größe und Lokalisation des Defekts angewendet werden, um eine adäquate Adressierung der osteochondralen Läsion zu gewährleisten:

1 Runde Defekte

Bei runden osteochondralen Defekten bietet sich die osteochondrale allogene Zylinder-Transplantationstechnik an, die in ähnlicher Weise erfolgt wie bei der autologen Mega-OATS-Technik. Nach Darstellung und Ausmessung des Knorpeldefekts mit einem runden Messzylinder, der den Defektbereich in vollem Umfang zirkulär abdecken sollte, wird über einen zentralen, orthograd eingebrachten Führungsdraht mit einer kanülierten Fräse die Knorpelläsion und der betroffene subchondrale Knochen ausgefräst, bis der sklerotische bzw. nekrotische Knochen vollständig entfernt ist. Hier bedarf es teilweise einer temporären Öffnung der Blutsperre, um die Grenzen des Defektareals definieren zu können. Nach der Präparation des Defektbetts wird dieses präzise ausgemessen, um das osteochondrale Allograft mit identischen Maßen aus dem Spenderkondylus zu gewinnen. Das Allograft wird schließlich manuell bzw. mit einem Stößel vorsichtig unter Berücksichtigung der korrekten Oberflächenkurvatur ohne relevanten Druck in das Defektbett in Press-fit-Technik à Niveau eingebracht (Abbildung 7.6).

2 Ovale Defekte

Bei ovalen osteochondralen Defekten wird eine modifizierte osteochondrale allogene Zylinder-Transplantationstechnik, die sog. „Snowman"-Technik, eingesetzt. Hierbei werden zwei Zylinder überlappend eingebracht (Abbildung 7.7). Nach Präparation des Transplantatbetts für den größeren der beiden Zylinder und anschließender Einpassung wird das Transplantatbett für den zweiten Zylinder vorbereitet, wobei der bereits eingebrachte Zylinder mit angeschnitten wird, sodass schlussendlich beide Zylinder überlappend, jedoch passgerecht à Niveau im Defektbett zu liegen kommen.

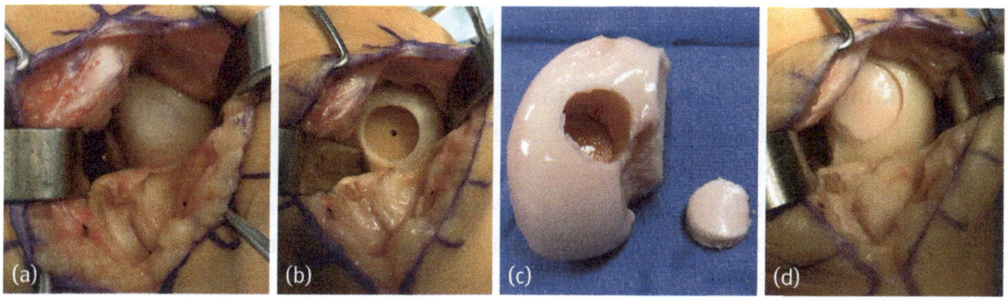

Abb. 7.6: Osteochondrale Allografttransplantation bei einem runden Defekt. (a) Darstellung des Defekts nach Arthrotomie, (b) Präparation des osteochondralen Defektbetts bis zum Erhalt einer vitalen Spongiosa, (c) Präparation des osteochondralen Allograftzylinders aus dem eingepassten osteochondralen Allograft, (d) osteochondrales Allograft in situ.

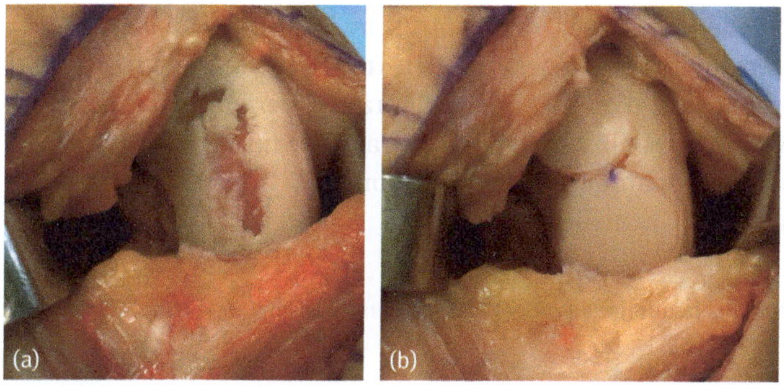

Abb. 7.7: Modifizierte, minimal überlappende Snowman-Technik bei einem ovalen Defekt. (a) Darstellung des Defekts nach Arthrotomie, (b) zwei eingebrachte, minimal überlappende osteochondrale Allograftzylinder in situ, wobei diese vorwiegend ossär überlappen, dagegen nur minimal auf chondraler Ebene.

3 Große, eventuell amorphe Defektformen

Für große bis sehr große osteochondrale Defekte (>35 mm Durchmesser) und osteochondrale Defekte an ungünstigen Lokalisationen, die eine orthograde Implantationstechnik nicht erlauben, wird die sog. „Shell"-Technik angewendet. Hierbei bestimmt der Operateur wie bei den anderen Techniken ebenfalls die Dimension, die Tiefe und die Form des osteochondralen Defekts und präpariert dann in Freihandtechnik das osteochondrale Allograft aus dem Spenderkondylus passgerecht heraus. Da die Shell-Technik aufgrund der fehlenden Press-fit-Verankerung nicht über eine ausreichende Primärstabilität verfügt, muss das osteochondrale Allograft mit Schrauben oder resorbierbaren Stiften fixiert werden [7].

7.1.5 Zusammenfassung

Osteochondrale Transplantationsverfahren autologer und allogener Art stellen etablierte Therapieoptionen bei osteochondralen Läsionen dar und zeigen auch im Langzeitverlauf nachhaltig gute Ergebnisse [1–6]. Der Evidenzlevel klinischer Studien nach osteochondraler Transplantation generell umfasst aufgrund der Heterogenität der Studien alle Evidenzlevel (Level 1–4). Hier ist insbesondere zu berücksichtigen, dass in vielen vergleichenden Studien mit höherem Evidenzlevel keine osteochondralen, sondern nur isolierte chondrale Läsionen eingeschlossen bzw. untersucht werden und mit anderen Operationstechniken (Mikrofrakturierung, ACT) verglichen werden. Meist fehlen genaue Angaben über die Tiefenausdehnung des osteochondralen Defekts. Bei der Beurteilung klinischer Studien, die nur osteochondrale Läsionen eingeschlossen und untersucht haben, ist die Datenlage deutlich limitierter und der Evidenzgrad dementsprechend geringer und damit schwieriger einschätzbar. Dies gilt sowohl für die unterschiedlichen osteochondralen Transferverfahren untereinander als auch für die Vergleiche von osteochondralen Transferverfahren mit anderen knorpelchirurgischen Verfahren (Débridement, Mikrofrakturierung, ACT).

Im Vergleich zu anderen Verfahren zeigen osteochondrale Transferverfahren die Tabelle 7.2 genannten Vor- und Nachteile.

Tab. 7.2: Vor- und Nachteile osteochondraler autologer Transferverfahren im Vergleich zu anderen knorpelchirurgischen Verfahren

Vorteile	Nachteile
Transplantation von hyalinem vitalen Knorpel mit intakter „Tidemark“ und intaktem subchondralen Knochen	Entnahmemorbidität (iatrogene Defektbildung in weniger belasteten Knorpelregion)
Maturiertes Knorpel-Knochen-Konstrukt	Limitierte Verfügbarkeit an Zylindern und damit Limitation der zu adressierenden Defektgröße
Simultane Adressierung der chondralen und subchondralen Pathologie	Transplantation von hyalinem Knorpel in den Defektbereich mit hiervon differierendem biochemischem Stoffwechselprofil und biomechanischen Eigenschaften
Gute Einheilungskapazität	
Antegrade und retrograde Technik möglich	Fehlende Seit-zu-Seit-Heilung („Bonding“) des Knorpels
Hohe initiale Primärstabilität (Press-fit-Verfahren)	
Arthroskopische Technik optional	
Einzeitige Operation	
Geringe Kosten	
Anwendbar an verschiedenen Gelenken (Knie, oberes Sprunggelenk, Schulter, Ellenbogen)	

In Vergleich zu den autologen osteochondralen Transferverfahren unterscheiden sich die allogenen Transferverfahren relevant in der Beurteilung ihrer Vor- und Nachteile (Tabelle 7.3).

Tab. 7.3: Verändertes Vor- und Nachteileprofil bei Vergleich allogener vs. autologer osteochondraler Transferverfahren

Vorteile	Nachteile
Keine Entnahmemorbidität	Kontaminations-, Infektions- und Abstoßungsrisiko
Keine Limitation der zu adressierenden Defektgröße	Verzögerte Einheilung
Verkürzte Operationszeit	Hohe Kosten
	Präoperativer logistischer Aufwand

Schlussendlich muss konstatiert werden, dass sich bisher keines der aufgeführten osteochondralen Transferverfahren als überlegen gegenüber den anderen osteochondralen Transferverfahren herauskristallisiert hat. Dies liegt nicht nur daran, dass das klinische Ergebnis von der osteochondralen Defektlokalisation und dem quantitativen Defektausmaß abhängig ist, sondern u. a. auch von dem generellen Zustand des Kniegelenks, gleichzeitig vorhandener Begleitläsionen, Patientendemographie und -exposition.

7.2 Autologe Chondrozytentransplantation in Sandwichtechnik

Johannes Zellner, Peter Angele

7.2.1 Definition

ATC in Sandwichtechnik meint die regenerative Behandlung von tiefen osteochondralen Defekten durch die Wiederherstellung des subchondralen Knochens mithilfe autologer Knochenaugmentation, die dann mit einer autologen Chondrozytentransplantation abgedeckt wird.

7.2.2 Indikationen

Das Haupteinsatzgebiet dieser aufwendigen Sandwich-ACT-Technik ist v. a. bei großflächigen tiefen osteochondralen Läsionen, wie sie im Rahmen einer Osteochondrosis dissecans (OD), Osteonekrose, Knorpelschäden mit ausgeprägten subchondralen Zysten oder bei traumatischen Defekten vorkommen, wobei die OD die häufigste Indikation darstellt. Die OD ist eine Erkrankung des subchondralen Knochens und kann in eine juvenile und adulte Form unterteilt werden. Im Lauf der Erkrankung kommt es zu einer Ablösung eines osteochondralen Fragments, das im Endstadium aus dem Verbund als freier Gelenkkörper herausbricht. Juvenile Formen zeigen tendenziell eine bessere Heilungstendenz, wobei instabile OD-Läsionen dritten und vierten Grades, egal welchen Alters, chirurgisch angegangen werden sollten. Die ACT in Sandwichtechnik kommt v. a. bei nicht refixierbaren Fragmenten zum Einsatz, wobei die aus den Läsionen resultierenden tiefen osteochondralen Defekte eine Herausforderung für die regenerative Therapie und die Rekonstruktion darstellen.

Merke: Hauptindikationen für die ACT in Sandwichtechnik sind große instabile osteochondrale Defekte bei Osteochondrosis dissecans (Grad 3 und 4), Osteonekrosen, subchondralen Zysten oder posttraumatischen Zuständen.

Aufgrund des zunehmenden Verständnisses der Bedeutung der osteochondralen Einheit für die Integrität des artikulären Knorpels und des Einflusses des subchondralen Knochens auf den Erfolg einer regenerativen Knorpelbehandlung wird in letzter Zeit zunehmend dazu übergegangen auch subchondrale Pathologien wie Zysten oder ausgeprägtes Knochenmarködem mit mechanischer Erweichung im Rahmen der Knorpeltherapie mit zu adressieren [28]. Die Rekonstruktion der subchondralen Lamelle scheint hierbei entscheidenden Einfluss auf das Outcome nach osteochondraler Therapie zu nehmen [29]. Neben den bereits beschriebenen osteochondralen Transferverfahren, Allografttransplantationen oder der Einbringung artifizieller zellfreier Biomaterialien sind verschiedene Techniken der kombinierten Knorpel-Knochen-Therapie in der Literatur beschrieben. Dieses Kapitel gibt einen Überblick über die Möglichkeiten der Sandwich-ACT und beschreibt das operative Vorgehen.

7.2.3 Techniken

Wie vor allen Knorpelrekonstruktionsmaßnahmen sollte auch bei osteochondralen Läsionen eine genaue Analyse des Defekts und der Begleitpathologien erfolgen, da für eine erfolgreiche Behandlung auch hier alle Pathologien adressiert werden müssen. So sollte neben der Beinachse, dem Bandstatus und den Menisken auch der subchondrale Knochen evaluiert werden. Als präoperative Diagnostik sollte neben konventionellen Aufnahmen des Kniegelenks und Ganzbeinstandaufnahmen auch eine Magnetresonanztomographie und gegebenenfalls auch eine Computertomographie gefordert werden, um den entsprechenden Eingriff planen und den Patienten korrekt aufklären zu können.

Im Rahmen der Arthroskopie erfolgen dann die Befundbeurteilung und die Knorpelzellentnahme für die matrixgestützte Knorpelzelltransplantation.

Im Rahmen der zweiten Operation wird zunächst über einen Mini-open-Zugang der Defekt dargestellt und präpariert. Hierbei ist entscheidend, die entstandene Sklerosezone am Boden der Läsion zu durchbrechen und ebenfalls zu resezieren, da der Verbleib dieser Schicht das Einwachsen und die Integration der Knochenaugmentation hemmen würde. Zusätzlich werden instabile Knorpelteile abgetragen, bis ein Defekt mit stabilen Knorpelrändern entstanden ist. Erst nach diesem Schritt kann die Dimension der Defektgröße und -tiefe genau abgeschätzt werden.

Merke: Für eine gute Einheilung der Knochenaugmentation und die Beurteilung der Größe des osteochondralen Defekts ist das Abtragen der gesamten intraläsionalen Skleroseschicht essenziell.

Nach der Tiefe des Defekts richtet sich die empfohlene Form der Knochenaugmentation. Für flache, schalige osteochondrale Defekte bis etwa zehn Millimeter Tiefe kann der subchondrale Knochen durch Spongiosa aufgefüllt werden. Geringere Mengen an Spongiosa können hierfür lokal z. B. aus der proximalen Tibia gewonnen werden, bei größeren Mengen sollte schon bei der Abdeckung des Operationsgebiets die Möglichkeit geschaffen werden, vom Beckenkamm autologe Spongiosa zu holen.

Bislang ist noch nicht geklärt, in welcher Form die Knochenaugmentation durch Spongiosa erfolgen soll. Vorstellbar wäre, die impaktierte transplantierte Spongiosa im Defekt mit einem Periostlappen oder einer Biomaterialmembran abzudecken und den Knochen zuerst einheilen zu lassen, bevor die Knorpelzelltransplantation in einem weiteren zweiten Schritt erfolgt. In letzter Zeit gehen jedoch mehr und mehr Operateure dazu über, die Knochenaugmentation einzeitig mit der Knorpelzelltransplantation durchzuführen [30].

In einer Studie von Vijayan et al. wurden vierzehn Patienten (Durchschnittsalter 24 Jahre) mit osteochondralen Defekten größer als 5 cm^2 und tiefer als acht Millimeter mithilfe „impaction grafting" des subchondralen Knochens mit autologer Spongiosa von der medialen Femurkondyle und einer einzeitigen Abdeckung durch eine matrixgestützte Chondrozytentransplantation behandelt. Diese wurde mithilfe einer zweischichtigen Lage einer Kollagenmembran, in deren Mitte sich die Knorpelzellen befanden, durchgeführt. Im Follow-up zwischen zwei und acht Jahren zeigte sich eine klinische und funktionelle Verbesserung im Cincinnati-Knee-Score und dem visuellen analogen Schmerzscore bei lediglich einem Therapieversager [30].

Bei tieferen Läsionen oder bei Defekten ohne Containment ist eine reine Auffüllung mit Spongiosa jedoch auch nach Impaktion wohl zu instabil, sodass eine andere Form der Knochenaugmentation angewandt werden sollte. Hier wurden in der Literatur mehrere Methoden beschrieben. Im eigenen Vorgehen verwenden wir in solchen Fällen einen Beckenkammspan, der entweder „press fit" in den Defekt eingefalzt oder mit resorbierbaren Pins im Defekt fixiert wird (Abbildung 7.8).

Der Beckenkamm bietet mehrere Vorteile für die subchondrale Knochenaugmentation. Zum einen kann er durch entsprechende Präparation nicht nur in der Form, sondern auch in der Kontur individuell an die Defektgegebenheiten angepasst und modelliert werden. Dies ist v. a. für Läsionen bei OD von Vorteil, da sich diese häufig

Richtung Notch nach dorsal ziehend befinden. Da derartige Defekte in den meisten Fällen kein Containment haben, eignet sich hier ebenfalls die Beckenkammaugmentation, da diese auch aufgrund der stabilen Kortikalis an der Oberfläche mit Pins oder Ähnlichem gut fixiert werden kann. Bei Defekten ohne Containment zeigt sich ein weiterer Vorteil des Beckenkammspans. Bei entsprechender Präparation kann in schwierig zugänglichen Lokalisationen das Knorpelzell-Matrix-Konstrukt an einen Perioststreifen des transplantierten Spans angenäht werden. Auch dies kann bei notchnahen Läsionen zum hinteren Kreuzbandansatz von Nutzen sein.

Merke: Die Verwendung eines autologen Beckenkammspans zur Knochenaugmentation bietet nach entsprechender Präparation die Möglichkeit der individuellen Anpassung an den ossären Defekt und auch in schwierigen Lokalisationen eine Fixierungsmöglichkeit der Knorpelzell-Matrix.

Mithilfe des Beckenkammspans ist es aber v. a. möglich, die Situation des subchondralen Knochens mit seiner stabilen soliden „tidemark“ zu simulieren und zu imitieren. Eigene bislang nicht veröffentlichte biomechanische Studien haben gezeigt, dass sich der Beckenkamm gut zur Rekonstruktion der osteochondralen Einheit eignet. Im Load-to-Failure-Test zeigte der Beckenkammknochen gleiche Stabilitätswerte wie die entknorpelte Femurkondyle. Histologische Untersuchungen bestätigten die Ähnlichkeit der physiologischen „tidemark“ und der Kortikalis am Beckenkamm.

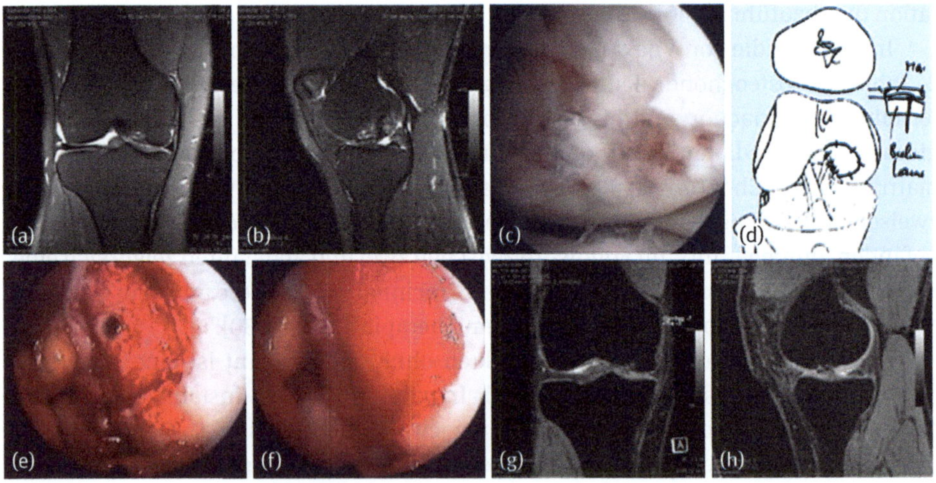

Abb. 7.8: Magnetresonanztomographische und arthroskopische Darstellung einer Osteochondrosis dissecans Grad 4 an der medialen Femurkondyle mit schematischer Darstellung der Versorgung (**obere Reihe**). Der subchondrale Defekt wurde mit einem Beckenkammspan gefüllt, der mit einem resorbierbaren Pin fixiert wurde. Anschließend einzeitig durchgeführte Knorpelzelltransplantation (Novocart 3D, Aesculap AG, Tuttlingen, Deutschland). MRT-Kontrolle nach einem Jahr mit annähernd kompletter Regeneration des Knorpel-Knochen-Defekts.

Im eigenen Patientengut führten wir bei 51 osteochondralen Defekten eine Knochenaugmentation mit Spongiosa bzw. Beckenkammtransposition durch, die einzeitig mit einer MACT in Form von autologen Knorpelzellen, kultiviert auf einer biphasischen Kollagenmatrix, abgedeckt wurde. Die mittlere Defektgröße betrug 6,5 cm^2 bei einer Tiefe von durchschnittlich 12 mm. In der klinischen Nachuntersuchung zeigte sich nach einem Jahr eine Verbesserung der Funktionsscores des International Knee Documentation Committee (IKDC) und Cincinnati-Score eine Zunahme um jeweils über 50 Punkte, wobei der Trend der Verbesserung auch bis zur Kontrolle drei Jahre nach Versorgung anhielt. In den magnetresonanztomographischen Kontrollen zeigte sich ein gutes Remodelling der osteochondralen Einheit; v. a. der subchondrale Anteil war gut in den umliegenden nativen Knochen integriert mit nur wenigen Fällen eines prolongierten Knochenmarködems und ohne Nachweis einer Zystenausbildung. Im Vergleich mit Ergebnissen nach Behandlung eines osteochondralen Defekts mit zellfreien Biomaterialien zeigt sich magnetresonanztomographisch v. a. im subchondralen Bereich ein Vorteil durch die Therapie mit einer autologen Knochenaugmentation vom Beckenkamm (unveröffentlichte Daten; [31]).

Merke: Eine autologe Knochenaugmentation im Rahmen einer osteochondralen Therapie bietet die Möglichkeit eines subchondralen Remodellings mit guter Integration in den nativen Knochen.

In der Literatur sind auch andere Techniken der ACT in Sandwichtechnik beschrieben. Könst et al. beschreiben eine Technik, bei der der ossäre Anteil des Defekts mit einem kortikospongiösen Knochentransplantat aufgefüllt wurde, das seitlich von der medialen oder lateralen Femurkondyle gewonnen wurde. Knorpelzellen wurden eingebettet in ein Fibringel und dann darauf aufgetragen. Auf diese Art wurden neun Patienten mit einer mittleren Defektgröße von 7,1 cm^2 mit einer Tiefe von 9 mm behandelt. Nach einem Jahr wird eine klinisch-funktionelle Verbesserung im IKDC-Score und KOOS beschrieben [32].

Eine andere Methode der Knochenaugmentation im Rahmen der Sandwich-ACT beschreiben Ochs et al. Bei 22 Patienten wurde bei entsprechender Indikation eines großen osteochondralen Defekts (mittlere Defektgröße 4,8 cm^2, Tiefe 4–15 mm) eine Auffütterung des knöchernen Defekts zur Rekonstruktion der subchondralen Lamelle mit kortikospongiösen Zylindern vom Beckenkamm bzw. vom distalen Femur durchgeführt. Diese wurden „press fit" in Bohrungen im Defekt eingesetzt. Durchschnittlich waren zwei bis drei Zylinder zur Augmentation nötig. Die Knorpelzelltransplantation erfolgte mit einer biphasischen Kollagenmatrix, die über die Knochenzylinder in den Defekt eingenäht wurde. Nach einem Nachuntersuchungszeitraum von im Mittel 16 Monaten wurden Verbesserungen im Tegner-, Lysholm-, Cincinnati- und IKDC-Score angegeben [33]. Ebenfalls gute Ergebnisse wurden mit einer ähnlichen Technik durch Gewinnung von kortikospongiösen Zylindern aus der metaphysären proximalen Tibia kombiniert mit einer Knorpelzelltransplantation mit einem Kollagen-I-Gel als Zellträger gesehen [34].

Merke: In der Literatur zeigen sich ermutigende klinische Ergebnisse bei der Behandlung kritischer, großer osteochondraler Defekte mit einer Kombination aus autologer Knochenaugmentation und ACT (Sandwich-ACT).

Ochs et al. geben an, durch die monokortikale Schicht der Zylinder die subchondrale Lamelle rekonstruiert zu haben. Dies wird in einer weiteren Studie genauer validiert. In der gleichen Art und Weise wurden 26 Patienten mit einer Kombination aus kortikospongiösen Zylindern und MACT versorgt und über zwei bis fünf Jahre klinisch und magnetresonanztomographisch nachuntersucht. Es zeigte sich auch hier ein Anstieg der Funktionsscoringwerte (Lysholm, Cincinnati, IKDC), genauso wie ein guter MOCART-Score im MRT. Interessanterweise zeigte sich eine Korrelation zwischen der Defektfüllung und den klinischen Scores, aber auch zwischen der Defektfüllung und der Qualität des Remodellings der subchondralen Lamelle im MRT [29]. Dies unterstreicht die Wichtigkeit der Rekonstruktion dieser Schicht für eine erfolgreiche Behandlung tiefgreifender osteochondraler Defekte.

Zusammenfassend kann man sagen, dass die Behandlung großer osteochondraler Defekte nach wie vor eine Herausforderung darstellt. Durch eine Kombination aus autologer Knochenaugmentation und einer Knorpelzelltransplantation ist es jedoch möglich, auch solche kritischen Defekte regenerativ zu behandeln. Die bisher zu diesem Thema veröffentlichte Literatur ist ermutigend.

Literatur

[1] Hangody L, Fules P. Autologous osteochondral mosaicplasty for the treatment of full-thickness defects of weight-bearing joints: ten years of experimental and clinical experience. J Bone Joint Surg Am 85-A Suppl 2:25–32, 2003.

[2] Laprell H, Petersen W. Autologous osteochondral transplantation using the diamond bone-cutting system (DBCS): 6–12 years' follow-up of 35 patients with osteochondral defects at the knee joint. Arch Orthop Trauma Surg 121(5):248–253, 2001.

[3] Levy YD, Gortz S, Pulido PA, McCauley JC, Bugbee WD. Do fresh osteochondral allografts successfully treat femoral condyle lesions? Clin Orthop Relat Res 471(1):231–237, 2013.

[4] Lynch TS, Patel RM, Benedick A, Amin NH, Jones MH, Miniaci A. Systematic review of autogenous osteochondral transplant outcomes. Arthroscopy 31(4):746–754, 2015.

[5] Pareek A, Reardon PJ, Maak TG, Levy BA, Stuart MJ, Krych AJ. Long-term outcomes after osteochondral autograft transfer: a systematic review at mean follow-up of 10.2 years. Arthroscopy, 32(6):1174–1184, 2016.

[6] Solheim E, Hegna J, Oyen J, Harlem T, Strand T. Results at 10 to 14 years after osteochondral autografting (mosaicplasty) in articular cartilage defects in the knee. Knee 20(4):287–290, 2013.

[7] Lattermann C, Brucker PU. Osteochondrale Allografttransplantation zur Behandlung von Knorpeldefekten am Kniegelenk. Arthroskopie 25(1):19–29, 2012.
[8] Koh JL, Wirsing K, Lautenschlager E, Zhang LO. The effect of graft height mismatch on contact pressure following osteochondral grafting: a biomechanical study. Am J Sports Med 32(2):317–320, 2004.
[9] Pearce SG, Hurtig MB, Clarnette R, Kalra M, Cowan B, Miniaci A. An investigation of 2 techniques for optimizing joint surface congruency using multiple cylindrical osteochondral autografts. Arthroscopy 17(1):50–55, 2001.
[10] Ueblacker P, Burkart A, Imhoff AB. Retrograde cartilage transplantation on the proximal and distal tibia. Arthroscopy 20(1):73–78, 2004.
[11] Bobic V. Arthroscopic osteochondral autograft transplantation in anterior cruciate ligament reconstruction: a preliminary clinical study. Knee Surg Sports Traumatol Arthrosc 3(4):262–264, 1996.
[12] Bobic V. Die Verwendung von autologen Knorpel-Knochen-Transplantaten in der Behandlung von Gelenkknorpelläsionen. Orthopäde 28(1):19–25, 1999.
[13] Balash P, Kang RW, Schwenke T, Cole BJ, Wimmer MA. Osteochondral tissue cell viability is affected by total impulse during impaction grafting. Cartilage 1(4):270–275, 2010.
[14] Patil S, Butcher W, D'Lima DD, Steklov N, Bugbee WD, Hoenecke HR. Effect of osteochondral graft insertion forces on chondrocyte viability. Am J Sports Med 36(9):1726–1732, 2008.
[15] Frosch KH, Voss M, Walde T, Balcarek P, Ferlemann K, Wachowski M et al. Entnahme osteochondraler Zylinder aus der medialen dorsalen Femurkondyle über einen minimalinvasiven Zugang. Oper Orthop Traumatol 22(2):212–220, 2010.
[16] Salzmann GM, Buchberger MS, Stoddart MJ, Grad S, Milz S, Niemeyer P et al. Varying regional topology within knee articular chondrocytes under simulated in vivo conditions. Tissue Eng Part A 17(3–4):451–461, 2011.
[17] Brucker P, Agneskirchner JD, Burkart A, Imhoff AB. Mega-OATS. Technik und Ergebnisse. Unfallchirurg 105(5):443–449, 2002.
[18] Brucker PU, Braun S, Imhoff AB. Mega-OATS-Technik autogene Knorpel-Knochen-Transplantation als Salvage-Verfahren bei großen osteochondralen Defekten am Femurkondylus. Oper Orthop Traumatol 20(3):188–198, 2008.
[19] Karataglis D, Learmonth DJ. Management of big osteochondral defects of the knee using osteochondral allografts with the MEGA-OATS technique. Knee 12(5):389–393, 2005.
[20] Wagner H. Traitement chirurgical de l'ostéochondrite disséquante, une cause d'arthrite déformante du genou. Rev Chir Orthop Reparatrice Appar Mot 50:335–352, 1964.
[21] Wagner H. Die Klinik der Knorpeltransplantation bei der Osteochondrosis dissecans. Hefte Unfallheilkd 127:118–125, 1975.
[22] Langer F, Gross AE. Immunogenicity of allograft articular cartilage. J Bone Joint Surg Am 56(2):297–304, 1974.
[23] Jamali AA, Hatcher SL, You Z. Donor cell survival in a fresh osteochondral allograft at twenty-nine years. A case report. J Bone Joint Surg Am 89(1):166–169, 2007.
[24] Chu CR, Convery FR, Akeson WH, Meyers M, Amiel D. Articular cartilage transplantation. Clinical results in the knee. Clin Orthop Relat Res 360:159–168, 1999.
[25] Bugbee WD. Fresh osteochondral allografts. J Knee Surg 15(3):191–195, 2002.
[26] Bugbee WD, Convery FR. Osteochondral allograft transplantation. Clin Sports Med 18(1):67–75, 1999.
[27] Gortz S, Bugbee WD. Allografts in articular cartilage repair. Instr Course Lect 56:469–480, 2007.

[28] Gomoll AH, Madry H, Knutsen G, van Dijk N, Seil R, Brittberg M et al. The subchondral bone in articular cartilage repair: current problems in the surgical management. Knee surgery, sports traumatology, arthroscopy: official journal of the ESSK A 18:434–447, 2010.

[29] Ochs BG, Muller-Horvat C, Albrecht D, Schewe B, Weise K, Aicher WK et al. Remodeling of articular cartilage and subchondral bone after bone grafting and matrix-associated autologous chondrocyte implantation for osteochondritis dissecans of the knee. Am J Sports Med 39:764–773, 2011.

[30] Vijayan S, Bartlett W, Bentley G, Carrington RW, Skinner JA, Pollock RC et al. Autologous chondrocyte implantation for osteochondral lesions in the knee using a bilayer collagen membrane and bone graft: a two- to eight-year follow-up study. Journal Bone Joint Surg Am 94:488–492, 2012.

[31] Kon E, Filardo G, Di Martino A, Busacca M, Moio A, Perdisa F et al. Clinical results and MRI evolution of a nano-composite multilayered biomaterial for osteochondral regeneration at 5 years. Am J Sports Med 42:158–165, 2014.

[32] Konst YE, Benink RJ, Veldstra R, van der Krieke TJ, Helder MN, van Royen BJ. Treatment of severe osteochondral defects of the knee by combined autologous bone grafting and autologous chondrocyte implantation using fibrin gel. Knee surgery, sports traumatology, arthroscopy: official journal of the ESSK A 20:2263–2269, 2012.

[33] Ochs BG, Muller-Horvat C, Rolauffs B, Fritz J, Weise K, Schewe B. [Treatment of osteochondritis dissecans of the knee: one-step procedure with bone grafting and matrix-supported autologous chondrocyte transplantation]. Z Orthop Unfall 145:146–151, 2007.

[34] Steinhagen J, Bruns J, Deuretzbacher G, Ruether W, Fuerst M, Niggemeyer O. Treatment of osteochondritis dissecans of the femoral condyle with autologous bone grafts and matrix-supported autologous chondrocytes. Int Orthop 34:819–825, 2010.

8 Knorpelschäden im Patellofemoralgelenk

Matthias F. Pietschmann, Thomas R. Niethammer, Peter E. Müller

8.1 Anatomie und Funktion

Knorpelschäden des Kniegelenks werden nach der medialen Femurkondyle am häufigsten im Patellofemoralgelenk beobachtet [1]. Ein Grund dafür ist die komplexe Anatomie und Form der Patellarückfläche. Die Patellarückfläche (Facies articularis patellae) besteht aus einer medialen und einer lateralen Gelenkfläche. Die mediale Gelenkfläche ist im Vergleich zur lateralen Gelenkfläche konvex geformt. Die größere laterale Gelenkfläche ist hingegen konkav. Die typische Form der Patellarückfläche wird im Wesentlichen durch die Crista mediana retropatellaris bestimmt. Diese unterteilt die Patellarückfläche in ihren medialen und lateralen Gelenkanteil. In einigen Fällen liegt eine weitere Crista retropatellaris medialis vor, die eine zusätzliche mediale Gelenkfläche, die „odd facet", bildet [2].

Das femorale Gleitlager entspricht der Facies patellaris der Trochlea femoris. Dieses wird gebildet durch die mediale und laterale Kondyle, die im dorsalen Bereich durch die Fossa intercondylaris unterbrochen wird. Im medialen und lateralen Randbereich ist die Trochlea erhöht und bildet dort die laterale und mediale Trochleafacette. Die Form der Trochlea femoris ist in erheblichem Ausmaß für die knöcherne Stabilität der Patellaführung verantwortlich. Insbesondere die laterale Trochleafacette führt bei reduzierter Ausbildung zu einer Instabilität des Patellofemoralgelenks [3].

Die Patella fungiert am Kniestreckapparat als Sesambein. Sie erhöht so den Radius des Kniegelenksdrehpunkts und verlängert den Hebelarm nach ventral. Somit wird die Kraft des Musculus quadriceps adäquat verteilt [4].

8.2 Epidemiologie

8.2.1 Patellofemorales Schmerzsyndrom

Die Begriffe des anterioren Knieschmerzes oder patellofemoralen Schmerzsyndroms sind ein Sammelbecken verschiedener unspezifischer Symptome bzw. funktioneller Beschwerden, die aber nur selten eine klare Diagnose beinhalten und keine strukturellen Veränderungen des Knorpels in der MRT aufweisen [5].

In einer klinischen Studie wurde die Häufigkeit des Auftretens anteriorer Knieschmerzen bei Kindern und Jugendlichen mit 19 % angegeben, wobei die Angaben hierzu in der Literatur zwischen 3 % und 40 % schwanken [6]. Obwohl dem patellofemoralen Schmerzsyndrom in dieser Altersgruppe eine selbstlimitierende, benigne Entwicklung ohne Langzeitschäden zugeschrieben wurde [7], sehen neuere Untersuchungen einen Zusammenhang zwischen dem Auftreten eines patellofemoralen Schmerzsyndroms im Kindes- und Jugendalter und der Entwicklung einer patellofemoralen Arthrose in der Folge [8]. Als mögliche Ursachen hierfür werden ein Malalignment, muskuläre Dysfunktionen, repetitive Mikrotraumata und ein propriozeptives Defizit angesehen [9, 10].

8.2.2 Knorpelschäden des Patellofemoralgelenks

Mit zunehmendem Alter steigt die Anzahl der chondromalazischen Veränderungen an der Patella. Eine patellofemorale Arthrose wird in etwa der Hälfte der Patienten mit degenerativen Veränderungen des Knies diagnostiziert. Die isolierte patellofemorale Arthrose kann radiologisch in 17,1–34,0 % der weiblichen Patienten und 18,5–19,0 % der männlichen Patienten im Alter von ≥ 55 bzw. ≥ 60 Jahren beobachtet werden [11].

Hinsichtlich der Lokalisation der Knorpelschäden im patellofemoralen Gelenk zeigte eine aktuelle Kadaverstudie eine Dominanz der Knorpelschäden im weiblichen Geschlecht und an der medialen Patellafecette [12]. Isolierte Knorpelschäden an der lateralen Facette wurden nur selten beobachtet, was möglicherweise ein ethnisch beeinflusster Effekt sein kann, da die Untersuchung ausschließlich an japanischen Individuen durchgeführt wurde. Zudem wiesen weibliche Präparate deutlich schwerere Knorpelschäden auf als männliche [12, 13].

8.2.3 Patellaluxation – Patellainstabilität

Seit Einführung der Arthroskopie und der MRT in die klinische Diagnostik ist die Inzidenz von osteochondralen Verletzungen nach Patellaluxationen aufgrund des vermehrten Nachweises stark angestiegen. Zeigten alte Untersuchungen eine Häufigkeit von 14 % [14], belegen aktuelle Studien, dass in bis zu drei Viertel der Fälle eine osteochondrale Verletzung nach akuter Patellaluxation besteht [15, 16]. Die Häufigkeit von in der MRT nachgewiesenen strukturellen Knorpelschäden („cracks", „fissures") wird sogar mit bis zu 95 % angegeben [17] und belegt die Notwendigkeit der Durchführung einer MRT nach einer akuten Patellaluxation.

Die Lokalisation der Knorpelschäden betrifft überwiegend den First und die mediale Patellafacette. Nomura zeigte in einer Langzeituntersuchung, dass bei rezidivierenden Patellaluxationen die Folgeschäden am Knorpel der Patellarückfläche gut mit dem Ort des Erstschadens korrelieren, also einer Ausweitung des initialen Schadens entsprechen [18]. Interessanterweise wies er in einer Folgestudie 2005 nach, dass Patienten mit nur einmaliger Patellaluxation im Verlauf schwerere Knorpelschäden aufwiesen als Patienten mit mehrfachen Luxationen [19].

8.3 Klinische Symptome

Die klinischen Angaben der Patienten bei einem Schaden des Patellofemoralgelenks betreffen typischerweise die Vorderseite des Kniegelenks und beschreiben kniescheibenbelastende Aktivitäten wie das Treppauf- und -absteigen, Hocken oder das Aufstehen nach langem Sitzen (Theater-/Kinozeichen). Ebenso werden Bergwandern und Bergsteigen als schmerzauslösend angegeben. In Streckstellung des Kniegelenks verschwinden die Schmerzen regelhaft.

Die klinische Untersuchung umfasst neben der umfassenden Analyse des Gangbilds, die Inspektion der Beinachsen-/Q-Winkel und der Gelenkkonturen, des Muskelstatus des M. quadrizeps, insbesondere des M. vastus medialis, der allgemeinen Gelenkbeweglichkeit und die spezifische Untersuchung des patellofemoralen Gelenks. Hinzu kommt die Palpation der Bursa präpatellaris und gegebenenfalls infrapatellaris, um extraartikulär gelegene Ursachen eines anterioren Knieschmerzes auszuschließen. Patellaanpress- und -verschiebeschmerz sollten nicht nur in vollständiger Streckung, sondern auch in unterschiedlichen Beugungsgraden getestet werden, um Kompression auf verschiedene Bereiche der Patella zu bringen, wenn sie bereits in Kontakt mit der Trochlea steht. Dabei können in Streckung eher Schäden am distalen Pol der Patella, in Beugung im proximalen Bereich detektiert werden.

Das Zohlen-Zeichen kann bei diffusen synovialen Reizungen falsch-positiv sein [20]. Ebenso sind Krepitationen bei passiver Bewegung kein verlässliches Zeichen für einen Knorpelschaden im patellofemoralen Gelenk, da sie auch bei bis zu 95 % gesunder Frauen und 45 % gesunder Männer festgestellt werden können [21].

Die Mobilität der Patella muss ebenso beurteilt werden wie das Vorhandensein des J-Sign. Abhängig von der Mobilität der Patella und dem Weichteilmantel können mediale und laterale Patellafacette direkt palpiert und gegebenenfalls Schmerzen ausgelöst werden. Zur Beurteilung der Straffheit des lateralen Retinaculums kann der Patellakipptest nach Greenfeld und Scott herangezogen werden [22]. Hierbei wird die Patella bei gestrecktem Knie und entspanntem M. quadrizeps mit der medialen Facette in die Trochlea gepresst. Dabei sollte sich der laterale Patellarand aufkippen. Tut er dies nicht, ist dies ein Zeichen für ein zu straffes laterales Retinaculum. Dieser Test ähnelt dem lateralen Apprehension-Test für ein zu laxes mediales Retinaculum oder ein gerissenes mediales patellofemorales Ligament nach Patellaluxation, bei dem der Patient während zunehmender passiver Lateralisation der Patella Schmerzen angibt. Bei 20° Flexion im Kniegelenk sollte die Patella um etwa ein bis zwei Viertel der Patellabreite verschiebbar sein [23]. Eine verminderte Verschiebbarkeit der Patella nach proximal ist ein Zeichen für ein infrapatellares Kontraktursyndrom [24].

Da andere Pathologien am Kniegelenk und der unteren Extremität ein anteriores Knieschmerzsyndrom verursachen bzw. verstärken können, ist die vollständige Untersuchung des Kniegelenks und der angrenzenden Gelenke obligat. So führt die vermehrte anteroposteriore Instabilität bei Ruptur des vorderen Kreuzbands zu einer vermehrten kompensatorischen Aktivität des M. quadrizeps mit resultierender Erhöhung des patellaren Anpressdrucks und vermehrt auftretenden anterioren Knieschmerzen in bis zu 27 % der Fälle [25]. Bei Ruptur des hinteren Kreuzbands ist eine Inzidenz von anterioren Knieschmerzen sogar von bis zu 90 % beschrieben worden [26].

Han et al. berichten, dass Größe und Tiefe des Knorpelschadens einen signifikanten Einfluss auf den anterioren Knieschmerz hatten, nicht aber die Lokalisation des Defekts [27]. Aufgrund der hohen Inzidenz positiver pathologischer Untersuchungsbefunde in der klinischen Untersuchung gesunder Individuen sollten bzw. müssen die erhobenen klinischen Befunde immer mit bildgebenden Befunden korreliert werden [21].

8.4 Entstehung

8.4.1 Patellaerstluxation

Bei einer Patellaerstluxation kommt es häufig zu Knorpelschäden des Patellofemoralgelenks. Diese entstehen bei der Patellaluxation durch das Abscheren der Patella über die laterale Trochleafacette. Daraus resultierende Knorpeldefekte sind demnach an der medialen Patellafacette bzw. im Bereich der lateralen Femurkondyle lokalisiert [28]. Hierbei handelt es sich häufig um osteochondrale Defekte. In diesem Zusammenhang wird von einer „flake fracture“ gesprochen. Zudem kommt es bei einer Patellaerstluxation meist zu einer Zerreißung des medialen Retinaculums.

8.4.2 Chronische Instabilität

Eine patellofemorale Instabilität liegt vor bei Patienten mit einer rezidivierenden Patellaluxation oder -subluxation oder bei vorhandenen Risikofaktoren nach Erstluxation [29]. Bei der patellofemoralen Instabilität ist von einer multifaktoriellen Genese mit mehreren destabilisierenden Faktoren auszugehen. Diesbezüglich ist neben den aktiven und passiven Stabilisatoren, die z. B. durch Verletzungen von Muskeln, Kapsel oder Bändern oder eine generelle Hyperlaxität verursacht sein können, auch die statische Stabilisation durch die knöcherne Formgebung zu nennen.

8.4.2.1 Patelladysplasie

Da die Form der Patellarückfläche insbesondere für die Stabilität des Patellofemoralgelenks relevant ist, erfolgt die Einteilung der Form anhand der Klassifikation nach Wiberg [30]. Diese unterscheidet die Patellarückfläche nach drei Hauptformen. Beim Typ I nach Wiberg ist die mediale und laterale Gelenkfläche gleich groß und wird zentral von der Crista mediana retropatellaris unterteilt. Beim Typ II nach Wiberg ist die Crista mediana retropatellaris nach medial verschoben und führt somit zu einer deutlich kleineren medialen Gelenkfläche. Beim Typ III nach Wiberg ist die mediale Gelenkfläche noch weiter verringert. Der Typ II nach Wiberg stellt die häufigste Form der Patellarückfläche dar.

8.4.2.2 Trochleadysplasie

Die relevante Kontaktfläche zwischen der Patella und der Facies patellaris ist die laterale Trochleafacette bzw. die laterale Gelenkfläche der Patella. Dies begründet sich durch den verstärkten Muskelzug des M. quadriceps nach lateral. Eine Luxation der Patella wird bei zunehmender Streckung v. a. durch die laterale Trochleafacette verhindert. Bei maximaler Streckung fällt die knöcherne Unterstützung der lateralen Patellafacette weg, die im Vergleich zur medialen Trochleafacette mehr nach proximal ausläuft. Bei maximaler Streckung ist die Weichteilstabilisierung für die Zentralisierung erforderlich [31].

Der Sulkuswinkel beschreibt die Stellung der medialen und lateralen Trochleafacette zueinander und kann röntgenologisch mithilfe der Patellaaxialaufnahme bestimmt werden. Der Sulkuswinkel wird zwischen 138–142° als normwertig angesehen [32]. Außerdem kann anhand der Bestimmung der lateralen Trochleainklination (sog. LTI: Winkel zwischen der Linie der dorsalen Femurkondylen und der lateralen Trochleafacette) die Ausprägung der lateralen Trochleafacette genauer quantifiziert werden. Ab einem LTI von < 11° ist die laterale Trochleafacette als pathologisch anzusehen [33]. Die Klassifikation der Trochleadysplasie erfolgt nach Dejour und orientiert sich am Vorhandensein eines „crossing sign", einem möglichen Trochantersporn sowie dem LTI [34].

Bei Kniegelenksbeugung führt die laterale Trochleafacette die Patella nach medial und bei weiterer Beugung erneut nach lateral. Diese endgradige Lateralisierung wird durch die nach lateral verlaufende Trochleaachse verursacht. Die wesentliche Kontaktfläche bei der Kniegelenksbeugung ist lateralseitig. Durch eine vorliegende Dysplasie wird diese jedoch deutlich verringert, was zu vermehrten Druckbelastungen in diesem Bereich führt [35].

8.4.2.3 Mediales Retinaculum

Das mediale Retinaculum des Kniegelenks beinhaltet eine oberflächliche longitudinale Schicht sowie eine tiefe transversale Schicht. Darunter liegt die mediale Gelenkkapsel mit dem tiefen medialen Kollateralband sowie dem medialen patellomeniskalen Ligament [36]. Der tiefe Anteil des medialen Retinaculums setzt sich aus dem medialen patellofemoralen Ligament sowie dem oberflächlichen medialen Kollateralband zusammen. Dabei wird das mediale patellofemorale Ligament als wichtigster passiver Stabilisator des Patellofemoralgelenks angesehen [37].

Das mediale patellofemorale Ligament stabilisiert die Patella ausgehend von der medialen Femurkondyle bis zur medialen Patellafacette. Dabei erscheint es als flächiges fasziales Band, ist oft nur sehr schwer in Kadaveruntersuchungen nachweisbar und zeigt bei zunehmender Kniebeugung eine isometrische Längenzunahme von maximal 2,1 mm bei voller Streckung [38]. Bei einer Ruptur des medialen patellofemoralen Ligaments kommt es zu vermehrtem lateralen Anpressdruck mit lateralem Tilt und Patellalateralisierung [39].

8.4.2.4 Muskuläre Stabilisierung

Besonders relevant für die Zentralisierung und somit für die mediale Stabilisierung der Patella im Patellofemoralgelenk ist der M. vastus medialis als Teil des M. quadriceps femoris. Die zum Teil schräg verlaufenden Fasern werden auch als M. vastus medialis obliquus bezeichnet. Dieser nimmt seinen Ursprung am Septum intermusculare mediale und inseriert im kranialen Bereich der medialen Patellafacette und ist somit ähnlich wie das mediale patellofemorale Ligament für die Stabilisierung der Patella verantwortlich und vermindert so den lateralen Anpressdruck [3].

8.4.3 Osteochondrosis dissecans

Knorpeldefekte der Patella können neben akuten Verletzungen durch eine Osteochondrosis dissecans (OD) verursacht sein. Diese stellt eine Osteonekrose dar, bei der die vorliegende Pathologie nicht im Gelenkknorpel, sondern im subchondralen Knochen zu finden ist. Hierbei kommt es zu einem Vitalitätsverlust des subchondralen Knochens und hierdurch in Folge zu einer Ablösung eines osteochondralen Fragments. In der Regel wird die OD im Bereich der medialen Femurkondyle beobachtet, in einigen Fällen ist sie jedoch retropatellar lokalisiert [40].

Anamnestisch wird häufig eine (Sub-)Luxation der Patella bzw. ein akutes Trauma geschildert, die der OD vorausgegangenen ist. Trotz langjähriger Erfahrung und Forschung in diesem Gebiet konnte die Ursache für die Entstehung bislang nicht abschließend geklärt werden. Diskutiert werden sowohl biomechanische Fehlbelastungen sowie ursächliche Mikrotraumata bzw. Makrotraumata. Da insbesondere junge Männer betroffen sind, werden sowohl hormonelle als auch genetische Faktoren diskutiert. Im Verlauf kommt es zu einer Ischämie des subchondralen Knochens mit nachfolgender Nekrose [41].

8.4.4 Hyperkompression

8.4.4.1 Dysplasie des Patellofemoralgelenks

Die Lokalisation der primären Knorpelschäden ist abhängig von ihrer Entstehungsursache. Knorpeldefekte des Patellofemoralgelenks sind i. d. R. Folge einer geometrischen Pathologie [42]. Diese verursacht eine Hyperkompression der Patellarückfläche bzw. des retropatellaren Gleitlagers [43]. Bei den geometrischen Pathologien handelt es sich um knöcherne Fehlbildungen wie die Trochleadysplasie oder Patelladysplasie.

Für die Identifikation der entsprechenden Pathologie erfolgt die Analyse des Patellofemoralgelenks anhand von mehreren Winkeln. Der Sulkuswinkel sowie die laterale Trochleainklination dienen hierbei zur Diagnosesicherung.

8.4.4.2 Patella alta

In einigen Fällen ist jedoch auch ein Patellahochstand, die sog. Patella alta für die instabilitätsbedingte Hyperkompression verantwortlich. Diese wird nach Insall und Salvati in einer seitlichen Röntgenaufnahme des Kniegelenks bestimmt. Dabei sollte die Länge der Patellasehne der Länge der Patella entsprechen. Ab einem Unterschied von über 20 % wird von einer Patella alta oder Patella baja (Patellatiefstand) gesprochen [44]. Bezüglich der Messung wurden zahlreiche modifizierte Varianten beschrieben wurden [45].

8.4.4.3 Plica mediopatellaris

Die Häufigkeit von Knorpelschäden, die durch eine Plica mediopatellaris verursacht werden, wird in der Literatur unterschiedlich hoch angegeben. Dabei wird die Plica mediopatellaris in unterschiedlicher Ausprägung bei etwa zwei Drittel der Kniegelenke gefunden [46]. Lyu et al. zeigten in ihrer arthroskopischen Untersuchung einen signifikanten Zusammenhang zwischen dem Auftreten einer Plica mediopatellaris und Knorpelschäden am medialen Femurkondylus [47]. Dies bestätigten Christofokrakis et al., die neben den Schäden am Femur auch signifikant mehr Knorpelschäden an der medialen Patellafacette bei einer Plica mediopatellaris nachwiesen [48]. Hayashi et al. fanden in einer MRT-Analyse bei einer vorliegenden Plica mediopatellaris signifikant mehr Knorpelschäden an der medialen Patellafacette, jedoch nicht am medialen Femurkondylus [49].

8.4.4.4 Beinachsfehlstellung

Ein weiterer relevanter Einflussfaktor für die Patellazentrierung ist die Beinachse. Für die Detektion ist neben der röntgenologischen Ganzbeinuntersuchung und der Bestimmung der mechanischen Beinachse auf den Q-Winkel zu achten. Dieser wird zwischen der Spina anterior superior, der Patellamitte sowie der Tuberositas tibiae ermittelt. Ist der Q-Winkel größer als 20°, ist er als pathologisch anzusehen. Bei einem pathologischen Q-Winkel ist klinisch von einer vermehrten Instabilität sowie patellofemoralen Schmerzen auszugehen [50].

Neben dem Q-Winkel ist die Lateralisierung der Tuberositas tibiae für die Zentrierung der Patella wichtig. Diese Lateralisierung wird anhand des Tibial-tuberosity-trochlea-groove(TTTG)-Abstands bestimmt. Die Bestimmung erfolgt in axialer Bildgebung zwischen dem tiefsten Punkt der Trochlea und der Tuberositas tibiae. Ein Abstand über 20 mm gilt als pathologisch erhöht [51]. Bei erhöhtem TTTG-Abstand kommt es zu einer vermehrten Lateralisierung und somit zu einer Zunahme der lateralen Zugrichtung des M. quadriceps, was zu einer vermehrten Instabilität oder patellofemoralen Schmerzen führen kann.

Der TTTG-Abstand kann jedoch bei einer bestehenden Trochleadysplasie als falsch normwertig gemessen werden. Bei einer vorliegenden Trochleadysplasie kann stattdessen der Tibial-tubercle-posterior-cruciate-ligament(TTPCL)-Abstand“) verwendet werden, der nach Seitlinger et al. als rein tibialer Messwert die reelle Tuberositas-tibiae-Lateralisierung wiedergibt. Gemessen wird der TTPCL-Abstand vom medialen Rand des hinteren Kreuzbands zur Tuberositas tibiae. Dieser gilt ab einer Distanz von 24 mm als pathologisch [52].

8.4.4.5 Rotationsfehlstellung

Eine weitere knöcherne Fehlstellung, die für die Stabilität des Patellofemoralgelenks verantwortlich ist, ist die femorale Rotationsfehlstellung. Diese wird mit dem femoralen Antetorsionswinkel bestimmt. Der Antetorsionswinkel wird zwischen einer Linie der Schenkelhalsmitte sowie des Femurkopfs sowie der Epikondylenachse gemessen. Alternativ kann auch die dorsale Kondylenachse genutzt werden. Ist die Antetorsion des Schenkelhalses vermehrt, so kommt es zu einer reflektorischen Außenrotation des Unterschenkels zur Korrektur des Gangbilds. Nicht korrigiert wird hingegen der Muskelzug der zu einer nach innen rotierten Patella führt mit vergrößertem Q-Winkel und einer erhöhten patellofemoralen Druckbelastung. Als normwertig wird ein Antetorsionswinkel mit 7,4° (Epikondylenachse) oder 13,1° (dorsale Kondylenachse) angesehen [53].

8.5 Therapie

8.5.1 Refixation von osteochondralen Fragmenten

Bei osteochondralen Läsionen des Patellofemoralgelenks sollte eine Refixation angestrebt werden [54, 55]. Hierzu ist eine ausreichende Größe des osteochondralen Fragments für eine Refixation notwendig. Eine Refixation ist mithilfe resorbierbarer Schrauben oder resorbierbarer Pins durchführbar (Abbildung 8.1). Es sind aber auch andere Refixierungsarten, wie z. B. Kleinfragmentschrauben, Nähte etc. möglich.

8.5.2 Knorpeltherapie

Ist eine Refixation nicht möglich, so macht dies eine knorpelrekonstruktive Therapie notwendig. Die Therapie der Knorpelschäden erfolgt prinzipiell unabhängig von der Lokalisation. Knorpelschäden Grad III und IV nach ICRS-Klassifikation sollten prinzipiell bei bestehenden Beschwerden therapiert werden. Es stehen hierfür die verschiedenen operativen Therapieverfahren zur Verfügung, auf die detailliert im Kapitel 5 „Technik etablierter Verfahren bei chondralen Defekten“ eingegangen wird. Im Folgenden werden die Therapieoptionen hinsichtlich ihrer Anwendung bei patellaren Knorpeldefekten dargestellt.

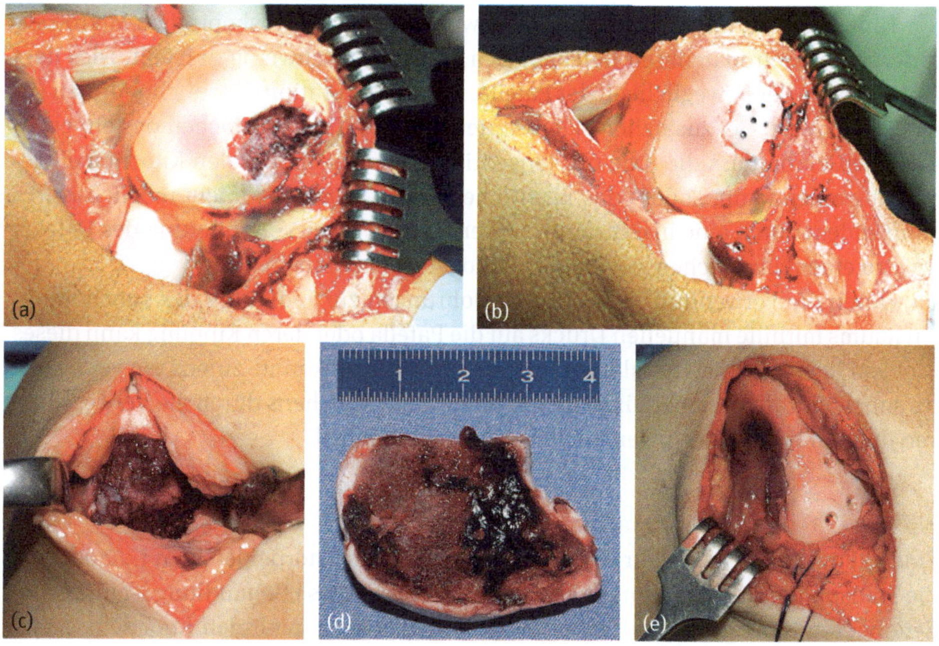

Abb. 8.1: Osteochondraler Defekt nach Patellaluxation der medialen Patellafacette vor (a) und nach (b) Refixation, (c) laterale Trochleafacette nach Patellaluxation, (d) osteochondraler Flake, (e) nach Refixation mit resorbierbaren Schrauben.

8.5.2.1 Knochenmarkstimulierende Techniken

Die Mikrofrakturierung ist v. a. bei kleineren Knorpeldefekten mit intaktem subchondralen Knochen ein geeignetes Therapieverfahren < 2 cm^2 [56]. Hierzu wird zunächst der geschädigte Gelenkknorpel entfernt. Anschließend wird der subchondrale Knochen eröffnet. Dies erfolgt i. d. R. mit einer Aale, die den subchondralen Knochen impaktiert.

Durch die Perforation kommt es zu einem Blutkoagel im kürettierten Knorpelschaden mit Stammzellen und Wachstumsfaktoren. Im Verlauf entwickelt sich aus diesem Blutkoagel ein Ersatzfaserknorpel. Hierdurch kommt es zu einer Schmerzreduktion und Verbesserung der Funktion [57]. Es ist bei dieser Methode jedoch notwendig, dass der umliegende Gelenkknorpel mit einem stabilen knorpeligen Rand erhalten ist, da sonst der kürettierte Knorpelschaden nicht adäquat aufgefüllt werden kann.

Da für die Mikrofrakturierung der knochenmarktragende spongiöse subchondrale Knochen für die Einwanderung von Stammzellen entscheidend für die Effektivität der Methode ist, ist die Anwendung bei retropatellaren Knorpeldefekten eher kritisch zu sehen, da patellar nur ein sehr begrenztes Volumen markhaltigen Knochens vorliegt.

Hinzu kommt, dass die technische Anwendung der arthroskopischen Mikrofrakturierung bei retropatellaren Defekten sich als äußerst schwierig darstellt. Dies liegt zum einen an der Beweglichkeit der Patella, die die Perforation der subchondralen Lamelle erschwert. Bei zusätzlich sklerosiertem subchondralen Knochen besteht eventuell die Gefahr, dass die Aale nur tangential in den subchondralen Knochen eingebracht werden kann, sodass das Einströmen von Stammzellen nicht möglich ist. Es kann zudem durch eine insuffiziente Anwendung zu einer Vergrößerung des Defekts bzw. zu einem Einbrechen zweier Perforationslöcher kommen.

Durch die Verwendung von dünnen Bohrungen zur Eröffnung des subchondralen Raums mithilfe manuellen Drucks auf die Patella oder deren Kippung kann dieses Problem in bestimmten Arealen behoben werden. Dabei konnte zuletzt ein verbessertes subchondrales Remodelling des subchondralen Knochens durch die Verwendung von dünnen tiefen Bohrungen nachgewiesen werden [58].

8.5.2.2 Osteochondrale Transplantation

Eine alternative Methode zur Behandlung von kleinen Knorpeldefekten ($< 2\,cm^2$) ist die Transplantation von Knorpel-Knochen-Zylindern. Diese Behandlung ist insbesondere bei Knorpeldefekten mit einer Verletzung des subchondralen Knochens geeignet. Hierbei werden autologe Knorpel-Knochen-Zylinder aus nicht belastetem Gelenkanteil entnommen und passgenau in den zuvor ausgestanzten Knorpeldefekt eingebracht (Abbildung 8.2; [59]).

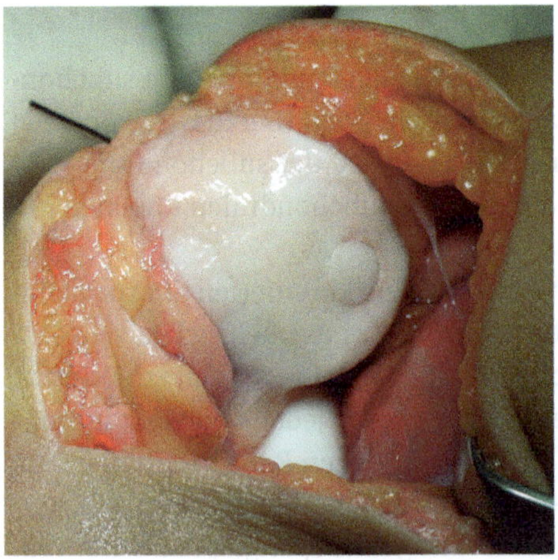

Abb. 8.2: Osteochondrale Transplantation eines Knorpel-Knochen-Zylinders an der lateralen Patellarückfläche.

Aufgrund der zunehmenden Entnahmemorbidität und schlechteren klinischen Ergebnissen bei größeren Knorpeldefekten ist jedoch der Einsatz der Knorpel-Knochen-Transplantation auf kleine Knorpeldefekte beschränkt [60]. Durch die Komplexität der Anatomie der Gelenkfläche des Patellofemoralgelenks ist die Rekonstruktion des Gelenkknorpels mit lediglich einem Knorpel-Knochen-Zylinder schwierig. In einigen Fällen ist somit die Rekonstruktion der Gelenkflächenkongruenz nicht möglich bzw. der Knorpel-Knochen-Zylinder kann nicht „press fit" verankert werden. Letztgenanntes muss aufgrund der limitierten Verankerungstiefe insbesondere bei retropatellaren Knorpeldefekten beachtet werden.

8.5.2.3 Autologe Chondrozytentransplantation

Bei großen Knorpeldefekten (> 2 cm^2) haben die oben genannten Methoden geringere Erfolgsaussichten. In diesem Fall sollte eine Knochenzelltransplantation, die sog. ACT durchgeführt werden [61]. Dabei werden im Rahmen der diagnostischen Kniegelenkarthroskopie Knorpelzellen aus unbelasteten Gelenkknorpelarealen entnommen und in vitro expandiert. Nach etwa drei Wochen, abhängig vom Hersteller, ist eine ausreichende Menge an körpereigenen Knorpelzellen entstanden, sodass die Transplantation der Knorpelzellen in den Knorpeldefekt durchgeführt werden kann.

Diesbezüglich stehen mehrere technisch unterschiedliche Verfahren zur Verfügung die im Kapitel 5.3 „Autologe Chondrozyten Transplantation" erläutert wurden. Am häufigsten wir derzeit die sogenannte Matrix gestützte autologe Chondrozyten Transplantation durchgeführt. Dazu werden die zu implantierenden Knorpelzellen auf eine Kollagenmatrix aufgebracht und so in den Knorpeldefekt eingebracht. Die Fixierung erfolgt in der Regel durch eine Naht, Pins oder durch Fibrinkleber. Zum Teil ist eine arthroskopische Anwendung möglich, bei der die Knorpelzellen als Suspension in den Knorpeldefekt eingebracht werden.

Hinsichtlich der patellaren Knorpeldefekte ist die Anwendung im Vergleich zu femoralen Defekten technisch erschwert. Die Implantation der Knorpelzellen erfolgt meist durch eine mediale oder laterale Miniarthrotomie, die es erlaubt die Patellarückfläche zu evertieren. Dies kann beispielsweise durch Haltefäden oder durch die temporäre Einbringung eines Kirschner-Drahts erfolgen. Nach sorgfältiger Kürettage des Defekts wird der Defektrand scharf präpariert, sodass ein ausreichender gesunder und stabiler Gelenkknorpelrand entsteht. Dieser dient später für die adäquate Fixierung des Implantats. Das ACT-Implantat wird nun passgenau in den präparierten Defekt eingebracht. Dieses sollte gerade bei retropatellaren Defekten mithilfe dünner resorbierbarer Nähte mit spannungsfreiem Abschluss an den umliegenden Gelenkknorpel durchgeführt werden. Entscheidend ist in den meisten Fällen jedoch die additive Therapie der zugrunde liegenden Begleitpathologie, die sowohl die Lagerung als auch den Zugangsweg bzw. das operative Vorgehen maßgeblich beeinflussen (Abbildung 8.3).

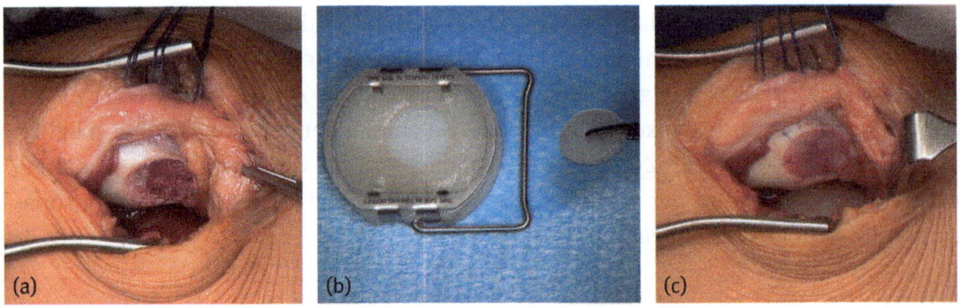

Abb. 8.3: Autologe Chondrozytentransplantation (ACT) mithilfe Novocart 3D (Aesculap AG, Tuttlingen, Deutschland) bei retropatellarem Knorpeldefekt. (a) Nach Kürettage und Präparation eines scharfen Rands erfolgt (b) die Anpassung des ACT-Scaffolds. (c) Anschließend wird das ACT-Konstrukt mithilfe resorbierbaren Nahtmaterials fixiert.

8.5.2.4 Andere Knorpeltherapien

Bei oberflächlichen Knorpeldefekten mit chronisch degenerativer Genese ist auch die Nutzung eines anderen knorpeltherapeutischen Verfahrens möglich, der sog. Chondroplastik. Diese kann mithilfe eines arthroskopischen Shavers oder basierend auf einer temperaturkontrollierte bipolaren Radiofrequenz (Paragon T2®, ArthroCare Corporation, Austin/TX, USA) durchgeführt werden. Bezüglich der Chondroplastik mithilfe Shaver zeigte die Studie von Schmid et al., dass dies zu vermehrten Fibrillationen, Fissuren und letztendlich Zellnekrosen führt. Insofern ist dieses Verfahren nicht zu empfehlen. Bei der Radiofrequenzchondroplastik wurden bislang nur wenige Studien veröffentlicht, sodass die Datenlage bislang noch unzureichend ist. Es wurden bisher gute klinische Ergebnisse mit einer Proliferationszunahme der Chondrozyten in vitro beschrieben [62, 63].

8.5.3 Begleiteingriffe

8.5.3.1 Spongiosaplastik

Patienten mit einer ausgedehnten Verletzung des subchondralen Knochens sind eher ungeeignet für die Durchführung einer knorpelinduzierenden Technik durch Mikrofrakturierung. Aufgrund der oben genannten Probleme der osteochondralen Transplantation bei retropatellaren Knorpelschäden ist hingegen bei nur geringfügiger Verletzung des subchondralen Knochens eine knochenmarkstimulierende Technik vorzuziehen.

Gerade bei größeren Knorpelschäden kann jedoch die Indikation zur ACT großzügig gestellt werden [64]. Die ATC ist auch bei fehlender subchondraler Lamelle mit ausgedehnter Verletzung des subchondralen Knochens möglich. Hierbei sollte der subchondrale Knochen zunächst mithilfe autologer Spongiosa rekonstruiert werden.

Die einzeitige Spongiosaplastik mit autologer Spongiosa aus der proximalen Tibia ist aus unserer Sicht empfehlenswert. Dabei wird durch eine nach kaudal gerichtete Verlängerung bzw. durch eine weitere Inzision die autologe Spongiosa gewonnen und nach vorsichtiger Kürettage des Knorpelschadens der osteochondrale Defekt aufgefüllt. Diesbezüglich wird jedoch auf das Kapitel 7 „Therapie bei tiefen osteochondralen Läsionen“ verwiesen.

8.5.3.2 Trochleaplastik

Eine mögliche therapeutische Option zur Verbesserung der Zentralisierung der Patella im patellofemoralen Gleitlager ist die Korrektur einer vorhandenen Trochleadysplasie. Bei der ursprünglichen von Allbee beschriebenen operativen Technik der Trochleaplastik wurde die laterale Trochleafacette erweitert, um so eine zusätzliche knöcherne Stabilität zu generieren [65]. Erst später erfolgt die Etablierung der derzeit gängigen Trochleaplastik, wobei die Facies patellaris neu geformt wird, um so den Sulkuswinkel sowie den LTI zu korrigieren. Der Eingriff wird ab einem LTI von < 10° in der Literatur empfohlen [66].

Für die erfolgreiche Durchführung dieses Eingriffs wird jedoch eine umfassende Erfahrung benötigt. Bei der isolierten Rekonstruktion der retropatellaren Gleitfläche kann es zu einer Dysbalance der weichteilig stabilisierenden Strukturen kommen. Dies kann somit zu erneuten Beschwerden bzw. einer Beschwerdepersistenz führen. Die richtige Identifikation der für die Instabilität verantwortlichen Ursachen ist daher zwingend erforderlich.

8.5.3.3 Tuberositasmedialisierung

Die Medialisierung der Tuberositas tibiae mithilfe einer Tuberositas-tibiae-Osteotomie (TTO) dient der Normalisierung des Q-Winkels. Ziel ist somit die nach lateral gerichtete Kraft des M. quadriceps femoris zu vermindern und somit den lateralen Anpressdruck zu reduzieren.

Entscheidend für die Durchführung einer TTO ist die Bestimmung des TTTG-Abstands. Ab einem TTTG-Abstand von über 20 mm wird in der Literatur eine TTO empfohlen [67]. Da der TTTG-Abstand einerseits lageabhängig variiert sowie abhängig von der durchgeführten bildgebenden Untersuchung durch CT oder MRT ist [68], kann die Bestimmung des TTPCL-Abstands erfolgen. Dieser gilt ab einer Distanz von 24 mm als pathologisch [52].

Diese Methode der Tuberositasmedialisierung nach Elmslie-Trillat wird mithilfe einer lateralseitigen Miniarthrotomie durchgeführt. Nach durchgeführter Osteotomie der Tuberositas tibiae erfolgt die Medialisierung der Tuberositas tibiae i. d. R. um 1 bis 1,5 cm. Die Refixation der Tuberositas erfolgt mit Schrauben nach vorangegangener Anfrischung des Knochens. Bei vorliegender Patella alta wird zudem eine Distalisierung der Tuberositas tibiae empfohlen [69].

Auch bei diesem Verfahren darf die Komplexität der Patellastabilisierung nicht missachtet werden. Die alleinige Korrektur des statischen Q-Winkels missachtet die Variabilität der Kniegelenkkinematik. Mani et al. beschrieben diesbezüglich eine reflektorische Außenrotation nach Tuberositasmedialisierung und die Wiederherstellung des Q-Winkels. Hierbei kann es insbesondere bei zusätzlich bestehenden Beinfehlstellungen zu einer erheblichen Schmerzexazerbation kommen [70].

8.5.3.4 Korrektur der Fehlstellungen der unteren Extremität

Eine mechanisch gerade Beinachse ist für eine adäquate Patellaführung notwendig und führt schon bei Abweichung um wenige Grad zu einer deutlichen Lateralisierung [71]. Neben der weichteiligen Stabilisierung ist somit die Korrektur der Beinachse durch femorale oder tibiale Korrekturosteotomien für die Optimierung der Patellastabilität geeignet. Dabei ist jedoch strittig, ab welchem Winkel eine Beinachskorrektur erfolgen sollte. Zum Teil wird schon ab einer Fehlstellung von fünf Grad bei vorliegender Instabilität eine varisierende Femurosteotomie empfohlen [29]. Zusätzlich sollte bei einer vermehrten Rotationsfehlstellung eine Derotationskorrektur durchgeführt werden. Eine Therapie mit Derotation wird bei einer Antetorsion über 20° empfohlen [72].

8.5.3.5 Rekonstruktion des medialen patellofemoralen Ligaments

Die Notwendigkeit einer intakten weichteiligen Stabilisierung der Patella gegen eine Lateralisierung ist aufgrund der Reduktion des vermehrten lateralen Anpressdrucks und der Verminderung einer lateralen Patellaluxation essenziell. Durch die Rekonstruktion des medialen patellofemoralen Ligaments bei rezidivierender Patellaluxation soll die weichteilige Stabilisierung wiederhergestellt werden.

Die Rekonstruktion des medialen patellofemoralen Ligaments erfolgt heutzutage mithilfe einer Sehnenplastik des M. gracilis. Dabei wird die Patella gezügelt. Durch eine adäquate Spannung der Mediales-Patellofemorales-Ligament-Plastik bei einer mittleren Beugung wird nach neuesten Erkenntnissen die Kniekinematik des Patellofemoralgelenks wieder hergestellt. Es ist somit nach erfolgreicher Rekonstruktion des medialen patellofemoralen Ligaments von einer Reduktion des lateralen Anpressdrucks und einer Besserung der Führung auszugehen [73].

Die korrekte Platzierung des femoralen Tunnels ist jedoch für die Wiederherstellung der Kinematik essenziell. So kann eine verstärkte Spannung der Sehnenplastik zu einem vermehrten Anpressdruck im retropatellaren Gleitlager führen, die zu Beschwerden und gegebenenfalls zu einem Fortschreiten einer vorbestehenden Chondromalazie führt. Die Gefahr der Arthroseentstehung im Patellofemoralgelenk steigt [74]. In diesem Zusammenhang sei jedoch erwähnt, dass eine rein weichteilige Korrektur bei zusätzlich vorliegender höhergradiger knöcherner Fehlstellung nicht ausreichend ist und gegebenenfalls weitere Begleiteingriffe notwendig sind.

8.5.3.6 Mediale Raffung

Neben der Rekonstruktion des medialen patellofemoralen Ligaments steht die mediale Raffung zur Verbesserung der Weichteilbalance zur Verfügung. Dies gelingt am ehesten durch die Bildung einer Faszienduplikatur mit offener Naht oder durch eine arthroskopische Raffung (Abbildung 8.4).

Die arthroskopische Raffung wurde von Yamamoto beschrieben, bei der das mediale Retinaculum mit einer Nadel gerafft wird [75]. Die modifizierte Naht des medialen Retinaculums erfasst durch die Platzierung von zwei Kanülen sowohl das Periost der medialen Patellafacette als auch den femoralen Ansatz des medialen patellofemoralen Ligaments.

Ist es beim Patienten zur Bildung eines freien Gelenkkörpers nach Patellaerstluxation gekommen, ist eine Refixation anzustreben oder der Gelenkkörper muss aufgrund seiner Größe entfernt werden. Im Rahmen dieser diagnostischen Arthroskopie kann somit auch nach einer Erstluxation bei Vorliegen einer „flake fracture“ eine arthroskopisch mediale Raffung oder Rekonstruktion des Retinaculums durchgeführt werden [76].

Bei Knorpeldefekt des Patellofemoralgelenks nach einer Luxation kann dieser mithilfe einer ACT behandelt werden. Im Rahmen der Implantation der ACT in den Knorpeldefekt, durch eine mediale Miniarthrotomie, kann durch eine zusätzliche mediale Raffung des medialen Retinaculums ein Balancieren des Halteapparats erzielt werden.

Bei retropatellaren Knorpeldefekten, die auf dem Boden einer leichtgradigen patellofemoralen Instabilität oder Hyperkompression entstanden sind, ist die Balancierung des medialen und lateralen weichteiligen Halteapparats von besonderer Relevanz. Diesbezüglich ist die geplante Knorpeltherapie für die Verfahrenswahl zur Rekonstruktion des medialen Halteapparats entscheidend. Bei einer rein arthroskopischen Knorpeltherapie durch arthroskopische Mikrofrakturierung ist eine arthroskopische mediale Raffung möglich. Hingegen ist bei der Durchführung einer Miniarthrotomie mit einer zweizeitigen ACT-Implantation eine zusätzliche offene mediale Raffung oder Plastik des medialen patellofemoralen Ligaments indiziert. Somit ist die präoperative Abklärung der Ätiologie des zu behandelnden Knorpeldefekts für die Wahl des Operationsverfahrens aus unserer Sicht essenziell.

8.6 Nachbehandlung

Die Nachbehandlung bei den knorpelregenerativen Therapien Mikrofrakturierung und ACT sind identisch und hängen individuell von der Größe und der Lage des Knorpeldefekts an der Patella ab. Mögliche Begleiteingriffe (Tuberositasversetzung o. ä.) beeinflussen die Nachbehandlung.

Insgesamt gibt es keine standardisierten Empfehlungen für die Nachbehandlung. Im Folgenden wird die Konsensusempfehlung der AG Klinische Geweberegeneration

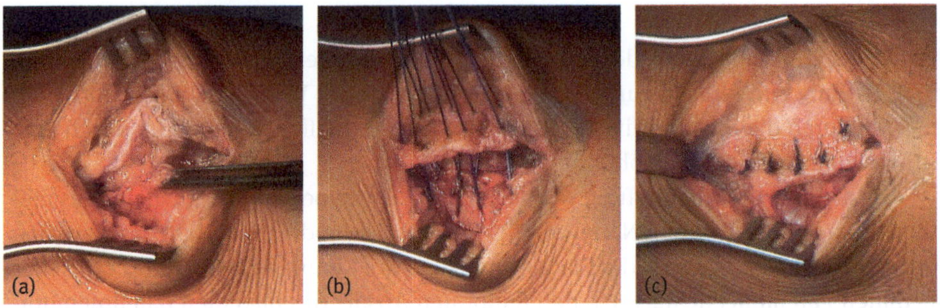

Abb. 8.4: Offene mediale Raffung bei einzeitiger retropatellarer autologer Chondrozytentransplantation aufgrund eines retropatellaren Knorpeldefekts. (a) Nach sorgfältiger Präparation der Gelenkkapsel und der Faszie erfolgt zunächst die Kapselnaht. (b) Anschließend wird die Duplikatur der Faszie mithilfe resorbierbaren Nahtmaterials vorgelegt. (c) Nach Verschluss der vorgelegten Fäden zeigt sich eine deutliche Medialisierung der Patella.

nach femoropatellarer ACT dargestellt [56, 77]. Es sei an dieser Stelle darauf hingewiesen, dass die Spannweite der klinikinternen Nachbehandlungsschemata, die die Grundlage für den folgenden Konsensus bilden, sehr groß war.

Eine Vollbelastung in Streckstellung ist nach Zug der Drainage bei Bewegungslimitierung des Kniegelenks durch eine Orthese direkt postoperativ erlaubt. Die krankengymnastische/physikalische Therapie beginnt ab Zug der Drainage mit einer Continuous-passive-motion-Behandlung für drei bis acht Stunden pro Tag. Hinzu kommen krankengymnastische Übungen mit einer geschlossenen kinematischen Kette. Abhängig von der Defektlage und -größe können auch krankengymnastische Übungen mit einer offenen kinematischen Kette mit limitiertem Bewegungsumfang durchgeführt werden. Die Freigabe des Bewegungsumfangs wird wie folgt empfohlen:
- Woche 0 bis 2: Extension/Flexion 0-0-30°
- Woche 3 bis 4: Extension/Flexion 0-0-60°
- Woche 5 bis 6: Extension/Flexion 0-0-80°

Bei Zunahme des Bewegungsumfangs ist auf eine Entlastung beim Treppensteigen zu achten, um das Transplantat vor Druckspitzen zu schützen. Der Sportbeginn erfolgt ebenfalls ab der sechsten Woche mit Radfahren, Rudern, Schwimmen (Freistil); ab dem dritten Monat sind Low-impact-Sportarten erlaubt, ab etwa dem 12.–16. Monat High-impact-Sport. Es gelten hier die gleichen Grundsätze für die sportliche Betätigung wie bei femoralen Defekten.

8.7 Ergebnisse

Die Mikrofrakturierung ist insbesondere aufgrund des einzeitigen Operationsverfahrens auch bei retropatellaren Knorpeldefekten eine geeignete Methode insbesondere zur Behandlung von kleineren Knorpeldefekten [78]. Diesbezüglich ist sie aus unserer Sicht selbst bei einer geringen Verletzung des subchondralen Knochens wegen des geringen Operationstraumas der osteochondralen Transplantation vorzuziehen.

Bei größeren Knorpeldefekten sollte hingegen die ACT durchgeführt werden [79]. Diese Methode ist selbst bei osteochondralen Läsionen wie der Osteochondrosis dissecans möglich [80]. Gomoll et al. zeigten hierzu gute langfristige Ergebnisse nach patellarer ACT in einer multizentrischen Studie mit einem Beobachtungszeitraum von mindestens vier Jahren [81].

Generell wird jedoch in der Literatur eine erhöhte Fehlerrate bei retropatellarer ACT beschrieben [82]. In unserem eigenen Patientenkollektiv wurden jedoch keine erhöhte Versagensrate und keine schlechteren Ergebnisse gegenüber der femoralen ACT festgestellt. Die erhöhte Versagensrate nach ACT an der patellaren Rückfläche ist womöglich auf die fehlende Adressierung der ursächlichen Begleitpathologien zurückzuführen. So sollte bei einer rezidivierenden Patellaluxation neben einer Knorpeltherapie z. B. eine Plastik des medialen patellofemoralen Ligaments durchgeführt werden. Siebold zeigte bei der Anwendung einer ACT kombiniert mit einer Plastik des medialen patellofemoralen Ligaments bei 13 Patienten gute Ergebnisse [83].

Bezüglich der Behandlung der knöchernen Begleitpathologien ist die Studienlage noch nicht ausreichend. In einem Übersichtsartikel zeigten Trinh et al., dass die kombinierte Anwendung der ACT mit einer patellofemoralen Korrekturosteotomie bessere Ergebnisse erzielt als die isolierte ACT-Anwendung [84].

Aus unserer Sicht sollte bei einer Patellaerstluxation bei Verdacht auf eine osteochondrale Läsion eine diagnostische Arthroskopie des Kniegelenks erfolgen. Da es bei einer Patellaerstluxation i. d. R. zu einer Ruptur des medialen Retinaculums kommt ist eine arthroskopische mediale Raffung/Rekonstruktion während des Eingriffs sinnvoll. Im Fall einer ACT ist aufgrund der medialen Miniarthrotomie auch eine mediale Raffung zur Vermeidung einer lateralen Hyperkompression sinnvoll. Diese ist auch bei einem patellaren Abriss des medialen patellofemoralen Ligaments hilfreich. Hingegen ist bei einer rezidivierenden Patellaluxation die Durchführungen einer medialen Raffung meist nicht ausreichend, sodass eine zusätzliche Plastik des medialen patellofemoralen Ligaments zur Knorpeltherapie durchgeführt werden sollte. Dabei sollten auch relevante knöcherne Fehlstellung korrigiert werden.

Literatur

[1] Curl WW, Krome J, Gordon ES, Rushing J, Smith BP, Poehling GG. Cartilage injuries: a review of 31,516 knee arthroscopies. Arthroscopy 13(4):456–460, 1997.

[2] Kwak SD, Colman WW, Ateshian GA, Grelsamer RP, Henry JH, Mow VC. Anatomy of the human patellofemoral joint articular cartilage: surface curvature analysis. J Orthop Res 15(3):468–472, 1997.

[3] Senavongse W and Amis AA. The effects of articular, retinacular, or muscular deficiencies on patellofemoral joint stability: a biomechanical study in vitro. J Bone Joint Surg Br 87(4):577–582, 2005.
[4] Hungerford DS and Barry M. Biomechanics of the patellofemoral joint. Clin Orthop Relat Res (144):9–15, 1979.
[5] Laprade J and Culham E. Radiographic measures in subjects who are asymptomatic and subjects with patellofemoral pain syndrome. Clin Orthop Relat Res (414):172–182, 2003.
[6] Vahasarja V. Prevalence of chronic knee pain in children and adolescents in northern Finland. Acta Paediatr 84(7):803–805, 1995.
[7] Sandow MJ and Goodfellow JW. The natural history of anterior knee pain in adolescents. J Bone Joint Surg Br 67(1):36–38, 1985.
[8] Utting MR, Davies G, and Newman JH. Is anterior knee pain a predisposing factor to patellofemoral osteoarthritis? Knee 12(5):362–365, 2005.
[9] Crossley KM, Vicenzino B, Pandy MG, Schache AG, Hinman RS. Targeted physiotherapy for patellofemoral joint osteoarthritis: a protocol for a randomised, single-blind controlled trial. BMC Musculoskelet Disord 9:122, 2008.
[10] Witvrouw E, Werner S, Mikkelsen C, Van Tiggelen D, Vanden Berghe L, Cerulli G. Clinical classification of patellofemoral pain syndrome: guidelines for non-operative treatment. Knee Surg Sports Traumatol Arthrosc 13(2):122–130, 2005.
[11] Davies AP, Vince AS, Shepstone L, Donell ST, Glasgow MM. The radiologic prevalence of patellofemoral osteoarthritis. Clin Orthop Relat Res (402):206–212, 2002.
[12] Iriuchishima T, Ryu K, Aizawa S, Yorifuji H. Cadaveric assessment of osteoarthritic changes in the patello-femoral joint: evaluation of 203 knees. Knee Surg Sports Traumatol Arthrosc 21(9):2172–2176, 2013.
[13] Misra AN, Smith RB, and Fiddian NJ. Five year results of selective patellar resurfacing in cruciate sparing total knee replacements. Knee 10(2):199–203, 2003.
[14] Cofield RH and Bryan RS. Acute dislocation of the patella: results of conservative treatment. J Trauma 17(7):526–531, 1977.
[15] Abbasi D, May MM, Wall EJ, Chan G, Parikh SN. MRI findings in adolescent patients with acute traumatic knee hemarthrosis. J Pediatr Orthop 32(8):760–764, 2012.
[16] Virolainen H, Visuri T, and Kuusela T. Acute dislocation of the patella: MR findings. Radiology 189(1):243–246, 1993.
[17] Nomura E, Inoue M, and Kurimura M. Chondral and osteochondral injuries associated with acute patellar dislocation. Arthroscopy 19(7):717–721, 2003.
[18] Nomura E and Inoue M. Cartilage lesions of the patella in recurrent patellar dislocation. Am J Sports Med 32(2):498–502, 2004.
[19] Nomura E and Inoue M. Second-look arthroscopy of cartilage changes of the patellofemoral joint, especially the patella, following acute and recurrent patellar dislocation. Osteoarthritis Cartilage 13(11):1029–1036, 2005.
[20] Hassenpflug J. Patellofemorale Arthrose. Orthopädie und Orthopädische Chirurgie, „Knie“, Thieme Verlag, Kohn D, ed. 2005.
[21] Johnson LL, van Dyk GE, Green JR 3rd, Pittsley AW, Bays B, Gully SM et al. Clinical assessment of asymptomatic knees: comparison of men and women. Arthroscopy 14(4):347–359, 1998.
[22] Greenfield MA and Scott WN. Arthroscopic evaluation and treatment of the patellofemoral joint. Orthop Clin North Am 23(4):587–600, 1992.
[23] Kolowich PA, Paulos LE, Rosenberg TD, Farnsworth S. Lateral release of the patella: indications and contraindications. Am J Sports Med 18(4):359–365, 1990.
[24] Paulos LE, Wnorowski DC, and Greenwald AE. Infrapatellar contracture syndrome. Diagnosis, treatment, and long-term followup. Am J Sports Med 22(4):440–449, 1994.

[25] Bonamo JJ, Fay C, and Firestone T. The conservative treatment of the anterior cruciate deficient knee. Am J Sports Med 18(6):618–623, 1990.

[26] Keller PM, Shelbourne KD, McCarroll JR, Rettig AC. Nonoperatively treated isolated posterior cruciate ligament injuries. Am J Sports Med 21(1):132–136, 1993.

[27] Han I, Chang CB, Lee S, Lee MC, Seong SC, Kim TK. Correlation of the condition of the patellar articular cartilage and patellofemoral symptoms and function in osteoarthritic patients undergoing total knee arthroplasty. J Bone Joint Surg Br 87(8):1081–1084, 2005.

[28] Milgram JW, Rogers LF, and Miller JW. Osteochondral fractures: mechanisms of injury and fate of fragments. AJR Am J Roentgenol 130(4):651–658, 1978.

[29] Frosch KH, Akoto R, and Schmeling A. [Patella dislocation in athletes]. Chirurg 85(10):879–887, 2014.

[30] Wiberg G, Roentgenographic and Anatomic Studies on the Femoropatellar Joint. with Special Reference to Chondromalacia patellae. Acta Orthop.Scan. 12:319–410, 1941.

[31] Grelsamer RP and Klein JR. The biomechanics of the patellofemoral joint. J Orthop Sports Phys Ther 28(5):286–298, 1998.

[32] Dowd GS and Bentley G. Radiographic assessment in patellar instability and chondromalacia patellae. J Bone Joint Surg Br 68(2):297–300, 1986.

[33] Carrillon Y, Abidi H, Dejour D, Fantino O, Moyen B, Tran-Minh VA. Patellar instability: assessment on MR images by measuring the lateral trochlear inclination-initial experience. Radiology 216(2):582–585, 2000.

[34] Dejour DRP, Lecoultre B, Douleurs et instabilité rotulienne. Essai de classification. Med Hyg 56:1466–1471, 1998.

[35] Feller JA, Amis AA, Andrish JT, Arendt EA, Erasmus PJ, Powers CM. Surgical biomechanics of the patellofemoral joint. Arthroscopy 23(5):542–553, 2007.

[36] Warren LF and Marshall JL. The supporting structures and layers on the medial side of the knee: an anatomical analysis. J Bone Joint Surg Am 61(1):56–62, 1979.

[37] Feller JA, Amis AA, Andrish JT, Arendt EA, Erasmus PJ, Powers CM. Anatomy and biomechanics of the medial patellofemoral ligament. Knee 10(3):215–220, 2003.

[38] Stephen JM, Lumpaopong P, Deehan DJ, Kader D, Amis AA. The medial patellofemoral ligament: location of femoral attachment and length change patterns resulting from anatomic and nonanatomic attachments. Am J Sports Med 40(8):1871–1879, 2012.

[39] Stephen JM, Kaider D, Lumpaopong P, Deehan DJ, Amis AA. The effect of femoral tunnel position and graft tension on patellar contact mechanics and kinematics after medial patellofemoral ligament reconstruction. Am J Sports Med 42(2):364–372, 2014.

[40] Bruns J. [Osteochondrosis dissecans]. Orthopade 26(6):573–584, 1997.

[41] Robertson W, Kelly BT, and Green DW. Osteochondritis dissecans of the knee in children. Curr Opin Pediatr 15(1):38–44, 2003.

[42] Dejour H, Walch G, Nove-Josserand L, Guier C. Factors of patellar instability: an anatomic radiographic study. Knee Surg Sports Traumatol Arthrosc 2(1):19–26, 1994.

[43] Mehl J, Feucht MJ, Bode G, Dovi-Akue D, Südkamp NP, Niemeyer P. Association between patellar cartilage defects and patellofemoral geometry: a matched-pair MRI comparison of patients with and without isolated patellar cartilage defects. Knee Surg Sports Traumatol Arthrosc 24(3):838–846, 2014.

[44] Insall J and Salvati E. Patella position in the normal knee joint. Radiology 101(1):101–104, 1971.

[45] Phillips CL, Silver DA, Schranz PJ, Mandalia V. The measurement of patellar height: a review of the methods of imaging. J Bone Joint Surg Br 92(8):1045–1053, 2010.

[46] Dandy DJ, Anatomy of the medial suprapatellar plica and medial synovial shelf. Arthroscopy 6(2):79–85, 1990.

[47] Lyu SR and Hsu CC. Medial plicae and degeneration of the medial femoral condyle. Arthroscopy 22(1):17–26, 2006.

[48] Christoforakis JJ, Sanchez-Ballester J, Hunt N, Thomas R, Strachan RK. Synovial shelves of the knee: association with chondral lesions. Knee Surg Sports Traumatol Arthrosc 14(12):1292–1298, 2006.
[49] Hayashi D, Xu L, Guermazi A, Kwoh CK, Hannon MJ, Jarraya M et al. Prevalence of MRI-detected mediopatellar plica in subjects with knee pain and the association with MRI-detected patellofemoral cartilage damage and bone marrow lesions: data from the Joints On Glucosamine study. BMC Musculoskelet Disord 14:292, 2013.
[50] Aglietti P, Insall JN, and Cerulli G. Patellar pain and incongruence. I: Measurements of incongruence. Clin Orthop Relat Res (176):217–224, 1983.
[51] Feller JA. Distal realignment (tibial tuberosity transfer). Sports Med Arthrosc 20(3):152–161, 2012.
[52] Seitlinger G, Scheurecker G, Högler R, Labey L, Innocenti B, Hofmann S. Tibial tubercle-posterior cruciate ligament distance: a new measurement to define the position of the tibial tubercle in patients with patellar dislocation. Am J Sports Med 40(5):1119–1125, 2012.
[53] Yoshioka Y and Cooke TD. Femoral anteversion: assessment based on function axes. J Orthop Res 5(1):86–91, 1987.
[54] Wachowski MM, Floerkemeier T, Balcarek P, Walde TA, Schüttrumpf JP, Frosch S et al. [Mid-term clinical and MRI results after refixation of osteochondral fractures with resorbable implants]. Z Orthop Unfall 149(1):61–67, 2011.
[55] Lee BJ, Christino MA, Daniels AH, Hulstyn MJ, Eberson CP. Adolescent patellar osteochondral fracture following patellar dislocation. Knee Surg Sports Traumatol Arthrosc 21(8):1856–1861, 2013.
[56] Niemeyer P, Andereya S, Angele P, Ateschrang A, Aurich M, Baumann M et al. [Autologous chondrocyte implantation (ACI) for cartilage defects of the knee: a guideline by the working group „Tissue Regeneration“ of the German Society of Orthopaedic Surgery and Traumatology (DGOU)]. Z Orthop Unfall 151(1):38–47, 2013.
[57] Steadman JR, Briggs KK, Rodrigo JJ, Kocher MS, Gill TJ, Rodkey WG. Outcomes of microfracture for traumatic chondral defects of the knee: average 11-year follow-up. Arthroscopy 19(5):477–484, 2003.
[58] Chen H, Sun J, Hoemann CD, Lascau-Coman V, Ouyang W, McKee MD et al. Drilling and microfracture lead to different bone structure and necrosis during bone-marrow stimulation for cartilage repair. J Orthop Res 27(11):1432–1438, 2009.
[59] Hangody L, Vásárhelyi G, Hangody LR, Sükösd Z, Tibay G, Bartha L et al. Autologous osteochondral grafting–technique and long-term results. Injury 39 Suppl 1:S32-S39, 2008.
[60] Schöttle PB, Oettl GM, Agneskirchner JD, Imhoff AB. Operative therapy of osteochondral lesions of the talus with autologous cartilage-bone transplantation. Orthopade 30(1):53–58, 2001.
[61] Magnussen RA, Dunn WR, Carey JL, Spindler KP. Treatment of focal articular cartilage defects in the knee: a systematic review. Clin.Orthop.Relat Res. 466(4):952–962, 2008.
[62] Enochson L, Sönnergren HH, Mandalia VI, Lindahl A. Bipolar radiofrequency plasma ablation induces proliferation and alters cytokine expression in human articular cartilage chondrocytes. Arthroscopy 28(9):1275–1282, 2012.
[63] Spahn G, Kahl E, Mückley T, Hofmann GO, Klinger HM. Arthroscopic knee chondroplasty using a bipolar radiofrequency-based device compared to mechanical shaver: results of a prospective, randomized, controlled study. Knee Surg Sports Traumatol Arthrosc 16(6):565–573, 2008.
[64] Ochs BG, Müller-Horvat C, Albrecht D, Schewe B, Weise K, Aicher WK et al. Remodeling of articular cartilage and subchondral bone after bone grafting and matrix-associated autologous chondrocyte implantation for osteochondritis dissecans of the knee. Am J Sports Med 39(4):764–773, 2011.
[65] Albee FH. The bone graft wedge in the treatment of habitual dislocation of the patella. Med Rec 88:257–259, 1915.

[66] Grehn HBG and Bereiter H. Trochleaplastik bei patellofemoraler Instabilität. Arthroskopie 28(3):186–193, 2015.

[67] Sherman SL, Erickson BJ, Cvetanovich GL, Chalmers PN, Farr J 2nd, Bach BR Jrn et al. Tibial Tuberosity Osteotomy: Indications, Techniques, and Outcomes. Am J Sports Med 42(8):2006–2017, 2014.

[68] Yao L, Gai N, and Boutin RD. Axial scan orientation and the tibial tubercle-trochlear groove distance: error analysis and correction. AJR Am J Roentgenol 202(6):1291–1296, 2014.

[69] Konrads C, Reppenhagen S, Hoberg M, Rudert M, Barthel T. [Sliding osteotomy of the tibial tuberosity in patellofemoral instability]. Oper Orthop Traumatol 27(6):464–473, 2015.

[70] Parikh S and Noyes FR. Patellofemoral disorders: role of computed tomography and magnetic resonance imaging in defining abnormal rotational lower limb alignment. Sports Health 3(2):158–169, 2011.

[71] McWalter EJ, Cibere J, MacIntyre NJ, Nicolaou S, Schulzer M, Wilson DR. Relationship between varus-valgus alignment and patellar kinematics in individuals with knee osteoarthritis. J Bone Joint Surg Am 89(12):2723–2731, 2007.

[72] Fouilleron N, Marchetti E, Autissier G, Gougeon F, Migaud H, Girard J. Proximal tibial derotation osteotomy for torsional tibial deformities generating patello-femoral disorders. Orthop Traumatol Surg Res 96(7):785–792, 2010.

[73] Drez D Jr, Edwards TB, and Williams CS. Results of medial patellofemoral ligament reconstruction in the treatment of patellar dislocation. Arthroscopy 17(3):298–306, 2001.

[74] Elias JJ and Cosgarea AJ. Technical errors during medial patellofemoral ligament reconstruction could overload medial patellofemoral cartilage: a computational analysis. Am J Sports Med 34(9):1478–1485, 2006.

[75] Yamamoto RK, Arthroscopic repair of the medial retinaculum and capsule in acute patellar dislocations. Arthroscopy 2(2):125–131, 1986.

[76] Camanho GL, Viegas Ade C, Bitar AC, Demange MK, Hernandez AJ. Conservative versus surgical treatment for repair of the medial patellofemoral ligament in acute dislocations of the patella. Arthroscopy 25(6):620–625, 2009.

[77] Pietschmann MF, Horng A, Glaser C, Albrecht D, Bruns J, Scheffler S et al. [Post-treatment rehabilitation after autologous chondrocyte implantation: State of the art and recommendations of the clinical tissue regeneration study group of the German Society for Accident Surgery and the German Society for Orthopedics and Orthopedic Surgery.]. Unfallchirurg 117(3):235–241, 2012.

[78] Steinwachs MR, Guggi T, and Kreuz PC. Marrow stimulation techniques. Injury 39 Suppl 1:S26–31, 2008.

[79] Minas T and Bryant T. The role of autologous chondrocyte implantation in the patellofemoral joint. Clin.Orthop.Relat Res. (436):30–39, 2005.

[80] Cole BJ, DeBerardino T, Brewster R, Farr J, Levine DW, Nissen C et al. Outcomes of autologous chondrocyte implantation in study of the treatment of articular repair (STAR) patients with osteochondritis dissecans. Am J Sports Med 40(9):2015–2022, 2012.

[81] Gomoll AH, Gillogly SD, Cole BJ, Farr J, Arnold R, Hussey K et al. Autologous Chondrocyte Implantation in the Patella: A Multicenter Experience. Am J Sports Med 42(5):1074–1081, 2014.

[82] Nawaz SZ, Bentley G, Briggs TW, Carrington RW, Skinner JA, Gallagher KR et al. Autologous chondrocyte implantation in the knee: mid-term to long-term results. J Bone Joint Surg Am 96(10):824–830, 2014.

[83] Siebold R, Karidakis G, and Fernandez F. Clinical outcome after medial patellofemoral ligament reconstruction and autologous chondrocyte implantation following recurrent patella dislocation. Knee Surg Sports Traumatol Arthrosc 22(10):2477–2483, 2014.

[84] Trinh TQ, Harris JD, Siston RA, Flanigan DC. Improved outcomes with combined autologous chondrocyte implantation and patellofemoral osteotomy versus isolated autologous chondrocyte implantation. Arthroscopy 29(3):566–574, 2013.

9 Ergebnisse einzelner Verfahren und Differentialindikation

Peter Kreuz

9.1 Einleitung

Die operative Behandlung von Knorpelschäden hat sich in den letzten Jahrzehnten sehr schnellt entwickelt, wobei verschiedene Techniken, Zell- und Gewebetypen sowie Biomaterialien bei der Rekonstruktion des Knorpels und des subchondralen Knochens zur Anwendung kommen [1]. Die Therapieverfahren werden dabei in drei große Bereiche unterteilt:
- Knochenmarkstimulierende Techniken
- Osteochondrale Transplantation
- Autologe Knorpelzelltransplantation

Im Wesentlichen unterscheiden sich alle Techniken in fünf wichtigen Kriterien, die ihre Stärken und Grenzen definieren und bei der Indikationsstellung berücksichtigt werden müssen:
- Erhalt und Rekonstruktion des subchondralen Knochens
- Biomaterial zur Deckung der bioreaktiven Kammer und damit Defektfüllung mit ihrer Biomechanik
- „Bonding" und Integration zum Umgebungsgewebe
- Entnahmemorbidität
- Zelltyp und histologische Qualität

Die Kenntnis dieser Unterschiede ist die Voraussetzung und Grundlage für die Einleitung einer erfolgreichen Knorpeltherapie und die richtige Indikationsstellung [2].

9.2 Evidenz und Differenzialindikation von knochenmarkstimulierenden Techniken

Zu den knochenmarkstimulierenden Techniken zählen vier große Therapieverfahren, die z. T. eine lange Historie haben, aber weiterhin Grundlage bei der Behandlung vieler Knorpelschäden sind:
- die Abrasionsarthroplastik, die von Magnuson erstmals beschrieben wurde, aber aufgrund einer zu großflächigen Destruktion des subchondralen Knochens bei vielen Indikationen wieder verlassen wurde [3];
- die Anbohrung, die von Pridie entwickelt wurde und heute durch den Einsatz neuer Bohrtechniken wieder eine Renaissance erlebt [4];

- die Mikrofrakturierung [5] und Nanofrakturierung [6] und
- die Kombination von Knochenmarkstimulation mit verschiedenen Biomaterialien.

Grundsätzlich ist die Evidenzlage der Abrasionsarthroplastik und der Anbohrung anhand der momentanen Studienlage im klinischen Einsatz nur als gering einzustufen, auch wenn gerade bei der Anbohrung und Nanofrakturierung in den letzten Jahren einige tierexperimentelle Studien publiziert wurden, die zumindest histologisch aufgrund einer Schonung des subchondralen Knochens Vorteile im Vergleich zur Mikrofrakturierung aufweisen [7–9]. Zudem ist die Bohrung bei zusätzlichen subchondralen Ödemen unverzichtbar, da hier neben der Rekrutierung von Stammzellen in das Defektareal zusätzlich eine Revaskularisierung des Knochens induziert werden kann. Alternativen bieten in diesen Fällen nur die osteochondrale Transplantation, die Implantation biphasischer Scaffolds und, gerade bei größeren Osteonekrosen, die Spongiosaplastik, auf der Knorpelschäden mithilfe von Biomaterialien ohne oder mit kultivierten autologen Knorpelzellen behandelt werden können [10]. Bei systematischen Übersichtsarbeiten mit der Auswertung von qualitativ hochwertigen Level-I- und -II-Studien findet man dagegen momentan ausschließlich Publikationen zur Mikrofrakturierung, die z. T. mit anderen Techniken verglichen wurde [11–14]. Dabei wurden verschiedene Parameter wie Alter, Defektgröße und -lokalisation, Body-Mass-Index, präoperatives Aktivitätslevel, Symptomdauer, vorhergehende operative Interventionen oder Volumen des Repairgewebes herausgearbeitet werden, die auf das Ergebnis der Mikrofrakturierung einen Einfluss haben und die bei der Indikationsstellung berücksichtigt werden müssen. Eine Tabelle hierzu befindet sich im Abschnitt 5.1 „Knochenmarkstimulierende Verfahren“. Studien, die ausschließlich die Mikrofrakturierung im Verlauf darstellen, haben gezeigt, dass bei kleinen Defekten an den Femurkondylen selbst über einen Zeitraum von zehn Jahren gute Ergebnisse erzielt werden können [13]. Bei Defekten im femoropatellaren Gleitlager sind die Ergebnisse dagegen deutlich schlechter und zeigen z. T. eine Dekompensation des Regenerats [12]. In den meisten Level-I-Studien dient die Mikrofrakturierung als Referenzverfahren zur ACT oder zu matrixbasierten Stammzelltherapieverfahren wie der AMIC [14]. Im Vergleich zur autologen Chondrozytenimplantation (ACI) zeigte die Mikrofrakturierung bei Defekten über 2,5 cm^2 signifikant schlechtere Ergebnisse [15, 16]. Unter dem Druck hoher Zellkultivierungskosten und dem Nachteil einer zweizeitigen operativen Intervention bei der Implantation autologer Knorpelzellen wurden in den letzten Jahren zunehmend einzeitige Therapieverfahren für die Behandlung von mittelgroßen Defekten zwischen 2 und 6 cm^2 klinisch untersucht. Allerdings sind die Fallzahlen noch gering und für qualitativ hochwertige Studien momentan meist nicht ausreichend [17]. So wurden in unterschiedlichen Fallserien bei Patienten mit Defektgrößen von durchschnittlich 3,4 cm^2 und 4,2 cm^2 eine signifikante Verbesserung der klinischen Scores erzielt [18–20]. In der bisher einzigen randomisiert kontrollierten Studie zwischen Mikrofrakturierung und AMIC zeigten sich bei einer durchschnittlichen Defektgröße von 3,4 cm^2 keine signifikanten klinischen Unterschiede innerhalb der ersten zwei Jahre [21]. Nach fünf Jahren waren dagegen erste klinische Vorteile zugunsten der AMIC erkennbar. Einer der Hauptgründe für die zunächst guten Kurzzeitresultate bei der Mikrofrakturierung liegt in der arthroskopischen Durchführung der Technik. Entsprechend zeigen erste Studien zur arthroskopischen AMIC ebenso gute Kurzzeitresultate [22]. Weitere Modifikationen der AMIC-Technik bestehen in der Kombination mit Platelet-rich-Plasma (PRP) und/oder mit Stammzellkonzentraten, die aus dem Beckenkamm oder dem distalen Femur gewonnen werden [23–25]. Die bisher größte Fallserie an 25 Patienten ergab bei der Behandlung von Knorpelschäden einer durchschnittlichen Defektgröße von 8,3 cm^2 mit Stammzellkonzentrat und Kollagenmembran eine Defektfüllung von 80 % im MRT sowie eine signifikante Verbesserung der klinischen Scores über zwei Jahre. Junge Patienten unter 45 Jahren mit kleinen Defekten hatten allerdings bessere Ergebnisse [25]. In weiteren Studien wurden unter Verwendung von Scaffolds auf der Basis von Kollagengelen, Hyaluronsäure oder einer Kombination von Hyaluronan und PGA, die mit einer Mikrofrakturierung kombiniert, mit PRP oder einem Stammzellkonzentrat beladen wurden, erste gute Ergebnisse erzielt (26,27,28,29]. Allerdings handelt es sich um nicht randomisierte Kurzzeitstudien, sodass hier Empfehlungen für die fundierte Einarbeitung in ein ganzheitliches Therapieschema noch nicht möglich sind.

9.3 Evidenz und Differenzialindikation der osteochondralen Transplantation

Die osteochondrale Transplantation ist eine Technik, die im Vergleich zu den stammzellbasierten Verfahren und der autologen Knorpelzelltransplantation zwei entscheidende Vorteile bietet: erstens wird vitales Gewebe in seiner voll ausgereiften Struktur transplantiert, sodass ein langwieriger postoperativer Remodellingprozess nicht notwendig ist, andererseits lassen sich je nach Länge und Breite der Zylinder zusätzlich Knochendefekte unterschiedlicher Ausdehnung gleichzeitig therapieren. Außerdem ist die Technik ein einzeitiges Therapieverfahren, was beim Anspruch des Patienten und bei der Indikationsstellung berücksichtigt werden muss. Allerdings sollte bei der Differenzialindikation auch berücksichtigt werden, dass mit zunehmender Defektgröße das Risiko der Entnahmemorbidität steigt. Bei großen Defekten müssen deshalb bei der Differenzialindikation auch die Auswirkungen einer iatrogenen Schädigung des subchondralen Knochens abgewogen werden. Während bei rein chondralen Defekten im Fall eines intakten Knochenstocks die Knochenmarkstimulation oder die ACT je nach Defektgröße eingesetzt werden kann, muss bei großen osteochondralen Schäden die Kombination von Spongiosaplastik und Knorpelersatz durch zellfreie oder zellbesiedelte Biomaterialien diskutiert werden. In einer Übersichtsarbeit wurden sechs Level-II-und zwei randomisiert kontrollierte Level-I-Studien zur osteochondralen Transplantation ausgewertet [30]. Dabei zeigte sich der Zylindertransfer der Mikrofrakturierung bei jungen Patienten mit kleinen Defekten (< 3 cm^2) überlegen, wobei auch eine schnellere Wideraufnahme der sportlichen Aktivitäten möglich war. Bei drei Studien, die die osteochondrale Transplantation mit der ACT verglichen, zeigten sich heterogene Ergebnisse, die vom Ausmaß des Knochendefekts, aber auch vom Defektdurchmesser abhingen. Eine weitere Übersichtsarbeit zeigte bei der Auswertung von Studien mit einem hohen Evidenzlevel, dass die osteochondrale Transplantation bei Langzeitstudien über zehn Jahre eine höhere Versagerrate im Vergleich zur ACT hatte [31]. In allen Studien zeigte sich in den meisten Fällen eine gute ossäre Integration der Zylinder, wobei der transplantierte Knorpel eine hyaline Struktur und das Regenerat im Interface zum Umgebungsgewebe eine faserknorpelige Struktur aufwies [32]. Da die Zahl an verbleibenden Knochensubstanzdefekten in der Entnahmezone genauso wie der Anteil an Faserregenerat in der Übergangszone mit steigender Zylinderzahl zunimmt, sollte die osteochondrale Transplantation primär bei kleinen osteochondralen Schäden eingesetzt werden.

9.4 Evidenz und Differenzialindikation der autologen Knorpelzelltransplantation

Belastbare Ergebnisse zur autologen Knorpelzelltransplantation finden sich v. a. in randomisiert kontrollierten Studien mit dem höchsten Evidenzlevel, in denen die Mikrofrakturierung meist als Referenzverfahren verwendet wird. Studien mit fortgeschrittenen Generationen der Knorpelzelltransplantation – wie unter Verwendung einer Matrix aus Kollagen [33], Hyaluronan [34], der Verwendung von charakterisierten Chondrozyten [15, 16] oder dem Einsatz von Sphäroiden [35] – zeigen bei einer Defektfläche über 2,5 cm^2 signifikant bessere Ergebnisse im Vergleich zur Mikrofrakturierung, sodass hier das Indikationsspektrum der isolierten knochenmarkstimulierenden Technik begrenzt ist. Vergleichsstudien zwischen verschiedenen Techniken der autologen Chondrozytenimplantation sind in den fortgeschrittenen Generationen bisher nicht durchgeführt worden. Entsprechend sind bis auf technische Unterschiede sowie Zellverarbeitungs- und Kultivierungszeiten momentan keine Aussagen möglich, welche Technik die besten Ergebnisse liefert. Dagegen waren die histologischen Ergebnisse bei Knorpeltransplantationsverfahren unter Verwendung einer Kollagenmembran im Vergleich zur ersten Generation der autologen Knorpelzelltransplantation unter Verwendung eines Periostlappens signifikant besser [36, 37]. Für die klinischen Unterschiede besteht allerdings oft nur geringe Evidenz, da viele Studien geringe Patientenzahlen mit einem kurzen Beobachtungszeitraum aufweisen [38]. Des Weiteren zeigen sich bei den fortgeschrittenen Generationen der Knorpelzelltransplantation nur vereinzelt typische Komplikationen wie Hypertrophien des Regenerats, die im Gegensatz zur ersten Generation der ACT nur gering ausgeprägt und nicht symptomatisch sind [39, 40]. Dieser Vorteil, der sich im klinischen Ergebnis und einer geringeren Revisionsrate widerspiegelt, führt auch in Kostenanalysenstudien zu besseren Ergebnissen im Vergleich zur ersten Generation der Knorpelzelltransplantation. Zudem erlauben Biomaterialien im Gegensatz zu einem Periostlappen eine standardisierte hohe Qualität ohne interindividuelle Unterschiede, was sich bei der Geweberegeneration und in der intraoperativen Verarbeitung positiv bemerkbar macht [41–43].

Fazit für die Praxis: Jeder Knorpelschaden ist anders und benötigt eine genaue Analyse, bevor die Indikation für eine individuelle auf den Patienten abgestimmte Therapie gestellt wird. Dabei sind drei wichtige Parameter zu berücksichtigen, die sich aus Anamnese und Untersuchung, der Magnetresonanztomographie (MRT) und der Arthroskopie ableiten und die Therapie sowie das Ergebnis wesentlich beeinflussen.
Anamnese und Untersuchung: patientenspezifische Faktoren wie Alter, Geschlecht, Body-Mass-Index, Aktivitätsgrad, Beruf, Symptomdauer, Compliance, Biomechanik und Bandstabilität des Gelenks.
MRT: gelenkspezifische Parameter wie Defektgröße, -tiefe und -lokalisation, freie Gelenkkörper, Begleitschäden am Meniskus und Bandapparat.
Arthroskopie: Überprüfung und Präzisierung der gelenkspezifischen Parameter, wobei die Reaktion des subchondralen Knochens im Gegensatz zur MRT oft nicht beurteilt werden kann.

Aus der Zusammenschau der beschriebenen drei Parameter muss der Operateur einen geeigneten Therapieplan für den Patienten aufstellen, wobei eine knorpelregenerative Behandlung nur erfolgreich sein kann, wenn Begleitläsionen wie Knochendefekte, Bandinstabilitäten, Meniskusschäden oder Achs- und Patellafehlstellungen mitbehandelt werden. Dies erfordert oft eine Stufentherapie mit mehrzeitigem Vorgehen, wobei spezifische Nachbehandlungsschemata und die Verwendung von Orthesen berücksichtigt werden müssen. Unter den genannten Voraussetzungen lassen sich selbst bei großen Knorpelschäden oft sehr gute Langzeitergebnisse erzielen.

Literatur

[1] Brittberg M. Cellular and acellular approaches for cartilage repair: a philosophical analysis. Cartilage 6(Suppl. 2):4S–12S, 2015.
[2] Kreuz PC. Stärken und Grenzen verschiedener Operationen zur Knorpelrekonstruktion. Orthopädie & Rheuma 16:32–36, 2013.
[3] Magnuson PB. Joint debridement: Surgical treatment of degenerative arthritis. Surg Gynecol Obstet 73:1, 1941.
[4] Pridie KH. A method of resurfacing osteoarthritis knee joints. J Bone Joint Surg Br 41:618–619, 1959.
[5] Steadman JR, Rodkey WG, Briggs KK. Microfracture: its history and experience of the developing surgeon. Cartilage 1:78–86, 2010.

[6] Benthien JP, Behrens P. Reviewing subchondral cartilage surgery: considerations for standardised and outcome predictable cartilage remodeling: a technical note. Int Orthop 37:2139–2145, 2013.

[7] Chen H, Chevrier A, Hoemann CD, Sun J, Ouyang W, Buschmann MD. Characterization of subchondral bone repair for marrow-stimulated chondral defects and its relationship to articular cartilage resurfacing. Am J Sports Med 39:1731–1740, 2011.

[8] Eldracher M, Orth P, Cucchiarini M, Pape D, Madry H. Small subchondral drill holes improve marrow stimulation of articular cartilage defects. Am J Sports Med 42:2741–2750, 2014.

[9] Orth P, Goebel L, Wolfram U, Ong MF, Gräber S, Kohn D, et al. Effect of subchondral drilling on the microarchitecture of subchondral bone: analysis in a large animal model at 6 months. Am J Sports Med 40:828–836, 2012.

[10] Kon E, Vannini F, Buda R, Filardo G, Cavallo M, Ruffilli A, et al. How to treat osteochondritis dissecans of the knee: surgical techniques and new trends. J Bone Joint Surg Am 94(e1):1–8, 2012.

[11] Mithoefer K, McAdams T, Williams RJ, Kreuz PC, Mandelbaum BR. Clinical efficacy of the microfracture technique for articular cartilage repair in the knee. Am J Sports Med 37:2053–2063, 2009.

[12] Kreuz PC, Steinwachs MR, Erggelet C, Krause SJ, Konrad G, Uhl M, et al. Results after microfracture of full-thickness chondral defects in different compartments in the knee. Ostoarthritis and Cartilage 14:1119–1125, 2006.

[13] Steadman JR, Briggs KK, Matheny LM, Guillet A, Hanson CM, Willimon SC. Outcomes following microfracture of full-thickness articular cartilage lesions of the knee in adolescent patients. J Knee Surg 28:145–150, 2015.

[14] Goyal D, Keyhani S, Lee EH, Hui JH. Evidence-based status of microfracture technique: a systematic review of level I and II studies. Arthroscopy 29:1579–1588, 2013.

[15] Saris DB, Vanlauwe J, Victor J, Almqvist KF, Verdonk R, Bellemans J, et al. Treatment of symptomatic cartilage defects of the knee: characterized chondrocyte implantation results in better clinical outcome at 36 months in a randomized trial compard to microfracture. Am J Sports Med 37:10S, 2009.

[16] Vanlauwe J, Saris DB, Victor J, Almqvist KF, Bellemans J, Luyten FP. Five-year outcome of characterized chondrocyte implantation versus microfracture for symptomatic cartilage defects of the knee: early treatment matters. Am J Sports Med 39:2566–2574, 2011.

[17] Lee YHD, Suzer F, Thermann H. Autologous matrix-induced chondrogenesis in the knee: a review. Cartilage 5:145–153, 2014.

[18] Gille J, Behrens P, Volpi P, de Girolamo L, Reiss E, Zoch W, et al. Outcome of autologous matrix induced chondrogenesis (AMIC) in cartilage knee surgery: data of the AMIC Registry. Arch Orthop Trauma Surg 133:87–93, 2013.

[19] Bark S, Piontek T, Behrens P, Mkalaluh S, Varoga D, Gille J. Enhanced microfracture techniques in cartilage knee surgery: fact of fiction? World J Orthop 5:444–449, 2014.

[20] Kusano T, Jakob RP, Gautier R, Magnussen RA, Hoogewoue H, Jacobi M. Treament of isolated chondral and osteochondral defects in the knee by autologous matrix-induced chondrogenesis (AMIC). Knee Surg Sports Traumatol Arthrosc 20:2109–2115, 2012.

[21] Anders S, Volz M, Frick H, Gelissen J. A randomized, cotrolled trial comparing autologous matrix-induced chondrogenesis (AMIC) to microfracture: analysis of 1- and 2-year follow-up data of 2 centers. Open Orthop J 7:133–143, 2013.

[22] Piontek T, Ciemniewska-Gorzela K, Szulc A, Naczk J, Slomczykowski M. All-arthroscopic AMIC procedure for repair of cartilage defects of the knee. Knee Surg Sports Traumatol Arthrosc 20(5):922–225, 2012.

[23] Dhollander AA, De Neve F, Almqvist KF, Verdonk R, Lambrecht S, Elewaut D, et al. Autologous matrix-induced chondrogenesis combined with platelet-rich plasma gel: technical description and a five pilot patients report. Knee Surg Sports Traumatol Arthrosc 19:536–542, 2011.

[24] Steinwachs MR, Waibl B, Wopperer S, Mumme M. Matrix-associated chondroplasty: a novel platelet-rich plasma and concentrated nucleated bone marrow cell-enhanced cartilage restoration technique. Arthroscopy Techniques 3:e279–e282, 2014.

[25] Gobbi A, Karnatzikos G, Sankineani SR. One-step surgery with multipotent stem cells for the treatment of large full-thickness chondral defects of the knee. Am J Sports Med 42:648–657, 2014.

[26] Kon E, Roffi A, Filardo G, Tesei G, Marcacci M. Scaffold-based cartilage treatments: with or without cells? A systematic review of preclinical and clinical evidence. Arthroscopy 31:767–775, 2015.

[27] Gavenis K, Schneider U, Maus U, Mumme T, Muller-Rath R, Schmidt-Rohlfing B, et al. Cell-free repair of small cartilage defects in the Goettinger minipig: which defect size is possible? Knee Surg Sports Traumatol Arthrosc 20:2307–2314, 2012.

[28] Gobbi A, Chaurasia S, Karnatzikos G, Nakamura N. Matrix-induced autologous chondrocyte implantation versus multipotent stem cells for the treatment of large patellofemoral chondral lesions: a nonradomized prospective trial. Cartilage 6:82–97, 2015.

[29] Siclari A, Mascaro G, Kaps S, Boux E. A 5-year follow-up after cartilage repair in the knee using a platelet-rich plasma-immersed polymer-based implant. Open Orthop J 17:346–354, 2014.

[30] Goyal D, Keyhani S, Goyal A, Lee EH, Hui JH, Vaziri AS. Evidence-based status of osteochondral cylinder transfer techniques: a systematic review of level I and II studies. Arthroscopy 30:497–505, 2014.

[31] Lynch TS, Petal RM, Benedick A, Amin NH, Jones MH, Miniaci A. Systematic review of autogenous osteochondral transplant outcomes. Arthroscopy 31:746–754, 2015.

[32] Horas U, Pelinkovic D, Herr G, Aigner T, Schnettler R. Autologous chondrocyte implantation and osteochondral cylinder transplantation in cartilage repair of the knee joint. A prospective, comparative trial. J Bone Joint Surg Am 85-A:185–192, 2003.

[33] Saris D, Price A, Widuchowski W, Bertrand-Marchand M, Caron J, Drogset JO, et al. Matrix-applied characterized autologous cultured chondrocytes versus microfracture. Two-year follow-up of a prospective randomized trial. Am J Sports Med 42:1384–1394, 2014.

[34] Kon E, Filardo G, Berruto M, Benazzo F, Zanon G, Della Villa S, et al. Articular cartilage treatment in high-level male soccer players. A prospective comparative study of arthroscopic second-generation autologous chondrocyte implantation versus microfracture. Am J Sports Med 39:2549–2557, 2011.

[35] Fickert D, Gerwien P, Helmert B, Schattenberg T, Weckbach S, Kaszkin-Bettag M et al. One-year clinical and radiological results of a prospective, investigator-initiated trial examining a novel, purley autologous 3-dimensional autologous chondrocyte transplantation product in the knee. Cartilage 3:27–42, 2013.

[36] McCarthy HS, Roberts S. A histological comparison of the repair tissue formed when using either Chondrogide or periosteum during autologous chondrocyte implantation. Osteoarthritis Cartilage 21:2048–2057, 2013.

[37] Oussedik S, Tsitskaris K, Parker D. Treatment of articular cartilage lesions of the knee by microfracture or autologous chondrocyte implantation: a systematic review. Arthroscopy 31:732–744, 2015.

[38] Goyal D, Goyal A, Keyhani S, Lee EH, Hui JH. Evidence-based status of second- and third- generation autologous chondrocyte implantation over first generation: a systematic review of level I and II studies. Arthroscopy 29:1872–1878, 2013.

[39] Kreuz PC, Steinwachs M, Erggelet C, Krause SJ, Ossendorf C, Maier D et al. Classification of graft hypertrophy after autologous chondrocyte implantation of full-thickness chondral defects in the knee. Osteoarthritis Cartilage 15:1339–1347, 2007.
[40] Steinwachs M, Kreuz PC. Autologous chondrocyte implantation in chondral defects of the knee with a type I/III collagen membrane: a prospective study with a 3-year follow-up. Arthroscopy 23:381–387, 2007.
[41] Samuelson EM, Brown DE. Cost-effectiveness anaylsis of autologous chondrocyte implantation: a comparison of periosteal patch versus type I/III collagen membrane. Am J Sports Med 40:1252–1258, 2012.
[42] Gerlier L, Lamotte M, Wille M, Kreuz PC, Vanlauwe J et al. The cost utility of autologous chondrocytes implantation using ChondroCelect in symptomatik knee carilage lesions in Belgium. Pharmacoeconomics 28:1129–1146, 2010.
[43] Vavken P, Samartzis D. Effectiveness of autologous chondrocyte implantation in cartilage repair of the knee: a systematic review of controlled trials. Osteoarthritis Cartilage 18:857–863, 2010.

10 Nachbehandlung knorpelrekonstruktiver Verfahren (Stellenwert der Physiotherapie)

Barbara Wondrasch

10.1 Einleitung

Gelenkknorpelschäden im Kniegelenk zeigen eine steigende Prävalenz und sind häufig die Ursache für Schmerzen und funktionelle Einschränkungen sowohl im Alltag als auch bei sportlichen Aktivitäten [1–3]. Die Behandlung dieser Gelenkknorpelschäden stellt eine große Herausforderung dar. Dies liegt einerseits am limitierten Selbstheilungspotenzial von artikulären Knorpelgewebe, da es durch die fehlende Vaskularisation nur zu einer Bildung von biomechanisch minderwertigem Faserknorpelgewebe kommt [4]. Andererseits sind v. a. junge und aktive Patienten mit hohen Ansprüchen an die Kniegelenkfunktion von Gelenkknorpelschäden im Kniegelenk betroffen. Die Erwartungen an die Behandlung sind somit sehr hoch, da das primäre Behandlungsziel die Wiederaufnahme sportlicher Aktivitäten ist [5].

Es werden in der Literatur zahlreiche operative Möglichkeiten zur Behandlung dieser Schäden beschrieben. Dabei wird zwischen knochenmarkstimulierenden und Transplantationstechniken unterschieden. Die am häufigsten angewendeten knochenmarkstimulierenden Techniken sind die subchondrale Anbohrung und Mikrofrakturierung. Das gemeinsame Funktionsprinzip beider Techniken ist die Stimulation des Defektareals nach vorausgehendem Débridement des Defekts mit dem Einwandern von subchondralen Vorläuferzellen, die dann zu einem Reparaturgewebe führen sollen. Dem gegenüber stehen zwei Transplantationstechniken: die osteochondrale Transplantation (OCT) und die autologe Chondrozytentransplantation (ACT). Während die OCT ein einzeitiges Verfahren darstellt, wo autologe osteochondrale Zylinder aus einem weniger belasteten Kniearеal in den Defektbereich transplantiert werden, ist die ACT ein zweizeitiges Verfahren. In einem ersten Schritt werden arthroskopisch Knorpelzellen entnommen, die nach Aufarbeitung in einem Labor auf ein Trägermaterial gebracht werden, das anschließend in einem zweiten operativen Eingriff in den Defektbereich transplantiert wird [6–8].

Vor allem die Mikrofrakturierung und die ACT zeigen bislang sehr gute bis exzellente Ergebnisse in der Behandlung von Gelenkknorpelschäden im Kniegelenk und können auch die Wiederaufnahme der sportlichen Aktivität auf professionellem Niveau ermöglichen [9]. Bei all diesen operativen Methoden ist allerdings die lange postoperative Rehabilitationszeit zu beachten, die notwendig ist, um das Reparatur- bzw. Regenerationsgewebe optimal ausheilen zu lassen. Je nach Operationsmethode empfiehlt die Literatur zwischen sechs und zwölf Monaten intensive Rehabilitation vor der Wiederaufnahme von sportlichen Aktivitäten [10, 11]. Obwohl Einigkeit darüber herrscht, dass eine konsequent durchgeführte Rehabilitation wesentlich für die optimale Ausheilung des Reparatur- bzw. Regenerationsgewebes und für die Erlangung einer guten Kniegelenkfunktion ist, fehlt es nach wie vor an guten evidenzbasierten Nachweisen zur Bestätigung dieses Konsensus. Das optimale postoperative Szenario inkludiert ein sicheres, individualisiertes Rehabilitationsprotokoll, das auf evidenzbasierten Ergebnissen aus Grundlagenforschung und klinischer Forschung aufbaut. Das folgende Kapitel soll einen Überblick über aktuelle Richtlinien der Rehabilitation nach knorpelchirurgischen Eingriffen geben und die Grundlagen der Rehabilitation beleuchten.

10.2 Ziele der Rehabilitation

Um die Ziele der Rehabilitation nach knorpelchirurgischen Eingriffen zu definieren, kann die „International Classificiation for Functioning, Disability and Health“ (ICF) herangezogen werden.

Die Weltgesundheitsorganisation (WHO) hat diese aus drei Ebenen bestehende Klassifikation zur Beschreibung des funktionalen Gesundheitszustands, die ICF erstellt.

- Ebene 1 beschreibt strukturelle und funktionelle Einschränkungen und bezieht sich auf den menschlichen Organismus als Ganzes. Dazu zählen neben Schmerz und Schwellung Einschränkungen der Beweglichkeit, muskuläre Defizite und die daraus resultierenden funktionellen Einschränkungen.
- Ebene 2 ist die Aktivitätsebene und beinhaltet individuelle, für den Alltag notwendige Aktivitäten wie z. B. Gehen, Körperpflege und Haushaltstätigkeiten.
- Ebene 3 ist die Partizipationsebene und beschreibt Einschränkungen aus der gesellschaftlichen Perspektive, die aufgrund von Einschränkungen auf den anderen zwei Ebenen nicht möglich sind (Beruf, Sport, Freizeit; [12, 13]).

Angepasst an diese ICF-Klassifikation verfolgt die Rehabilitation folgende Ziele: Auf der strukturellen und funktionellen Ebene soll die Bildung eines hoch qualitativen Reparatur- bzw. Regenerationsgewebes unterstützt werden; eine freie Beweglichkeit des Gelenks und ausreichend Muskelkraft soll den Patienten ermöglichen, auf der Aktivitätsebene sämtliche Aktivitäten des täglichen Lebens zu absolvieren. Damit sollte dann gewährleistet sein, dass die Patienten auf der Partizipationsebene ihrer Arbeit, ihren sportlichen Aktivitäten sowie ihren sonstigen Freizeitaktivitäten nachgehen können.

10.3 Der Rehabilitationsprozess

Die Rehabilitation nach knorpelchirurgischen Eingriffen am Kniegelenk sollte als Prozess gesehen werden, der aus mehreren Inhalten besteht. Grundlagen des Rehabilitationsprozesses sind die postoperativen biologischen Heilungsphasen des Knorpelgewebes, die Defektcharakteristik (Größe und Lokalisation) sowie die Biomechanik des Kniegelenks. Unter Berücksichtigung dieser Grundlagen können dann die Inhalte der Rehabilitation – Belastungsaufbau, Beweglichkeit sowie neuromuskuläre Kontrolle und Muskelkräftigung – implementiert werden. Der Rehabilitationsprozess durchläuft mehrere Phasen mit unterschiedlichen Schwerpunkten und wird von vielen Faktoren beeinflusst. In Abbildung 10.1 ist dieser Prozess dargestellt.

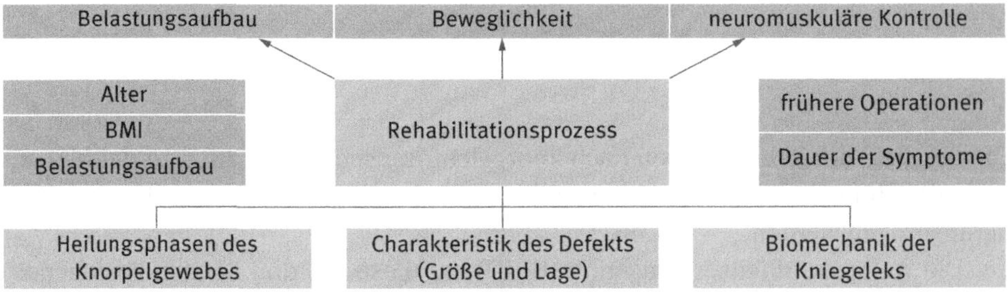

Abb. 10.1: Der Rehabilitationsprozess.

10.3.1 Heilungsphasen von Knorpelgewebe

Dem Rehabilitationsprozess liegen drei unterschiedliche postoperative biologische Heilungsphasen des Knorpelgewebes (Tabelle 10.1) zugrunde, unabhängig von den inhärenten und spezifischen Unterschieden zwischen den einzelnen Operationstechniken (Tabelle 10.1):
1. Schutzphase,
2. funktionelle Phase und
3. Aktivitätsphase.

Der Unterschied zwischen den einzelnen Heilungsphasen liegt v. a. in den biochemischen und biomechanischen Eigenschaften des heilenden Knorpelgewebes und bietet somit wichtige Informationen über die Belastbarkeit des Gewebes und die damit verbundene Dosierung sämtlicher rehabilitativer Maßnahmen. Während bei der osteochondralen Transplantation lediglich das Einwachsen der osteochondralen Zylinder abgewartet werden muss, unterliegt das Knorpelgewebe nach einer Mikrofrakturierung bzw. nach einer ACT einem länger andauernden Reifungsprozess [9].

In der ersten Phase, der Schutzphase, kommt es zur Integration des Trägermaterials und Stimulation der Chondrozyten. Während der zweiten Phase, der funktionellen Phase, erreicht die Matrixproduktion ihren Höhepunkt und die Ausrichtung und Organisation der kollagenen Fasern wird initiiert. Der Schwerpunkt der dritten Pha-

Tab. 10.1: Biologische Phasen und Phasen der Rehabilitation nach knorpelchirurgischen Eingriffen am Kniegelenk [9]

	Biologische Phasen	Phasen der Rehabilitation
Phase 1	Integration und Stimulation	Schutzphase
Phase 2	Matrixproduktion und Organisation	Funktionelle Phase
Phase 3	Reifung und Adaptation	Aktivitätsphase

se, der Aktivitätsphase, ist die weitere Organisation, Remodulierung und Reifung des Knorpelgewebes [9, 14].

Es ist in der Literatur beschrieben, dass die Qualität des Reparatur- bzw. des Regenerationsgewebes sehr stark von der Dauer und der Höhe der zugeführten Belastung in der ersten postoperativen Phase (Woche 0–4) abhängig ist [15, 16]. Daher sollten gerade in diesem Zeitraum die Belastung auf das heilende Knorpelgewebe gut dosiert, langsam gesteigert und gefährdende Kräfte wie Scherkräfte und Scherkräfte unter Kompression vermieden werden. Sämtliche, im Zug der Rehabilitation durchgeführte Maßnahmen, wie z. B. Maßnahmen zur Verbesserung der Beweglichkeit und der neuromuskulären Funktion, sollten an diese reduzierte Belastbarkeit des Knorpelgewebes angepasst werden, um das heilende Knorpelgewebe in seinem Reifungsprozess nicht zu gefährden.

10.3.2 Biomechanik

Um die auf das Gelenk einwirkenden Kräfte abschätzen zu können, ist es erforderlich, sich mit der Arthrokinematik des betroffenen Gelenks auseinanderzusetzen. So können für das heilende Knorpelgewebe schädigende Kräfte, wie v. a. Scherkräfte und Scherkräfte unter Kompression, vermieden werden. Des Weiteren kann der Physiotherapeut das Rehabilitationsprotokoll an die Lokalisation des Knorpelschadens adaptieren und das Übungsprogramm entsprechend gestalten.

Die Hauptbelastung im Tibiofemoralgelenk erfolgt v. a. in axialer Richtung, d. h. bei Aktivitäten wie Gehen, Laufen und Treppensteigen. Bewegungen in unbelasteten Positionen (z. B. Sitzen oder Liegen) erzeugen weitaus weniger Belastung im Tibiofemoralgelenk [17]. Hier muss allerdings unterschieden werden, ob diese Bewegungen in einem offenen Bewegungssystem, „open kinetic chain" (OKC), oder in einem geschlossenen Bewegungssystem, „closed kinetic chain" (CKC), durchgeführt werden. Bei Bewegungen im offenen Bewegungssystem wird der distale Gelenkspartner bewegt, während der proximale Gelenkanteil keine Bewegung macht. Bei Bewegungen im geschlossenen Bewegungssystem ist es umgekehrt. Ein typisches Beispiel für eine OKC-Übung ist die „seated knee extension" (Abbildung 10.2), während in Abbildung 10.3 eine Kniebeuge zu sehen ist, was einer CKC-Bewegung entspricht.

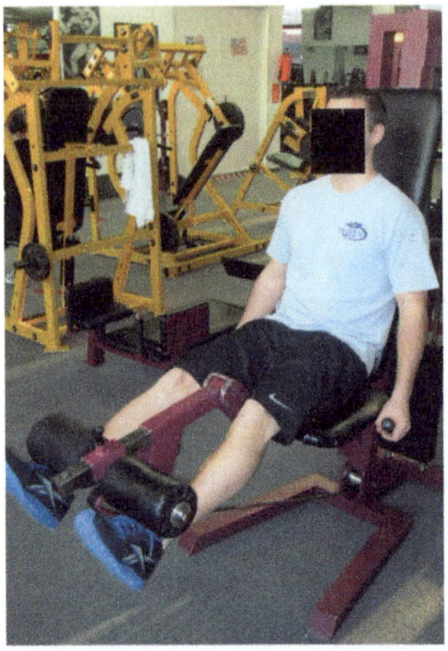

Abb. 10.2: „Seated knee extension" – offenes Bewegungssystem.

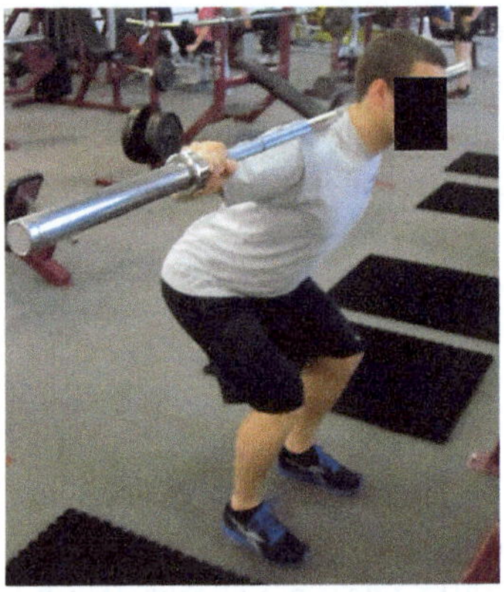

Abb. 10.3: Kniebeuge – geschlossenes Bewegungssystem.

Nachdem bei Bewegungen in der offenen Kette deutlich mehr Scherkräfte produziert werden, sollte von diesen v. a in der ersten postoperativen Phase Abstand genommen werden. Bewegungen in der geschlossenen Kette, unabhängig vom Kniewinkel, reduzieren diese tibiofemoralen Scherkräfte, da es zu vermehrter axialer Kompression und muskulärer Kokontraktion kommt, und sind daher in der ersten postoperativen Zeit zu bevorzugen [18].

Im Patellofemoralgelenk steigt die Belastung mit zunehmender Flexion, während in strecknahen Positionen die Belastung durch retropatellaren Druck gering ist, was auch zu reduzierter Belastung eines möglichen Defekts in diesem Bereich führt [19]. Auch im Patellofemoralgelenk erzeugen Bewegungen in der OKC unterschiedliche Belastungen verglichen mit Bewegungen in der CKC. Grelsamer [20] beschreibt, dass während CKC-Übungen mit steigendem Flexionswinkel die Belastung im Patellofemoralgelenk steigt und während OKC-Übungen in Extension die Belastung sinkt und hohe Quadricepsaktivität erforderlich ist. Folglich werden CKC-Übungen im Bereich von 0–45° und OKC-Übungen in einem Ausmaß von 90–50° und 20–0° empfohlen.

10.3.3 Weitere Faktoren, die den Rehabilitationsprozess beeinflussen

Es werden in der Literatur mehrere Faktoren beschrieben, die das postoperative Outcome und die Qualität des Reparatur- bzw. Regenerationsgewebes nach knorpelchirurgischen Eingriffen am Kniegelenk beeinflussen. Dazu zählen die richtige Indikation für die entsprechende operative Methode, die Fertigkeit und das praktische Geschick der Chirurgen, die Compliance und Kooperationsfähigkeit der Patienten und ein progressive und kontrollierte Rehabilitation [18, 21].

Neben dem verständlichen Wunsch, einem einheitlichen postoperativen Rehabilitationsprotokoll folgen zu können, darf natürlich nicht die Individualität des jeweiligen Patienten vergessen werden. Diese Individualität beginnt auf der strukturellen Ebene bei der Größe und Lokalisation des Knorpelschadens, reicht von personenbezogenen Faktoren wie Alter, Body-Mass-Index, Anzahl vorangegangener Operationen und Dauer der Symptome bis hin zu unterschiedlichen Aktivitätsniveau und Ansprüche an das Kniegelenk. Tabelle 10.2 zeigt diese Faktoren und beschreibt, welchen Einfluss diese Faktoren auf den Rehabilitationsprozess haben können.

Tab. 10.2: Faktoren, die die Rehabilitation beeinflussen können [9].

Faktoren	Konsequenzen
Alter	Reparatur/Regeneration von Knorpelgewebe dauert länger
Body-Mass-Index	Langsamere Steigerung der Belastung wenn Body-Mass-Index > 30
Aktivitätsniveau	Je höher, desto wichtiger ist die neuromuskuläre Funktion
Defektgröße	Je kleiner, desto schneller kann der Fortschritt in der Rehabilitation sein
Lokalisation	Tibiofemoralgelenk: langsame Steigerung der Belastung Patellofemoralgelenk: schnellere Steigerung der Belastung
Dauer der Symptome	Bestehen die Symptome länger als zwölf Monate, dauert die Rehabilitation länger

10.4 Phasen und Inhalte der Rehabilitation

Wie bereits beschrieben, gliedert sich der Rehabilitationsprozess in drei Phasen, deren biologische Grundlage der postoperative biologische Heilungsverlauf des Knorpelgewebes ist. Aufgrund der inhärenten Unterschiede der einzelnen knorpelchirurgischen Techniken kann die Dauer der einzelnen Phasen variieren. Im Folgenden werden diese drei Phasen und die entsprechenden Inhalten näher beschrieben. Obwohl diesen Phasen der biologische und zeitliche Heilungsverlauf des Knorpelgewebes zugrunde liegt, sollte der Übergang von einer Phase zur nächsten auf Kriterien basieren. Zusätzlich stellen Schmerzen und Schwellung optimale Parameter dar, um eine etwaige Überbelastung des Gelenks anzuzeigen und sollten somit auch zur Bestimmung der Steigerung und Dosierung sämtlicher rehabilitativer Maßnahmen herangezogen werden. Des Weiteren sollte ein Heimtrainingsprogramm entwickelt werden, das den Anforderungen und Bedürfnissen der Patienten entspricht, um die Compliance zum gesamten Rehabilitationsprozess zu gewährleisten.

Die Inhalte dieser Phasen sind eine progressive Belastungssteigerung, die Wiederherstellung der Gelenkbeweglichkeit und das Wiedererlangen der neuromuskulären Funktion. Tabelle 10.3 präsentiert einen Auszug an möglichen Maßnahmen in den jeweiligen Phasen.

10.4.1 Phase 1 – Schutzphase

Diese Phase beginnt eigentlich schon vor der Operation. Um Patienten sowohl physisch als auch mental auf den operativen Eingriff optimal vorzubereiten, ist ein präoperative Aufklärung und Vorbereitung sehr wichtig [18, 22]. Dabei sollte die geplante Operationstechnik und die folgende Rehabilitation inklusive progressiver Belastungssteigerung und die Konsequenzen für den Alltag erklärt werden. Diese Aufklärung soll es Patienten erleichtern, gefährdende Bewegungen und Belastungen abschätzen zu können. Ein weiteres Ziel der präoperativen Phase ist das Erlernen der Verwendung von Krücken sowie jener Übungen, die unmittelbar postoperativ durchgeführt werden. Zahlreiche Studien haben gezeigt, dass eine präoperative Betreuung mit den Inhalten Aufklärung, Verbesserung der Beweglichkeit des Kniegelenks, funktionelle Kräftigung der Oberschenkelmuskulatur und das Erlernen der Verwendung von Krücken das postoperative Ergebnis positiv beeinflusst [23–25].

Der biologische Prozess unterscheidet sich in dieser Phase am meisten zwischen den einzelnen operativen Techniken. Bei der Mikrofrakturierung und der ACT beginnen sich die im Defekt befindlichen Zellen zu differenzieren und unorganisiertes Reparaturgewebe zu produzieren. Dieses Reparaturgewebe ist allerdings sehr weich und sehr anfällig für Verletzungen und muss daher vor hoher mechanischer Belastung geschützt werden [9, 14]. Dies geschieht am besten durch Belastungsreduktion durch Verwendung von Krücken und Einschränkung der Gelenkbeweglichkeit. Im Gegensatz dazu kommt es bei der osteochondralen Transplantation zu einer Integration der Knochenzylinder. Zwar dauert der Prozess der Integration der Knochenzylinder kürzer als die Heilung des Knorpelgewebes und ist auch weniger sensibel, jedoch sollte auch diese Knochenheilung durch Belastungsreduktion geschützt werden [9].

Für alle drei Techniken gilt jedoch, dass in dieser Frühphase zu hohe Scherkräfte und zu hohe Scherkräfte in Kombination mit Kompressionskräften die metabolische Aktivität der Chondrozyten reduzieren können und damit die Bildung des Reparatur-

Tab. 10.3: Mögliche Maßnahmen in den einzelnen Phasen der Rehabilitation

Phasen/Ziele	Maßnahmen
Phase 1/Protektion und Aktivierung	Präoperative Aufklärung Kryotherapie, Hochlagerung, Kompression „Continious passive motion" Manuelle Therapie: Patellamobilisationen, Techniken zur Verbesserung der Arthrokinematik im Tibiofemoralgelenk Weichteiltechniken zur Verbesserung der Arthrokinematik Übungen zum Erlernen und Verbesserung der Belastungsübernahme Gangschulung entsprechend der erlaubten Belastung Aktive und passive Bewegungsübungen in der geschlossenen Kette und im erlaubten Bewegungsbereich Ergometer „Straight leg raise" in verschiedenen Bewegungsebenen Isometrische Aktivierung von Quadriceps und „hamstrings" in verschiedenen Kniewinkelstellungen (Einschränkung: Defektlokalisation) Konzentrik von Quadriceps und „hamstrings" (Einschränkung: Defektlokalisation) in geschlossener Bewegungskette Training der Glutealmuskulatur im erlaubten Belastungsbereich (Teilbelastung) Sensomotorisches Training im erlaubten Belastungsbereich (Teilbelastung)
Phase 2/Progressive Belastung und funktionelle Wiederherstellung	Kryotherapie wenn notwendig Manuelle Therapie: Patellamobilisationen, Techniken zur Verbesserung der Arthrokinematik im Tibiofemoralgelenk Steigerung von Konzentrik zu Exzentrik unter Berücksichtigung der Defektlokalisation; offene und geschlossene Bewegungskette Steigerung von statischer zu dynamischer Belastung; Implementierung von funktionellen Bewegungsabläufen mit geringer Belastung Training der Glutealmuskulatur unter Vollbelastung Sensomotorisches Training unter Vollbelastung Ergometer
Phase 3/Aktivitätsphase	Intensivierung des Krafttrainings (sportartspezifisch) Intensivierung des dynamischen Trainings; Implementierung von funktionellen Bewegungsabläufen mit hoher Belastung Kardiovaskuläres Training Sportartspezifisches Training

gewebes negativ beeinflusst wird. Des Weiteren ist aus Studien bekannt, dass dosierter mechanischer Stimulus die Bildung und Ernährung des Reparaturgewebes positiv beeinflusst. Die große Herausforderung in dieser Phase ist daher eine adäquate Stimulation des Reparaturgewebes bei gleichzeitiger Vermeidung von Bewegungen und Belastung, die das Reparaturgewebe gefährden könnten [9, 18].

In den ersten Tagen unmittelbar nach der Operation steht die Reduktion von Schmerz und Schwellung im Vordergrund. Dies ist insofern sehr wichtig, da zahlreiche Studien aufzeigen, dass Schmerz und Schwellung zu einer Inhibierung des Quadrizepsmuskels führen sowie zu einer Einschränkung der Beweglichkeit, insbesondere der Extension [26].

In weiterer Folge soll das Krückengehen mit der vorgeschriebenen Belastung instruiert und gelernt werden. Die erlaubte Belastung hängt einerseits von der Operationstechnik, andererseits von der Lokalisation des Knorpelschadens ab. Nachdem die Knochen-Knorpel-Zylinder schneller einheilen, ist nach OCT eine frühere Belastung möglich als nach ACT oder Mikrofrakturierung, wo ja anfänglich nur ein sehr weiches Reparaturgewebe gebildet wird. Für alle drei operativen Techniken gilt jedoch: Liegt der Knorpelschaden im Tibiofemoralgelenk, ist eine längere Phase der Teilbelastung notwendig, um den Defektbereich zu schonen. Bei Defekten im Patellofemoralgelenk hingegen kann mit limitierter Knieflexion (um den Druck zu reduzieren) eine frühere Vollbelastung erreicht werden [9]. Tabelle 10.4 gibt einen Überblick über den zeitlichen Verlauf der Belastungssteigerung.

Tab. 10.4: Richtlinien zur Belastung. *ACT* autologe Chondrozytentransplantation, *MF* Mikrofrakturierung, *OCT* osteochondrale Transplantation, *KG* Körpergewicht

	Tibiofemoralgelenk	**Patellofemoralgelenk**
Woche 0–2	ACT, MF: Abrollen mit etwa 20 % KG OCT: Abrollen mit etwa 20 % KG	ACT, MF, OCT: Abrollen mit etwa 20 % KG
Woche 2–4	ACT, MF: Teilbelastung mit etwa 50 % KG OCT: Teilbelastung mit etwa 50–75 % KG	ACT, MF, OCT: Steigerung zur Vollbelastung mit einer Orthese gesperrt auf 0–20° Knieflexion
Woche 4–6	ACT, MF: wöchentliche Steigerung um 25 % KG OCT: Steigerung zur Vollbelastung	
Woche 6–8	ACT, MF: Steigerung zur Vollbelastung	

Zusätzlich sollte darauf geachtet werden, dass die Belastungssteigerung zwar progressiv, aber auch kontrolliert erfolgt. Kriterien zur Steigerung der Gewichtsbelastung während des Gehens sind eine ausreichende Knieextension in der Standbeinphase, ausreichende Muskelkraft der Hüftabduktoren zur Stabilisation des Rumpfs sowie Schmerzfreiheit. Erst wenn das Gangbild physiologisch ist, keine vermehrte Schwellung und keine Schmerzzunahme erfolgt und kein Hinkmechanismus mehr vorliegt, darf der Patient auch bei Alltagsbewegungen die Belastung erhöhen [27].

Während zu aggressive Belastungssteigerung zu einer Überbelastung des Gelenks führen kann, zeigen Studien, dass sich auch zu lange Entlastungsphasen negativ auf die Zusammensetzung von Knorpelgewebe als auch auf die Kniegelenkfunktion auswirken können [27–29]. Den richtigen Zeitpunkt für die Belastungssteigerung bzw. die Wiederaufnahme von Belastung nach längeren Phasen der Ent- und Teilbelastung zu finden, ist daher sicherlich eine große Herausforderung im gesamten Rehabilitationsprozess. Untersuchungen, die sich mit dem Effekt von frühzeitiger vs. verzögerter Wiederaufnahme der Belastung nach ACT im Kniegelenk beschäftigt haben, fanden keine nachteilige Wirkung von frühzeitiger Belastung. Sowohl die klinischen Parameter (gemessen mithilfe patientenbezogener Fragebögen) als auch die radiologischen Parameter (MRT) zeigten keinen Unterschied zwischen Patienten, die nach sechs Wochen die volle Belastung wieder aufgenommen haben und jenen, die erst nach zehn Wochen ohne Krücken gegangen sind [30–33].

Um den Heilungsprozess des Knorpelgewebes zu unterstützen, ist eine kontrollierte Steigerung der Beweglichkeit sowohl aktiv als auch passiv indiziert [18]. Manuelle Therapietechniken zur Verbesserung des Roll- und Gleitmechanismus sowie Weichteiltechniken der periartikulären Strukturen sollen die physiologische Arthrokinematik unterstützen und die Knorpelernährung anregen. Zyklische Bewegungen im Kniegelenk erhöhen die intraartikuläre Zirkulation von Gelenkflüssigkeit und fördern somit die lokale Diffusion, während intraartikuläre Verklebungen vermieden werden können [34]. Diese aktiven und passiven Bewegungsübungen sollten vorwiegend in der geschlossenen Bewegungskette durchgeführt werden; bei Defekten im Patellofemoralgelenk ist es wichtig, eventuell angeordnete Bewegungslimitierungen zu berücksichtigen. Die Motorschiene, „continuous passive motion" (CPM), wird häufig nach knorpelchirurgischen Eingriffen verwendet, um die Produktion und Zirkulation der Synovia und damit die Knorpelernährung anzuregen sowie Adhäsionen im Gelenk zu vermeiden [35]. In tierexperimentellen Studien wurde festgestellt, dass der Einsatz von CPM zu einer Reduktion von Schmerzen und Schwellung geführt hat sowie die Rehabilitationsdauer verkürzt wurde [36]. Um die Versorgung des Gelenkknorpels zu verbessern, wird unmittelbar postoperativ eine Dauer von sechs bis acht Stunden am Tag über eine Zeitraum von vier bis sechs Wochen empfohlen [37].

Das Wiedererlangen der neuromuskulären Kontrolle der kniestabilisierenden Muskulatur ist in dieser Phase von großer Bedeutung. Vor allem die Ansteuerung des Quadrizepsmuskels sollte so rasch wie möglich erreicht werden. Inhibierung und mangelnde Aktivität des Quadrizepsmuskels haben negative Auswirkungen auf die neuromuskuläre Kontrolle des Gelenks; die Biomechanik des betroffenen Gelenks wird dadurch verändert, was wiederum zur erhöhter intraartikulärer Belastung und somit zu vermehrter Belastung des Defektbereichs führen kann [38]. Neben dem Quadrizepsmuskel spielen auch die ischiocrurale Muskulatur und v. a. die Hüftmuskulatur eine große Rolle für die Funktion des Kniegelenks [39]. Während der Quadrizepsmuskel und die ischiocrurale Muskulatur v. a. für die muskuläre Stabilisierung des Kniegelenks verantwortlich sind, ist die Hüftmuskulatur für die dynamische Beinachse sehr wesentlich. Die Hüftmuskulatur, und hier v. a. die Hüftaußenrotatoren und die Hüftabduktoren, bestimmt die Rotationen des Oberschenkels und ist damit sehr wichtig für das Einhalten der dynamischen Beinachse, was wiederum für die

Belastungsverteilung im Tibiofemoralgelenk und im Patellofemoralgelenk essenziell ist [39, 40]. Ist es nicht möglich, die Beinachse zu halten, führt dies zu einem medialen Kniekollaps, der die Belastung im medialen Kompartiment des Tibiofemoralgelenks massiv erhöht [39, 41]. Die Abbildungen 10.4 und 10.5 zeigen einen medialen Kniekollaps respektive eine optimale dynamische Beinachse.

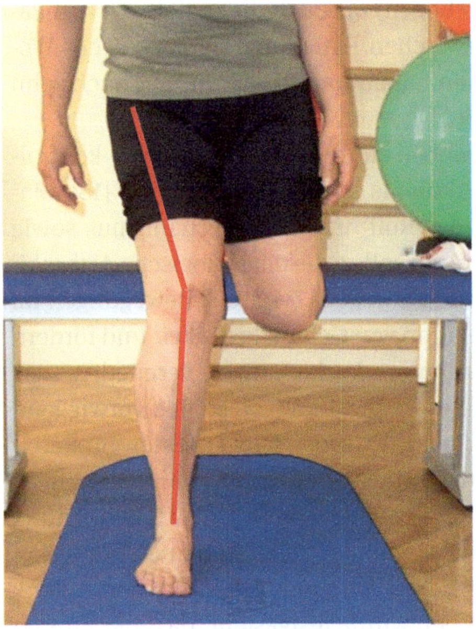

Abb. 10.4: Medialer Kniekollaps.

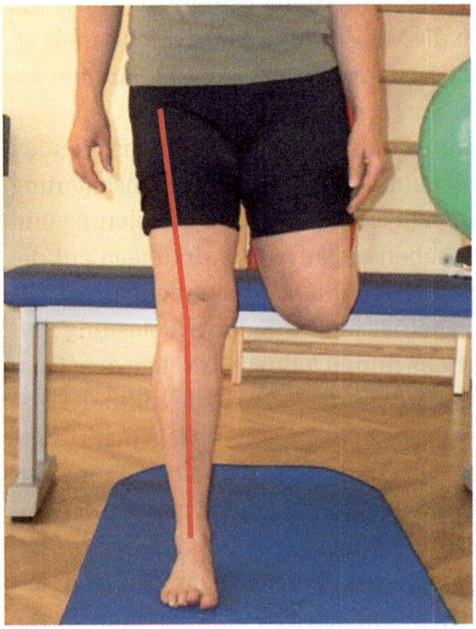

Abb. 10.5: Optimale Beinachse.

Das neuromuskuläre Training muss in dieser initialen Phase an die reduzierte Belastbarkeit des heilenden Knorpelgewebes angepasst werden; d. h. es sollte in vorwiegend teilbelasteter Position und in der geschlossenen Kette durchgeführt werden. Isometrische und konzentrische Muskelaktvierung der kniegelenknahen Muskulatur sollte in Kniewinkelstellungen durchgeführt werden, die außerhalb des Defektbereichs liegen. Kokontraktion des Quadrizepsmuskels und der ischiocuralen Muskulatur fördert die neuromuskuläre Ansteuerung der Muskulatur sowie das intermuskuläre Zusammenspiel. Die Hüftmuskulatur kann mithilfe Straight-leg-Raises (SLR)-Übungen in verschiedenen Ausgangsstellungen aktiviert werden.

Ebenso sollte bereits in dieser Phase mit dem sensomotorischen Training begonnen werden, um so früh wie möglich an eventuellen propriozeptiven Defiziten zu arbeiten. Dies kann in verschiedenen Ausgangsstellungen geschehen, jedoch muss die vorgegebene Belastungslimitierung eingehalten werden.

Kriterien, um mit der Phase 2 zu beginnen, sind eine freie Streckung und ein gleiches Flexionsausmaß wie die nichtbetroffene Seite, minimale Schmerzen (3 von 10 gemessen mithilfe einer analogen visuellen Schmerzskala), geringe bis keine Schwellung, die Fähigkeit SLR-Übungen mit kompletter Streckung des Kniegelenks, Kraftdefizit des Quadrizepsmuskels von nicht mehr als 30 % verglichen mit der Gegenseite (mithilfe isokinetischer Kraftmessung) und ein physiologisches Gangbild (je nach Operationstechnik auch noch mit Krücken) ohne Hinkmechanismus [9].

10.4.2 Phase 2 – Progressive Belastungs- und funktionelle Wiederherstellungsphase

Auf biologischer Ebene beginnt sich nun das Knorpelersatzgewebe in knorpelähnliches Gewebe umzuwandeln. Daher ist mechanischer Stimulus wichtig, um die Matrixproduktion und Organisation des Gewebes, v. a. die Organisation und Ausrichtung der kollagenen Fasern, anzuregen [9]. Die Belastung kann nun graduell gesteigert werden, um das Knorpelgewebe widerstandsfähiger zu machen und das Gelenk wieder an Alltagsbewegungen zu gewöhnen.

In dieser Phase sollte ein freies Bewegungsausmaß erreicht werden, da eine länger bestehende Bewegungseinschränkung zu Problemen im Alltag und bei sportlichen Aktivitäten führen kann. Das Gefühl von Steifheit und Schmerzen und Schwellung nach langem Sitzen oder Stehen sind typische Begleiterscheinungen von Bewegungseinschränkungen. Neben der Quantität der Bewegung sollte v. a. auf die Qualität geachtet werden. Die physiologische Kinematik kann durch Techniken der manuellen Therapie (Techniken zur Verbesserung des Roll- und Gleitmechanismus, Kapseldehnungen und Weichteiltechniken) positiv beeinflusst werden. Ein weiteres Ziel dieser Phase sollte eine ausreichend vorhandene muskuläre Kontrolle des Gelenks sein, um Aktivitäten des täglichen Lebens problemlos absolvieren und um gegen Ende der Phase auch wieder mit leichter sportlicher Aktivität beginnen zu können.

Die Krücken können abgebaut werden und der Defektbereich kann vermehrt, aber kontrolliert, belastet werden. Der Krückenabbau sollte langsam und schrittweise erfolgen. Ist mit zwei Krücken ein physiologisches Gangbild ohne Hinkmechanismus möglich ist, können kurze Strecken mit einer Krücke absolviert werden. Ist dies ohne Zunahme von Schmerzen und Schwellung möglich, dann können die Krücken komplett weggelassen werden.

Die Intensität des neuromuskulären Trainings kann gesteigert werden. Neben isometrischer und konzentrischer Muskelaktivierung kann nun auch exzentrisches Training implementiert werden. Das neuromuskuläre Training kann in belasteten Positionen durchgeführt werden und Zusatzgewichte können verwendet werden. Während in der ersten Phase die neuromuskuläre Ansteuerung im Vordergrund stand, kann nun mit einem Hypertrophietraining begonnen werden. Dabei sollte aber unbedingt auf die Qualität der Bewegung im Vordergrund stehen sowie funktionelle Positionen bevorzugt und auf Schmerz und Schwellung geachtet werden.

Im Zug des sensomotorischen Trainings kann nun von statischer Durchführung zu dynamischer Durchführung übergegangen werden. Funktionelle Bewegungsabläufe mit Hauptaugenmerk auf hohe Qualität in der Durchführung sollten trainiert werden.

Für alle Inhalte in dieser Phase der Belastungssteigerung gilt, dass Schmerz und Schwellung Leitsymptome sind, die optimale Dosierungsparameter darstellen. Treten Schmerz und Schwellung in zeitlichem Zusammenhang mit dem Übungsprogramm auf, weist dies auf eine Überbelastung des Gelenks hin und die Intensität muss reduziert werden.

Kriterien, um mit der nächsten Phase zu beginnen sind: Freie Beweglichkeit, kein bis geringer Schmerz (höchstens 3 von 10 auf einer analogen visuellen Schmerzskala), keine bis geringe Schwellung nach Aktivitäten des täglichen Lebens bzw. nach und während des Trainings, höchsten 20 % Kraftunterschied des Quadrizepsmuskels zwischen dem betroffenen und nichtbetroffenen Bein (isokinetische Kraftmessung) und höchstens 10 % Unterschied zwischen dem betroffenen und nichtbetroffenen Bein bei einbeinigen Sprungtests. Zur weiteren Evaluierung sollten kniespezifische Fragebögen verwendet werden, um die subjektive Einschätzung der Patienten zu eruieren, sowie eine MRT-Untersuchung, um den Fortschritt des Heilungsverlaufs des Reparaturgewebes zu untersuchen. Im Folgenden werden diese Evaluierungskriterien näher beschrieben.

10.4.2.1 Magnetresonanztomographie

Das MRT bietet eine optimale Methode, um auf der Körperebene strukturelle Informationen über den morphologischen Zustand des Reparatur- bzw. Regenerationsgewebes zu bekommen. Dies erlaubt Rückschlüsse über die biomechanischen Eigenschaften und die Belastbarkeit des Gewebes, was die Entscheidung zur Rückkehr zum Sport beeinflussen könnte. Zur Evaluierung des MRT bietet sich der Magnetic-resonance-observation-of cartilage-repair-tissue-Score (MOCART-Score) an [42]. Dieser Score umfasst neun Parameter, die die Morphologie und Signalintensität im Vergleich zum angrenzenden Knorpelgewebe beschreiben und zeigt eine gute Reliabilität und Validität [43].

10.4.2.2 Muskelkraft

Die Messung der Muskelkraft ermöglicht auf der Körperebene Informationen über funktionelle Einschränkungen zu gewinnen. Das Wiedererlangen der Muskelkraft des Quadrizeps, der „hamstrings" und der Glutealmuskulatur ist nach Verletzungen des Kniegelenks für eine optimale Kniegelenkfunktion und damit für die Rückkehr zum Sport wesentlich [44–46]. Eine objektive und häufig angewandte Messmethode zur Bestimmung der Muskelkraft bei Verletzungen an der unteren Extremität ist die isokinetische Kraftmessung [47]. Es wird die dynamische Kraftentwicklung des untersuchten Muskels bei gleichbleibender Geschwindigkeit über einen definierten Bewegungsbereich gemessen und in Form einer Kraftverlaufskurve dargestellt. Es können die momentane maximale Kraft der entsprechenden Muskelgruppe ermittelt sowie Seitenunterschiede bestimmt werden. Zusätzlich ist es möglich, das Verhältnis zwischen Agonisten und Antagonisten – im Fall des Kniegelenks zwischen Quadrizeps und „hamstrings" – zu analysieren und den Kraftverlauf in verschiedenen Gelenkwinkelstellungen zu beurteilen [48]. Studien zeigen, dass isokinetische Kraftmessung des Quadrizeps und der „hamstrings" eine valide und reliable Messmethode für Patienten nach Verletzungen des Kniegelenks ist [49].

10.4.2.3 Sprungtest

Neben isokinetischen Krafttests werden einbeinige Sprungtests herangezogen, um die Kniegelenkfunktion nach Verletzungen zu evaluieren [44, 50, 51]. Einbeinige Sprungtests geben Informationen über Muskelkraft und neuromuskulärer Kontrolle sowie über das vorhandene Vertrauen in das betroffene Bein und die Fähigkeit hohe Belastungen zu tolerieren. Die folgenden vier Sprungtests werden am häufigsten zur Evaluierung der Kniegelenkfunktion verwendet und zeigen eine hohe Validität und Reliabilität für Patienten nach Verletzungen des Kniegelenks: Einbeinsprung – Distanz, dreifacher Einbeinsprung – Distanz, dreifacher überkreuzter Einbeinsprung – Distanz, und der Sechs-Meter-Einbeinsprung auf Zeit.

10.4.2.4 Fragebögen

Ein weiteres, sehr wichtiges Kriterium, das in den Entscheidungsprozess mit einbezogen werden sollte, ist die Selbsteinschätzung der Kniegelenkfunktion. Dies geschieht mithilfe patientenbezogener Fragebögen. Für Patienten nach Verletzungen des Kniegelenks werden meist der Knee-Injury-and-Osteoarthrits-Outcome-Score" (KOOS), der Knee-Outcome-Survey (KOS) und der International-Knee-Documentation-Committee 2000" (IKDC 2000) verwendet, da diese Fragebögen für diese Patientengruppe eine hohe Validität und Reliabilität aufweisen [52]. Diese Fragebögen evaluieren die Funktion des Kniegelenks auf der strukturellen Ebene, der Aktivitätsebene und der Partizipationsebene aus der Sicht der Patienten. In den letzten Jahren entwickelten sich diese Fragebögen zu einem wesentlichen Bestandteil der Evaluierung verschiedener Behandlungsstrategien nach Verletzungen des Kniegelenks. Verglichen mit der Testung von Muskelkraft und Sprungleistung, differenzieren diese Fragebögen nicht zwischen betroffenem und nichtbetroffenem Bein, sondern sie liefern wichtige Information über die Einschätzung der Kniegelenkfunktion aus der Sicht der Patienten.

10.4.3 Phase 3 – Aktivitätsphase

Für Patienten mit hohem sportlichem Anspruch ist dies sicherlich die wichtigste Phase, da sie voll und ganz im Zeichen der Wiederaufnahme von sportlicher Aktivität steht. In dieser Phase kommt es zu einer weiteren Reifung und Organisation des Gewebes [9]. Eine graduelle Steigerung von hohen Belastungen sowie sportspezifischen Bewegungsmustern ist nun möglich. Die Intensität des neuromuskulären Trainings muss den sportlichen Ansprüchen angepasst werden; jedoch dienen Schwellung und Schmerzen weiterhin als Dosierungsparameter.

Literatur

[1] Arøen A, Løken S, Heir S, Alvik E, Ekeland A, Granlund OG et al. Articular cartilage lesions in 993 consecutive knee arthroscopies. Am J Sports Med 32(1):211–215, 2004.

[2] Curl WW, Krome J,Gordon ES, Rushing J, Smith BP, Poehling GG. Cartilage injuries: a review of 31,516 knee arthroscopies. Arthroscopy 13(4):456–460, 1997.

[3] Flanigan DC, Harris JD, Trinh TQ, Siston RA, Brophy RH. Prevalence of chondral defects in athletes' knees: a systematic review. Med Sci Sports Exerc 42(10):1795–1801, 2010.

[4] Alford JW and Cole BJ. Cartilage restoration, part 1: basic science, historical perspective, patient evaluation, and treatment options. Am J Sports Med 33(2):295–306, 2005.

[5] Schmitt LC, Quatman CE, Paterno MV, Best TM, Flanigan DC. Functional outcomes after surgical management of articular cartilage lesions in the knee: a systematic literature review to guide postoperative rehabilitation. J Orthop Sports Phys Ther 44(8):565-A10, 2014.

[6] Hangody L, Vásárhelyi G, Hangody LR, Sükösd Z, Tibay G, Bartha L et al. Autologous osteochondral grafting–technique and long-term results. Injury 39 Suppl 1:S32–39, 2008.

[7] Brittberg MIA, Madry H, Mandelbaum B, eds. Cartilage repair – Current Concepts. Rehabilitation following cartilage injury and repair procedures, Van Assche D, Wondrasch B, Risberg MA, eds., DJO Publications, 2012.

[8] Mithoefer K, Williams RJ, Warren RF, Wickiewicz TL, Marx RG. High-impact athletics after knee articular cartilage repair: a prospective evaluation of the microfracture technique. Am J Sports Med 34(9):1413–1418, 2006.

[9] Mithoefer K, Hambly K, Logerstedt D, Ricci M, Silvers H, Della Villa S. Current concepts for rehabilitation and return to sport after knee articular cartilage repair in the athlete. J Orthop Sports Phys Ther 42(3):254–273, 2012.

[10] Mithoefer K, Hambly K, Della Villa S, Silvers H, Mandelbaum BR. Return to sports participation after articular cartilage repair in the knee: scientific evidence. Am J Sports Med 37 Suppl 1:167S–176S, 2009.

[11] Reinold MM, Wilk KE, Macrina LC, Dugas JR, Cain EL. Current concepts in the rehabilitation following articular cartilage repair procedures in the knee. J Orthop Sports Phys Ther 36(10):774–794, 2006.

[12] Organization WH. International Classification of Functioning, Disability and Health, WHO Library Cataloguing-in-Publication Data, 2008.

[13] Organization WH. How to use the ICF: A practical manual for using the Intrernational Classification of Functioning, Disability and Health (ICF). Exposure draft for comment., W.H. Organization, ed. Geneva, 127, 2013.

[14] Tetteh ES, Bajaj S, and Ghodadra NS. Basic science and surgical treatment options for articular cartilage injuries of the knee. J Orthop Sports Phys Ther 42(3):243–253, 2012.

[15] Carter DR, Beaupré GS, Wong M, Smith RL, Andriacchi TP, Schurman DJ. The mechanobiology of articular cartilage development and degeneration. Clin Orthop Relat Res (427 Suppl):S69–77, 2004.

[16] Khan KM and Scott A. Mechanotherapy: how physical therapists' prescription of exercise promotes tissue repair. Br J Sports Med 43(4):247–252, 2009.

[17] Hambly K, Bobic V, Wondrasch B, Van Assche D, Marlovits S. Autologous chondrocyte implantation postoperative care and rehabilitation: science and practice. Am J Sports Med 34(6):1020–1038, 2006.

[18] Edwards PK, Ackland T, and Ebert JR. Clinical Rehabilitation Guidelines for Matrix-induced Autologous Chondrocyte Implantation (MACI) on the Tibiofemoral Joint. J Orthop Sports Phys Ther 44(2):102–119, 2014.

[19] Powers CM. Rehabilitation of patellofemoral joint disorders: a critical review. J Orthop Sports Phys Ther 28(5):345–354, 1998.

[20] Grelsamer RP and Klein JR. The biomechanics of the patellofemoral joint. J Orthop Sports Phys Ther 28(5):286–298, 1998.

[21] Robertson WB, Fick D, Wood DJ, Linklater JM, Zheng MH, Ackland TR. MRI and clinical evaluation of collagen-covered autologous chondrocyte implantation (CACI) at two years. Knee 14(2):117–127, 2007.

[22] Wondrasch B1, Arøen A, Røtterud JH, Høysveen T, Bølstad K, Risberg MA. The feasibility of a 3-month active rehabilitation program for patients with knee full-thickness articular cartilage lesions: the Oslo Cartilage Active Rehabilitation and Education Study. J Orthop Sports Phys Ther 43(5):310–324, 2013.

[23] Eitzen I, Holm I, and Risberg MA. Preoperative quadriceps strength is a significant predictor of knee function two years after anterior cruciate ligament reconstruction. Br J Sports Med 43(5):371–376, 2009.

[24] Wallis JA and Taylor NF. Pre-operative interventions (non-surgical and non-pharmacological) for patients with hip or knee osteoarthritis awaiting joint replacement surgery–a systematic review and meta-analysis. Osteoarthritis Cartilage 19(12):1381–1395, 2011.

[25] Swank AM, Kachelman JB, Bibeau W, Quesada PM, Nyland J, Malkani A et al. Prehabilitation before total knee arthroplasty increases strength and function in older adults with severe osteoarthritis. J Strength Cond Res 25(2):318–325, 2011.

[26] van Grinsven S1, van Cingel RE, Holla CJ, van Loon CJ. Evidence-based rehabilitation following anterior cruciate ligament reconstruction. Knee Surg Sports Traumatol Arthrosc 18(8):1128–1144, 2010.

[27] Ebert JR and Edwards PK. The Evolution of Progressive, Post-Operative Weight Bearing Following Autologous Chondrocyte Implantation in the Tibiofemoral Joint. J Sport Rehabil 23(3):192–202, 2014.
[28] Alford JW and Cole BJ. Cartilage restoration, part 2: techniques, outcomes, and future directions. Am J Sports Med 33(3):443–460, 2005.
[29] Arokoski JP, Jurvelin JS, Väätäinen U, Helminen HJ. Normal and pathological adaptations of articular cartilage to joint loading. Scand J Med Sci Sports 10(4):186–198, 2000.
[30] Ebert JR, Robertson WB, Lloyd DG, Zheng MH, Wood DJ, Ackland T. Traditional vs accelerated approaches to post-operative rehabilitation following matrix-induced autologous chondrocyte implantation (MACI): comparison of clinical, biomechanical and radiographic outcomes. Osteoarthritis Cartilage 16(10):1131–1140, 2008.
[31] Edwards PK, Ackland TR, and Ebert JR. Accelerated weightbearing rehabilitation after matrix-induced autologous chondrocyte implantation in the tibiofemoral joint: early clinical and radiological outcomes. Am J Sports Med 41(10):2314–2324, 2013.
[32] Wondrasch B, Zak L, Welsch GH, Marlovits S. Effect of accelerated weightbearing after matrix-associated autologous chondrocyte implantation on the femoral condyle on radiographic and clinical outcome after 2 years: a prospective, randomized controlled pilot study. Am J Sports Med 37 Suppl 1:88S–96S, 2009.
[33] Wondrasch B, Risberg MA, Zak L, Marlovits S, Aldrian S. Effect of accelerated weightbearing after matrix-associated autologous chondrocyte implantation on the femoral condyle: a prospective, randomized controlled study presenting MRI-based and clinical outcomes after 5 years. Am J Sports Med 43(1):146–153, 2015.
[34] Buckwalter JA. Effects of early motion on healing of musculoskeletal tissues. Hand Clin 12(1):13–24, 1996.
[35] Rogan S, Taeymans J, Hirschmüller A, Niemeyer P, Baur H. [Effect of continuous passive motion for cartilage regenerative surgery – a systematic literature review]. Z Orthop Unfall 151(5):468–474, 2013.
[36] O'Driscoll SW and Giori NJ. Continuous passive motion (CPM): theory and principles of clinical application. J Rehabil Res Dev 37(2):179–188, 2000.
[37] Howard JS, Mattacola CG, Romine SE, Lattermann C. Continuous Passive Motion, Early Weight Bearing, and Active Motion following Knee Articular Cartilage Repair: Evidence for Clinical Practice. Cartilage 1(4):276–286, 2010.
[38] Lewek M, Rudolph K, Axe M, Snyder-Mackler L. The effect of insufficient quadriceps strength on gait after anterior cruciate ligament reconstruction. Clin Biomech (Bristol, Avon) 17(1):56–63, 2002.
[39] Bennell KL, Hunt MA, Wrigley TV, Hunter DJ, McManus FJ, Hodges PW et al. Hip strengthening reduces symptoms but not knee load in people with medial knee osteoarthritis and varus malalignment: a randomised controlled trial. Osteoarthritis Cartilage 18(5):621–628, 2010.
[40] Bennell KL and Hinman RS. A review of the clinical evidence for exercise in osteoarthritis of the hip and knee. J Sci Med Sport 14(1):4–9, 2011.
[41] Bennell KL, Creaby MW, Wrigley TV, Bowles KA, Hinman RS, Cicuttini F et al. Bone marrow lesions are related to dynamic knee loading in medial knee osteoarthritis. Ann Rheum Dis 69(6):1151–1154, 2010.
[42] Marlovits S, Striessnig G, Resinger CT, Aldrian SM, Vecsei V, Imhof H et al. Definition of pertinent parameters for the evaluation of articular cartilage repair tissue with high-resolution magnetic resonance imaging. Eur J Radiol 52(3):310–319, 2004.
[43] Marlovits S, Singer P, Zeller P, Mandl I, Haller J, Trattnig S. Magnetic resonance observation of cartilage repair tissue (MOCART) for the evaluation of autologous chondrocyte transplantation:

determination of interobserver variability and correlation to clinical outcome after 2 years. Eur J Radiol 57(1):16–23, 2006.

[44] Gustavsson A, Neeter C, Thomeé P, Silbernagel KG, Augustsson J, Thomeé R et al. A test battery for evaluating hop performance in patients with an ACL injury and patients who have undergone ACL reconstruction. Knee Surg Sports Traumatol Arthrosc 14(8):778–788, 2006.

[45] Neeter C, Gustavsson A, Thomeé P, Augustsson J, Thomeé R, Karlsson J. Development of a strength test battery for evaluating leg muscle power after anterior cruciate ligament injury and reconstruction. Knee Surg Sports Traumatol Arthrosc 14(6):571–580, 2006.

[46] Schmitt LC, Paterno MV, Ford KR, Myer GD, Hewett TE. Strength Asymmetry and Landing Mechanics at Return to Sport after Anterior Cruciate Ligament Reconstruction. Med Sci Sports Exerc 47(7):1426–1434, 2015.

[47] Eitzen I, Moksnes H, Snyder-Mackler L, Engebretsen L, Risberg MA. Functional tests should be accentuated more in the decision for ACL reconstruction. Knee Surg Sports Traumatol Arthrosc 18(11):1517–1525, 2010.

[48] Stark T1, Walker B, Phillips JK, Fejer R, Beck R. Hand-held dynamometry correlation with the gold standard isokinetic dynamometry: a systematic review. PM R 3(5):472–479, 2011.

[49] Brosky JA Jr, Nitz AJ, Malone TR, Caborn DN, Rayens MK. Intrarater reliability of selected clinical outcome measures following anterior cruciate ligament reconstruction. J Orthop Sports Phys Ther 29(1):39–48, 1999.

[50] Grindem H, Logerstedt D, Eitzen I, Moksnes H, Axe MJ, Snyder-Mackler L et al. Single-legged hop tests as predictors of self-reported knee function in nonoperatively treated individuals with anterior cruciate ligament injury. Am J Sports Med 39(11):2347–2354, 2011.

[51] Logerstedt D, Grindem H, Lynch A, Eitzen I, Engebretsen L, Risberg MA et al. Single-legged hop tests as predictors of self-reported knee function after anterior cruciate ligament reconstruction: the Delaware-Oslo ACL cohort study. Am J Sports Med 40(10):2348–2356, 2012.

[52] Tanner SM, Dainty KN, Marx RG, Kirkley A. Knee-specific quality-of-life instruments: which ones measure symptoms and disabilities most important to patients? Am J Sports Med 35(9):1450–1458, 2007.

11 Komplikationen und Revisionsstrategien nach knorpelregenerativen Eingriffen

Philipp Niemeyer, Matthias Steinwachs, Henning Madry

11.1 Einleitung

Auch wenn sich die Versagerraten nach knorpelregenerativen Eingriffen in den vergangen Jahren durch verbesserte Indikationsstellung, das konsequentere Adressieren von Begleitpathologien als dem Knorpelschaden zugrunde liegende Ursache und Verbesserung der zur Verfügung stehenden Verfahren deutlich verbessert haben, existieren – wie bei allen interventionellen Verfahren – Komplikationen, deren Kenntnis für die Behandlung und Nachbetreuung von Patienten nach knorpelregenerativen Eingriffen von großer Bedeutung ist und für die möglichst evidenzbasierte Strategien zum Umgang etabliert werden müssen. Grundsätzlich lassen sich diese Komplikationen wie folgt unterteilen:

- Allgemeine Operationsrisiken (wie z. B. Infektion, Thrombose etc.)
- Verfahrensspezifische Techniken

Im Folgenden soll nur auf die verfahrensspezifischen Komplikationen nach knorpelregenerativen Eingriffen eingegangen werden.

11.2 Hintergrund

Mit Ausnahme der osteochondralen Transplantation (OCT) stellen sämtliche knorpelregenerativen Verfahren, wie z. B. die Knochenmarkstimulation mit oder ohne Trägermaterial und die autologe Knorpelzelltransplantation (ACT), Verfahren dar, bei denen sich im Verlauf nach dem operativen Eingriff über Wochen und Monate ein Regeneratknorpel zunächst bilden und anschließend ausdifferenzieren muss. Sie werden somit als In-situ-Regenerationsverfahren bezeichnet und unterliegen während des Prozesses der Ausheilung des Knorpelschadens naturgemäß dem biochemischen Einfluss des Gelenkmilieus und dem biomechanischen Einfluss der Belastung des Gelenks. Im Gegensatz zur Transplantation gereiften Knorpelgewebes wie bei der osteochondralen Transplantation (OCT), die als Knorpelreparatur bezeichnet werden kann, handelt sich hierbei somit um eigentlich knorpelregenerative Prozesse. Während dieses Prozesses erfolgen Matrixsynthese und Auffüllung des Defekts und das sich anschließende Ausdifferenzieren zu einem reifen und mechanisch belastbaren Gewebe. Wie aus histologischen Untersuchungen bekannt, erfordert der Umbau- und Ausdifferenzierungsprozess hierbei einen Zeitraum von bis zu zwei Jahren, was auch teilweise die klinischen Verläufe in longitudinaler Betrachtung mit Funktionsanstieg bei einem relevanten Patientenanteil zwischen dem ersten und zweiten Jahr nach der knorpelregenerativen Therapie erklärt. Die Integration in den gesunden Umgebungsknorpel ist im Gegensatz zur Knorpelbildung und Ausdifferenzierung dann wiederum eine Anforderung, die allen Techniken – also auch den knorpelreparativen Techniken – gemein ist.

Neben diesen Überlegungen ist als weitere Voraussetzung zur Abhandlung von Komplikationen nach knorpelregenerativen Eingriffen eine Diskriminierung zwischen rein chondralen Therapieverfahren (wie der Knorpelzelltransplantation) und osteochondralen Techniken (zu denen auch bei der Behandlung von rein chondralen Defekten, wegen der gezielten Verletzung des subchondralen Knochens auch die arthroskopische Mikrofrakturierung, aber auch naturgemäß die osteochondrale Transplantation zählt) zu unterscheiden. Während bei chondralen Operationsverfahren der Hauptteil der bekannten verfahrensspezifischen Komplikationen den Knorpel betreffen, so rückt gerade in Bezug auf die Komplikationen der osteochondralen Therapieverfahren der subchondrale Knochen zunehmend in den Mittelpunkt des Interesses.

Diese theoretischen Grundlagen erlauben eine weitere Kategorisierung der Komplikationen nach knorpelregenerativen Eingriffen [5]:

- Chondrale Komplikationen
- Osteochondralen Komplikationen
- Rein subchondrale Komplikationen

11.3 Chondrale Komplikationen

Zu den charakteristischen chondralen Komplikationen nach knorpelregenerativen Eingriffen zählen

- **insuffiziente Regeneratbildungen**: quantitativ im Sinn einer inkompletten Defektfüllung oder qualitativ im Sinn eines strukturell minderwertigen Knorpelgewebes
- **Fusionsstörungen**, bei denen des Knorpelregenerativ sich nicht vollständig mit dem gesunden Umgebungsknorpel verbindet und es hier zu einer Spaltbildung kommt
- die **Hypertrophie** des Regeneratknorpels, bei der es zu einer das Umgebungsniveau des angrenzenden Knorpels überschießenden Knorpelregeneration kommt

Eine insuffiziente Regeneratbildung im Sinn einer fehlenden Auffüllung des Knorpeldefekts bzw. eines histologisch schlechten Regeneratknorpels stellt einen klassischen Versagensmechanismus nach knorpelregenerativen Therapien dar. Die Inzidenz wird in Abhängigkeit des Studiendesigns zwischen fünf und fünfzehn Prozent angegeben, wobei die höheren Inzidenzen in longitudinalen Magnetresonanztomographie(MRT)-Studien beschrieben sind, die die Komplikation unabhängig vom klinischen Leidensdruck beschreiben. Der klinisch relevante Anteil an dieser klassischen Form des Therapieverfahrens liegt bei etwa vier Prozent [6]. Eine Korrelation zu Patientenalter und/oder Defektlokalisation wurde bisher in der wissenschaftlichen Literatur nicht sicher beschrieben. Es ist aber davon auszugehen, dass insbesondere in Situationen biomechanischer Überlastung und bei Nichtadressieren von Kopathologien das Versagen der Regeneratbildung gehäuft zu beobachten ist. Die Therapie dieser Komplikationen richtet sich im Grundsatz nach der verbleibenden Defektgröße, da in der Mehrzahl der Fälle kein vollständiges, sondern ein partielles Regeneratversagen zu beobachten ist. So kann in Fällen einer partiellen Regeneratinsuffizienz bei kleiner Restdefektgröße, z. B. nach ACT, ein knochenmarkstimulierendes Verfahren ergänzt werden, während bei größerer Restdefektgröße dann wiederum analog zu den grundsätzlichen Empfehlungen zur Behandlung von Knorpelschäden einer zellbasierten Therapie der Vorzug gegeben werden sollte. In diesen Fällen wird von vielen Anwendern ein Produktwechsel empfohlen, wobei auch zu diesem Vorgehen die wissenschaftliche Evidenz fehlt.

Fusionsstörungen stellen einen sehr interessanten Aspekt im Themenkomplex der Komplikationen nach knorpelrekonstruierenden Techniken dar. Für die OCT ist bekannt, dass das Einheilen der osteochondralen Zylinder in der überwiegenden Zahl der Fälle nur im Bereich des subchondralen Knochens erfolgt. Durch die angewendete Press-fit-Technik bei der Implantation der Zylinder kommt es auf chondraler Ebene zwar zu einem guten Kontakt zwischen Transplantat und Umgebungsknorpel, auf histologischer Ebene jedoch nicht zu einer Fusion. Das klinische Problem der Fusionsstörung besteht im Eindringen von Flüssigkeit in das Interface zwischen Transplantat und Regenerat mit konsekutiver Zystenbildung subchondral. Dieses Eindringen von Flüssigkeit wird auch als Initiator der Delamination diskutiert, sodass zumindest für einen Teil der Patienten mit Delamination das fehlende Einheilen des Knorpels ursächlich sein könnte. Dies ist jedoch ebenfalls nicht in letzter Konsequenz geklärt. Fusionsstörungen können grundsätzlich bei allen knorpelregenerativen Techniken vorkommen, interessanterweise scheint die Inzidenz bei Verwendung der periostassoziierten ACT geringer, was möglicherweise aus der biologischen Aktivität des Periosts erklärt. Die Fusionsstörungen sind magnetresonanztomographisch im frühen Stadium durch einen Flüssigkeitssaum am Transplantatinterface (teilweise auch mit Unterspülung des Regenerats) zu identifizieren; als weiteres Zeichen sollte auch bei umschriebenem magnetresonanztomographisch nachgewiesenem Ödem direkt am Interface als Zeichen einer hier vorhandenen Mehrbelastung an eine Fusionsstörung gedacht und gegebenenfalls eine frühe Rearthroskopie indiziert werden, um eine weitere Delamination des Knorpels zu vermeiden. Die Behandlung kann in Form einer Stimulation des Interface z. B. mit gezielter Anbohrung oder Mikrofrakturierung erfolgen. Follow-up-Studien, die über den weiteren Verlauf dieser Patienten berichten, liegen analog vieler anderer Komplikationen nicht vor.

Die Hypertrophie des Transplantats stellt dagegen die am besten untersuchte Komplikation nach knorpelregenerativen Eingriffen dar (Abbildung 11.1). Hierbei handelt es sich um ein in Bezug auf den Umgebungsknorpel pathologisch überschießendes Höhenwachstum des Regenerats und wird nach Kreuz in unterschiedliche Ausprägungsgrade klassifiziert (Tabelle 11.1; [2]).

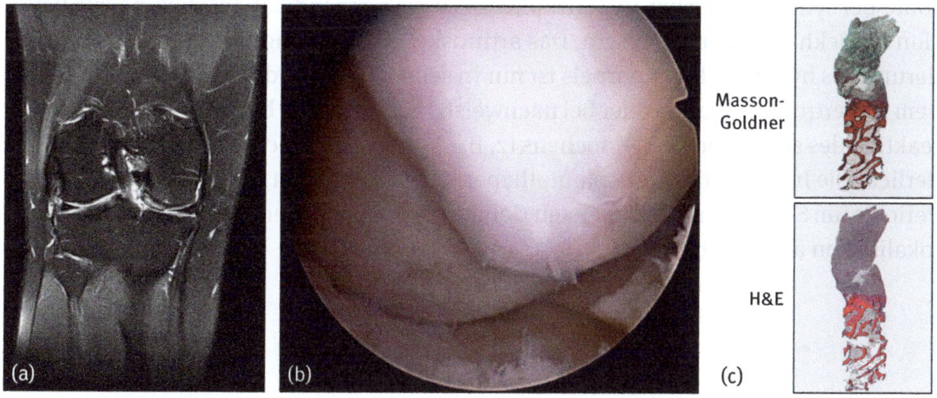

Abb. 11.1: Hypertrophie des Regeneratknorpels. (a) Magnetresonanztomographische Darstellung, (b) intraoperative arthroskopische Darstellung und (c) repräsentative histologische Schnitte (Masson-Goldner- und Hämatoxylin-Eosin-Färbung) einer Biopsie des hypertrophen Regeneratknorpels zwei Jahre postoperativ.

Tab. 11.1: Klassifikation der Hypertrophie des Regeneratknorpel nach Kreuz

Hypertrophiestadium	
I	Knorpeldicke im Regeneratbereich mehr als 100 aber nicht mehr als 125 % des Umgebungsknorpels
II	Knorpeldicke im Regeneratbereich mehr als 125 aber nicht mehr als 150 % des Umgebungsknorpels
III	Knorpeldicke im Regeneratbereich mehr als 150 aber nicht mehr als 200 % des Umgebungsknorpels
IV	Knorpeldicke im Regeneratbereich mehr als 200 % des Umgebungsknorpels

Der genaue Pathomechanismus ist unbekannt und es existieren nur Fallberichte, die eine histologische Aufarbeitung des hypertrophen Knorpelgewebes untersuchen; die verfügbaren Arbeiten zeigen jedoch, dass es bei einem Zell-Matrix-Verhältnis ähnlich dem gesunden Knorpel nicht zu einer überschießenden Matrixsynthese, sondern eher zu einer histologischen Knorpelhypertrophie mit vermehrter Kollagen-X- und auch

Kollagen-I-Synthese kommt [7]. Dies ist Ausdruck eines ähnlichen Mechanismus, der bei einer enchondralen Ossifikation beobachtet werden kann und auch den makroskopischen Aspekte bestätigt, dass es sich in vielen Fällen um ein strukturell derberes Gewebe handelt. Bezüglich des klinischen Verlaufs erscheint dieser nach Transplantathypertrophie eher gutartig und es kommt gerade in frühen Stadien I und II häufig über die Zeit zur einer vollständigen Rückbildung [2, 12]. Vor diesem Hintergrund sollte bei symptomatischer Hypertrophie bezüglich der Indikationsstellung zur Revision Zurückhaltung geboten sein. Das arthroskopische Abtragen im Sinn einer Nivellierung des hypertrophen Knorpels ist nur in selten Fällen und meist in fortgeschrittenem Hypertrophiestadium oder bei nachweisbar mechanisch bedingter Überlastungsreaktion des subchondralen Knochens (z. B. chronisches subchondrales Ödem) erforderlich. Die Inzidenz der Transplantathypertrophie ist mit der Verwendung autologen Periosts (im Sinn einer ACT der ersten Generation) und mit der retropatellaren Defektlokalisation assoziiert [6, 12].

11.4 Osteochondrale Komplikationen

Die osteochondralen Komplikationen betreffen die Grenzzone zwischen Knorpel und Knochen und sind naturgemäß bezüglich der Einordnung in chondrale Komplikation, osteochondrale Komplikation bzw. subchondrale Pathologie schwierig zu diskriminieren. In der Regel betreffen sie die subchondralen Lamelle und somit die Grenzzone zwischen Knorpel und Knochen. Nach heutigem Kenntnisstand lassen sich zu diesen Komplikationen die folgenden Pathologien zählen:

- die **Delamination**, bei der die Verbindung des intakten und suffizienten Regenerats zum subchondralen Knochen gestört ist
- die **Elevation des subchondralen Knochens** im Sinn eines Ansteigens des subchondralen Knochens über das Niveau der umgebenden subchondralen Lamelle
- In Abhängigkeit der Form der Knochenbildung kann diese auch als **intraläsionale Osteophytenbildung** bezeichnet werden

Delaminationen des Transplantatknorpels stellen eine schwerwiegende und häufig akute Komplikation nach knorpelregenerativen Techniken dar. Sie treten v. a. bei Zelltransplantation auf, werden in seltenen Fällen aber auch bei Mikrofrakturierung oder allgemeiner Knochenmarkstimulation beobachtet. Der genaue Pathomechanismus ist nicht identifiziert. Wie oben beschrieben wird ein Eindringen von Flüssigkeit am Interface auf Basis einer Fusionsstörung als möglicher Mechanismus oder Pathologie des subchondralen Knochens (subchondrale Nekrose) beschrieben. Es ist aber auch denkbar, dass eine originäre Veränderung der subchondralen Knochenstruktur für ein fehlendes Anwachsen des Regenerats ursächlich und somit die Pathologie im Bereich der Grenzzone oder des Knochenfundaments zu sehen ist. Die Delamination lässt sich magnetresonanztomographisch zuverlässig darstellen und erfordert i. d. R. eine chirurgische Revision. Histologische Aufarbeitungen des Regeneratknorpels nach Delamination zeigen meist eine gute Regeneratqualität, sodass eine chondrale Genese der Delamination eher unwahrscheinlich erscheint. Ähnlich wie bei der oben beschriebenen Komplikation der insuffizienten Regeneratbildung richtet sich die Therapie nach sorgfältigem und radikalem Abtragen des delaminierten Knorpels nach der Größe des resultierenden Defekts und einer Mitbehandlung einer möglichen Knochenpathologie.

Die Elevation des subchondralen Knochen bzw. die intraläsionale Osteophytenbildung (Abbildung 11.2 und 11.3) ist eine gut untersuchte Komplikation, die zwar nicht spezifisch für knochenmarkstimulierende Techniken ist, jedoch bei diesen gehäuft vorkommt. Sie wird auch bei Zelltherapien beobachtet [9]. Diese gehäufte Inzidenz legt die Hypothese nahe, dass die Art und der Grad der Affektion des subchondralen Knochens und gegebenenfalls auch der kalzifizierten Knorpelschicht Auswirkungen auf ihre Entstehung haben. Dies wird auch dadurch unterstützt, dass in gut kontrollierten Studien mit standardisierter Operationstechnik die Inzidenzen niedriger erscheinen als im nichtkontrollierten Operationssetting. Man unterscheidet grob die flächige Erhebung des subchondralen Knochens von der punktuellen Form der Verknöcherung; letztere werden dann als intraläsionale Osteophyten bezeichnet. Daten aus Tiermodellen osteochondraler Defekte lassen vermuten, dass diese flächige Erhebung des subchondralen Knochens nach einem definierten Muster entsteht. Über den Zeitraum eines Jahres erhebt sich die subchondrale Knochenplatte und führt so oftmals zu einer konsekutiven Ausdünnung des knorpeligen Reparaturgewebes [8]. Nach Mikrofrakturierung beim Patienten wurde eine derartige flächige Erhebung des subchondralen Knochens in bis zu 50 % aller Fälle beobachtet [9]

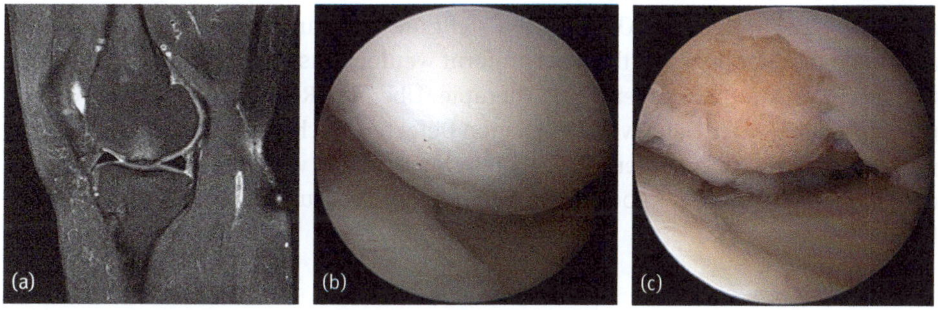

Abb. 11.2: Intraläsionale Osteophytenbildung 18 Monate nach Mikrofrakturierung. (a) Magnetresonanztomographische Darstellung, (b) intraoperative arthroskopische Darstellung, die initial bei intakter Oberfläche die Pathologie nicht eindeutig zeigt und (c) letztendliche Darstellung der Osteophyten nach Débridement des Knorpels.

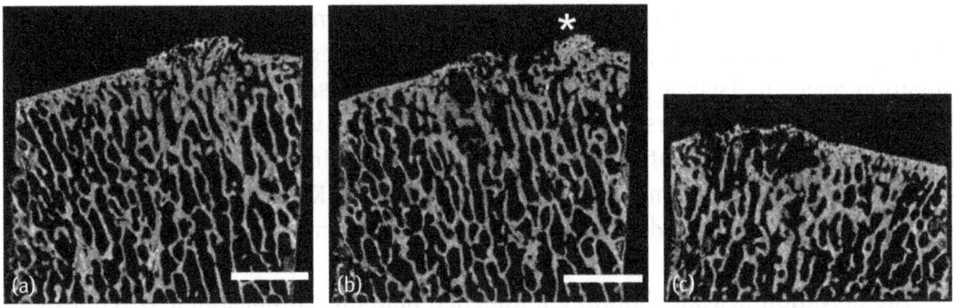

Abb. 11.3: Mikrocomputertomographisches Bild der (a) Elevation des subchondralen Knochens unterhalb des Regeneratknorpels im humanen subchondralen Knochen der Femurkondyle nach fehlgeschlagener Mikrofrakturierung; (b) eines intraläsionalen Osteophyten (Stern) unterhalb des Regeneratknorpels im humanen subchondralen Knochen der Femurkondyle nach fehlgeschlagener Mikrofrakturierung und (c) einer subchondralen Zyste im humanen subchondralen Knochen der Femurkondyle nach fehlgeschlagener Mikrofrakturierung. Die Analyse der trabekulären Architektur erfolgte jeweils nach Entnahme eines osteochondralen Zylinders aus dem Bereich des Regeneratknorpels.

Über die Mechanismen der Bildung von intraläsionalen Osteophyten ist nur wenig bekannt. Da sie auch nach Zelltherapien auftreten, können die fokalen Perforationen des subchondralen Knochens bei knochenmarkstimulierenden Techniken wie der Mikrofrakturierung nicht alleiniger Ausgangspunkt sein. Ihre Diagnostik erfolgt magnetresonanztomographisch; rein arthroskopisch kann diese Pathologie häufig nicht identifiziert werden, da die Oberfläche von Gelenkseite als normal imponiert. Die biomechanische Bedeutung ist in einer relativen Höhenminderung der Knorpelschicht zu sehen. Vor dem Hintergrund der unterschiedlichen biomechanischen Eigenschaften von Knorpel und Knochen resultiert eine Reduktion der Pufferwirkung des Gelenkknorpels. Ein Abtragen der Osteophyten stellt die Standarttherapie dar. Da naturgemäß auch hier der Regeneratknorpel entfernt werden muss, erfolgt dies in Kombination mit einer knorpelregenerativen Therapie. Über das Rezidivrisiko solcher Osteophyten liegen wenige Daten vor. Bei kleinen Defekten erscheint sicherlich die OCT als geeignetes Verfahren zur Therapie; bei größeren Defekten wird wegen der Assoziation der Komplikation mit der Knochenmarkstimulation eher zu zellbasierten Therapieverfahren geraten.

11.5 Subchondrale Komplikationen

Der subchondrale Knochen ist als elementarer Bestandteil der osteochondralen Einheit eng in die Knorpelreparatur involviert [3]. Zu speziellen Komplikationen gehören in erster Linie Strukturveränderungen des subchondralen Knochens wie

- subchondrale Zystenbildung,
- subchondrale Sklerose,
- subchondrale Nekrosen (strukturelle Veränderungen der subchondralen Mikroarchitektur).

Die Mechanismen der (fokalen) subchondralen Zystenbildung entsprechen am ehesten denen bei der Arthrose. Möglicherweise aufgrund einer lokalen Überlastung wegen der fehlenden Knorpelschicht im Knorpeldefekt bilden sich mikroskopische Risse in der darunter liegenden subchondralen Knochenplatte, die sich in die subartikuläre Spongiosa ausweiten. Durch den intraartikulären Druck kommt es zum Einstrom von Synovia in den geschwächten Knochen und die nachfolgende Resorption des spongiösen Knochens mit Ausbildung einer (oftmals kleinen) subchondralen Zyste. In klinischen Studien fanden sich subchondrale Zystenbildung sowohl nach Zelltherapien als auch nach knochenmarkstimulierenden Techniken in bis zu 39 % der Fälle [9].

Auch die Entstehung einer (fokalen) subchondralen Sklerose scheint auf ähnlichen Mechanismen wie bei der Arthrose zu beruhen. Auch hier erscheint die lokale Überlastung im Knorpeldefekt und seinen Randbereichen der Ausgangspunkt für die vermehrte subchondrale Sklerose zu sein, um durch die erhöhte Mineralisation der sklerotischen subchondralen Platte im Defektbereich die vermehrte Druckbelastung der subartikulären Spongiosa zu reduzieren [4].

Unsere Kenntnisse über fokale subchondrale Nekrosen sowie strukturelle Veränderungen der subchondralen Mikroarchitektur stammen zumeist aus mikrocomputertomographischen Untersuchungen des subchondralen Knochens nach knorpelchirurgischen Verfahren im Großtiermodell. Beispielsweise induziert eine subchondrale Pridie-Bohrung signifikante Veränderungen von nahezu allen Parametern der Mikroarchitektur der subchondralen Knochenplatte und der subartikulären Spongiosa, die sich noch sechs Monate postoperativ nachweisen lassen. Diese Veränderungen betreffen beispielsweise die lokale Knochenmineraldichte (BMD), das relative Knochenvolumen, die Trabekelanzahl und die Trabekeldicke in dieser Region und weisen Muster von osteoporotischem und arthrotischem Knochen auf [11]. Diese Daten zeigen, dass die gesamte osteochondrale Einheit offensichtlich nach markraumeröffnenden Verfahren für eine relativ lange postoperative Periode geschwächt wird. Sie belegen andererseits die große klinische Bedeutung der postoperativen Entlastungsphase. Interessanterweise scheint die Verwendung dünnerer Instrumente zur Markraumstimulation (Ahlen, Kirschner-Drähte) diese subchondralen Veränderungen im Großtiermodell zumindest zu reduzieren [1, 10]. Bei nachweisbarer Knochenpathologie sollte eine genaue Analyse des Knochenstoffwechsels einem Revisionseingriff vorangestellt werden und bestehende Vitamin-D-Defizite durch Substitution ausgeglichen werden.

Danksagung: Wir danken Yannick Morscheid und Gertrud Schmitt für die Anfertigung der histologischen Schnitte und der mikrocomputertomographischen Bilder.

Literatur

[1] Eldracher M, Orth P, Cucchiarini M, Pape D, Madry H. Small subchondral drill holes improve marrow stimulation of articular cartilage defects. Am J Sports Med 42(11): 2741–2750, 2014.

[2] Kreuz PC, Steinwachs M, Erggelet C, Krause SJ, Ossendorf C, Maier D, Ghanem N, Uhl M, Haag M. Classification of graft hypertrophy after autologous chondrocyte implantation of full-thickness chondral defects in the knee. Osteoarthritis Cartilage 15(12): 1339–1347, 2007.

[3] Madry H, van Dijk CN, Mueller-Gerbl M. The basic science of the subchondral bone. Knee Surg Sports Traumatol Arthrosc 18(4): 419–433, 2010.

[4] Madry H, van Dijk CN, Mueller-Gerbl M. The basic science of the subchondral bone. Knee surgery, sports traumatology, arthroscopy: official journal of the ESSKA 18(4): 419–433, 2010.

[5] Niemeyer P, Koestler W, Sudkamp NP. [Problems and Complications of Surgical Techniques for Treatment of Full-Thickness Cartilage Defects.]. Z Orthop Unfall 149(1): 45–51, 2011.

[6] Niemeyer P, Pestka JM, Kreuz PC, Erggelet C, Schmal H, Suedkamp NP, Steinwachs M. Characteristic complications after autologous chondrocyte implantation for cartilage defects of the knee joint. Am J Sports Med 36(11): 2091–2099, 2008.

[7] Niemeyer P, Uhl M, Salzmann GM, Morscheid YP, Sudkamp NP, Madry H. Evaluation and analysis of graft hypertrophy by means of arthroscopy, biochemical MRI and osteochondral biopsies in a patient following autologous chondrocyte implantation for treatment of a full-thickness-cartilage defect of the knee. Arch Orthop Trauma Surg 135(6): 819–830, 2015.

[8] Orth P, Cucchiarini M, Kaul G, Ong MF, Graber S, Kohn DM, Madry H. Temporal and spatial migration pattern of the subchondral bone plate in a rabbit osteochondral defect model. Osteoarthritis and cartilage/OARS, Osteoarthritis Research Society 20(10): 1161–1169, 2012.

[9] Orth P, Cucchiarini M, Kohn D, Madry H. Alterations of the subchondral bone in osteochondral repair–translational data and clinical evidence. Eur Cell Mater 25:299–316, 2013. [discussion 14-6].

[10] Orth P, Duffner J, Zurakowski D, Cucchiarini M, Madry H. Small-Diameter Awls Improve Articular Cartilage Repair After Microfracture Treatment in a Translational Animal Model. Am J Sports Med 44(1): 209–219, 2016.

[11] Orth P, Goebel L, Wolfram U, Ong MF, Graber S, Kohn D, Cucchiarini M, Ignatius A, Pape D, Madry H. Effect of subchondral drilling on the microarchitecture of subchondral bone: analysis in a large animal model at 6 months. Am J Sports Med 40(4): 828–836, 2012.

[12] Pietschmann MF, Niethammer TR, Horng A, Gulecyuz MF, Feist-Pagenstert I, Jansson V, Muller PE. The incidence and clinical relevance of graft hypertrophy after matrix-based autologous chondrocyte implantation. The American journal of sports medicine 40(1): 68–74, 2012.

12 Ursachen und Begleitmorbiditäten

12.1 Meniskusläsionen

Florian Dirisamer, Christian Patsch

Über die hohe Bedeutung der Menisci für eine normale Kniegelenkfunktion besteht seit Langem Einigkeit. Durch die schlechte Kongruenz von femoraler und tibialer Gelenkfläche sind die Menisci zum Formausgleich notwendig. Biomechanische Daten zeigen eindrucksvoll, dass ein Meniskusverlust zu einer beträchtlichen Reduktion der Kongruenz im betroffenen Kompartiment führt und damit die femorotibiale Kontaktfläche sinkt und vice versa intraartikuläre Drücke steigen [21]. Mittel- bis längerfristig kann der hyaline Gelenkknorpel diesen Drücken nicht standhalten, wodurch degenerative Knorpelschäden beim meniskusdefizienten Kniegelenk zustande kommen [17]. Fairbank hat bereits im Jahr 1948 die radiologischen Veränderungen nach Meniskusverlust beschrieben [9]. Wir wissen auch um den Zusammenhang von Arthroseprogression und Ausmaß der Meniskusresektion. Meniskuserhaltende Operationstechniken haben daher in der Prophylaxe von Knorpelschäden und in der Knorpelchirurgie eine hohe Bedeutung.

12.1.1 Chondroprotektion durch Tibiaplateaubedeckung

Die Menisci bilden bedingt durch ihre topographische Lagebeziehung mit dem femoralen und tibialen Gelenkknorpel eine funktionelle Einheit. So sind sowohl der periphere submeniskale tibiale Knorpel, als auch die subchondrale Platte dieser Region wesentlich dünner ausgeprägt im Vergleich zur zentralen nicht meniskusbedeckten Region [52]. Daraus kann die Interaktion von Meniskus und Knorpel gut abgeleitet werden. Ebenso wird die klinische Beobachtung, dass degenerative Knorpelschäden nach Meniskektomie bevorzugt in den peripheren tibialen Anteilen beginnen, nachvollziehbar.

Das Ausmaß der Bedeckung des Tibiaplateaus durch den Meniskus spielt also eine entscheidende chondroprotektive Rolle. In einem normalen medialen Kniegelenkkompartiment sind etwa 46 % des Tibiaplateaus durch den Meniskus bedeckt. Nicht nur Meniskusresektion, sondern auch die Meniskusextrusion reduzieren diesen Wert. Eine starke Korrelation zwischen dem Areal der medialen Meniskusextrusion und dem Knorpelverlust in der Peripherie des medialen Tibiaplateaus konnte magnetresonanztomographisch gezeigt werden [5, 6]. Es ist also nicht nur das Meniskusvolumen per se für eine physiologische Funktion entscheidend, sondern auch die Intaktheit der mechanischen Eigenschaften des Meniskus. Meniskusextrusion kann letztlich als Zeichen für den Verlust von Ringspannung angesehen werden, ohne die die axialen Kräfte nicht suffizient aufgenommen werden können. Die meniskale Ringstruktur kann etwa bei radiären Rissen, traumatischen Meniskuswurzelrissen („root tear“) oder aber auch im Rahmen von degenerativen Prozessen in Mitleidenschaft gezogen werden. So wurden strukturelle und funktionelle Veränderungen der Meniskuswurzeln bei (prä-)arthrotischen Veränderungen gezeigt [1]. Auch ohne jeglichen Substanzverlust kann die mediale Tibiaplateubedeckung bei Früharthrosen auf etwa 30 % reduziert sein.

Bedingt durch die schlechtere Kongruenz der Gelenkflächen sind die Folgen des Meniskusverlusts im lateralen Kompartiment noch drastischer. Osteoarthritische Veränderungen treten zehn Jahre nach lateraler Teilmeniskektomie bei etwa 40 % der Patienten auf. Nach partieller medialer Meniskektomie sind nur etwa 24 % betroffen.

12.1.2 Wieviel Meniskusfunktion braucht der Knorpel?

Die Korrelation zwischen Meniskusresektion und Arthroseprogression wurde eindeutig gezeigt [9, 31]. Im mittel- bis längerfristigen Verlauf (15–22 Jahre) entwickeln 27 % der Patienten mit vorausgegangener Teilmeniskektomie eine symptomatische tibiofemorale Arthrose. Das steht im Gegensatz zu nur 10 % in der nicht voroperierten Kontrollgruppe, was ein relatives Risiko von 2,6 für Patienten mit Meniskusteilresektion bedeutet. Das Ausmaß des Meniskusverlusts wurde als Risikofaktor für degenerative Knorpelschäden identifiziert. Das relative Risiko, eine symptomatische Gonarthrose zu entwickeln, wird für die totale Meniskektomie mit 3,6 und die subtotale Meniskusresektion mit 2,2 angegeben [8].

Eine exakte Aussage über das tolerierbare Ausmaß der Meniskusresektion ohne resultierenden negativen Einfluss auf den Knorpel oder eine knorpelregenerative Maßnahme erlaubt die Datenlage derzeit nicht. Die einzige Klassifikation, die in der Literatur zur Anwendung kommt, ist die Unterscheidung zwischen partieller, subtotaler und totaler Meniskusresektion. Funktionelle Aspekte oder die Lokalisation der Geweberesektion werden nicht berücksichtigt (Abbildung 12.1).

Funktioneller Meniskusverlust: Neben dem bloßen Volumenverlust, muss nach Meniskusteilresektion auch die Frage nach der verbleibenden Meniskusfunktion bedacht werden. Für diese ist eine intakte Ringstruktur essenziell. Deren Unterbrechung führt zum Verlust der Ringspannung, wodurch axiale Kräfte nicht mehr aufgenommen werden können. Dieser Umstand wird als funktioneller Meniskusverlust bezeichnet, unabhängig vom Ausmaß des tatsächlichen Gewebeverlusts.

Darüber hinaus beeinflussen auch Parameter wie ligamentäre Stabilität oder Beinachse die Toleranz des Knorpels gegenüber Verschleiß. Eine partielle Meniskektomie in einem stabilen Knie mit gerader Beinachse ist vergleichsweise akzeptabel. Bei einer akuten Korbhenkelruptur in einem gesunden Varusknie wird die Prognose aber maßgeblich von der Möglichkeit des Meniskuserhalts abhängig sein. Es ist also unabdingbar, individuelle Beurteilungen durchzuführen und auch fallbasierte Therapie-

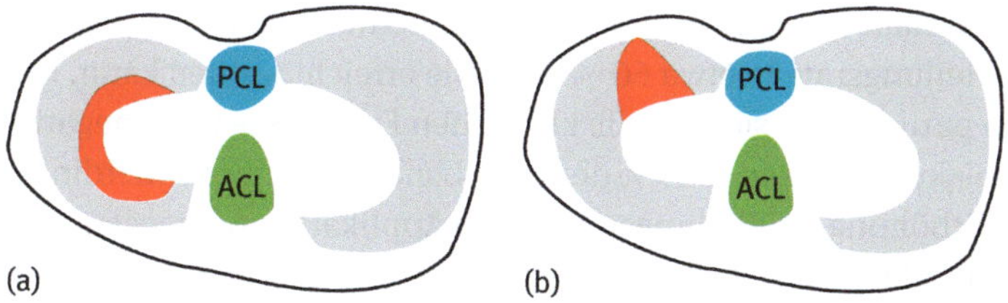

Abb. 12.1: (a) Partielle Meniskektomie mit Verlust von etwa 30 % der Meniskussubstanz, die Ringstruktur ist unverändert intakt. (b) Segmentale Meniskusresektion mit geringerem Substanzdefekt, aber unterbrochener Ringstruktur; diese Situation bedeutet einen funktionellen Meniskusverlust.

entscheidungen vor dem Hintergrund von Begleitumständen zu treffen. Auf das Zusammenwirken von Knorpel und Meniskus im Zusammenhang von Entwicklung und Voranschreiten von Knorpelschäden und Arthrose muss dabei immer geachtet werden. Gerade auch im Zusammenhang mit knorpelchirurgischen Maßnahmen müssen diese Umstände bedacht werden. Maßnahmen, die den Erhalt der Meniskusfunktion sicherstellen, sind chondroprotektiv und können damit auch das Outcome von regenerativen Maßnahmen am Gelenkknorpel positiv unterstützen.

12.1.3 Meniskus-Repair

Schätzungen gehen davon aus, dass etwa 15–25 % aller Meniskusrupturen mit Naht versorgbar wären. Diese Zahlen stehen im Kontrast zu den 5–7 % der Rupturen, die tatsächlich genäht werden [4].

Die Heilung des Meniskusgewebes unterscheidet sich beträchtlich von den Reparaturvorgängen in anderen Gewebetypen. Es findet quasi keine intrameniskale Zellproliferation nach Verletzung statt; lediglich die perimeniskalen Synovialzellen proliferieren und sind für die Heilung maßgeblich. Ein überbrückendes Narbengewebe wird im Gegensatz zu anderen Weichgeweben nicht gebildet. Fibroblastenreaktion und Angioneogenese finden im geschädigten Meniskusgewebe ebenso nicht statt. Histologische Veränderungen des Meniskusgewebes sind auch im Zusammenhang mit dem Patientenalter und der Chronizität der Ruptur beschrieben. Ab einem Alter von etwa 40 Jahren sinkt sowohl die intra- als auch die perimeniskale Zelldichte. Während die niedrigere intrameniskale Zellularität ein höheres Ausmaß an Degeneration und häufigere Rerupturen erklärt, bedingt die abnehmende Zahl an perimeniskalen Zellen niedrigere Heilungsraten bei Repair. Mit steigendem zeitlichen Abstand von der rupturauslösenden Verletzung konnte auch eine höhere Zahl von Zellen in Apoptose nachgewiesen werden [25].

Diese biologischen Faktoren sind Teil der Umstände, die ein Versagen von Meniskusnähten erklären können. Die Versagensrate wird dabei in der Literatur mit einer sehr hohen Schwankungsbreite von 0 bis gar 50 % angegeben [13, 16, 37]. Es wurde gezeigt, dass im Langzeitverlauf nach Meniskusnaht in der heute üblichen All-inside-Technik eine komplette Heilungsrate in etwa 60 % der Fälle erreicht werden kann. Etwa 25 % der Risse heilen partiell, was sich auf die klinischen Ergebnisse nicht negativ auswirkt, sofern der Meniskus stabil ist. In 15 % der Fälle bleibt die Heilung allerdings vollständig aus [29]. Die Erhöhung der Heilungsrate durch Applikation von mesenchymalen Stammzellen, Fibrinclots oder Platelet-rich-Plasma ist derzeit Gegenstand intensiver präklinischer und auch klinischer Forschung. Erste Ergebnisse zeigen durchaus ermutigende Trends [12, 44, 50, 51].

Gerade bei jungen Patienten, wo ohnehin ideale biologische Voraussetzungen zur Heilung bestehen, soll der Meniskuserhalt unbedingt angestrebt werden, da die Auswirkungen des Meniskusverlusts hier besonders dramatisch ausfallen [3, 19, 24, 42]. Patienten, bei denen in einem durchschnittlichen Alter von 15 Jahren eine totale (n = 17) oder partielle (n = 3) Meniskektomie durchgeführt wurde, zeigen schon im mittelfristigen Verlauf (Follow-up 5,5 Jahre) in 80 % der Fälle radiologische Veränderungen [19]. Im Langzeitverlauf kommt es bei adoleszenten Patienten zu einer Verdoppelung von arthrotischen Veränderungen im Vergleich zum nichtoperierten Kniegelenk nach 17 Jahren; nach 30 Jahren ist die Arthroseinzidenz gar dreimal höher [23]. Die vorliegenden Daten zeigen also bei Kindern und Jugendlichen noch ungünstigere Verläufe nach Meniskusverlust als bei erwachsenen Patienten. Besondere Anstrengungen, einen möglichst hohen, funktionell wirksamen Meniskusanteil zu erhalten, sind also unbedingt notwendig.

Die Repair-Ergebnisse sind bei Kindern durchweg sehr gut. Sowohl die funktionellen („return to sport“) als auch die klinischen und radiologischen Ergebnisse geben den Bemühungen, meniskuserhaltend zu operieren, Recht [2, 15, 26, 43]. Wie auch bei Erwachsenen hat die Stabilität des Kniegelenks einen hohen Einfluss auf die Heilungsrate [43]. Insgesamt haben Kinder und Jugendliche ein sehr hohes regeneratives Potenzial, das im Sinn der Chondroprotektion unbedingt ausgenutzt werden soll.

12.1.4 Meniskusersatz/-implantate

Synthetische Materialien zum Meniskusersatz (Scaffolds) wurden mit dem Konzept, verlorengegangenes Gewebe zu ersetzen und damit Degeneration zu verhindern, entwickelt und eingeführt. Die zellfreien Meniskusimplantate sind nur zum segmentalen Meniskusersatz geeignet und bedingen eine funktionell intakte Meniskusrandleiste, um biomechanisch effektiv zu sein. Als Indikation gelten Meniskusdefekte in bandstabilen Kniegelenken ohne Achsdeviation. Sind diese Grundbedingungen nicht erfüllt, ist gegebenenfalls ein kombiniertes Vorgehen erforderlich. Knorpelschäden dürfen Grad III nicht überschreiten, eine Kombination mit knorpelchirurgischen Techniken ist bei fokalen Defekten möglich.

12.1.4.1 Kollagenmeniskusimplantat

Das Kollagenmeniskusimplantat (CMI) besteht aus bovinem Typ-I-Kollagen in einer porösen Glykosaminoglykanmatrix. Das Scaffold wird mit der Zeit aus der perimeniskalen Zone zellbesiedelt [28]. Vorliegende Daten zeigen im mittleren Follow-up von etwa sechs Jahren keine Degeneration der chondralen Oberfläche im MRT [38]. In einer weiteren Studie wurde ebenfalls im mittelfristigen Verlauf von sechs bis acht Jahren ein chondroprotektiver Effekt abgeleitet, obwohl eine zum Teil beträchtliche Schrumpfung des Implantats festgestellt wurde [49]. Diese Resorption bestätigte eine weitere Langzeitstudie, wobei auch hier die klinischen Ergebnisse eine Verbesserung der Scores zeigen. Arthrotische Veränderungen wurden nicht beobachtet, obwohl nur in 21 % ein normales Signalverhalten der Implantate festgestellt wurde [27].

12.1.4.2 Aktifit

Aktifit, ein sehr langsam biodegradierbares Scaffold, besteht aus aliphatischem Polyurethan. Die klinische Erfahrung mit diesem Implantat ist deutlich kürzer, der chondroprotektive Effekt kann daher derzeit nicht abschließend beurteilt werden. Die bisher vorliegenden Daten zeigen stabile Knorpelverhältnisse nach zwei Jahren [45]. Die Defektfüllung scheint beim Polyurethanimplantat deutlich höher zu sein im Vergleich zum CMI [36]. In einer Metaanalyse von insgesamt über 600 in Studien dokumentierten Fällen wurden insgesamt gute klinische Ergebnisse und eine Versagerrate von 6,1 % berichtet. Komparative Daten liegen allerdings leider nicht vor [10].

Die Literaturevidenz für das Vorliegen eines chondroprotektiven Effekts von Meniskusscaffolds ist – v. a. aufgrund fehlender komparativer Daten – insgesamt gering. Es gibt allerdings Hinweise auf eine positive Beeinflussung der Knorpeldegeneration, die durch hochqualitative Studien bestätigt werden müssen. Die Anwendung beider verfügbaren Meniskusimplantate kann als sicher bezeichnet werden.

12.1.4.3 Meniskus-Allograft-Transplantation

Ziele der MAT

Ziel der Meniskus-Allograft-Transplantation (MAT) ist die Rekonstruktion der Kniegelenkbiomechanik und damit die Limitierung der negativen Auswirkungen des Meniskusverlusts. Aus vorliegenden experimentellen Daten lässt sich dieser positive Einfluss auch gut nachvollziehen, die klinische Datenlage ist in dieser Frage z. T. heterogen [14, 22, 30, 32, 46]. In einer aktuellen Metaanalyse von über 1000 Patienten aus 38 Studien wurde zumindest ein indirekter Nachweis der Chondroprotektion erbracht [33]. Die Interaktion des Meniskustransplantats mit dem Knorpel ist zwar nicht so gut wie bei einem intakten nativen Meniskus, allerdings deutlich besser im Vergleich zur Meniskusdefizienz. Die Datenlage muss bei diesem Teilaspekt aber als insgesamt unzureichend bezeichnet werden, da quasi keine komparativen Daten vorliegen. Neben der knorpelschützenden Funktion soll auch eine Schmerzreduktion erreicht und die Gelenkfunktion verbessert werden. Diese beiden Ziele können, wie die Literaturergebnisse zeigen, erreicht werden [7, 46].

Indikationen der Meniskus-Allograft-Transplantation

Es besteht gute Literaturevidenz, dass die Transplantation im lateralen Kompartiment insgesamt von größerer Bedeutung ist. Aufgrund der anatomischen Verhältnisse mit zwei mehr oder weniger konvexen Gelenkflächen ist deren Kongruenz besonders schlecht. Dadurch setzt die Knorpeldegeneration früher ein und schreitet auch rascher voran [48]. Bisher wurde die Indikation zur MAT bei Athleten sehr zurückhaltend gestellt. Aktuelle Daten zeigen allerdings auch bei Sportlern sehr gute Ergebnisse, sodass die Indikation hier eventuell vorsichtig erweitert werden kann [20]. Es herrscht breiter Konsens über die klassischen Indikationen zur MAT [18, 34].

Als Postmeniskektomiesyndrom wird ein unikompartimenteller Schmerz in einem meniskusdefizienten Kniegelenkkompartiment ohne höhergradige Chondropathie (> Grad III° ICRS) bezeichnet. Als Basis gilt ein stabiles Gelenk ohne relevante Achsabweichung. Gegebenenfalls sind additive Prozeduren – einzeitig oder mehrzeitig – erforderlich, um diese Grundlage zu schaffen. Einzelne Autoren konnten allerdings auch keinen Einfluss der Beinachse auf Ergebnisse und Versagensrate nachweisen [39].

Aufgrund des zu erwartenden ungünstigen Verlaufs wird von manchen Autoren die frühzeitige MAT bei jungen Patienten als Indikation angegeben. Die Zielsetzung der MAT wird naturgemäß durch das Vorliegen von degenerativen Veränderungen beeinträchtigt. Die Überlegung zu einem Zeitpunkt zu transplantieren, zu dem noch keine Knorpelschäden bestehen, mag also durchaus logisch erscheinen. Eine generelle Empfehlung zur prophylaktischen MAT v. a. beim asymptomatischen Patienten erlaubt die Datenlage allerdings nicht [35]. Aufgrund des Fehlens von Alternativen kann vor dem Hintergrund der vorhersagbaren Entwicklung des meniskusdefizienten – v. a. lateralen – Gelenkfachs die MAT im Einzelfall aber überlegt werden.

Die Chance auf Erfolg einer MAT wird entsprechend der zuvor beschriebenen Umstände mit zunehmenden degenerativen Gelenkveränderungen insgesamt geringer. Einige Arbeiten zeigen allerdings auch bei höhergradiger Degeneration (ICRS Grad III/IV) des Kniegelenks zufriedenstellende klinische und funktionelle Ergebnisse [40, 41]. Stone et al. publizierten eine Erfolgsrate von 89,4 % mit einer mittleren Ausfallzeit von 4,4 Jahren in der Kaplan-Meier-Kurve. Es zeigte sich postoperativ eine signifikante Verbesserung der subjektiven Scores betreffend Schmerz, Aktivität und Funktion im Vergleich zum präoperativen Zustand. Im Vergleich zur Patientengruppe ohne arthrotische Veränderungen ist hier aber von einer höheren Versagensrate auszugehen.

MAT und Chondroprotektion

Der biomechanische Hintergrund für die MAT ist die unmittelbare Chondroprotektion und damit die Einflussnahme auf die Arthroseprogression. In experimentellen Studien wurde die Normalisierung der intraartikulären Druckverhältnisse nach lateraler MAT gezeigt. Die Autoren folgerten aus den Ergebnissen ihres Kadaverprojekts eine chondroprotektive Wirkung der MAT [21]. Im Gegensatz dazu stehen die Ergebnisse einer tierexperimentellen Arbeit [30], in der nach zwölf Monaten keine radiologischen Unterschiede in der Arthroseprogression festgestellt wurden (Follow-up zwölf Monate).

Der Evidenzlevel der verfügbaren klinischen Studien ist leider durchwegs niedrig (Level IV). Verdonk et al. stellten in ihrer Kohortenstudie bei 52 % der Patienten im Langzeitverlauf keine radiologische Gelenkspaltverschmälerung fest. Magnetresonanztomographisch wurde bei 47 % der Patienten keine Progression des femoralen und bei 41 % kein Voranschreiten des tibialen Knorpelschadens festgestellt [46]. Gonzalez-Lucena und Mitarbeiter wiesen in einer Serie von 33 Patienten keinen Unterschied in der prä- und postoperativen radiologischen Gelenkspaltweite nachweisen, das Follow-up betrug fünf bis acht Jahre [11]. Vundelinckx et al. berichten über Ergebnisse von 49 Patienten mit einem recht heterogenen Follow-up zwischen fünf und fünfzehn Jahren anhand der Kellgren-Lawrence-Klassifikation. In 58 % der Patienten kam es zu keiner Progression der Osteoarthrose, in 24 % kam es zum Voranschreiten um einen Grad, in 18 % um zwei Grade, eine Verschlechterung um drei Grade trat nicht auf [47].

Bei der Beurteilung der klinischen Studien gilt es allerdings zu beachten, dass hier einige Limitationen bestehen. Quasi jedes nachuntersuchte Knie weist zum Zeitpunkt der Transplantation schon ein gewisses Maß an Degeneration auf. Über den individuellen natürlichen Verlauf der Arthroseprogression ohne MAT ist eine wissenschaftliche Aussage nicht zulässig. Darüber hinaus zeigt sich in den untersuchten Patientenkollektiven eine große Heterogenität bezüglich der Begleitpathologien (Beinachse, ligamentäre Stabilität, Knorpel). Eine mögliche Erklärung einzelner Negativausreißer in den Studien könnte eine erhöhte Enzymaktivität bei Patienten mit aktivierten Präarthrosen sein. So wird der präoperativen Schmerzintensität (als Maß für den Aktivitätslevel der Degeneration) eine höhere prognostische Bedeutung beigemessen als dem tatsächlichen Ausmaß der Knorpelschädigung.

Die vorliegenden klinischen Studien haben gemeinsam, dass sie ohne Kontrollgruppe und naturgemäß auch ohne Randomisierung durchgeführt wurden, was die Qualität der Daten schmälert. Aufgrund der insgesamt guten klinischen Ergebnisse der MAT ist allerdings heute eine prospektiv randomisierte Studie Transplantation vs. Meniskektomie, die zur wissenschaftlichen Klärung der Frage der Chondroprotektion notwendig wäre, aus ethischen Gründen nicht vorstellbar.

Die MAT ist ein wichtiger und letztlich alternativloser Bestandteil der rekonstruktiven Kniechirurgie. Sie kann gut mit knorpelchirurgischen Methoden kombiniert werden (Abbildung 12.2). Mit keinem anderen Verfahren kann derzeit der Zustand des funktionellen Meniskusverlusts kompensiert werden. Es erscheint jedoch umso wichtiger. durch meniskuserhaltendes Vorgehen das Auftreten des Postmeniskektomiesyndroms zu verhindern.

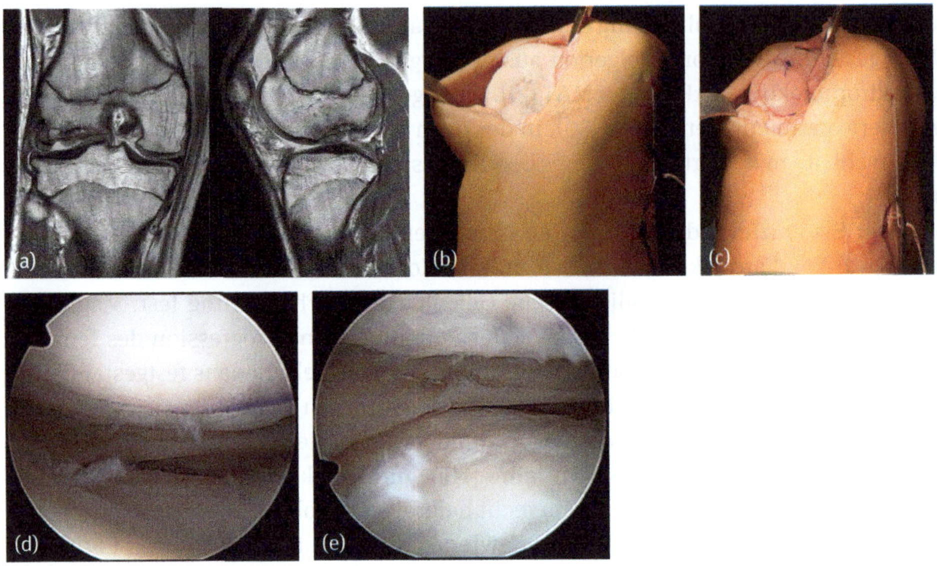

Abb. 12.2: 16-jähriger Patient mit Z.n. totaler lateraler Meniskektomie und mehrfachen Knorpelinterventionen (Chondroplastik, Mikrofrakturierung, MACT). Sämtliche angewandte Verfahren versagten schon kurzfristig. Bei der Revision wurde der osteochondrale Schaden mit einem frischen Allograft (OATS) rekonstruiert und ein Meniskustransplantat eingesetzt (intraoperative Bilder). Damit ist die funktionelle Einheit von Meniskus und Gelenkknorpel wieder hergestellt.

Fazit für die Praxis: Menisci und Gelenkknorpel bilden eine funktionelle Einheit. Nur bei intaktem Meniskus ist die wichtige chondroprotektive Funktion gewährleistet. Dies gilt für das knorpelgesunde Kniegelenk aber natürlich im selben – wenn nicht höheren – Ausmaß auch für das Knie mit Knorpelschäden. Wir empfehlen also klar auch im Kontext mit knorpelregenerativen Maßnahmen, die Meniskusfunktion zu evaluieren und gegebenenfalls mit der geeigneten Methode sicherzustellen. Gerade im Bereich der meniskuserhaltenden Operationen scheint noch ein deutliches Potenzial gegeben zu sein, da derzeit deutlich weniger „repairs" durchgeführt werden als möglich wären [4].

12.2 Bandinsuffizienz

Bernhard Schewe

12.2.1 Biomechanik

Eine funktionierende Biomechanik des Kniegelenks ist eine wichtige Grundvoraussetzung, um eine Überlastung des Gelenks zu vermeiden. Die einzelnen Bandstrukturen garantieren in einem kontrollierten Zusammenspiel, dass während des gesamten Bewegungsablaufs eine Überlastung der einzelnen Gelenkanteile vermieden wird [53, 87]. Eine zentrale Steuerungsfunktion haben die Kreuzbänder; insbesondere das vordere Kreuzband hat dabei einen zentralen Einfluss auf die Kniekinematik [54, 86]. Allerdings haben aktuelle Untersuchungen erneut gezeigt, dass die peripheren Stabilisatoren, insbesondere die Seitenbandkomplexe, für das Verständnis der komplexen Funktion des Roll-Gleit-Mechanismus nicht außer Acht gelassen werden dürfen [55, 56].

12.2.1.1 Folgen der Instabilität

Eine Instabilität des Kniegelenks verändert die Kniekinematik und stellt damit einen Risikofaktor bei der Entwicklung der Gonarthrose dar [57, 70]. Eine der häufigsten Verletzungen des Kniegelenks ist die Ruptur des vorderen Kreuzbands. Dies führt häufig zu Funktionsbeeinträchtigungen durch Instabilität, begleitende Meniskusverletzungen, verringerte Quadrizepskraft und veränderte Lastverteilung, die u. a. aus einer Änderung der Rotationsachse nach medial resultiert (Abbildung 12.3; [58]).

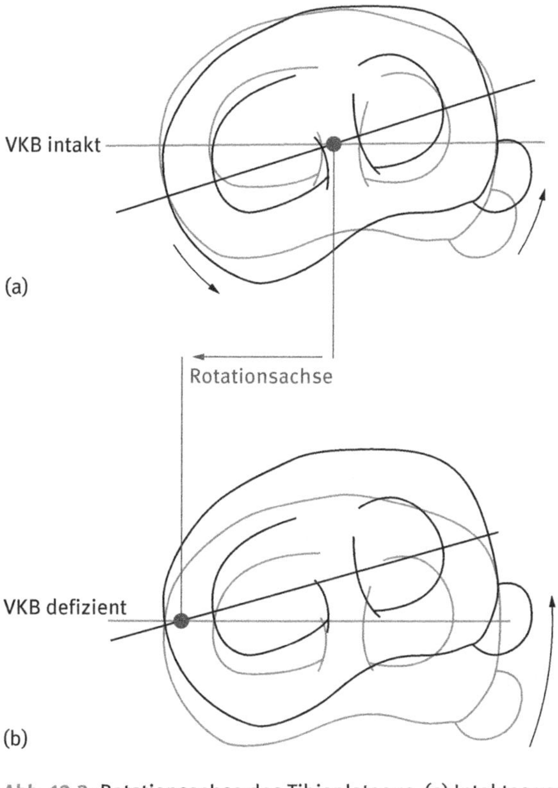

Abb. 12.3: Rotationsachse des Tibiaplateaus. (a) Intaktes vorderes Kreuzband; (b) bei Ruptur des vorderen Kreuzbands wandert die Rotationsachse nach medial, dabei vermehrt sich die Bewegung des lateralen Tibiaplateaus [58].

Die Änderung des Rotationszentrums und die Instabilität führt zu einer deutlichen Mehrbelastung einzelner Gelenkareale, in denen sich dann eine Knorpeldegeneration entwickeln kann [59].

Aus durchgeführten Arthroskopien ist bekannt, dass umschriebene Knorpelschäden häufig mit einer Instabilität des betroffenen Kniegelenks vergesellschaftet sind. In mehreren Untersuchungen wurde gezeigt, dass in bis zu 27 % der Kniegelenke, die einen umschriebenen Knorpelschaden hatten, auch eine Knieinstabilität bestand [60, 61], d. h. Knorpelschäden und Knieinstabilität treten häufig gemeinsam auf. Dabei ist die Instabilität ein wichtiger Risikofaktor für die Weiterentwicklung des Knorpelschadens.

Die Entwicklung der Knorpeltherapie in den vergangenen Jahren hat gezeigt [62–65], dass dieser Zusammenhang auch für den Erfolg der Knorpeltherapie eine entscheidende Rolle spielt. Die Kniestabilität ist als einer der wesentlichen Kofaktoren für den Erfolg der Knorpeltherapie anzusehen und muss deshalb auch stets adressiert werden.

In einem therapeutischen Algorithmus ist die Kniestabilität ein zu berücksichtigender Arbeitsschritt. Dabei müssen die Instabilität genau untersucht und die beteiligten Bandstrukturen identifiziert werden. Es ist zu klären, ob es sich um eine vordere, eine hintere oder eine kombinierte Instabilität handelt.

Instabilität ist ein wesentlicher Kofaktor für die Entwicklung einer Knorpeldegeneration und damit an der Arthroseentwicklung beteiligt. Die operative Knorpeltherapie ist nur erfolgreich durchführbar, wenn die Begleitpathologien wie Instabilität mit behandelt werden.

12.2.2 Diagnostik

Vor der Therapie des Knorpelschadens sollte im Vorfeld ein entsprechender diagnostischer Algorithmus abgearbeitet werden. Ziel dieses Algorithmus ist es, Begleitpathologien, die einen Einfluss auf den Erfolg der Knorpeltherapie haben, möglichst vollständig zu entdecken. Daraus ergibt sich dann ein entsprechender therapeutischer Behandlungsplan mit zeitlich aufeinander abgestimmten Behandlungsschritten.

Erster Schritt der Diagnostik der Instabilität ist natürlich die Frage nach früheren Unfallereignissen oder stattgehabten Operationen am Kniegelenk. Dies kann erste Hinweise für die weiteren Untersuchungsschritte geben. Da sich Knorpelschäden meist erst mit einer erheblichen zeitlichen Verzögerung klinisch bemerkbar machen, bleibt die Anamnese allerdings häufig unergiebig. Angaben zu früheren Operationen sind leider meist auch unvollständig, am häufigsten ist noch eine zeitliche Zuordnung erinnerlich. In Zusammenschau mit den bei der Untersuchung feststellbaren Narben und vorhandenen Röntgenbildern ergibt sich jedoch die Möglichkeit, auf die durchgeführten Verfahren rückzuschließen.

Ein wichtiger Schritt zur Beurteilung der Instabilität stellt die klinische Untersuchung des Kniegelenks dar. Die klinische Untersuchung hat dabei mehrere Funktionen zu erfüllen.

Neben der grundsätzlichen Überprüfung der Kniestabilität sollte die Untersuchung auch Aussagen über die Richtung, die Komplexität und das Ausmaß der Instabilität treffen. Hierzu kommen verschiedene Tests zur Anwendung, die alle an der Kniestabilität beteiligten Bandstrukturen abprüfen. Zur Überprüfung der Kollateralbänder sollte ein Varus- und Valgusstresstest in Streckstellung und 30° Beugung erfolgen. Zur Überprüfung des vorderen und hinteren Kreuzbands, also der zentralen Pfeiler, sollte in etwa 60° Beugung der vordere und hinter Schubladentest erfolgen. Damit lässt sich in vielen Fällen orientierend die Hauptrichtung der Instabilität feststellen. Als weiterer Test, um zwischen einer vorderen und hinteren Schublade unterscheiden zu können, ist die palpatorische hintere Schublade (Abbildung 12.4) im Seitenvergleich zur gesunden Seite zu empfehlen.

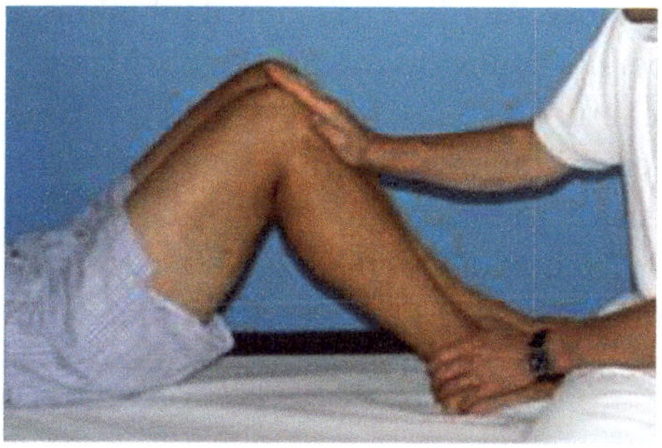

Abb. 12.4: Palpatorische hinterer Schublade.

Zusätzlich sollte zur Prüfung des vorderen Kreuzbands der Lachman-Test in 20 bis 30° Beugung durchgeführt werden. Damit lässt sich eine Insuffizienz des vorderen Kreuzbands sicher ausschließen, bei nachgewiesenem festem Anschlag. Bei einer Teilruptur des Bands ist eine Elongation im Lachman-Test durch einen weichen Anschlag nachweisbar. Ein fehlender Anschlag spricht für eine vollständige Ruptur des vorderen Kreuzbands.

Zusätzlich zu den genannten Tests sollte in jedem Fall noch der Pivot-Shift-Test zur Anwendung kommen. Ein positiver Pivot-Shift-Test spricht für eine Rotationsinstabilität des Kniegelenks. Dies hat für die weitere therapeutische Planung erhebliche Konsequenzen, da dann eventuell mehrere Komponenten des kniestabilisierenden Bandsystems adressiert werden müssen. Für den Pivot-Shift-Test werden drei Schweregrade beschrieben, allerdings unter Verwendung unterschiedlicher Begrifflichkeiten. Ein Nachteil dabei ist, dass eine hohe Variabilität der Ergebnisse abhängig vom Untersucher und vom untersuchten Kniegelenk besteht, sodass es noch keine einheitliche Klassifizierung gibt.

Allen Graduierungen gemeinsam ist jedoch die Tatsache, dass der als höhergradig beschriebene Test auf eine deutlich ausgeprägtere Rotationsinstabilität hinweist [54, 56, 66]. Das bedeutet, dass mit weiteren diagnostischen Mitteln, wie z. B. mithilfe MRT, die peripheren Stabilisatoren, d. h. die Kollateralbänder, das anterolaterale Ligament sowie die dorsomediale und dorsolaterale Kapselecke überprüft werden müssen.

Es ist zurzeit nicht möglich, einem bestimmten Schweregrad des Pivot-Shift-Tests eindeutig ein bestimmtes Verletzungsmuster zuzuordnen. Allerdings spricht ein ausgeprägt positiver Pivot-Shift-Test immer für eine kombinierte Instabilität, d. h. mehrere Komponenten des Kniebandapparats sind betroffen.

Mit der klinischen Untersuchung kann festgestellt werden, ob es sich um eine einfache oder komplexe Instabilität, z. B. eine Rotationsinstabilität, handelt. Zur Identifizierung einer Rotationsinstabilität sollte der Pivot-Shift-Test fester Bestandteil der klinischen Untersuchung sein.

Bei der Diagnostik von Knorpelschäden erfolgt i. d. R. sehr früh eine Röntgendiagnostik, schon aus Gründen der Abgrenzung zur Arthrose. Aus diesen Standardaufnahmen des Kniegelenks in zwei Ebenen lassen sich bereits häufig Informationen über mögliche Instabilitäten erkennen, so z. B. alte knöcherne Absprengungen (Stida-Pelegrini-Schatten, Segond-Fraktur). Eine lange bestehende hintere Instabilität, Folge einer Läsion des hinteren Kreuzbands, zeigt sich in einem dorsal positionierten Tibiakopf in der seitlichen Projektion als sog. fixierte hinter Schublade. Außerdem lassen sich in diesen Aufnahmen die Folgen früherer Eingriffe erkennen, z. B. alte Bohrkanäle und noch einliegende Implantate. Diese Standardbildgebung sollte bei Bedarf um Spezialaufnahmen erweitert werden.

Zur Klärung der Frage, ob eine vordere oder hinter Instabilität vorliegt, sollten gehaltene Aufnahmen in seitlicher Projektion im TESLA-Gerät mit gehaltener vorderer und hinterer Schublade durchgeführt werden. Damit lässt sich neben der Richtung der Instabilität auch das Ausmaß der Schublade messen und damit der Umfang der Instabilität bestimmen. Für die hintere Schublade werde hier drei Schweregrade angegeben [67], die mit einer entsprechenden Therapieempfehlung verknüpft sind.

Lässt sich der Schienbeinkopf bei der gehaltenen vorderen Schublade nicht in eine vordere Position bringen, sondern verharrt in einer hinteren Schublade, bezeichnet man dies als fixierte hintere Schublade (Abbildung 12.5). Dies spricht für eine länger bestehende Insuffizienz des hinteren Kreuzbands und muss ebenfalls therapeutisch angegangen werden.

Die Röntgendiagnostik sollte gegebenenfalls noch durch eine Ganzbeinstandaufnahme ergänzt werden. Bei bestimmten Formen der kombinierten Instabilität wie dem sog. Varus-Thrust spielt die Beinachse eine wichtige Rolle und muss bei der Therapie mitberücksichtigt werden.

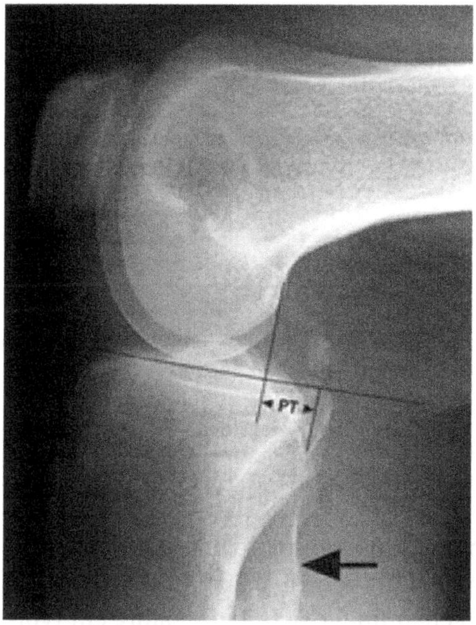

Abb. 12.5: Trotz vorderer Schublade in der gehaltenen Röntgenaufnahme verbleibt der Schienbeinkopf in der fixierten hinteren Schublade; Hinweis auf eine lang bestehende dorsale Insuffizienz.

Gehaltene Röntgenaufnahmen im seitlichen Strahlengang mit vorderer und hinterer Schublade sollten immer dann durchgeführt werden, wenn Hinweise auf eine hintere Instabilität vorliegen. Ganzbeinaufnahmen sind erforderlich, wenn eine komplexe Instabilität besteht und darüber hinaus eine deutliche Achsabweichung, die die Instabilität mit beeinflusst (z. B. Varus-Thrust).

Die magnetresonanztomographische Untersuchung des Kniegelenks ist bei der Fragestellung Knorpelschaden und chronische Instabilität ein weiterer wichtiger Bestandteil der Diagnostik. Es ist dadurch eine weitergehende Identifizierung intraartikulärer und periartikulärer Pathologien möglich.

Allerdings sollten insbesondere bei der Fragestellung Instabilität die Grenzen der Methode nicht außer Acht gelassen werden. So stellt sich das vordere und hintere Kreuzband im MRT morphologisch häufig intakt dar, eine Aussage über die Stabilität lässt das Verfahren jedoch nicht zu. Eine Einschätzung der Stabilität bei Teilrupturen ist damit nicht möglich. Dies gilt auch für die Laxität anderer Stabilisatoren, z. B. der Kollateralbänder sowie der dorsomedialen und dorsolateralen Kapselecken.

Ein indirektes Zeichen für die Instabilität des vorderen Kreuzbands im MRT ist ein hakenförmiger Verlauf des hinteren Kreuzbands (Abbildung 12.6) Dies weist auf eine langbestehende Instabilität des vorderen Kreuzbands hin.

Die CT-Untersuchung spielt bei der Diagnostik der Instabilität keine Rolle. Ist die Instabilität jedoch durch eine insuffiziente Plastik des vorderen Kreuzbands bedingt, ist die CT-Untersuchung zur Bestimmung der Bohrkanallage und des Bohrkanaldurchmessers im Rahmen der präoperativen Planung notwendig.

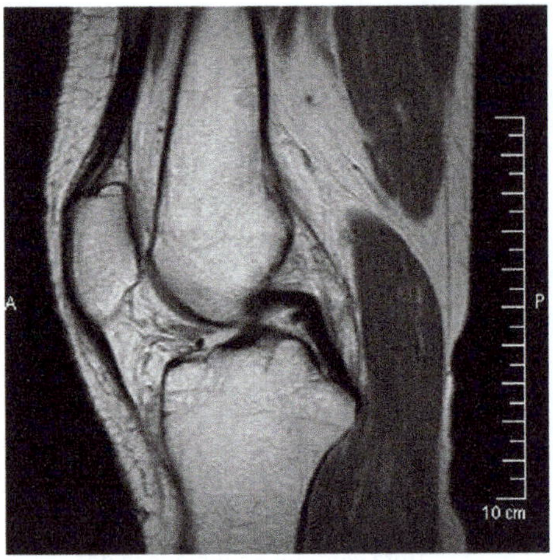

Abb. 12.6: Hakenförmiges hinteres Kreuzband in der sagittalen Projektion im Magnetresonanztomogramm. Hinweis auf eine lange bestehende Insuffizienz des vorderen Kreuzbands.

Die Arthroskopie hat bei der Therapie der Knorpelschäden stets einen wichtigen Stellenwert als diagnostisches Verfahren zur Bestimmung von Tiefe und Ausdehnung der Knorpelläsion. Bei Beurteilung der Gelenkflächen findet sich dann häufig ein typisches Abnutzungsmuster des Knorpels medial und lateral an den Kondylenhöckern als Ausdruck der Instabilität.

Im Rahmen dieses diagnostischen Eingriffs kann dann die Stabilität des Kniegelenks ebenfalls überprüft werden. Insbesondere lässt sich die Qualität der Kreuzbänder, die in der MRT als intakt beschrieben werden, beurteilen. Hier findet sich bei der Untersuchung des vorderen Kreuzbands häufig das sog. L-Sign (Abbildung 12.7). Bei der Tasthackenuntersuchung lässt sich ein chronisch instabiles vorderes Kreuzband bei morphologisch normalem Durchmesser dann sehr weit nach vorn ziehen. Nicht übersehen werden darf in diesem Zusammenhang allerdings eine alte Instabilität des hinteren Kreuzbands; dabei wird durch die dorsale Positionierung des Schienbeinkopfs ein insuffizientes vorderes Kreuzband imitiert.

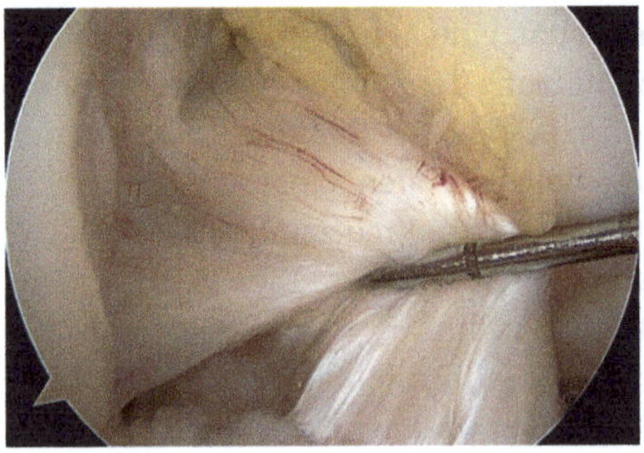

Abb. 12.7: L-Sign. Insuffizienz des vorderen Kreuzbands, das zwar makroskopisch vorhanden ist, aber ohne Spannung.

Außerdem kann intraartikulär ein verlängerter Lachman-Test und eine verlängerte vordere oder hinter Schublade visualisiert werden. Eine vermehrte Aufklappbarkeit des lateralen oder medialen Recessus weist außerdem auf eine mögliche zusätzliche periphere Instabilität hin.

Im Rahmen der Arthroskopie lässt sich das Ausmaß der Instabilität nochmals genau überprüfen. Das sog. L-Sign ist dabei ein guter Hinweis auf eine Instabilität des vorderen Kreuzbands. Arthroskopisch läßt sich mit dem Lachman-Test und der hinteren Schublade die Instabilität auch intraartikulär gut überprüfen. Die vermehrte Aufklappbarkeit medial und oder lateral kann auf eine periphere Instabilität hinweisen.

12.2.3 Therapie

12.2.3.1 Zeitplanung

Die Therapie der festgestellten Instabilität sollte im Kontext der gesamten Knorpeltherapie erfolgen. Das bedeutet, dass der Zeitpunkt der operativen Stabilisierung in Abhängigkeit vom Knorpelrekonstruktionsverfahren gewählt werden sollte.

Um dabei die Rehabilitationsphase für den Patienten möglichst kurz zu halten, sollte mit dem operativen Schritt begonnen werden, der die längste Rehabilitationsphase verursacht. Insbesondere die Limitierung der Belastung ist dabei ein wichtiges Kriterium. Da i. d. R. die Knorpeltherapie die längste Entlastungsphase bedingt, sollte damit die mehrschrittige Therapie eingeleitet werden.

Die stabilisierende Therapie sollte dann als zweiter Schritt durchgeführt werden und zwar so, dass die Phase der Teilbelastung und Bewegungseinschränkung vollständig in die Teilbelastungsphase der Knorpeltherapie fällt. Andererseits sollte ein ausreichender Abstand zwischen Knorpeltherapie und stabilisierender Therapie eingehalten werden. Da nach intraartikulären Eingriffen häufig Reizzustände der Gelenke zu beobachten sind, sollte der nachfolgende operative Schritt bei möglichst reizfreiem Gelenk erfolgen. Dazu sollte ein ausreichender zeitlicher Abstand beachtet werden. Erfahrungsgemäß hat sich ein Abstand von vier Wochen bewährt, da nach dieser Zeit postoperative Reizzustände meist abgeklungen sind. Damit lässt sich das Risiko z. B. einer Arthrofibrose nach stabilisierendem Verfahren deutlich reduzieren. Zum anderen wird mit diesem Zeitraum die gesamte postoperative Rehabilitationsphase i. d. R. nicht verlängert (Abbildung 12.8).

Bei Instabilitäten, die durch eine Transplantatinsuffizienz verursacht werden, wird die Operationsplanung vom rekonstruktiven Aufwand der erneuten Stabilisierung bestimmt. Das heißt, dass in diesen Fällen zunächst gute Voraussetzungen für eine erneute optimale Transplantatplatzierung geschaffen werden müssen. Dazu ist als erster Schritt zunächst eine Revision der Bohrkanäle erforderlich. Dabei ist in den meisten Fällen eine Auffüllung mit Spongiosazylindern vom Beckenkamm erforder-

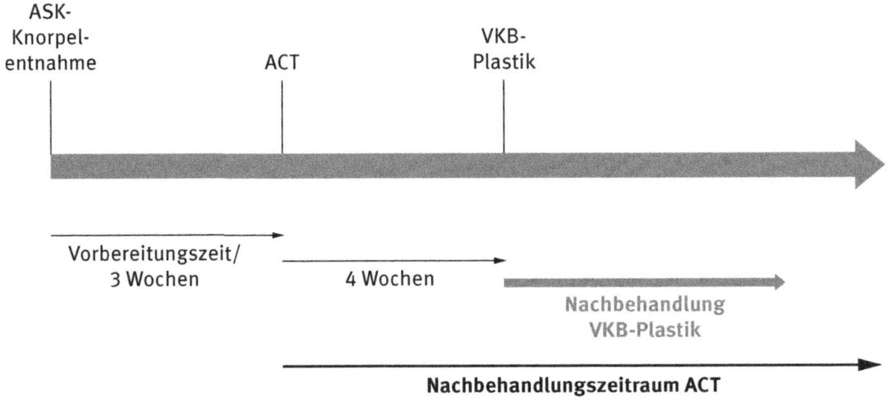

Abb. 12.8: Zeitmanagement bei operativer Knorpeltherapie. Das Schaubild zeigt die Planung bei autologer Chondrozytentransplantation und Instabilität des vorderen Kreuzbands.

lich. Erst nach knöcherner Einheilung der Zylinder kann dann das oben beschriebene Schema der kombinierten Therapie zur Knorpelrekonstruktion und Wiederherstellung der Stabilität zur Anwendung kommen.

Für die operative Therapieplanung muss die Rehabilitationsphase der einzelnen operativen Schritte berücksichtigt werden.

12.2.3.2 Operationstechnik

Bei der Versorgung der Instabilität des vorderen Kreuzbands gibt es heute sehr unterschiedliche Verfahren. Neben der Naht und der Augmentation ist die Versorgung mit einer Kreuzbandplastik in Einzel- oder Doppelbündeltechnik heute das Verfahren der Wahl. Die Naht in Kombination mit verschiedenen Augmentationstechniken scheidet bei den hier vorliegenden Instabilitäten meist aus, da sie nur bei frischen Kreuzbandverletzungen zur Anwendung kommen sollte. Bei chronischen Instabilitäten ist die Versorgung mit einer Bandplastik in Einzelbündeltechnik oder Doppelbündeltechnik das Verfahren der Wahl. Welches Verfahren hierbei bezüglich der zu erreichenden Stabilität zu bevorzugen ist, kann trotz zahlreicher Studien noch nicht abschließend beantwortet werden. Entscheidend ist jedoch die exakte anatomische Platzierung des Kreuzbandtransplantats zur Wiederherstellung der Kniekinematik [68].

Trotz nachgewiesener biomechanischer Vorteile konnte die Doppelbündeltechnik in Vergleichsstudien mit der Einzelbündeltechnik keine besseren klinischen Ergebnisse insbesondere in Bezug auf die subjektive Stabilität aber auch verschiedener klinischer Scores nachweisen [69]. Aufgrund der anspruchsvolleren und materialintensiveren Technik hat die Doppelbündeltechnik keine große Verbreitung erfahren. Zu empfehlen ist diese Technik bei einem vollständigen Fehlen des originären vorderen Kreuzbands und einer zusätzlich bestehenden nachgewiesenen Rotationsinstabilität. In der Mehrzahl der Fälle findet sich bei den hier zu behandelnden Instabilitäten jedoch eine Teilruptur des vorderen Kreuzbands mit noch vorhandenen, aber insuffizienten Bündelanteilen. In diesen Fällen hat sich die Einzelbündeltechnik unter Erhalt des noch intakten Restbündels bewährt [71, 73]. Entscheidend ist dabei die korrekte Platzierung der Plastik es vorderen Kreuzbands unter genauer Berücksichtigung der femoralen und tibialen anatomischen Fixationspunkte. Das vorhandene Restbündel kann dabei in Abhängigkeit von der Qualität des Restbündels erhalten und in die Rekonstruktion mit einbezogen werden. Hier werden verschiedene Möglichkeiten diskutiert. Bei erhaltener Funktion des Restbündels kann durch die Bandplastik das fehlende anatomische Bündel ersetzt werden. Oder die Bandplastik dient dazu, das anatomisch vorhandene, aber elongierte Band im Sinn einer biologischen Augmentation zu verstärken. Vorstellbar wäre dann – bei guter Vernarbung zwischen anatomischer Bandstruktur und biologischem Transplantat – eine Reaktivierung verbliebener Mechanorezeptoren im anatomischen Bandanteil [75–77].

Für die Rekonstruktion des hinteren Kreuzbands gelten vergleichbare Überlegungen. Auch bei diesem Band wurde für die Doppelbündeltechnik in den klinischen Vergleichsstudien kein relevanter Vorteil nachgewiesen. Das am häufigsten verwendete Verfahren ist die Einbündeltechnik. Dabei wird i. d. R. das anterolaterale Bündel ersetzt. Es handelt sich hier um den kräftigeren Anteil des hinteren Kreuzbands, der die Stabilität in zunehmender Beugung gewährleistet.

Neben der Rekonstruktion der zentralen Stabilisatoren hat die Versorgung der peripheren Stabilisatoren wieder zunehmend an Bedeutung gewonnen. Dies ist vor dem Hintergrund zu sehen, dass die alleinige Versorgung der zentralen Stabilisatoren nicht die gewünschten Ergebnisse gebracht hat, insbesondere bei ausgeprägten Instabilitäten. Ausgeprägte Instabilitäten sind dabei meist kombinierte Instabilitäten, wie viele biomechanische Untersuchungen zeigten [56, 80]. Die Versorgung der zentralen Stabilisatoren allein, auch in Doppelbündeltechnik, kann die periphere Instabilität nicht kompensieren. Darüber hinaus besteht bei der chronischen Instabilität die Gefahr der zunehmenden Auslockerung der peripheren Strukturen [56, 79, 80]. Dies kann dann häufig mit einer Rotationsinstabilität einhergehen. Um ein ausreichend gutes Ergebnis bei der Stabilisierung zu erreichen, müssen in diesem Fall die peripheren Strukturen ebenfalls stabilisiert werden.

Bei der Versorgung der anterioren Instabilität ist gleichzeitige Adressierung des anterolateralen Bands in den Fokus der Aufmerksamkeit gerückt. Die Untersuchungen der letzten Jahre legen nahe, dass diese Bandstruktur einen wichtigen Anteil an der anterolateralen Rotationsinstabilität hat [55, 56, 82]. Eine Versorgung kann zusammen mit einer Plastik des vorderen Kreuzbands in einer Sitzung erfolgen.

Instabilitäten der sog. medialen und lateralen Kapselecke sind bei höhergradigen vorderen und hinteren Instabilitäten auf jeden Fall mit zu adressieren, da nur dann eine Verbesserung der Stabilität zu erreichen ist. In den meisten Fällen kann diese

Versorgung mit der Versorgung des zentralen Pfeilers kombiniert werden. Die laterale Instabilität bei Insuffizienz des lateralen Kollateralbands kann dabei mit einem Semitendinosussehnentransplantat, z. B. in modifizierter Larson-Technik erfolgen [84, 85], alternativ kann auch eine Anteil der lateralen Bizepssehne verwendet werden [83], um freie Sehnentransplantate zu sparen.

Bei der Stabilisierung der medialen Kapselecke ist zunächst zu identifizieren, welche der Schichten des medialen Kapselkomplexes rekonstruiert werden muss. Zur Rekonstruktion eignet sich hier dann ebenfalls ein freies Sehnentransplantat der Semitendinosussehne.

Bei der Stabilisierung dieser peripheren Strukturen kann abhängig von der Qualität des vorhandenen Bandmaterials auch eine Refixation eines alten ansatznahen Risses z. B. mit Nahtankern erfolgen. Damit lässt sich bei komplexen Versorgungen dann die Zahl der benötigten Transplantate reduzieren. In solchen Fälle sollte dann eine Augmentation mit einem zusätzlichen künstlichen Band erfolgen, um während der Einheilungsphase die anatomische Struktur zu schützen.

12.2.3.3 Transplantatwahl

Die Art der Versorgung hat Einfluss auf die Wahl der Transplantate. Es stehen verschiedene Transplantate zur Bandrekonstruktion zur Verfügung, die abhängig vom Entnahmeort unterschiedliche Vor- und Nachteile haben [74]. Im Zusammenhang mit der Versorgung kombinierter Instabilitäten sollte jedoch die Wahl der Transplantate genau geplant werden. So ist es sinnvoll, bei kombinierten Versorgungen auch ortsständige Sehnentransplantate zu verwenden, um die Gesamtzahl der Transplantate gering zu halten. Zum Beispiel kann für die Rekonstruktion des lateralen Kollateralbandes ein gestieltes Transplantat der lateralen Bizepssehne verwendet werden [83]. Für die Rekonstruktion des anterolateralen Ligaments lässt sich ein distal gestielter Streifen des Tractus iliotibialis in einer Technik nach Lemaire verwenden [82]. Auch die Entnahme z. B. der „hamstrings" von der gesunden Gegenseite kann bei komplexen Versorgungen erforderlich sein.

Die Verwendung allogener Transplantate ist problematisch [78]. Zum einen ist die Verfügbarkeit in Europa eingeschränkt, zum anderen ist die Frage nicht geklärt, ob ein solches Transplantat bei der Verwendung als intraartikulärer Ersatz eines zentralen Pfeilers das intraartikuläre Milieu so negativ beeinflusst, dass z. B. ein Knorpeltransplantat Schaden nimmt.

Für die Technik zur exakten Platzierung der zentralen Pfeiler (vorderes und hinteres Kreuzband) gibt es heute zahlreiche Varianten. Allen gemeinsam ist jedoch, die anatomisch korrekten Areale an Femur und Tibia möglichst exakt zu treffen. Hier sei darauf hingewiesen, dass sich das zuvor eingebrachte Knorpelzelltransplantat am Femurkondylus in einer vulnerablen Phase befindet und z. B. beim Anbringen des femoralen Bohrkanals durch entsprechende operationstechnische Maßnahmen geschützt werden sollte.

12.2.3.4 Fixationstechnik

Für die Fixation der Sehnentransplantate steht heute eine Vielzahl verschiedener Techniken zur Verfügung. Bei der Wahl einer Fixationstechnik sollte berücksichtigt werden, dass möglichst wenig Fremdmaterial verwendet wird, das, in den Bohrkanälen liegend, die Einheilung des Transplantats ungünstig beeinflusst.

Außerdem sollte eine möglichst stabile Technik gewählt werden. Dies gilt insbesondere für die tibiale Fixation. Durch die der Stabilisierungsoperation vorausgehende Teilentlastung kann sich eine schonungsbedingte Osteopenie einstellen, die sich dann bei Verwendung einer Schraubenfixation mit Interferenzschrauben am tibialen Kanal durch eine geringere Primärfestigkeit der Schrauben bemerkbar machen kann. Um in diesen Fällen keine Auslockerung des Transplantats durch einen Slip-Effekt zu riskieren, empfiehlt sich eine Hybridfixation, um die tibiale Stabilität zu erhöhen.

> Bei der Planung der stabilisierenden Operation muss die gegebenenfalls zusätzliche periphere Stabilisierung (mediale und laterale Kapselecke, anterolaterales Ligament) berücksichtigt werden. Bei der Fixation des Transplantats ist, um eine möglichst hohe Stabilität zu erreichen, eine Hybridtechnik notwendig.

12.2.3.5 Nachbehandlung

Für die Versorgung der Instabilitäten bestehen zahlreiche, teilweise sehr unterschiedliche Nachbehandlungskonzepte. Wichtig ist, dass in das jeweilige Konzept die wesentlichen Aspekte des primär durchgeführten Verfahrens der Knorpeltherapie integriert werden. An erster Stelle ist hier die Teilentlastung zu nennen, die v. a. Berücksichtigung finden muss. Insbesondere bei der Knorpelzelltransplantation ist eine lange Entlastungsphase zu beachten. Andererseits kann die Beweglichkeit bei der Knorpelzelltransplantation rasch freigegeben werden. Dies muss dann an das gewählte Stabilisierungsverfahren angepasst werden. Die Nachbehandlungskonzepte der einzelnen operativen Schritte müssen sinnvoll aufeinander abgestimmt werden, insbesondere die Aspekte Beweglichkeit und Belastungssteigerung sind dabei zu berücksichtigen.

12.3 Achsfehler

Matthias J. Feucht, Gerrit Bode

Die Integrität des Gelenkknorpels beruht auf einem komplexen Zusammenspiel aus mechanischen und biochemischen Faktoren. Ein gewisses Maß an Belastung ist zur Aufrechterhaltung der Knorpelhomöostase essenziell [88, 89]. Eine Belastung über das physiologische Maß hinaus führt jedoch zu einer Induktion proinflammatorischer und kataboler Stoffwechselwege, was wiederum in einer gestörten Synthese sowie Abbau der extrazellulären Matrix resultiert. Zudem führt hohe mechanische Belastung durch direkte Zellschädigung zur Apoptose und Nekrose von Chondrozyten [88, 89].

Die Achsverhältnisse der unteren Extremität haben einen wesentlichen Einfluss auf die Druckbelastung des Knorpels im Kniegelenk [90–92]. Achsfehler im Sinn einer Varus- oder Valgusfehlstellung führen zu einer pathologischen Mehrbelastung des entsprechenden Kompartiments. In biomechanischen Experimenten wurde gezeigt, dass bereits bei einer milden Varusdeformität von 3 bis 5° etwa 80–90 % der gesamten Druckbelastung vom medialen Kompartiment getragen werden muss [90–92]. Analog kommt es zu einer Zunahme des Kontaktdrucks im lateralen Kompartiment mit zunehmender Valgusfehlstellung [90].

Basierend auf dem Zusammenwirken von Achse, Belastung des Gelenkknorpels und Knorpelhomöostase spielen Achsfehler und deren Korrektur eine zentrale Rolle bei der Entstehung und Behandlung von Knorpelschäden [93–95]. Im Rahmen dieses Kapitels soll im Wesentlichen auf Varus- und Valgusfehlstellungen bei Knorpelschäden im medialen bzw. lateralen Kompartiment eingegangen werden. Die dargestellten Zusammenhänge und Prinzipien lassen sich jedoch auch auf die Behandlung patellofemoraler Knorpelschäden übertragen [96–98].

12.3.1 Die Rolle von Achsfehlern bei der Entstehung und Progression von Knorpelschäden

Durch große Kohortenstudien ist hinreichend belegt, dass sowohl die Varus- wie auch Valgusfehlstellung ein unabhängiger Risikofaktor für das Voranschreiten einer bereits bestehenden Arthrose im entsprechend mehrbelasteten Kompartiment darstellt [99–101]. Da ein unbehandelter Knorpelschaden im weiteren Verlauf ebenfalls in eine Arthrose mündet [102–104] und somit als Präarthrose anzusehen ist, muss davon ausgegangen werden, dass eine Varus-/Valgusfehlstellung auch den natürlichen Verlauf eines Knorpelschadens ähnlich negativ beeinflusst [105]. Verantwortlich hierfür scheint insbesondere eine mechanische Überlastung mit konsekutiver Degeneration der Randzone des Knorpelschadens zu sein [92].

Etwas mehr umstritten war lange Zeit die Frage, ob eine Varus-/Valgusfehlstellung auch ein unabhängiger Risikofaktor für die Entstehung einer Arthrose bzw. eines Knorpelschadens darstellt. Mittlerweile wiesen jedoch mehrere Studien diesen Zusammenhang nach [106–109]. Sharma et al. [108] zeigten anhand des Kollektivs der Multicenter-Osteoarthritis-Studie (MOST), dass bei Patienten ohne präexistente Arthrose eine Varusfehlstellung von > 2° ein signifikanter Risikofaktor für das Neuauftreten einer Gonarthrose binnen 30 Monaten darstellt [108]. In einer weiteren Arbeit [107] analysierte dieselbe Autorengruppe das Risiko für das Neuauftreten eines Knorpelschadens mit MRT Verlaufskontrollen über 30 Monate. Letztlich konnte auch diese Arbeit zeigen, dass eine Varusfehlstellung von ≥ 2° ein signifikanter Risikofaktor für die Entstehung eines Knorpelschadens im medialen Kompartiment darstellt [107]. Bezüglich einer Valgusfehlstellung zeigten Felson et al. [106], dass bei Patienten ohne bestehende Arthrose eine Valgusfehlstellung von >3° ein signifikanter Risikofaktor sowohl für die Entstehung eines Knorpelschadens als auch einer Arthrose darstellt [106]. Auch für die Osteochondrosis dissecans (OD) stellten Jacobi et al. [109] einen signifikanten Zusammenhang zwischen Varus-Malalignment und medialer OD sowie Valgusmalalignment und lateraler OD fest [109].

Bestverfügbare Evidenz: Eine Varus-/Valgusfehlstellung stellt einen unabhängigen Risikofaktor für das Neuauftreten sowie das Fortschreiten einer Gonarthrose und eines Knorpelschadens im mehrbelasteten Kompartiment dar. Bei der Behandlung von Knorpelschäden muss die Achse als potenziell (mit-)ursächlicher Faktor des Knorpelschadens berücksichtigt und gegebenenfalls korrigiert werden.

12.3.2 Die Rolle von Achsfehler und deren Korrektur bei der Behandlung von Knorpelschäden

In einer biomechanischen Arbeit untersuchten Mina et al. [92] die Auswirkungen unterschiedlicher Achsausrichtungen in der Frontalebene auf die Druckbelastung im medialen Kompartiment bei gleichzeitig bestehendem Knorpelschaden der medialen Femurkondyle. Mit zunehmender Varusfehlstellung kam es zu einem zunehmenden Kontaktdruck im medialen Kompartiment, wobei sich die Druckbelastung insbesondere um die Randzone des Knorpelschadens konzentrierte [92]. Somit scheint insbesondere die für eine erfolgreiche Knorpeltherapie essenzielle intakte Randzone bei Achsfehlstellungen einer hohen mechanischen Belastung und somit dem Risiko eines raschen Verschleißes zu unterliegen. Aus diesen biomechanischen Daten sowie den oben erläuterten Zusammenhängen zwischen Achsfehlstellungen und dem Entstehen bzw. der Progression von Knorpelschäden muss davon ausgegangen werden, dass Achsfehlstellungen einen Risikofaktor für das Versagen von knorpelregenerativen Maßnahmen darstellen. Klinische Studien belegten diese Vermutung [105, 110–112]. Oakeshott et al. [111] analysierten 18 Kniegelenke nach fehlgeschlagener Transplantation von osteochondralen Allografts und fanden ein tibiofemorales Malalignment in 15 von 18 Kniegelenken [111]. In einer anderen Arbeit zeigte sich bei 123 Patienten nach Transplantation osteochondraler Allografts eine Versagensquote von 9 % bei gerader Beinachse, wohingegen die Versagensrate bei vorliegendem frontalem Malalignement 43 % betrug [112]. Bae et al. [110] untersuchten die Versagensraten nach Mikrofrakturierung im medialen Kompartiment von 124 Patienten. Bei Patienten mit Varusfehlstellung war die Versagensrate mit 41 % signifikant höher als bei Patienten mit gerader Beinachse mit 22 % [110]. Auch Von Keudell et al. [105] stellten eine Korrelation zwischen koronarem Malalignment und schlechterem KOOS sowie Lysholm-Score nach Mikrofrakturierung fest. Insbesondere Patienten mit einer Achsabweichung >5° hatten ein hohes Risiko für ein Therapieversagen und Größenzunahme des Defekts [18].

Bestverfügbare Evidenz: Achsfehler führen durch eine hohe Druckbelastung zu einer Schädigung der Randzone eines Knorpelschadens, die für eine erfolgreiche Knorpeltherapie mit entscheidend ist. Eine Varus-/Valgusfehlstellung stellt daher einen signifikanten Risikofaktor für das Versagen sämtlicher knorpelregenerativen Therapieverfahren dar.

Das Ziel einer additive Achskorrektur im Rahmen knorpelregenerativer Maßnahmen ist es, optimale biomechanische Voraussetzungen für die Reifung des induzierten oder transplantierten Gewebes zu schaffen und die klinischen Ergebnisse sowie das Langzeitüberleben zu verbessern [113–116]. Bei Patienten mit Varus- oder Valgusfehlstellung kann durch eine Tibiakopfosteotomie (TKO) oder distale Femurosteotomie (DFO) die Tragachse aus dem geschädigten Kompartiment hinaus verlagert und so die Druckbelastung auf den Knorpel reduziert werden. Der positive Effekt einer Druckentlastung auf die Knorpelhomöostase wurde insbesondere nach valgisierender TKO bei Patienten mit medialer Gonarthrose aufgezeigt. In Second-look-Arthroskopien zeigte sich bei den meisten Patienten auch ohne additive knorpelchirurgische Maßnahmen zumindest eine partielle Regeneration des geschädigten Knorpels [117–121]. Durch eine zusätzliche Abrasionsarthroplastik der Defektzone konnte die Knorpelregeneration in einzelnen Studien noch weiter verbessert werden [117, 120]. Wenngleich histologische Untersuchungen ergaben, dass es sich hierbei um fibrokartilaginöses Ersatzgewebe handelt [117, 122, 123], zeigen diese Studien doch eindeutig, dass Reparaturprozesse in Chondrozyten durch Aufhebung der mechanischen Überlastung induziert werden können. Da es sich bei der Reifung von transplantierten Knorpelzellen bzw. durch knochenmarkstimulierende Verfahren freigesetzte Zellen ebenfalls um Reparaturprozesse handelt, sollte auch bei knorpelregenerativen Eingriffen eine mechanische Entlastung die biologischen Prozesse positiv beeinflussen [124]. Eine weitere interessante Beobachtung machten Minas et al. [125] bei der Analyse von Langzeitüberlebensraten nach autologer Chondrozytentransplantation (ACT). Im Vergleich zu isolierten ACT bei Patienten ohne relevantes Malalignment zeigten Patienten, bei denen die ACT mit einer entlastenden Osteotomie durchgeführt wurde, nach durchschnittlich 15 Jahren eine signifikant höhere Überlebensrate. Somit scheint eine mechanische Entlastung Vorteile für das klinische Ergebnis und Langzeitüberleben einer Knorpeltherapie zu bringen. Begründet werden kann diese Feststellung durch die Tatsache, dass die biomechanische Belastbarkeit des Ersatzgewebes geringer ist als die des nativen Knorpels und somit weniger widerstandsfähig gegenüber übermäßiger Druckbelastung ist.

Bestverfügbare Evidenz: Eine mechanisch entlastende Osteotomie hat einen nachgewiesenen positiven Einfluss auf Reparaturprozesse von Chondrozyten, was auch bei knorpelregenerativen Eingriffen die biologischen Prozesse positiv beeinflussen sollte. Wie auch bei der unikompartimentellen Arthrose stellt daher aus Sicht der Autoren eine mechanische Entlastung einen wesentlichen Schlüssel zum Therapieerfolg knorpelchirurgischer Maßnahmen dar.

12.3.3 Klinische Evidenz zur Kombination von Achskorrektur und Knorpeltherapie

12.3.3.1 Indikationsstellung und Korrekturausmaß

Ab welchem Ausmaß eine Varus-/Valgusfehlstellung korrigiert werden muss, ist bisher unklar. Lange Zeit galt die Expertenmeinung, dass eine frontale Achsabweichung von $\geq 5°$ im Rahmen einer Knorpeltherapie korrigiert werden sollte, wenngleich diese Grenze nicht wissenschaftlich begründet ist. Bei der Indikationsstellung sollten die Varus- und Valgusfehlstellung differenziert betrachtet werden.

Bei der Varusfehlstellung ist aus Sicht der Autoren die Indikation zur Korrekturosteotomie auch bei Fehlstellungen $< 5°$ großzügig zu stellen, was auch anhand klinischer Daten begründet werden kann: Bode et al. [114] untersuchten die Ergebnisse und Versagensraten bei Patienten mit Knorpelschäden Grad 3–4 der medialen Femurkondyle und einer Varusdeformität zwischen 1–5°. Die Behandlung erfolgte entweder mithilfe isolierter ACT oder einer Kombination aus ACT und valgisierender TKO. Nach einem durchschnittlichen Follow-up von sechs Jahren war die Überlebensrate in der Gruppe nach ACT-TKO-Kombination mit 90 % signifikant höher als in der Gruppe nach isolierter ACT mit 58 % [114]. Diese Studie erlaubt den Rückschluss, dass auch bei sehr geringer Varusdeformität die Indikation zur additiven TKO großzügig gestellt werden kann; diese Auffassung wird auch von anderen Expertengruppen geteilt [113, 116, 125, 126]. Im eigenen Vorgehen wird eine additive Korrekturosteotomie dem Patient ab einer Varusdeformität von 2° empfohlen; ab 5° wird im eigenen Vorgehen keine isolierte Knorpeltherapie durchgeführt.

Hinsichtlich der Valgusdeformität kann wahrscheinlich eine additive Korrekturosteotomie zurückhaltender indiziert werden. Diese Überlegung basiert auf der Tatsache, dass bei neutraler Achsausrichtung bereits 60 % der Last durch das mediale Kompartiment verläuft und beim Gang durch das resultierende Varusmoment noch mehr Last nach medial transferiert wird [90–92]. Jedoch muss bedacht werden, dass die Kontaktfläche im lateralen Kompartiment bedingt durch die konvexe Oberfläche des lateralen Tibiaplateaus geringer ist als im medialen Kompartiment und die Druckbelastung somit in Relation zur Kontaktfläche höher ist. Aus Sicht der Autoren sollte eine isolierte Knorpeltherapie im lateralen Kompartiment bei begleitender Valgusfehlstellung von 5° oder mehr nicht erfolgen. Insbesondere bei Patienten mit Z. n. Teilresektion des Außenmeniskus sollte die Indikation jedoch bereits ab 2° kritisch mit dem Patient diskutiert werden, da die biomechanischen Auswirkungen einer Außenmeniskusteilresektion auf den Kontaktdruck im lateralen Kompartiment schwerwiegender sind als nach Innenmeniskusteilresektion.

Auch hinsichtlich des notwendigen Korrekturausmaßes gibt es keine klare Evidenz. Im Gegensatz zu Patienten mit medialer Gonarthrose, bei denen i. d. R eine Überkorrektur angestrebt wird [127], verfolgen die meisten Autoren bei Patienten mit Knorpelschaden das Ziel einer geraden Beinachse. Da es sich bei diesen Patienten meist um relativ junge Patienten handelt, ist eine Überkorrektur aufgrund des Risikos einer progredienten lateralen Knorpeldegeneration kritisch zu sehen. Im eigenen

Vorgehen wird bei Patienten mit Knorpelschaden im medialen Kompartiment und Varusfehlstellung das Korrekturausmaß in Abhängigkeit der zugrunde liegenden Pathologie geplant [115]: Besteht ein isolierter Knorpelschaden ohne radiologische Arthrosezeichen, wird die mechanische Achse in ein Areal zwischen 50 % und 55 % des Tibiakopfquerdurchmessers (mediale Begrenzung 0 %, laterale Begrenzung 100 %) geplant. Bestehen begleitend zum Knorpelschaden bereits radiologische Arthrosezeichen, wird eine milde Überkorrektur angestrebt und die mechanische Achse auf 55–60 % geplant [115].

Bei Knorpeltherapie im lateralen Kompartiment und Valgusfehlstellung wird wie auch bei der lateralen Gonarthrose eine neutrale Beinachse angestrebt [41] und die mechanische Achse auf 50 % des Tibiakopfquerdurchmessers geplant.

Fazit für die Praxis: Varusfehlstellung: Eine additive Korrekturosteotomie sollte dem Patient ab 2° mechanischem Varus empfohlen werden; ab 5° sollte keine isolierte Knorpeltherapie durchgeführt werden. Die neue mechanische Achse wird in Abhängigkeit der Pathologie zwischen 50 und 60 % des Tibiakopfquerdurchmessers geplant.
Valgusfehlstellung: Die Indikation zur additiven Korrekturosteotomie besteht ab 5° mechanischem Valgus, bei Z. n. Außenmeniskusteilresektion sollte dies dem Patient bereits ab 2° empfohlen werden. Die neue mechanische Achse wird auf 50 % des Tibiakopfquerdurchmessers geplant.

12.3.3.2 Ergebnisse

Die klinischen Ergebnisse und Überlebensraten nach Knorpeltherapie und Achskorrektur sind im Allgemeinen als vielversprechend anzusehen. In einer Metaanalyse von 69 Studien fanden Harris et al. [129] eine signifikant höhere Fünf-Jahres-Überlebensrate nach kombinierter Knorpeltherapie und TKO verglichen mit Patienten nach isolierter TKO (98 % vs. 92 %). Allerdings müssen klinische Studien nach kombinierten Eingriffen kritisch betrachtet und insbesondere dahingehend differenziert werden, ob eine Knorpeltherapie additiv zur Achskorrektur mit dem Ziel einer besseren Knorpelregeneration bei Arthrose [117, 119, 120, 130–133] oder eine Achskorrektur additiv zur Knorpeltherapie mit dem Ziel günstigere biomechanische Voraussetzungen für die Therapie eines Knorpelschadens zu schaffen [113, 116, 128, 134, 135], durchgeführt wurde. Beispielsweise verglichen Ferruzzi et al. [130] retrospektiv die Ergebnisse nach isolierter TKO mit denen nach kombinierter ACT und TKO. Nach einem durchschnittlichen Follow-up von elf Jahren fanden die Autoren keinen Unterschied hinsichtlich des klinischen Outcome, weshalb sie schlussfolgerten, dass eine ACT keinen zusätzlichen Nutzen zur TKO hat [130]. Betrachtet man allerdings die Einschlusskriterien dieser Studie, fällt auf, dass alle Patienten aufgrund einer fortgeschrittenen Arthrose behandelt wurden und alle Patienten bereits radiologische Arthrosezeichen Grad 3–4 nach Kellgren-Lawrence aufwiesen. Auch Bauer et al. [131] berichteten über insgesamt geringe Überlebensraten und schlechte Transplantatregeneration nach kombinierter ACT der medialen Femurkondyle und valgisierender TKO. Allerdings war auch in dieser Studie die Indikation eine bereits manifeste Arthrose und die meisten Patienten wiesen bereits eine fortgeschrittene Knorpelschädigung des gegenüberliegenden Tibiaplateaus auf [131]. Aus Sicht der Autoren ist eine ACT bei fortgeschrittener Arthrose nicht indiziert, weshalb diese Studien auch nicht repräsentativ für Patienten mit isoliertem Knorpelschaden sind. Im Folgenden werden nur Studien zusammengefasst, in denen eine Achskorrektur additiv zur Knorpeltherapie bei Patienten mit isoliertem Knorpelschaden ohne relevante Arthrose durchgeführt wurde.

Minzlaff et al. [116] untersuchten die Langzeitergebnisse von 74 Patienten, die aufgrund einer osteochondralen Läsion am medialen Femurkondylus und begleitendem Genu varum $\geq 2°$ mithilfe valgisierender TKO und Transplantation autologer osteochondraler Zylinder (OATS) versorgt wurden. Nach einem durchschnittlichen Follow-up von 7,5 Jahren zeigte sich eine Abnahme der visuellen analogen Schmerzskala (Schmerz-VAS) um 4,8 Punkte und eine Zunahme des Lysholm-Scores um 33 Punkte. Die Überlebensrate, definiert als nicht notwendige Konversion in eine Teil- oder Totalprothese, betrug nach fünf Jahren 95 %, nach sieben Jahren 93 % und nach neun Jahren 90 % [116]. Dasselbe Patientenkollektiv wurde in einer weiteren Arbeit der Autoren hinsichtlich der Sportaktivität analysiert [134]. Es ergab sich eine Return-to-Sport-Rate von 77 % und gemäß der verwendeten Scores zeigte sich keine signifikante Reduktion des vormaligen Aktivitätsniveaus [134].

Franceschi et al. [135] untersuchten acht Patienten, die mithilfe arthroskopischer ACT des medialen Tibiaplateaus und valgisierender TKO behandelt wurden. Nach einem durchschnittlichen Follow-up von 28 Monaten kam es zu einer signifikanten Zunahme des Lysholm-Scores von 65,7 auf 94,6 Punkte sowie des Tegner-Scores von 3,7 auf 7,0 Punkte. Zudem zeigte sich eine Abnahme des Schmerz-VAS von 7,2 auf 2,0 Punkte [135].

Bode et al. [113] analysierten das klinische Outcome und die Rückkehr in den Beruf von 40 Patienten nach ACT an der medialen Femurkondyle und simultaner valgisierender TKO. Nach einem Follow-up von fünf Jahren zeigte sich eine Abnahme des Schmerz-VAS von 6,7 auf 2,2 Punkte und eine Zunahme des Lysholm-Scores von 22 Punkten. Hinsichtlich der Rückkehr zur Arbeit fanden die Autoren eine durchschnittliche Arbeitsunfähigkeit nach der Operation von 94 Tagen, wobei hier eine Korrelation zur Arbeitsschwere bestand; bei Patienten, die keiner körperlichen Tätigkeit nachgingen, war die durchschnittliche Arbeitsunfähigkeit mit 68 Tagen signifikant geringer als bei Patienten mit schwerer körperlicher Arbeit mit durchschnittlich 155 Tagen. Die Fünf-Jahres-Überlebensrate betrug 100 % [113].

Klinische Studien zur Kombination von Knorpeltherapie im lateralen Kompartiment und varisierender Osteotomie existieren kaum. In einer Studie untersuchten Cameron et al. [128] die Ergebnisse nach isolierter varisierender DFO bei Patienten mit lateraler Gonarthrose ($n = 19$) und kombinierter DFO und Transplantation osteochondraler Allografts bei Patienten mit isoliertem Knorpelschaden des lateralen Kompartiments ($n = 12$). In beiden Gruppen wurde eine klinisch signifikante Zunahme der funktionellen Scores gemessen. Die Fünf-Jahres-Überlebensrate bei Patienten nach isolierter DFO aufgrund einer Arthrose war mit 74 % signifikant geringer als bei Patienten mit kombinierter DFO aufgrund eines Knorpelschadens mit 92 % [128].

12.3.4 Praktisches Vorgehen

12.3.4.1 Präoperative Diagnostik und Patientenauswahl

Im Vorfeld einer geplanten TKO ist eine detaillierte Diagnostik und sogfältige Patientenauswahl entscheidend für den späteren Therapieerfolg. Der ideale Patient weist einen lokalisierten Knorpelschaden der medialen Femurkondyle bei intakter korrespondierender Gelenkfläche, intaktem Meniskus sowie gesundem lateralen und anterioren Kompartiment auf dem Boden einer zugrunde liegenden, erworbenen Achsdeformität auf. Das Erkennen dieser Patienten erfordert eine umfassende Diagnostik mithilfe klinischem Befund, MRT, Beinganzaufnahme unter Belastung sowie gegebenenfalls eine Patella-defilé-Aufnahme. Der klinische Untersuchungsbefund ergibt erste Hinweise über die Beschwerdelokalisation sowie über die Integrität der weiteren Kompartimente und die Bandstabilität. Letztere stellt hier keine Kontraindikation für eine gelenkerhaltende Therapie dar sofern sie z. B. im Rahmen der Knorpelzellentnahme adressiert wird. In der Befundung des MRT sollte insbesondere den nicht betroffenen Kompartimenten Beachtung geschenkt werden. Beginnende Knorpelschäden bzw. degenerative Veränderungen des anterioren Kompartiments bei zu therapierender Varusdeformität sind ebenso nicht als Kontraindikation zu werten, sofern durch eine Modifikation der biplanaren Osteotomie per Ausleitung nach distal eine Distalisierung der Patella und die damit einhergehende Druckerhöhung im anterioren Kompartiment vermieden wird [136, 137]. Aus Sich der Autoren ist die Deformitätenanalyse anhand der Beinganzaufnahme von entscheidender Bedeutung. Nach Paley ist die Deformität am Punkt ihrer maximalen Ausprägung zu korrigieren [138]. Dementsprechend ist eine detaillierte Deformitätenanalyse Grundvoraussetzung vor Durchführung einer Osteotomie. Diese beinhaltet neben der anatomischen und mechanischen Beinachse ebenso die Auswertung des lateralen, distalen Femurwinkels und proximalen medialen Tibiawinkels, um den Ursprung der Deformität zu identifizieren und die Fehlstellung entsprechend tibial bzw. femoral zu korrigieren. Im Rahmen der medialen Open-wedge-Osteotomie der proximalen Tibia hat sich zudem der Tibial-bone-varus-Winkel (TBVA) als wichtiger Prognosefaktor erwiesen. Niemeyer et al. belegten, dass anhand dieses Winkels eine Differenzierung des angeborenen, metaphysären Varus vom erworbenen Verschleißvarus ermöglicht wird. Ersterer ist prädestiniert für eine Achskorrektur, wohingegen der Verschleißvarus von einer unikompartimentellen Schlittenprothese profitiert.

Ist anhand der o. g. Diagnostik keine abschließende Entscheidung hinsichtlich der Eignung des Patienten für eine Achskorrektur möglich, hat sich aus Sicht der Autoren der Brace-Test bewährt [139]. Profitiert der Patient vom Tragen einer valgisierenden bzw. varisierenden Orthese in Form einer spürbaren Schmerzreduktion, kann die Indikation zur Achskorrektur auch gestellt werden, wenn im Vorfeld aufgrund von fraglichen Knorpelschäden im anterioren Kompartiment bzw. Bandinstabilitäten Unsicherheiten bestanden, sofern die Therapie entsprechend individualisiert wird und alle Pathologien adressiert werden.

Abschließend ist die diagnostische Arthroskopie unmittelbar vor der Achskorrektur obligat, da nur hier qualitative Aussagen über die Knorpelverhältnisse im postoperativ mehrbelasteten Kompartiment getroffen werden können.

Fazit für die Praxis: Die Deformitätenanalyse anhand der Beinganzaufnahme ist von entscheidender Bedeutung. Nach Paley ist die Deformität am Punkt ihrer maximalen Ausprägung zu korrigieren. Anhand des TBVA lässt sich der angeborene, metaphysäre Varustyp vom erworbenen, degenerativen Varustyp differenzieren. Im Fall von Knorpelschäden des patellofemoralen Gelenkabschnitts, einer beginnenden patellofemoralen Arthrose bzw. einer Patella baja sollte eine distale Ausleitung der biplanaren Osteotomie erfolgen

12.3.4.2 Technische Aspekte

Seit Übertragung der Osteotomietechniken auf die asymmetrischen Gonarthrosen im Jahr 1958 durch Coventry haben die Osteotomietechniken insbesondere durch Einführung der winkelstabilen Implantate und Verlassen der lateralen Closed-wedge Osteotomie durch die AO-Expertengruppe eine Renaissance erlebt [140]. Diese Veränderungen der Operationstechnik reduzierte die Komplikationsraten von 36 % auf 6 % signifikant [141], erhöhte die Korrekturgenauigkeit und minimierte das Risiko sekundärer Korrekturverluste aufgrund der früher verwendeten nicht winkelstabilen Implantate. Somit sollten Achskorrekturen aktuell entsprechend der von der AO-Expertengruppe beschriebenen Operationstechniken in Form einer biplanaren Osteotomie unter Verwendung winkelstabiler Implantate erfolgen. Im Fall der medialen Open-wedge-Osteotomie hat sich zudem gezeigt, dass ein 50%iger Release des Innenbands essenziell für eine Druckentlastung ist und die Verwendung von Interponaten bis zu einem Korrekturwinkel von etwa 15° nicht erforderlich ist [142, 143].

Im Fall von beginnenden retropatellaren Knorpelschäden sollte wie bereits beschrieben eine distale Ausleitung der biplanaren Osteotomie erfolgen, um eine weitere Distalisierung der Patella, einhergehend mit einer Druckerhöhung zu vermeiden [144]. Intraoperativ hat sich aus Sicht der Autoren zur Erhöhung der Korrekturgenauigkeit zudem die Verwendung von Navigationssystemen bewährt. Reising et al. belegten, dass durch intraoperative Navigation eine Über- bzw. Unterkorrektur signifikant seltener auftritt [145]. Bezüglich des zeitlichen Ablaufs der Durchführung von Kombinationseingriffen stellte die Autorengruppe fest, dass eine einzeitige Durchführung von ACT und TKO nicht zu einer Erhöhung der Komplikationsraten bzw. Verschlechterung des funktionellen Outcome führt, sodass diese Strategie befürwortet wird [146].

Technik: Korrekturosteotomien des Kniegelenks sollten in biplanarer Form unter Verwendung winkelstabiler Implantate erfolgen. Ein 50%iger Release des Innenbands ist essenziell für eine ausreichend entlastende mediale Open-wedge-TKO des medialen Kompartiment. Unter Verwendung einer intraoperativen Navigation lassen sich Über- und Unterkorrekturen sicher vermeiden. Im Fall von Kombinationstherapien führt eine einzeitige Versorgung nicht zu höheren Komplikationsraten.

12.3.4.3 Nachbehandlung

Sofern die Achskorrektur im Sinn einer Kombinationstherapie durchgeführt wird, richtet sich die Nachbehandlung an der knorpelregenerativen Maßnahme, dem Meniskusersatz bzw. der bandstabilisierenden Operation aus. Im Fall einer alleinigen Achskorrektur ist der Belastungsaufbau hin zur schmerz- und befundadaptierten Vollbelastung prinzipiell unmittelbar postoperativ möglich. Erfahrungsgemäß wird die Vollbelastung von den Patienten etwa vier Wochen postoperativ erreicht und die beruflichen Ausfallzeiten gestalten sich wie zuvor beschrieben.

12.3.5 Fallbeispiel

Die Abbildung 12.9 bis 12.14 zeigen einen 32-jährigen Patienten mit Knorpelschaden der medialen Femurkondyle (ICRS Grad III, 1 × 2 cm) bei zugrunde liegender Varusdeformität von 5° (mechanischer medialer proximaler Tibiawinkel 84°).

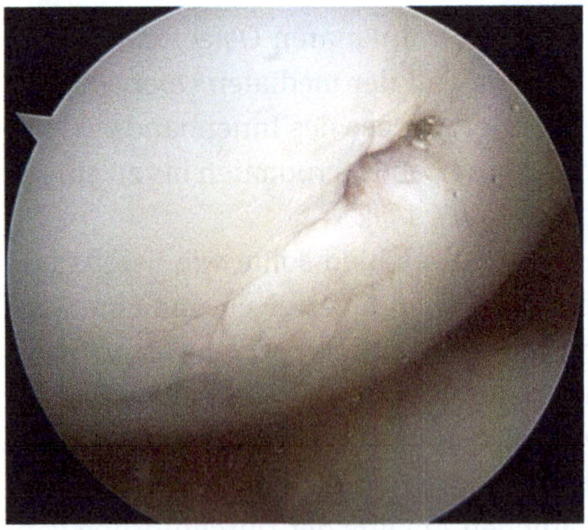

Abb. 12.9: Arthroskopische Darstellung des vollschichtigen Knorpelschadens der medialen Femurkondyle.

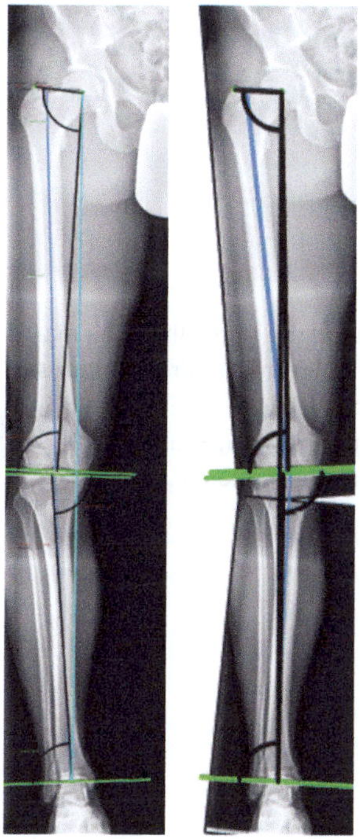

Abb. 12.10: Präoperative Deformitätenanalyse nach Paley und Planung der medialen Open-wedge-Osteotomie auf 55° des Tibiakopfquerdurchmessers.

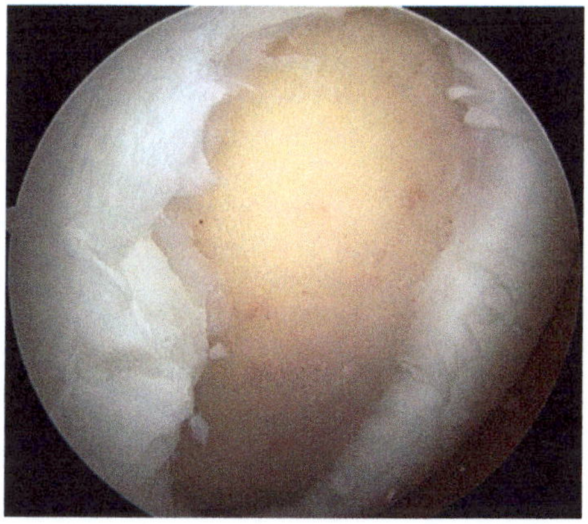

Abb. 12.11: Darstellung des definitiven Ausmaßes nach arthroskopischem Débridement. ICRS Grad III, Defektgröße 1 × 2 cm.

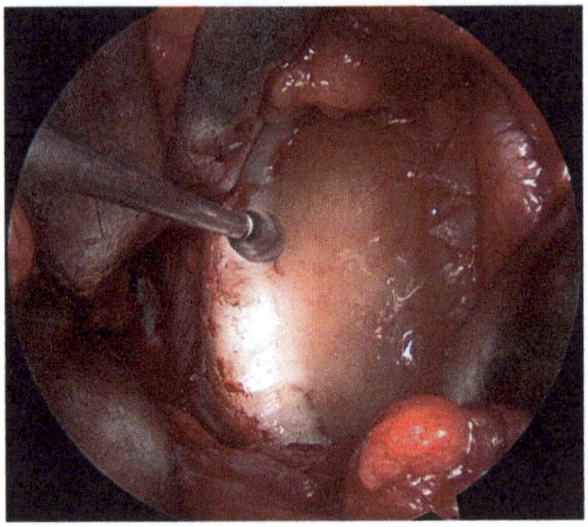

Abb. 12.12: Intraoperative Darstellung der matrixassoziierten autologen Chondrozytentransplantation (Novocart® Inject, TETEC® Tissue Engineering Technologies AG, Reutlingen, Deutschland) via Miniarthrotomie.

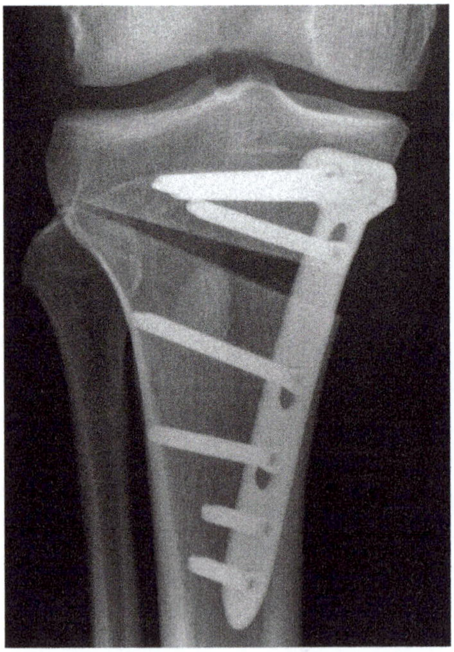

Abb. 12.13: Postoperative Röntgenkontrolle der valgisierenden medialen Open-wedge-Osteotomie (Tomofix™, Synthes GmbH, Zuchwil, Schweiz).

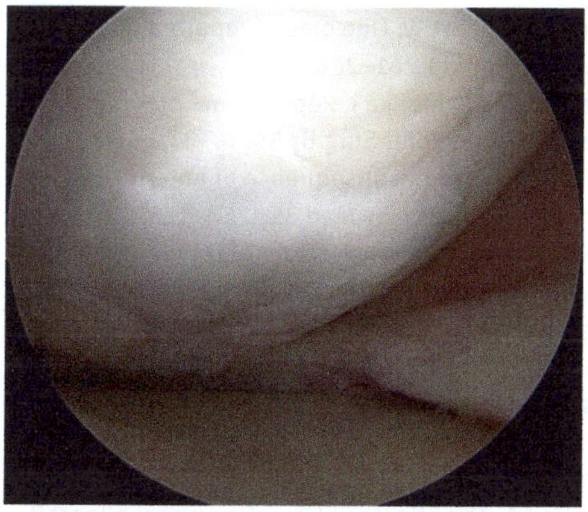

Abb. 12.14: Second-look-Arthroskopie zwölf Monate postoperativ im Rahmen der Implantatentfernung.

Literatur

[1] Abraham AC, Pauly HM, Donahue TLH. Deleterious effects of osteoarthritis on the structure and function of the meniscal enthesis. Osteoarthr. Cartil. 22:275–283, 2014.

[2] Accadbled F, Cassard X, Sales de Gauzy J, Cahuzac JP. Meniscal tears in children and adolescents: results of operative treatment. J Pediatr Orthop B 16:56–60, 2007.

[3] Andrish J. Meniscal Injuries in Children and Adolescents: Diagnosis and Management. J Am Acad Orthop Surg 4:231–237, 1996.

[4] Beaufils P, Becker R, Verdonk R, Aagaard H, Karlsson J. Focusing on results after meniscus surgery. Knee Surg Sports Traumatol Arthr 23:3–7, 2014.

[5] Bloecker K, Guermazi A, Wirth W, Benichou O, Kwoh CK, Hunter DJ, Englund M, Resch H, Eckstein F, investigators FTO. Tibial coverage, meniscus position, size and damage in knees discordant for joint space narrowing. Osteoarthritis and Cartilage Elsevier Ltd 21:419–427, 2013.

[6] Bloecker K, Wirth W, Guermazi A, Hunter DJ, Resch H, Hochreiter J, Eckstein F. Relationship Between Medial Meniscal Extrusion and Cartilage Loss in Specific Femorotibial Subregions: Data From the Osteoarthritis Initiative. Arthritis Care Res (Hoboken) 67:1545–1552, 2015.

[7] Elattar M, Dhollander A, Verdonk R, Almqvist KF, Verdonk P. Twenty-six years of meniscal allograft transplantation: is it still experimental? A meta-analysis of 44 trials. Knee Surg Sports Traumatol Arthr 19:147–157, 2011.

[8] Englund M, Lohmander LS. Risk factors for symptomatic knee osteoarthritis fifteen to twenty-two years after meniscectomy. Arthritis & Rheumatism 50:2811–2819, 2004.

[9] Fairbank TJ. Knee joint changes after meniscectomy. J Bone Joint Surg Br 30B:664–670, 1948.

[10] Filardo G, Andriolo L, Kon E, de Caro F, Marcacci M. Meniscal scaffolds: results and indications. A systematic literature review. Int Orthop 39:35–46, 2015.

[11] González-Lucena G, Gelber PE, Pelfort X, Tey M, Monllau JC. Meniscal allograft transplantation without bone blocks: a 5- to 8-year follow-up of 33 patients. Arthroscopy 26:1633–1640, 2010.

[12] Ishimura M, Tamai S, Fujisawa Y. Arthroscopic meniscal repair with fibrin glue. YJARS 7:177–181, 1991.

[13] Kalliakmanis A, Zourntos S, Bousgas D, Nikolaou P. Comparison of arthroscopic meniscal repair results using 3 different meniscal repair devices in anterior cruciate ligament reconstruction patients. Arthroscopy 24:810–816, 2008.

[14] Kazi HA, Abdel-Rahman W, Brady PA, Cameron JC. Meniscal allograft with or without osteotomy: a 15-year follow-up study. Knee Surg Sports Traumatol Arthr, 2014.

[15] Kraus T, Heidari N, Švehlík M, Schneider F, Sperl M, Linhart W. Outcome of repaired unstable meniscal tears in children and adolescents. Acta Orthop 83:261–266, 2012.

[16] Kurosaka M, Yoshiya S, Kuroda R, Matsui N, Yamamoto T, Tanaka J. Repeat tears of repaired menisci after arthroscopic confirmation of healing. J Bone Joint Surg Br 84:34–37, 2002.

[17] Lohmander LS, Englund PM, Dahl LL, Roos EM. The long-term consequence of anterior cruciate ligament and meniscus injuries: osteoarthritis. Am J Sports Med 35:1756–1769, 2007.

[18] Lubowitz JH, Verdonk PCM, Reid JB III, Verdonk R. Meniscus allograft transplantation: a current concepts review. Knee Surg Sports Traumatol Arthr 15:476–492, 2007.

[19] Manzione M, Pizzutillo PD, Peoples AB, Schweizer PA. Meniscectomy in children: a long-term follow-up study. American Journal of Sports Medicine 11:111–115, 1983.

[20] Marcacci M, Marcheggiani Muccioli GM, Grassi A, Ricci M, Tsapralis K, Nanni G, Bonanzinga T, Zaffagnini S. Arthroscopic meniscus allograft transplantation in male professional soccer players: a 36-month follow-up study. Am J Sports Med 42:382–388, 2014.

[21] McDermott ID, Lie DTT, Edwards A, Bull AMJ, Amis AA. The effects of lateral meniscal allograft transplantation techniques on tibio-femoral contact pressures. Knee Surg Sports Traumatol Arthrosc 16:553–560, 2008.

[22] McDermott ID, Sharifi F, Bull AMJ, Gupte CM, Thomas RW, Amis AA. An anatomical study of meniscal allograft sizing. Knee Surg Sports Traumatol Arthr 12:130–135, 2004.

[23] McNicholas MJ, Rowley DI, McGurty D, Adalberth T, Abdon P, Lindstrand A, Lohmander LS. Total meniscectomy in adolescence. A thirty-year follow-up. J Bone Joint Surg Br 82:217–221, 2000.

[24] Medlar RC, Mandiberg JJ, Lyne ED. Meniscectomies in children. Report of long-term results (mean, 8.3 years) of 26 children. American Journal of Sports Medicine 8:87–92, 1980.

[25] Mesiha M, Zurakowski D, Soriano J, Nielson JH, Zarins B, Murray MM. Pathologic Characteristics of the Torn Human Meniscus. American Journal of Sports Medicine 35:103–112, 2006.

[26] Mintzer CM, Richmond JC, Taylor J. Meniscal repair in the young athlete. American Journal of Sports Medicine 26:630–633, 1998.

[27] Monllau JC, Gelber PE, Abat F, Pelfort X, Abad R, Hinarejos P, Tey M. Outcome after partial medial meniscus substitution with the collagen meniscal implant at a minimum of 10 years' follow-up. Arthroscopy 27:933–943, 2011.

[28] Moran CJ, Atmaca S, Declercq HA, Cornelissen MJ, Verdonk PC. Cell distribution and regenerative activity following meniscus replacement. Int Orthop 38:1937–1944, 2014.

[29] Pujol N, Tardy N, Boisrenoult P, Beaufils P. Long-term outcomes of all-inside meniscal repair. Knee Surg Sports Traumatol Arthr 23:219–224, 2013.

[30] Rijk PC, Van Noorden CJF. Structural analysis of meniscal allografts after immediate and delayed transplantation in rabbits. Arthroscopy 18:995–1001, 2002.

[31] Roos H, Laurén M, Adalberth T, Roos EM, Jonsson K, Lohmander LS. Knee osteoarthritis after meniscectomy: prevalence of radiographic changes after twenty-one years, compared with matched controls. Arthritis & Rheumatism 41:687–693, 1998.

[32] Samitier G, Alentorn-Geli E, Taylor DC, Rill B, Lock T, Moutzouros V, Kolowich P. Meniscal allograft transplantation. Part 1: systematic review of graft biology, graft shrinkage, graft extrusion, graft sizing, and graft fixation. Knee Surg Sports Traumatol Arthr, 2014.

[33] Smith NA, Achten J, Parsons N, Wright D, Parkinson B, Thompson P, Hutchinson CE, Spalding T, Costa ML. Meniscal Transplantation and its Effect on Osteoarthritis Risk: an abridged protocol for the MeTEOR study: a comprehensive cohort study incorporating a pilot randomised controlled trial. Bone Joint Res 4:93–98, 2015.

[34] Smith NA, Costa ML, Spalding T. Meniscal allograft transplantation: rationale for treatment. Bone Joint J 97-B:590–594, 2015.

[35] Smith NA, Parkinson B, Hutchinson CE, Costa ML, Spalding T. Is meniscal allograft transplantation chondroprotective? A systematic review of radiological outcomes. Knee Surg Sports Traumatol Arthr, 2015.

[36] Spencer SJ, Saithna A, Carmont MR, Dhillon MS, Thompson P, Spalding T. Meniscal scaffolds: early experience and review of the literature. Knee 19:760–765, 2012.

[37] Stärke C, Kopf S, Petersen W, Becker R. Meniscal Repair. YJARS Elsevier Inc. 25:1033–1044, 2009.

[38] Steadman JR, Rodkey WG. Tissue-engineered collagen meniscus implants: 5- to 6-year feasibility study results. Arthroscopy 21:515–525, 2005.

[39] Stone KR, Adelson WS, Pelsis JR, Walgenbach AW, Turek TJ. Long-term survival of concurrent meniscus allograft transplantation and repair of the articular cartilage: a prospective two- to 12-year follow-up report. J Bone Joint Surg Br 92:941–948, 2010.

[40] Stone KR, Pelsis JR, Surrette ST, Walgenbach AW, Turek TJ. Meniscus transplantation in an active population with moderate to severe cartilage damage. Knee Surg Sports Traumatol Arthr, 2014.

[41] Stone KR, Walgenbach AW, Turek TJ, Freyer A, Hill MD. Meniscus allograft survival in patients with moderate to severe unicompartmental arthritis: a 2- to 7-year follow-up. Arthroscopy 22:469–478, 2006.

[42] Søballe K, Hansen AJ. Late results after meniscectomy in children. Injury 18:182–184, 1987.

[43] Vanderhave KL, Moravek JE, Sekiya JK, Wojtys EM. Meniscus tears in the young athlete: results of arthroscopic repair. J Pediatr Orthop 31:496–500, 2011.

[44] Vangsness CT, Farr J, Boyd J, Dellaero DT, Mills CR, LeRoux-Williams M. Adult human mesenchymal stem cells delivered via intra-articular injection to the knee following partial medial meniscectomy: a randomized, double-blind, controlled study. The Journal of Bone and Joint Surgery 96:90–98, 2014.

[45] Verdonk P, Beaufils P, Bellemans J, Djian P, Heinrichs E-L, Huysse W, Laprell H, Siebold R, Verdonk R, Actifit Study Group. Successful treatment of painful irreparable partial meniscal defects with a polyurethane scaffold: two-year safety and clinical outcomes. Am J Sports Med 40:844–853, 2012.

[46] Verdonk PCM, Verstraete KL, Almqvist KF, Cuyper K, Veys EM, Verbruggen G, Verdonk R. Meniscal allograft transplantation: long-term clinical results with radiological and magnetic resonance imaging correlations. Knee Surg Sports Traumatol Arthr 14:694–706, 2006.

[47] Vundelinckx B, Bellemans J, Vanlauwe J. Arthroscopically assisted meniscal allograft transplantation in the knee: a medium-term subjective, clinical, and radiographical outcome evaluation. Am J Sports Med 38:2240–2247, 2010.

[48] Walker PS, Erkman MJ. The role of the menisci in force transmission across the knee. Clin Orthop Relat Res 109:184–192, 1975.

[49] Zaffagnini S, Giordano G, Vascellari A, Bruni D, Neri MP, Iacono F, Kon E, Presti ML, Marcacci M. Arthroscopic collagen meniscus implant results at 6 to 8 years follow up. Knee Surg Sports Traumatol Arthrosc 15:175–183, 2007.

[50] Zellner J, Hierl K, Mueller M, Pfeifer C, Berner A, Dienstknecht T, Krutsch W, Geis S, Gehmert S, Kujat R, Dendorfer S, Prantl L, Nerlich M, Angele P. Stem cell-based tissue-engineering for treatment of meniscal tears in the avascular zone. J. Biomed. Mater. Res. Part B Appl. Biomater. 101:1133–1142, 2013.

[51] Zellner J, Mueller M, Berner A, Dienstknecht T, Kujat R, Nerlich M, Hennemann B, Koller M, Prantl L, Angele M, Angele P. Role of mesenchymal stem cells in tissue engineering of meniscus. J Biomed Mater Res A 94:1150–1161, 2010.

[52] Ziegler R, Goebel L, Seidel R, Cucchiarini M, Pape D, Madry H. Effect of open wedge high tibial osteotomy on the lateral tibiofemoral compartment in sheep. Part III: analysis of the micro-

structure of the subchondral bone and correlations with the articular cartilage and meniscus. Knee Surg Sports Traumatol Arthr 23:2704–2714, 2015.

[53] Jagodzinski M, Friederich N, Müller W. Das Knie, Form, Funktion, ligamentäre Wiederherstellungschirurgie,2.Auflage, Berlin Heidelberg, Springer Verlag, 2016

[54] Herbort M, Fink C, Riss des vorderen Kreuzbandes, Biomechanische Auswirkungen auf das Kniegelenk, Arthroskopie 28:18–25, 2015.

[55] Claes S, Vereecke E, Maes M et al, Anatomy of the anterolateral ligament of the knee, J Anat 223:321–328, 2013.

[56] Kittl C, Weiler A, Amis A A, Anterolaterale Rotationsinstabilität, Anatomie, Biomechanik und therapeutische Möglichkeiten, Arthroskopie 27:170–176, 2014.

[57] Friederich NF. Knee joint function and the cruciate ligaments. Biomechanical principles for reconstruction and rehabilitation, Orthopäde 22(6):334–342,1993.

[58] Amis AA, Bull AM, Lie DT. Biomechanics of rotational instability and anatomic anterior cruciate ligament reconstruction. Oper Tech Orthop 15:29–35, 2005,

[59] Abermann E,Hoser C,Benedetto K-P,Heppberger C,Fink CArthroseentwicklung nach vorderer Kreuzbandruptur. Arthroskopie 28:26–30, 2015.

[60] Hjelle K, Solheim E, Strand T, Muri R, Brittberg M. Articular cartilage defects in 1.000 knee arthroscopies. Arthroscopy 18:730–734, 2002.

[61] Aroen A, Loken S, Heir S, Alvik E, Ekeland A, Granlund OG, Engebretsen L. Articular cartilage lesions in 993 consecutive knee arthroscopies. Am J Sports Med 32:211–215, 2004.

[62] Fritz J, Janssen P, Gaissmaier C, Schewe B, Weise K. Articular cartilage defects in the knee--basics, therapies and results. Injury 39 Suppl 1:S50–57, 2008.

[63] Trinh TQ, Harris JD, Siston RA, Flanigan DC. Improved outcomes with combined autologous chondrocyte implantation and patellofemoral osteotomy versus isolated autologous chondrocyte implantation. Arthroscopy 29(3):566–574, 2013.

[64] Vasiliadis HS, Lindahl A, Georgoulis AD, Peterson L. Malalignment and cartilage lesions in the patellofemoral joint treated with autologous chondrocyte implantation. Knee Surg Sports Traumatol Arthrosc 19(3):452–457, 2011.

[65] Minas T, Von Keudell A, Bryant T, Gomoll AH. The John Insall Award: A minimum 10-year outcome study of autologous chondrocyte implantation. Clin Orthop Relat Res 472(1):41–51, 2014.

[66] Bull A, Amis AA. The pivot-shift phenome- non: a clinical and biomechanical perspective. Knee 5(3):141–158, 1998.

[67] Lahner M, Vogel T, Schulz M S, Strobel MJ. Vierjahresergebnisse nach isolierter hinterer Kreuzbandrekonstruktion in Einbündeltechnik, Orthopäde 206–211, 2012.

[68] Angele P,Eichhorn HJ.Präzisierung der vorderen Kreuzbandrekonstruktion, Arthroskopie 26:52–60, 2013.

[69] Zantop T, Petersen W. Anatomische Doppelbündelrekonstruktion mit autologer Semitendinosussehne, Arthroskopie 26:21–34, 2013.

[70] Widuchowski W, Widuchowski J, Trzaska T. Articular cartilage defects: study of 25,124 knee arthroscopies. Knee 14(3):177–182, 2007.

[71] Petersen W, Achtnich A, Metzlaff S, Forkel P, Zantop T. Anatomische Einzelbündelrekonstruktion mit autologer Semitendinosussehne, Arthroskopie 26:12–20, 2013.

[72] Anetzberger H, Müller-Gerbl M, Scherer MA, Metak G, Blümel G, Putz R. Change in subchondral mineralization after reconstruction of the anterior cruciate ligament of the sheep, Unfallchirurg 97(12):655–660, 1994.

[73] Siebold R, Schuhmacher P. Symptomatische Partialrupturen des vorderen Kreuzbands, Arthroskopie 26:47–51, 2013.

[74] Petersen W, Benedetto KP. Verschiedene Techniken zur Ersatzplastik des vorderen Kreuzbands, Arthroskopie 26:6–11, 2013.
[75] Hogervorst T, Brand RA. Mechanoreceptors in joint function. J Bone Joint Surg [Am] 80:1365–1378, 1998.
[76] Schultz RA, Miller DC, Kerr CS, Micheli L. Mechanoreceptors in human cruciate ligaments. A histological study. J Bone Joint Surg [Am] 66:1072–1076, 1984.
[77] Schutte MJ, Dabezies EJ, Zimny ML, Happel LT. Neural anatomy of the human anterior cruciate ligament. J Bone Joint Surg [Am] 69:243–247, 1987.
[78] Buchmann S, Musahl V, Imhoff AB, Brucker PU, Allogene Kreuzbandtransplantation, Orthopäde 37:772–778, 2008.
[79] Amis AA, Dawkins GP. Functional anatomy of the anterior cruciate ligament. Fibre bundle actions related to ligament replacements and injuries, J Bone Joint Surg Br 73(2):260–267, 1991.
[80] Scheffler S, Strobel M, Posterolaterale Instabilitäten des Kniegelenks, Arthroskopie 27:177–188, 2014.
[81] Akoto R, Heitmann M, Preiss A, Frosch K-H, Mediale Instabilität,Arthroskopie 27:189–197, 2014.
[82] Wagner M, Weiler A. Anterolaterale Stabilisierung, Arthroskopie 27:198–201, 2014.
[83] Becker R. Posterolaterale Rekonstruktion des Kniegelenks, Arthroskopie 27:208–212, 2014.
[84] Larson RV. Isometry of the lateral collateral and popliteofibular ligaments and techniques for reconstruction using a free semitendinosus tendon graft, Oper Tech Sports Med 9:84–90, 2001.
[85] Schulz-Jahrsdörfer M, Richter J. Operationstechnik posterolaterale Stabilisierung, Arthroskopie 27:202–207, 2014.
[86] Putz R, Mühlhofer H, Ercan Y. Bänder des Kniegelenks, Orthopäde, 36, 612–619, 2007.
[87] Allen CR, Livesay GA, Wong EK, Woo SL. Injury and reconstruction of the anterior cruciate ligament and knee osteoarthritis, Osteoarthritis Cartilage 7:110–121, 1999.
[88] Buckwalter JA, Martin JA, Brown TD. Perspectives on chondrocyte mechanobiology and osteoarthritis. Biorheology 43:603–609, 2006.
[89] Heijink A, Gomoll AH, Madry H, Drobnic M, Filardo G, Espregueira-Mendes J, et al. Biomechanical considerations in the pathogenesis of osteoarthritis of the knee. Knee Surg Sports Traumatol Arthrosc 20:423–435, 2012.
[90] Agneskirchner JD, Hurschler C, Wrann CD, Lobenhoffer P. The effects of valgus medial opening wedge high tibial osteotomy on articular cartilage pressure of the knee: a biomechanical study. Arthroscopy 23:852–861, 2007.
[91] Bruns J, Volkmer M, Luessenhop S. Pressure distribution at the knee joint. Influence of varus and valgus deviation without and with ligament dissection. Arch Orthop Trauma Surg 113:12–19, 1993.
[92] Mina C, Garrett WE Jr, Pietrobon R, Glisson R, Higgins L. High tibial osteotomy for unloading osteochondral defects in the medial compartment of the knee. Am J Sports Med 36:949–955, 2008.
[93] Arnold MP, Hirschmann MT, Verdonk PC. See the whole picture: knee preserving therapy needs more than surface repair. Knee Surg Sports Traumatol Arthrosc 20:195–196, 2012.
[94] Dye SF. The knee as a biologic transmission with an envelope of function: a theory. Clin Orthop Relat Res 325:10–18, 1996.
[95] Waller C, Hayes D, Block JE, London NJ. Unload it: the key to the treatment of knee osteoarthritis. Knee Surg Sports Traumatol Arthrosc 19:1823–1829, 2011.
[96] Arendt E. Anatomy and malalignment of the patellofemoral joint: its relation to patellofemoral arthrosis. Clin Orthop Relat Res 436:71–75, 2005.

[97] Anders S, Lechler P, Grifka J, Schaumburger J. [Repair of local cartilage defects in the patellofemoral joint]. Orthopade 40:885–888, 890–895, 2011.
[98] Trinh TQ, Harris JD, Siston RA, Flanigan DC. Improved outcomes with combined autologous chondrocyte implantation and patellofemoral osteotomy versus isolated autologous chondrocyte implantation. Arthroscopy 29:566–574, 2013.
[99] Chapple CM, Nicholson H, Baxter GD, Abbott JH. Patient characteristics that predict progression of knee osteoarthritis: a systematic review of prognostic studies. Arthritis Care Res (Hoboken) 63:1115–1125, 2011.
[100] Sharma L, Song J, Felson DT, Cahue S, Shamiyeh E, Dunlop DD. The role of knee alignment in disease progression and functional decline in knee osteoarthritis. Jama 286:188–195, 2001.
[101] Tanamas S, Hanna FS, Cicuttini FM, Wluka AE, Berry P, Urquhart DM. Does knee malalignment increase the risk of development and progression of knee osteoarthritis? A systematic review. Arthritis Rheum 61:459–467, 2009.
[102] Cicuttini F, Ding C, Wluka A, Davis S, Ebeling PR, Jones G. Association of cartilage defects with loss of knee cartilage in healthy, middle-age adults: a prospective study. Arthritis Rheum 52:2033–2039, 2005.
[103] Linden B. Osteochondritis dissecans of the femoral condyles: a long-term follow-up study. J Bone Joint Surg Am 59:769–776, 1977.
[104] Messner K, Maletius W. The long-term prognosis for severe damage to weight-bearing cartilage in the knee: a 14-year clinical and radiographic follow-up in 28 young athletes. Acta Orthop Scand 67:165–168, 1996.
[105] Von Keudell A, Atzwanger J, Forstner R, Resch H, Hoffelner T, Mayer M. Radiological evaluation of cartilage after microfracture treatment: a long-term follow-up study. Eur J Radiol 81:1618–1624, 2012.
[106] Felson DT, Niu J, Gross KD, Englund M, Sharma L, Cooke TD, et al. Valgus malalignment is a risk factor for lateral knee osteoarthritis incidence and progression: findings from the Multicenter Osteoarthritis Study and the Osteoarthritis Initiative. Arthritis Rheum 65:355–362, 2013.
[107] Sharma L, Chmiel JS, Almagor O, Felson D, Guermazi A, Roemer F, et al. The role of varus and valgus alignment in the initial development of knee cartilage damage by MRI: the MOST study. Ann Rheum Dis 72:235–240, 2013.
[108] Sharma L, Song J, Dunlop D, Felson D, Lewis CE, Segal N, et al. Varus and valgus alignment and incident and progressive knee osteoarthritis. Ann Rheum Dis 69:1940–1945, 2010.
[109] Jacobi M, Wahl P, Bouaicha S, Jakob RP, Gautier E. Association between mechanical axis of the leg and osteochondritis dissecans of the knee: radiographic study on 103 knees. Am J Sports Med 38:1425–1428, 2010.
[110] Bae DK, Song SJ, Yoon KH, Heo DB, Kim TJ. Survival analysis of microfracture in the osteoarthritic knee-minimum 10-year follow-up. Arthroscopy 29:244–250, 2013.
[111] Oakeshott RD, Farine I, Pritzker KP, Langer F, Gross AE. A clinical and histologic analysis of failed fresh osteochondral allografts. Clin Orthop Relat Res 233:283–294, 1988.
[112] Ghazavi MT, Pritzker KP, Davis AM, Gross AE. Fresh osteochondral allografts for post-traumatic osteochondral defects of the knee. J Bone Joint Surg Br 79:1008–1013, 1997.
[113] Bode G, Ogon P, Pestka J, Zwingmann J, Feucht M, Sudkamp N, et al. Clinical outcome and return to work following single-stage combined autologous chondrocyte implantation and high tibial osteotomy. Int Orthop 39:689–696, 2015.
[114] Bode G, Schmal H, Pestka JM, Ogon P, Sudkamp NP, Niemeyer P. A non-randomized controlled clinical trial on autologous chondrocyte implantation (ACI) in cartilage defects of the medial femoral condyle with or without high tibial osteotomy in patients with varus deformity of less than 5 degrees. Arch Orthop Trauma Surg 133:43–49, 2013.

[115] Feucht MJ, Minzlaff P, Saier T, Cotic M, Sudkamp NP, Niemeyer P, et al. Degree of axis correction in valgus high tibial osteotomy: proposal of an individualised approach. Int Orthop 38:2273–2280, 2014.
[116] Minzlaff P, Feucht MJ, Saier T, Schuster T, Braun S, Imhoff AB, et al. Osteochondral autologous transfer combined with valgus high tibial osteotomy: long-term results and survivorship analysis. Am J Sports Med 41:2325–2332, 2013.
[117] Akizuki S, Yasukawa Y, Takizawa T. Does arthroscopic abrasion arthroplasty promote cartilage regeneration in osteoarthritic knees with eburnation? A prospective study of high tibial osteotomy with abrasion arthroplasty versus high tibial osteotomy alone. Arthroscopy 13:9–17, 1997.
[118] Jung WH, Takeuchi R, Chun CW, Lee JS, Ha JH, Kim JH, et al. Second-look arthroscopic assessment of cartilage regeneration after medial opening-wedge high tibial osteotomy. Arthroscopy 30:72–79, 2014.
[119] Jung WH, Takeuchi R, Chun CW, Lee JS, Jeong JH. Comparison of results of medial opening-wedge high tibial osteotomy with and without subchondral drilling. Arthroscopy 31:673–679, 2015.
[120] Matsunaga D, Akizuki S, Takizawa T, Yamazaki I, Kuraishi J. Repair of articular cartilage and clinical outcome after osteotomy with microfracture or abrasion arthroplasty for medial gonarthrosis. Knee 14:465–471, 2007.
[121] Kanamiya T, Naito M, Hara M, Yoshimura I. The influences of biomechanical factors on cartilage regeneration after high tibial osteotomy for knees with medial compartment osteoarthritis: clinical and arthroscopic observations. Arthroscopy 18:725–729, 2002.
[122] Koshino T, Wada S, Ara Y, Saito T. Regeneration of degenerated articular cartilage after high tibial valgus osteotomy for medial compartmental osteoarthritis of the knee. Knee 10:229–236, 2003.
[123] Odenbring S, Egund N, Lindstrand A, Lohmander LS, Willen H. Cartilage regeneration after proximal tibial osteotomy for medial gonarthrosis. An arthroscopic, roentgenographic, and histologic study. Clin Orthop Relat Res 277:210–216, 1992.
[124] Radin EL, Burr DB. Hypothesis: joints can heal. Semin Arthritis Rheum 13:293–302, 1984.
[125] Minas T, Von Keudell A, Bryant T, Gomoll AH. The John Insall Award: A minimum 10-year outcome study of autologous chondrocyte implantation. Clin Orthop Relat Res 472:41–51, 2014.
[126] Salzmann GM, Niemeyer P, Steinwachs M, Kreuz PC, Sudkamp NP, Mayr HO. Cartilage repair approach and treatment characteristics across the knee joint: a European survey. Arch Orthop Trauma Surg 131:283–291, 2011.
[127] Bode G, von Heyden J, Pestka J, Schmal H, Salzmann G, Sudkamp N, et al. Prospective 5-year survival rate data following open-wedge valgus high tibial osteotomy. Knee Surg Sports Traumatol Arthrosc 23:1949–1955, 2015.
[128] Cameron JI, McCauley JC, Kermanshahi AY, Bugbee WD. Lateral Opening-wedge Distal Femoral Osteotomy: Pain Relief, Functional Improvement, and Survivorship at 5 Years. Clin Orthop Relat Res 473:2009–2015, 2015.
[129] Harris JD, McNeilan R, Siston RA, Flanigan DC. Survival and clinical outcome of isolated high tibial osteotomy and combined biological knee reconstruction. Knee 20:154–161, 2013.
[130] Ferruzzi A, Buda R, Cavallo M, Timoncini A, Natali S, Giannini S. Cartilage repair procedures associated with high tibial osteotomy in varus knees: clinical results at 11 years' follow-up. Knee 21:445–450, 2014.
[131] Bauer S, Khan RJ, Ebert JR, Robertson WB, Breidahl W, Ackland TR, et al. Knee joint preservation with combined neutralising high tibial osteotomy (HTO) and Matrix-induced Autologous Chondrocyte Implantation (MACI) in younger patients with medial knee osteoarthritis: a case series with prospective clinical and MRI follow-up over 5 years. Knee 19:431–439, 2012.

[132] Sterett WI, Steadman JR. Chondral resurfacing and high tibial osteotomy in the varus knee. Am J Sports Med 32:1243–1249, 2004.

[133] Sterett WI, Steadman JR, Huang MJ, Matheny LM, Briggs KK. Chondral resurfacing and high tibial osteotomy in the varus knee: survivorship analysis. Am J Sports Med 38:1420–1424, 2010.

[134] Minzlaff P, Feucht MJ, Saier T, Cotic M, Plath JE, Imhoff AB, et al. Can young and active patients participate in sports after osteochondral autologous transfer combined with valgus high tibial osteotomy? Knee Surg Sports Traumatol Arthrosc 24:1594–1600, 2016.

[135] Franceschi F, Longo UG, Ruzzini L, Marinozzi A, Maffulli N, Denaro V. Simultaneous arthroscopic implantation of autologous chondrocytes and high tibial osteotomy for tibial chondral defects in the varus knee. Knee 15:309–313, 2008.

[136] Gaasbeek RDA, Sonneveld H, van Heerwaarden RJ, Jacobs WCH, Wymenga AB. Distal tuberosity osteotomy in open wedge high tibial osteotomy can prevent patella infera: a new technique. The Knee 11:457–461, 2004.

[137] Stoffel K, Willers C, Korshid O, Kuster M. Patellofemoral contact pressure following high tibial osteotomy: a cadaveric study. Knee surgery, sports traumatology, arthroscopy: official journal of the ESSKA 15:1094–1100, 2007.

[138] Paley D, Herzenberg JE, Tetsworth K, McKie J, Bhave A. Deformity planning for frontal and sagittal plane corrective osteotomies. The Orthopedic clinics of North America 25:425–465, 1994.

[139] Minzlaff P, Saier T, Brucker PU, Haller B, Imhoff AB, Hinterwimmer S. Valgus bracing in symptomatic varus malalignment for testing the expectable „unloading effect“ following valgus high tibial osteotomy. Knee surgery, sports traumatology, arthroscopy: official journal of the ESSKA 2014.

[140] Lobenhoffer P, Agneskirchner JD. Improvements in surgical technique of valgus high tibial osteotomy. Knee surgery, sports traumatology, arthroscopy: official journal of the ESSKA 11:132–138, 2003.

[141] Floerkemeier S, Staubli AE, Schroeter S, Goldhahn S, Lobenhoffer P. Outcome after high tibial open-wedge osteotomy: a retrospective evaluation of 533 patients. Knee surgery, sports traumatology, arthroscopy: official journal of the ESSKA 21:170–180, 2013.

[142] Agneskirchner JD, Freiling D, Hurschler C, Lobenhoffer P. Primary stability of four different implants for opening wedge high tibial osteotomy. Knee surgery, sports traumatology, arthroscopy: official journal of the ESSKA 14:291–300, 2006.

[143] Agneskirchner JD, Hurschler C, Stukenborg-Colsman C, Imhoff AB, Lobenhoffer P. Effect of high tibial flexion osteotomy on cartilage pressure and joint kinematics: a biomechanical study in human cadaveric knees. Winner of the AGA-DonJoy Award Archives of orthopaedic and trauma surgery 124:575–584, 2004.

[144] Gaasbeek RDA, Nicolaas L, Rijnberg WJ, van Loon CJM, van Kampen A. Correction accuracy and collateral laxity in open versus closed wedge high tibial osteotomy. A one-year randomised controlled study. International orthopaedics 34:201–207, 2010.

[145] Reising K, Strohm PC, Hauschild O, Schmal H, Khattab M, Sudkamp NP, et al. Computer-assisted navigation for the intraoperative assessment of lower limb alignment in high tibial osteotomy can avoid outliers compared with the conventional technique. Knee surgery, sports traumatology, arthroscopy: official journal of the ESSKA 21:181–188, 2013.

[146] Bode G, Ogon P, Pestka J, Zwingmann J, Feucht M, Sudkamp N, et al. Clinical outcome and return to work following single-stage combined autologous chondrocyte implantation and high tibial osteotomy. International orthopaedics 39:689–696, 2015.

13 Biomaterialien für die autologe Knorpelzelltransplantation

Johannes Zellner, Peter Angele

Seit Jahrzehnten wird versucht, fokale Knorpelschäden regenerativ zu behandeln und funktionsfähiges Knorpelgewebe im Defekt zu generieren, um die Entwicklung hin zur Arthrose zu stoppen oder zumindest zu verlangsamen. 1994 stellte Brittberg seine Technik der autologen Knorpelzelltransplantation (ACT), injiziert unter einen Periostlappen, vor [1]. Vor allem seit dieser Zeit wird versucht, die verschiedenen Knorpelregenerationsbehandlungen auch mithilfe von Biomaterialien zu verbessern.

Biomaterialien sind künstliche oder natürliche Materialien, die beim Menschen zu therapeutischen Zwecken eingesetzt werden können. Hierbei kann zwischen Materialien mit permanenter und temporärer Funktion unterschieden werden. Im Bereich der Knorpeltherapie hat sich über die Jahre herauskristallisiert, dass Biomaterialien, die temporär, bis die Läsion sich regeneriert hat, wirksam sind, aber im Verlauf resorbiert werden, einen Vorteil haben. Permanent verbleibende Stoffe spielen in der regenerativen Behandlung von Knorpeldefekten keine Rolle mehr.

Ein geeignetes Trägermaterial muss bestimmte Qualitätskriterien erfüllen. Das biokompatible Implantat muss z. B. einfach, sicher und ohne Qualitätsverluste zu sterilisieren sein und nicht immunogen wirken, um keine Entzündungs- bzw. Abstoßungsreaktionen hervorzurufen. Des Weiteren sollte es einfach und homogen mit Zellen zu besiedeln sein bzw. diesen ein Einwachsen in seine Strukturen ermöglichen. Es sollte den Zellen in seiner individuell vorgegebenen Resorptionszeit mechanischen Schutz bieten, ohne wesentliche Rückstände oder schädliche Metaboliten resorbiert werden und den Zellen eine dreidimensionale Ausrichtung, Adhäsion und Ausbildung bzw. Stabilisierung des chondrogenen Phänotyps ermöglichen. Darüber hinaus sollte es leicht formbar sein, eine anpassungsfähige Härte und Elastizität besitzen, auch ohne erhaltenes Containment gut und einfach im Defekt zu fixieren sein, die Regeneratintegration in die gesunden knöchernen und kartilaginären Umgebungsstrukturen ermöglichen und den gleichmäßigen Aufbau neu gebildeter Knorpelmatrix im Defekt fördern [2].

Merke: Folgende Eigenschaften sollte ein Biomaterial zur Knorpeltherapie erfüllen:
- Einfache und sichere Sterilisation ohne Qualitätsverluste
- Biokompatibilität
- Keine immunogene Wirkung (Entzündungs- oder Abstoßungsreaktion)
- Homogene Besiedelung mit Zellen
- Möglichkeit des Einwachsens von Zellen in die Matrixstruktur
- Resorption ohne schädliche Metaboliten
- Bereitstellung einer dreidimensionalen Ausrichtung und von Adhäsionsmöglichkeiten für Zellen

- Ausbildung bzw. Stabilisierung des chondrogenen Phänotyps von Knorpelzellen
- Förderung des Aufbaus neuer Knorpelmatrix
- Leichte Formbarkeit
- Anpassungsfähige Härte und Elastizität
- Gute Fixierbarkeit im Defekt
- Integration in das umliegende native Gewebe

In der Originaltechnik der ACT war es nötig, den Periostlappen wasserdicht über den Defekt zu nähen, um die Knorpelzellsuspension an der Stelle der Läsion zu halten. Beschriebene Komplikationen waren die Transplantathypertrophie, wohl bedingt durch das reaktive Potenzial des Periostlappens, und eine inhomogene Verteilung der Knorpelzellen im Defekt nach Injektion. Des Weiteren war ein großer offener Zugang für dieses Vorgehen nötig. Durch die Entwicklung von Biomaterialien konnte zunächst auf die Verwendung des autologen Periosts verzichtet werden und der Defekt mit einer künstlichen Membran abgedeckt werden. Durch die vorherige Zellbesiedelung der Biomaterialien wurde im Folgenden auch eine homogenere Verteilung der Zellen im Defekt erreicht. Eine dichte Versiegelung des Defekts war nun nicht mehr nötig, wodurch die Zugänge auch kleiner und minimalinvasiv wurden bzw. eine arthroskopische Applikation möglich wurde. Die Hauptkomplikationen einer ACT in Form einer Transplantathypertrophie, einer gestörten Integration in den nativen umliegenden Knorpel, einer insuffizienten Regeneratausbildung und einer Delamination konnten durch die Anwendung von biomaterialgestützten Techniken im Gegensatz zur Periostlappentechnik reduziert werden [3].

Die Idee, durch eine Abdeckung des Knorpeldefekts nach Behandlung eine möglichst hohe Konzentration der potenziellen Reparaturzellen zu erreichen, führte auch zur Weiterentwicklung der knochenmarkstimulierenden Verfahren wie z. B. der Mikrofrakturierung. Durch eine Abdeckung der behandelten Läsion mit einem Biomaterial soll der gebildete Superclot konstant vor Ort wirksam bleiben und durch die Matrix die Chondrogenese der Regeneratzellen unterstützt werden. Ebenso kommen auch Biomaterialien zum Einsatz, die ohne Zellbesiedelung oder vorherige Behandlung des Knorpeldefekts in die Läsion eingebracht werden können.

Die derzeit eingesetzten Scaffolds zur Knorpeltherapie liegen in verschiedenen physikalischen Formen wie z. B. Schwämmen oder Gelen vor. Sie sind entweder aus synthetischen oder natürlichen Materialien und können in ein- oder zweizeitigen Verfahren angewendet werden. Besonderheiten sind hierbei biphasische Produkte zur Verbesserung des Handlings oder Rekonstruktion der gesamten osteochondralen Einheit oder spezielle geometrische Konfigurationen der Matrizes, wie sie für den Meniskusersatz zum Einsatz kommen. Die Entwicklungen auf dem Gebiet der Biomaterialien zur Knorpelbehandlung haben über die letzten Jahre hinweg stark zugenommen, was auch in der Anzahl der Veröffentlichungen seinen Ausdruck findet (Abbildung 13.1; [4]).

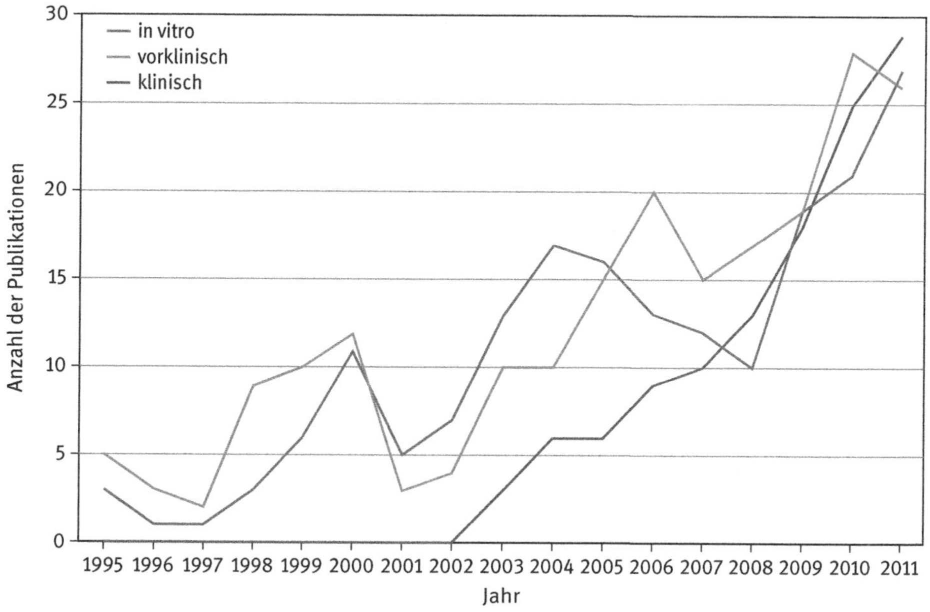

Abb. 13.1: Stetige Zunahme der Anzahl an Veröffentlichung über die Jahre zum Thema Knorpelregeneration auf dem Gebiet der Grundlagenforschung und der klinischen Anwendung (Aus [4]).

Folgende Eigenschaften einer Trägersubstanz sollten in Zusammenhang mit der Beurteilung eines Biomaterials bezüglich der Eignung zur Knorpeltherapie genannt werden [5]:

- Porosität: notwendig für die Inkorporation von Zellen
- Adhäsion: Möglichkeit zur Anhaftung von Zellen im Trägerstoff
- Carrier: Trägerstoff für Signalmoleküle gegebenenfalls auch als Release-System für bioaktive Faktoren
- Biodegradabilität: notwendig für das physiologische Remodelling
- Volumenstabilität: notwendig für eine komplette und konstante Defektfüllung, idealerweise auf gleichem Niveau mit dem umliegenden nativen Knorpel
- Biokompatibilität: Förderung der Zellproliferation sowie der Produktion extrazellulärer Matrix, Vermeidung unerwünschter In-vivo-Reaktionen des Körpers auf die Implantation der Matrix oder deren Abbauprodukte
- „Bonding“: verbesserte Integration des Regeneratgewebes in das native umliegende Knorpelgewebe
- Interne Kohäsionskräfte: Matrixstabilität
- Elastizität: Rückstellkräfte gegen statische und dynamische Verformung bei Belastung
- Strukturelle Anisotropie: Unterstützung der natürlichen Geweberorganisation

- In-situ-Aushärtung nach Applikation: Möglichkeit der arthroskopischen Anwendung auch in schwer zugänglichen Lokalisationen
- Biomechanische Stabilität: gutes intraoperatives Handling, Möglichkeit der Pressfit-Implantation

Mit den derzeit auf dem Markt befindlichen Trägersubstanzen ist eine hundertprozentige Bereitstellung all dieser Punkte noch nicht möglich. Das zunehmende Wissen über die Zusammensetzung, die funktionellen Abläufe und die molekularen und zellulären Signalmechanismen im gesunden und pathologischen Zustand des Knorpels ermöglicht es jedoch, immer genauer die Voraussetzungen eines Biomaterials für die Regeneration zu definieren. Die technische Weiterentwicklung im Herstellungsbereich führt dazu, diesen Ansprüchen immer mehr gerecht zu werden, sodass mittlerweile für ein Biomaterial neben der Biokompatibilität und -degradabilität auch eine Bioaktivität eingefordert werden kann [6].

Im Folgenden werden die, zurzeit am häufigsten für die Knorpeltherapie eingesetzten Biomaterialien besprochen.

13.1 Biomaterialien für einen zweizeitigen Therapieansatz

13.1.1 Trägersubstanzen natürlicher Herkunft

Die längsten Erfahrungen mit einem Biomaterial auf dem Gebiet der regenerativen Knorpeldefektbehandlung bestehen mit kollagen- bzw. hyaluronsäurebasierten Scaffolds. Diese sind als natürliche Bestandteile der extrazellulären Knorpelmatrix nachgewiesenermaßen gut biokompatibel und unterstützen die Regeneration.

Merke: Kollagen und Hyaluronsäure sind als Bestandteile der extrazellulären Knorpelmatrix auch die am häufigsten eingesetzten Biomaterialien zur Knorpelregeneration.

Kollagene gelten als hochkonservierte Proteine und besitzen damit zwischen den Spezies eine hohe Identität. Die beim enzymatischen Abbau entstehenden Abbauprodukte sind physiologisch und nicht toxisch. Trotz der hohen Biokompatibilität bestehen Ergebnisunterschiede in der Kultivierung von Chondrozyten in verschiedenen Kollagenprodukten. Diese scheinen abhängig von Quelle, Hersteller aber auch von der entsprechenden Charge zu sein. Verantwortlich hierfür sind vermutlich Kollagenfragmente, die eine katabole und Interleukin1-vermittelte entzündliche Stoffwechselreaktion induzieren. Um diese Effekte so weit wie möglich zu reduzieren und die festgelegten Qualitätsparameter zu erfüllen [7], sollte jede Trägercharge vor ihrer klinischen Verwendung einer validierten zell- und molekularbiologischen Eignungsprüfung unterzogen werden. In vivo können dann nach entsprechender Qualitätskontrolle mit

Kollagen als Trägersubstanz gegebenenfalls in Kombination mit anderen Komponenten gute Ergebnisse für die Knorpelregeneration erzielt werden.

Merke: Kollagenbasierte Matrizes sind gut biokompatibel; ihre Abbauprodukte sind physiologisch und nicht toxisch.

1998 wurde erstmals eine matrixgestützte Knorpelzelltransplantation im klinischen Einsatz durchgeführt. Das Biomaterial, das ursprünglich nur als Ersatz für den Periostlappen entwickelt wurde, war eine Membran aus porcinem Kollagen Typ I/III (Chondro-Gide®, Geistlich Biomaterials Vertriebsgesellschaft mbH, Baden-Baden, Deutschland), auf der die autologen Chondrozyten vor Implantation drei Tage kultiviert wurden. Das Vlies besteht aus zwei verschiedenen Fasertypen (klein und dicht, groß und locker), die parallel zur Oberfläche orientiert sind. Diese Anordnung bildet letztendlich zwei Kompartimente mit jeweils sehr geringer Porosität aus. Zahlreiche klinische Studien wurden zu diesem Biomaterial veröffentlicht. Neben erfolgreichen Fallstudien zeigte diese Membran als matrixinduzierte autologe Chondrozytenimplantation(MACI)-Technik im Vergleich zur osteochondralen Transplantation verbesserte klinische Ergebnisse ohne Korrelation in der magnetresonanztomographischen Nachuntersuchung [8]. Auch verglichen mit Mikrofrakturbehandlungen oder konventionellen ACT erwies sich die matrixgestützte Knorpelzelltherapie mit dieser Kollagen-I/III-Membran als vorteilhaft [9, 10].

Neben Kollagen stellt Hyaluronsäure eine weitere Komponente der extrazellulären Matrix dar. In unmodifizierter Form besitzt sie eine hohe Biokompatibilität und zeigt antiphlogistische Eigenschaften. Um sie jedoch bei geringer Primärstabilität in eine zur Knorpeltherapie geeignete Form zu bringen, muss eine Quervernetzung erfolgen, was zu einer Einschränkung der Biokompatibilität führen kann. Andererseits kann auch hochvernetzte Hyaluronsäure die Chondrogenese von Stammzellen unterstützen.

Merke: Hyaluronsäure ist gut biokompatibel, muss jedoch zur Verwendung als Biomaterial stabilisiert werden.

Hyaluronsäure ist der Hauptbestandteil eines häufig für die Knorpeltherapie verwendeten Biomaterials, nämlich von Hyalograft C (HYAFF 11, Fidia Advanced Biopolymers Laboratories, Padova, Italien). Dieses ist ein quervernetztes Vlies aus Hyaluronsäure, dessen Fasern einheitlich sind und ein dreidimensionales ungeordnetes Netz mit hoher Porosität ausbilden. Auch bei dem Zell-Matrix-Konstrukt Hyalograft C werden autologe Knorpelzellen in einer ersten Operation gewonnen, die Zellen expandiert und dann die Hyaluronsäurematrix besiedelt. Zahlreiche Fallserien und vergleichende Studien zur Knorpeltherapie wurden mit diesem Biomaterial veröffentlicht. In einem Follow-up von 141 Patienten zeigten diese im Mittel nach 38 Monaten zu 96 % gute bzw. exzellente klinische Ergebnisse [11]. Die gleiche Gruppe sah bei 62 Patienten eine signifikante Verbesserung im klinischen Outcome im Verlauf, wobei die Ergebnisse über sieben Jahre hinweg stabil blieben [12]. Im Rahmen von Vergleichsstudien zeigte Hyalograft C durch die Möglichkeit der arthroskopischen Applikation eine schnellere Rehabilitation als die konventionelle ACT [13]. Im Gegensatz zur Behandlung mit Mikrofrakturierung erwies sich eine Behandlung mit Hyalograft C auch nach fünf Jahren noch mit Vorteilen bezüglich des klinischen Outcome und der sportlichen Aktivität der Patienten [14]. Im Vergleich zur MACI-Behandlung mit Kollagenmembran erbrachte die arthroskopische Behandlung mit dem Hyalograft-C-Biomaterial eine signifikante Verbesserung des Outcome und eine schnellere Rehabilitation [15], wobei die meisten Studien zu diesem Scaffold aus der gleichen Forschergruppe stammen.

Novocart® 3D (TETEC® Tissue Engineering Technologies AG, Reutlingen, Deutschland) ist im deutschsprachigen Raum eines der am häufigsten eingesetzten Tissueengineering-Produkte im Bereich der Knorpeltherapie. Wie bei anderen autologen matrixgestützten Knorpelzelltransplantationen werden auch hier in einer ersten Sitzung Chondrozyten entnommen, die dann über drei Wochen kultiviert werden, um damit das Scaffold zu besiedeln. Die Matrix ist biphasisch und besteht aus einer schwammartigen Schicht aus Kollagen I und Chondroitinsulfat, in der die Zellen aufgenommen werden und sich homogen dreidimensional verteilen. Die zweite Komponente ist ein bovines Perikard, das der Stabilisierung und dem verbesserten Handling zur Fixierung im Defekt dient. Die Struktur des Biomaterials zeigt in der zellaufnehmenden schwammartigen Kollagenschicht eine säulenartige Ausrichtung, die vertikal durch Kollagenplatten und horizontal durch kompakte und dünne Kollagenfasern gebildet wird (Wabenstruktur).

Merke: Eine kollagenbasierte Wabenstruktur einer Matrix ermöglicht eine sichere Knorpelzelldifferenzierung mit der Ausbildung eines sphärischen Phänotyps.

An der Seite, von der die Zellbesiedelung aus erfolgt, sind die Säulen offen. Die Perikardschicht ist dicht und nimmt keine Zellen auf. In einer Analyse von 433 Patienten, die mit Novocart® 3D behandelt wurden, zeigte sich nach einem Jahr eine Besserung der klinischen Parameter Schmerz, Funktion und Schwellneigung. Die Versagensrate des Transplantats betrug 6 % und war signifikant erhöht bei retropatellaren und degenerativen Defekten (Tabelle 13.1 und 13.2). Eine vermehrte mRNA-Genexpression von Interleukin 1β der Knorpelzellen war mit einer erhöhten Rate an Komplikationen im Überwachungszeitraum vergesellschaftet [16]. Eine weitere Studie wies eine adäquate Transplantatqualität zum Zeitpunkt der Implantation des Zell-Matrix-Konstrukts im Knorpeldefekt nach. Die nicht transplantierten Zell-Matrix-Produktreste von 50 Patienten wurden über drei Wochen in chondrogenem Kulturmedium weiterkultiviert. Alle Transplantate zeigten eine chondrogene Differenzierung mit Nachweis von Kollagen II sowohl in der histologischen, immunhistochemischen als auch im „enzyme linked immunosorbent assay“ (ELISA). Klinisch zeigte sich eine Verbesserung des Funktionsscores des International Knee Documentation Committee (IKDC) nach einem Jahr von 41 auf 67 Punkte im Median [17].

Tab. 13.1: Korrelation zwischen Defektlokalisation und transplantatassoziierten Komplikationen bzw. Reoperationen (χ^2-Test). Die Behandlung retropatellarer Defekte mit einer matrixgestützten Chondrozytentransplantation zeigt eine negative Korrelation mit signifikant erhöhter Komplikationsrate (Aus [16]).

Defektlokalisation		**Transplantatassoziierte Komplikationen**	**Reoperationen**
Mediale Femurkondyle	Ja	22/289 (7,6 %)	20/289 (6,9 %)
	Nein	14/133 (10,5 %)	16/133 (12,0 %)
	p-Wert	0,32	0,08
Laterale Femurkondyle	Ja	3/63 (4,8 %)	3/63 (4,8 %)
	Nein	33/359 (9,2 %)	33/359 (9,2 %)
	p-Wert	0,25	0,25
Trochlea	Ja	1/21 (4,8 %)	1/21 (4,8 %)
	Nein	35/401 (8,7 %)	35/401 (8,7 %)
	p-Wert	0,53	0,53
Patella	Ja	11/43 (25,6 %)	12/43 (27,9 %)
	Nein	25/379 (6,6 %)	24/379 (6,3 %)
	p-Wert	**<0,0001**	**<0,0001**
Tibia	Ja	0/1 (0 %)	0/1 (0 %)
	Nein	36/421 (8,6 %)	36/421 (8,6 %)
	p-Wert	0,76	0,76
Talus	Ja	0/6 (0 %)	0/6 (0 %)
	Nein	36/416 (8,7 %)	36/416 (8,7 %)
	p-Wert	0,45	0,45

In der Weiterentwicklung ist das Novocart-Tissue-Engineering-Produkt auch als injizierbares Zell-Matrix-Konstrukt mit einem in situ polymerisierbarem Hydrogel aus Humanalbumin und Hyaluronsäure quervernetzt mit Polyethylenglykol (Novocart® Inject) verfügbar, was die arthroskopische Applikation und die Verwendung in schwer zugänglichen Gelenken bzw. Defektlokalisationen erleichtert. Auch dieses Trägermaterial ist gut biokompatibel. In dieser Matrix bilden humane Knorpelzellen eine chondrozytentypische sphärische Zellmorphologie mit hoher Vitalität aus und der chondrogene Phänotyp wird stabilisiert bzw. nach Expansion der Chondrozyten wieder verbessert. Erste klinische Fallberichte verliefen erfolgreich.

Im Gegensatz zu den bislang vorgestellten Biomaterialien versucht das Produkt CaReS® (Arthro Kinetics AG, Bebenhausen, Deutschland) auf eine zweidimensionale Kultur und Expansion der Knorpelzellen zu verzichten, da eine Monolayerkultur für eine Dedifferenzierung der Zellen verantwortlich gemacht wird.

Tab. 13.2: Korrelation zwischen Defekttyp und transplantatassoziierten Komplikationen bzw. Reoperationen (χ^2-Test). Die Behandlung degenerativer Defekte mit einer matrixgestützten Chondrozytentransplantation zeigt eine negative Korrelation mit signifikant erhöhter Komplikationsrate, im Gegensatz zu einer erniedrigten Komplikationsrate bei der Behandlung einer Osteochondrosis dissecans (Aus [16]).

Defekttyp		**Transplantatassoziierte Komplikationen**	**Reoperationen**
Chronische Verletzung	Ja	1/24 (4,2 %)	1/24 (4,2 %)
	Nein	35/398 (8,8 %)	35/398 (8,8 %)
	p-Wert	0,43	0,43
Degenerativer Defekt	Ja	20/144 (13,9 %)	17/144 (11,8 %)
	Nein	16/278 (5,8 %)	19/278 (6,8 %)
	p-Wert	**0,005**	**0,08**
Traumatischer Defekt	Ja	11/137 (8,0 %)	13/137 (9,5 %)
	Nein	25/285 (8,8 %)	23/285 (8,1 %)
	p-Wert	0,80	0,63
Osteochondrosis dissecans	Ja	5/123 (4,1 %)	5/123 (4,1 %)
	Nein	31/299 (10,4 %)	31/299 (10,4 %)
	p-Wert	**0,04**	**0,04**

Merke: Eine Monolayerkultur von Chondrozyten führt zur Dedifferenzierung der Zellen.

Bei dieser Technik werden die Knorpelzellen unmittelbar nach Isolierung mit einem Hydrogel auf Kollagen-I-Basis vermischt und darin verkapselt, um dann dieses Konstrukt zwei Wochen dreidimensional zu kultivieren. Die Analyse der Struktur dieses Biomaterials zeigt eine diffuse Ausrichtung mit einzelnen Fibrillen oder Bündeln des Kollagens I, geringer Porosität und Ausbildung von geordneten Kompartimenten. Fallserien zeigen ein gutes funktionelles Outcome bei hoher Patientenzufriedenheit [18]. Im Vergleich zu Hyalograft C zeigen sich bei CaReS in der magnetresonanztomographischen Beurteilung höhere MOCART-Scoringergebnisse und eine knorpelähnlichere Oberflächenbeschaffenheit des Regeneratgewebes nach zwei Jahren bei ähnlichen klinischen Ergebnissen [19].

Die Tissue-Engineering-Produkte der bislang dargestellten Biomaterialien wurden bezüglich Matrixarchitektur, der Verteilung der Knorpelzellen und deren Verhalten in vitro analysiert. Nach matrixgekoppelter Implantation autologer Chondrozyten bei verschiedenen Patienten zur biologischen Rekonstruktion von Knorpelschäden des Kniegelenks wurden die übrig gebliebenen Reste von vier verschiedenen Produkten zur matrixgestützten autologen Chondrozytentransplantation (MACT) untersucht. Das Kollagen-I/III-Vlies Chondro-Guide zeigt besiedelt mit passagierten Chondrozyten nach einer Woche eine konfluente Verteilung der Zellen an der Oberfläche. Die Zellen waren hauptsächlich polygonal mit direkter Adhäsion an die Matrix und wenig

Ausbildung von extrazellulärer Matrix. Das Hyaluronsäure-Scaffold Hyalograft C wird zusammen mit passagierten Chondrozyten für zwei Wochen vor Implantation kultiviert. Die Verteilung der Zellen ist relativ homogen mit leicht erhöhter Zelldichte an einer Oberfläche. Es bilden sich kleinere Clots mit überwiegend elongierten polygonalen Zellen. Die Adhäsion erfolgt über die Ausbildung extrazellulärer Matrix. Im Gegensatz dazu binden die passagierten Knorpelzellen des Novocart-3D-Produkts, die zwei Tage vor Implantation auf die Matrix gesetzt werden, direkt an das Biomaterial. Es zeigt sich eine homogene Verteilung der Zellen im Kollagenschwammanteil der biphasischen Matrix mit Ausbildung kleinerer Zellaggregate. Die Zellform ist hier sphärisch und die Adhäsion erfolgt durch Umschließen der dünnen Kollagenfasern mit Zellanteilen. Das Kollagen-Hydrogel CaReS wird mit nicht passagierten primären Knorpelzellen besiedelt und zwei Wochen kultiviert. Dies führt zu einer homogenen Zellverteilung durch die gesamte Matrix ohne Ansammlungen von Zellclustern. Die Zellen binden direkt oder mit wenig extrazellulärer Matrix an das Scaffold und bilden sowohl sphärische als auch elongierte polygonale Formen aus. Zusammengefasst können bestimmte Parameter des Biomaterials die Zellverteilung und -adhäsion positiv beeinflussen. Hierbei wirkt sich eine hohe Faserdichte negativ auf die Verteilung der Zellen aus. Die Adhäsion der Knorpelzellen hingegen wird beeinflusst durch die Komponentenzusammensetzung des Biomaterials und durch dessen Struktur. Die Bindung der Zellen über die Ausbildung von extrazellulärer Matrix gelingt am besten an hyaluronsäurebasierten Produkten, während sich für die mechanische Bindung Fasern dünner als der Chondrozytendurchmesser von Vorteil erwiesen haben. Diese schmaleren Fasern unterstützen auch die Differenzierung der Zellen, wenn der interzelluläre Abstand nicht überbrückt werden kann und eine Expansion der Zellen durch das Biomaterial nicht erlaubt wird. Insbesondere im Vergleich zu den anderen Transplantattypen, konnte bei Novocart® 3D die meisten Zellen mit sphärischer Morphologie gefunden werden. Die Zellform ist für Chondrozyten besonders bedeutsam, da sie eng mit ihrem phänotypischen Zustand korreliert. Eine sphärische Erscheinungsgestalt ist bei Chondrozyten ein Zeichen ihres differenzierten Phänotyps und ist funktionell mit der knorpelspezifischen Matrixsynthese verbunden. Dedifferenzierende Knorpelzellen hingegen, weisen eher eine längliche, spindelförmige Zellmorphologie auf und exprimieren zunehmend weniger knorpeltypische extrazelluläre Matrixproteine und andere Chondrozytenmarker [20]. Im Rahmen einer Analyse der Genexpression wichtiger chondrogener Marker fiel ein hoher Grad an Differenzierung der verschiedenen Zell-Matrix-Produkte ausgedrückt in der Ratio Kollagen II zu Kollagen I v. a. für CaReS® und Novocart® auf. In diesen Produkten wurde auch die geringste Genexpression des negativen Einflussfaktors Interleukin 1β nachgewiesen. Dennoch kann bei allen Tissue-Engineering-Produkten zur Knorpeltherapie zum Zeitpunkt der Implantation des Zell-Matrix-Konstrukts in den Knorpeldefekt nicht das Level der chondrogenen Differenzierung wie beim nativen Knorpel erreicht werden [21].

In der Grundlagenforschung zur Analyse von regulativen Signalmechanismen von Knorpelzellen in vitro werden auch Agarose oder Alginate eingesetzt. Chondrozyten bilden in diesen Trägersubstanzen ihre typische sphärische Morphologie aus, was vermutlich mit der strukturellen Ähnlichkeit mit knorpeltypischen Proteoglykanen zusammenhängt. Aufgrund erheblicher Immun- und Fremdkörperreaktion werden diese Substanzen derzeit noch nicht als Biomaterial im humanen Einsatz verwendet.

Ein weiteres Biomaterial, das im Rahmen der Knorpeltherapie zum Einsatz kommt, ist Fibrin. Es stellt einen natürlichen Bestandteil des Bluts dar und ist im Rahmen der Wundheilung aktiv. Bei der Mikrofrakturierung bildet es als Reaktion auf die Eröffnung des subchondralen Knochens das intrinsische dreidimensionale Gerüst für den entstehenden Superclot. Exogenes Fibrin hat sich jedoch als Biomaterial für chondrogene Zellen oder in Verbindung mit Wachstumsfaktoren als nicht vorteilhaft erwiesen. Vielmehr wird Fibrinkleber derzeit hauptsächlich als Fixieragens für Biomaterialien im Knorpeldefekt genutzt. Jedoch kann dieser auch proinflammatorisch wirken und aufgrund der hohen Proteindichte die Invasion der Zellen in seine Struktur erschwert sein, was zu einer Hemmung der Knorpelbildung führen kann. Die Verwendung von Fibrinkleber zur Fixierung von Biomaterialien im Rahmen der Knorpeltherapie ist deswegen nicht ohne Risiko und der Einsatz muss von Fall zu Fall kritisch abgewogen werden (Abbildung 13.2).

Merke: Die Verwendung von Fibrinkleber birgt die Gefahr der Hemmung der Chondrogenese der eingebrachten Zellen.

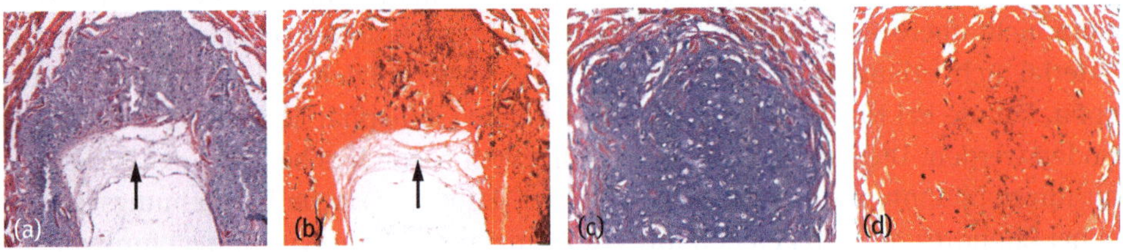

Abb. 13.2: Hemmung der Knorpelbildung in einer Hautkammer von SCID Mäusen durch Fibrinkleber (Pfeile) (HE- und Safranin-O-Färbung) (aus [2]).

13.1.2 Synthetische Trägersubstanzen

Neben den natürlichen Bestandteilen kommen für die ACT auch synthetische Biomaterialien zum Einsatz. Die in der Vergangenheit als Einzelsubstanz oder in Kombination wohl am häufigsten benutzten Vertreter der synthetischen Polymere für das Tissue-Engineering von Knorpel sind Verbindungen auf Basis von Milch-(„polylactic acid“, PLA) oder Glykolsäure („polyglycolic acid“, PGA). Ihr wesentlicher Vorteil ist neben der nichttierischen Herkunft der Rohmaterialien die höhere Primärstabilität, die sich durch die Wahl der monomeren Untereinheiten des Polymers, den Grad der Quervernetzung, die Faserstärke und Faserverknüpfung variieren lässt. Im Vergleich zu den bereits aufgeführten Biomaterialien besitzen sie daher deutlich bessere biomechanische Eigenschaften. Durch entsprechende Modifikationen lassen sich aus den Polymeren fibrilläre Maschengerüste oder auch schwammartige Strukturen herstellen. Nachteile dieser Polymere sind jedoch die eingeschränkte Biokompatibilität aufgrund von während der Resorption entstehenden sauren Valenzen und der Zytotoxizität der Degradationsprodukte. Fremdkörperreaktionen und inflammatorische Prozesse wurden beobachtet. Aufgrund der raschen Dedifferenzierung von Zellen auf diesen Polymeren und eines Diffusionsverlusts von de novo synthetisierter extrazellulärer Matrix werden synthetische Trägersubstanzen nun auch mit anderen Biomaterialien wie z. B. Fibrin, Kollagen oder Alginat kombiniert.

Das Produkt Bioseed®-C (BioTissue Technologies GmbH, Freiburg, Deutschland) besteht aus Fibrin, PLA, PGA und Polydioxan. Diese gelartige Matrix ist bioresorbierbar und nach der Fixierung mit Ankern auch in Knorpeldefekten ohne Containment sofort belastbar. In Fallserien wurde eine signifikante klinische Verbesserung der behandelten Patienten gezeigt. Verglichen mit der konventionellen ACT wurden ähnlich gute Ergebnisse erreicht, allerdings waren die magnetresonanztomographischen Kontrollen im MOCART-Score von schlechterer Qualität als die ACT [22].

Zusammenfassend kann man sagen, dass das für eine MACT verwendete Biomaterial einen entscheidenden Einfluss auf das Differenzierungsverhalten von Knorpelzellen ausübt und somit durch ein geeignetes Biomaterial die Regeneratqualität wesentlich beeinflusst werden kann.

13.2 Biomaterialien für einen einzeitigen Therapieansatz

Da zweizeitige Behandlungsstrategien immer mit einer gewissen Manipulation und Veränderung der primären Zellresource durch die Expansion, Amplifikation und Passagierung im Rahmen der Zellkultur verbunden sind und außerdem dieses Regime von hohen Kosten begleitet ist, haben in letzter Zeit zunehmend auch Entwicklungen hin zu einem einzeitigen Therapieansatz stattgefunden. Eine zellgebundene einzige Behandlung z. B. mit autologen Knorpelzellen oder mesenchymalen Stammzellen ist aufwendig und unterliegt strengen regulatorischen Bestimmungen, die den derzeitigen klinischen Einsatz im deutschsprachigen Raum schwierig machen. Die im einzeitigen Therapieregime zum Einsatz kommenden Biomaterialen sind deshalb v. a. darauf ausgelegt, die Reparaturzellen vor Ort zu halten und die Chondrogenese nach Knochenmarkstimulierung zu unterstützen. Die Biomaterialeigenschaften sollen darauf ausgelegt sein, die Differenzierung der Zellen zu optimieren.

Eine dieser Techniken ist die sog. autologe matrixinduzierte Chondrogenese (AMIC), die eine Mikrofrakturierung mit einer Abdeckung mithilfe der bereits beschriebenen Kollagen-I/III-Matrix (Chondro-Gide®, Geistlich Biomaterials Vertriebsgesellschaft mbH, Baden-Baden, Deutschland) kombiniert. Daneben ist auch die Verwendung einer synthetischen Membran beschrieben. Diese ist eine resorbierbare Polyglykolsäurematrix behandelt mit Hyaluronsäure (BioTissue AG, Zürich, Schweiz). Fallserien von Patienten, die mit dieser Technik der Membranabdeckung nach knochenmarkstimulierenden Maßnahmen im Knorpeldefekt behandelt wurden, zeigen zum Großteil einen positiven Verlauf in der klinischen Nachbeobachtung, jedoch im MRT meistens lediglich eine inkomplette Defektfüllung nach bis zu drei Jahren [23, 24]. Studien im kurz- bzw. mittelfristigen Nachuntersuchungszeitraum haben bislang keinen Vorteil der AMIC Technik gegenüber der konventionellen Mikrofrakturierung gezeigt [25].

Weitere Probleme der knochenmarkstimulierenden Maßnahmen sind neben der unsicheren Superclotausbildung im Defekt die zusätzliche Retraktion des Gerinnsels und die unzureichende Menge an Blutbestandteilen, die für die Regeneration nötig sind. Diese Nachteile versucht das chitosanbasierte Biopolymer BST-CarGel® (Piramal Healthcare, Laval/Qebec, Kanada) auszugleichen. Chitosan ist das auf der Erde am zweithäufigsten vorkommende Polymer natürlicher Herkunft und wird aus Chitin gewonnen, einem Stoff, der in den Außenskeletten von Schalentieren wie Krebsen und Krabben enthalten ist. Das Kopolymer besteht aus Glukosamin und N-Acetylglukosamin, das mit polyanionischem Chondroitinsulfat zu einem Hydrogel quervernetzt werden kann. Chitosan gilt als biokompatibel mit ausgezeichneten Degradationseigenschaften in vivo. Besonders seinen Hydrolyseprodukten werden antimikrobielle Eigenschaften zugeschrieben. In verschiedenen In-vitro-Experimenten wurden günstige Einflüsse von Chitosan auf den Stoffwechsel von osteo- und chondrogenen Zellen unterschiedlicher Herkunft nachgewiesen [26]. Im klinischen Einsatz wird das lösliche Glykosaminpolysaccharid mit einem Glycerolphoshatpuffer vermischt und autologes Blut zugegeben, bevor es in den mikrofrakturierten Defekt injiziert wird. Dadurch wird der entstehende Clot durch Verhinderung der Retraktion stabilisiert und haftet in der Läsion besser an. In ersten klinischen Studien zeigt die Anwendung des chitosanbasierten Biopolymers keine Nachteile gegenüber der alleinigen konventionellen Mikrofrakturtechnik, jedoch eine vermehrte und qualitativ verbesserte Defektfüllung in der MRT-Kontrolle ein Jahr nach Behandlung [27].

13.2.1 Biomaterialkombinationen

Als ein entscheidender Einflussfaktor auf die Homöostase eines Gelenks geriet in letzter Zeit auch zunehmend der subchondrale Knochen in den Focus. Sein Zustand beeinflusst in hohem Maß das Outcome nach einer Knorpelbehandlung, weshalb dieser immer in die Entscheidungsfindung für die optimale Therapie mit einbezogen werden sollte. Deshalb geht man mehr und mehr dazu über, den subchondralen Knochen und den angrenzenden Knorpel als osteochondrale Einheit zu betrachten. Die gleichzeitige Wiederherstellung verschiedener Gewebearten mit ihren spezifischen funktionellen und biologischen Eigenschaften stellt auch für ein Biomaterial eine Herausforderung dar. Über die letzten Jahre wurden Trägermatrizes entwickelt, die die Behandlung der osteochondralen Einheit als Ganzes möglich machten.

Merke: Biomaterialkombinationen bieten die Möglichkeit, die gesamte osteochondrale Einheit zu rekonstruieren.

Für kleinere osteochondrale Läsionen steht ein Verbundbiomaterial aus β-Trikalziumphosphat/PLA und Kollagen I zur Verfügung (Biomatrix CRD, Arthrex GmbH, München, Deutschland). Es ist in verschiedenen Größen und Durchmessern erhältlich und wird ähnlich einer autologen osteochondralen Zylindertransplantation press fit in den Defekt eingebracht. Bislang gibt es in der Literatur nur Fallserien ohne Langzeitergebnisse. Bei einem synthetischen Biomaterial mit gleichem Indikationsgebiet für kleinere osteochondrale Läsionen schien jedoch die ossäre Integration und das Remodelling der knöchernen Strukturen ein Problem zu sein. Es kam zu subchondralen Zysten und Desintegrationen, weswegen dieses Biopolymer vom Markt genommen werden musste. Dennoch haben diese zellfrei anwendbaren Biomaterialien den Vorteil, als Off-the-shelf-Produkte einzeitig ohne größeren logistischen Vorlauf zur Verfügung zu stehen.

Das Biomaterial MaioRegen (Fin-Ceramica, Faenza, Italien) versucht, durch einen dreischichtigen Aufbau die osteochondrale Einheit noch genauer zu imitieren und steht auch für größere osteochondrale Defekte unabhängig der Defektgeometrie zur Verfügung. Die oberste gelenkseitige Schicht besteht aus Kollagen I mit einer glatten Oberfläche, während die „tidemark“ durch eine Schicht aus 60 % Kollagen I und 40 % Hydroxylapatit dargestellt werden soll. Der subchondrale knöcherne Anteil weist ein Verhältnis 30 % Kollagen I, 70 % Hydroxylapatit auf. Die Regeneration der Knorpel-Knochen-Läsion soll durch die Aufnahme ortständiger mesenchymaler Stammzellen aus dem umliegenden Knochenmark in die Matrix unterstützt werden. In einer klinischen Nachuntersuchung von 27 Patienten nach fünf Jahren zeigte sich eine Verbesserung in den Funktionsscores IKDC und Tegner, wobei die magnetresonanztomographischen Kontrollen ebenfalls eine Verbesserung zeigten, jedoch nach fünf Jahren noch Unregelmäßigkeiten v. a. im subchondralen Bereich erkennbar waren [28].

Durch das zunehmende Wissen über die molekularen und zellulären Abläufe im Rahmen der Knorpelregeneration und die fortschreitenden technischen Entwicklungen war es über die letzten Jahre möglich, Biomaterialien zur Knorpeltherapie zu modifizieren und stetig zu verbessern. Dadurch wurden auch im klinischen Einsatz zunehmende Erfolge erzielt. Eine kritische wissenschaftliche Auseinandersetzung mit den Ergebnissen und eine zukunftsgerichtete Forschung ist notwendig, um die Technik der Knorpelbehandlung zu optimieren. Weiterentwicklungen auch im Bereich der Biomaterialien hin zu intelligenten Systemen, sog. Smart-Biomaterials könnten in Zukunft dazu führen, weitere Probleme der Knorpeltherapie zu lösen und das Indikationsspektrum hin zur Anwendung auch im degenerativ veränderten Gelenk zu erweitern.

Tab. 13.3: Zusammenfassende Darstellung der am häufigsten verwendeten Biomaterialien für die Knorpelregeneration mit deren Zusammensetzung, Spezifikationen und Vor- bzw. Nachteilen.

	Biomaterial	**Zusammensetzung**	**Spezifikationen**	**Vorteile**	**Nachteile**
Zweizeitiger Einsatz im Rahmen einer matrixgestützten autologen Chondrozytentransplantation	MACI	Kollagen-I/III-Membran	Auch als Membranabdeckung für AMIC-Technik verwendbar	Gute Biokompatibilität	kaum dreidimensionale Verteilung der Chondrozyten
	Hyalograft C	Quervernetzte Hyaluronsäure	Wie Kollagen Bestandteil der natürlichen extrazellulären Matrix	Gute Biokompatibilität der Grundsubstanz	Wenig Primärstabilität, deshalb Quervernetzung oder Kombination mit anderen Biomaterialien nötig
	Novocart 3D	Biphasische Kollagen-I-Chondroitinsulfat-Matrix	Durch Pericardschicht gutes intraoperatives Handling	Nach Besiedelung der kollagenen Wabenstruktur sichere chondrogene Differenzierung mit Ausbildung sphärischer Chondrozyten	Kultivierung und Amplifikation in Monolayerkultur nötig
	CaReS	Kollagen-I-Hydrogel	Nach Gewinnung Aufnahme der Knorpelzellen in dreidimensionale Kollagenmatrix	Keine Dedifferenzierung durch Monolayerkultur	Defekt mit Containment zur Implantation nötig
	Novocart Injekt	In situ polymerisierendes Hyaluronsäure-Albumin-Hydrogel	Durch In-situ-Polymerisierung arthroskopisch und in schwierigen Lokalisationen anwendbar	Biokompatibel mit Nachweis sphärischer Knorpelzellen	Wenig klinische Erfahrung
	Bioseed C	Mit Fibrin kombiniertes synthetisches Biomaterial auf PLA- und PGA-Basis	Bioresorbierbar, gelartig	Auch in Defekten ohne Containment fixierbar	Unsicheres Verhalten der Abbauprodukte, klinisch keine Verbesserung gegenüber ACT
	Fibrinkleber	Fibrin	Natürliches Trägergerüst eines Blutclots	Fixierungshilfsmittel bei MACT in schwierigen Lokalisationen	Hemmender Einfluss auf die Chondrogenese

Tab. 13.3: (Fortsetzung).

	Biomaterial	Zusammensetzung	Spezifikationen	Vorteile	Nachteile
Einzeitiger Einsatz	BST CarGel	Chitosanbasiertes Polymer	Stabilisierung des Superclots im Knorpeldefekt nach Knochenmarkstimulierung	In Kontrollen gute Defektfüllung mit magnetresonanztomographisch guten Kurzzeitergebnissen	Wenig klinische Erfahrung
	Biomatrix	Artifizielle Kollagen-β-Trikalziumphosphat/ PLA-Zylinder	Alternative zur autologen osteochondralen Transplantation	Keine Entnahmemorbidität	Wenig klinische Erfahrung
	MaioRegen	Kollagen-I-Hydroxylapatid-Biomaterialkombination	Imitierung der Dreischichtung der osteochondralen Einheit mit verschiedenen Konzentrationen der Bestandteile	Off-the-shelf-Produkt auch für größere osteochondrale Defekte	Magnetresonanztomographisch unsicheres Remodelling des subchondralen Knochens

Literatur

[1] Brittberg M, Lindahl A, Nilsson A, Ohlsson C, Isaksson O, Peterson L. Treatment of deep cartilage defects in the knee with autologous chondrocyte transplantation. The New England journal of medicine 331:889–895, 1994.

[2] Gaissmaier C, Fritz J, Benz K, Stoop R, Schewe B, Weise K. Biomaterialien für die Transplantation chondrogener Zellen zur biologischen Rekonstruktion artikulärer Knorpeldefekte. SFA Arthroskopie aktuell 16:1–16, 2003.

[3] Niemeyer P, Pestka JM, Kreuz PC, Erggelet C, Schmal H, Suedkamp NP et al. Characteristic complications after autologous chondrocyte implantation for cartilage defects of the knee joint. The American journal of sports medicine 36:2091–2099, 2008.

[4] Filardo G, Kon E, Roffi A, Di Martino A, Marcacci M. Scaffold-based repair for cartilage healing: a systematic review and technical note. Arthroscopy: the journal of arthroscopic & related surgery: official publication of the Arthroscopy Association of North America and the International Arthroscopy Association 29:174–186, 2013.

[5] Hunziker EB, Lippuner K, Keel MJ, Shintani N. An educational review of cartilage repair: precepts & practice–myths & misconceptions–progress & prospects. Osteoarthritis and cartilage / OARS, Osteoarthritis Research Society 23:334–350, 2015.

[6] Johnstone B, Alini M, Cucchiarini M, Dodge GR, Eglin D, Guilak F et al. Tissue engineering for articular cartilage repair–the state of the art. European cells & materials 25:248–267, 2013.

[7] Behrens P, Bosch U, Bruns J, Erggelet C, Esenwein SA, Gaissmaier C et al. [Indications and implementation of recommendations of the working group „Tissue Regeneration and Tissue

Substitutes“ for autologous chondrocyte transplantation (ACT)]. Zeitschrift fur Orthopadie und ihre Grenzgebiete 142:529–539, 2004.

[8] Salzmann GM, Paul J, Bauer JS, Woertler K, Sauerschnig M, Landwehr S et al. T2 assessment and clinical outcome following autologous matrix-assisted chondrocyte and osteochondral autograft transplantation. Osteoarthritis and cartilage / OARS, Osteoarthritis Research Society 17:1576–1582, 2009.

[9] Basad E, Ishaque B, Bachmann G, Sturz H, Steinmeyer J. Matrix-induced autologous chondrocyte implantation versus microfracture in the treatment of cartilage defects of the knee: a 2-year randomised study. Knee surgery, sports traumatology, arthroscopy: official journal of the ESSK A 18:519–527, 2010.

[10] Macmull S, Jaiswal PK, Bentley G, Skinner JA, Carrington RW, Briggs TW. The role of autologous chondrocyte implantation in the treatment of symptomatic chondromalacia patellae. International orthopaedics 36:1371–1377, 2012.

[11] Marcacci M, Berruto M, Brocchetta D, Delcogliano A, Ghinelli D, Gobbi A et al. Articular cartilage engineering with Hyalograft C: 3-year clinical results. Clinical orthopaedics and related research 435:96–105, 2005.

[12] Filardo G, Kon E, Di Martino A, Iacono F, Marcacci M. Arthroscopic second-generation autologous chondrocyte implantation: a prospective 7-year follow-up study. The American journal of sports medicine 39:2153–2160, 2011.

[13] Ferruzzi A, Buda R, Faldini C, Vannini F, Di Caprio F, Luciani D et al. Autologous chondrocyte implantation in the knee joint: open compared with arthroscopic technique. Comparison at a minimum follow-up of five years. The Journal of bone and joint surgery American volume 90 Suppl 4:90–101, 2008.

[14] Kon E, Gobbi A, Filardo G, Delcogliano M, Zaffagnini S, Marcacci M. Arthroscopic second-generation autologous chondrocyte implantation compared with microfracture for chondral lesions of the knee: prospective nonrandomized study at 5 years. The American journal of sports medicine 37:33–41, 2009.

[15] Kon E, Filardo G, Condello V, Collarile M, Di Martino A, Zorzi C et al. Second-generation autologous chondrocyte implantation: results in patients older than 40 years. The American journal of sports medicine 39:1668–1675, 2011.

[16] Angele P, Fritz J, Albrecht D, Koh J, Zellner J. Defect type, localization and marker gene expression determines early adverse events of matrix-associated autologous chondrocyte implantation. Injury 46, Suppl 4:S2–9, 2015.

[17] Zellner J, Angele P, Zeman F, Kujat R, Nerlich M. Is the transplant quality at the time of surgery adequate for matrix-guided autologous cartilage transplantation? A pilot study. Clinical orthopaedics and related research 471:2852–2861, 2013.

[18] Schneider U, Rackwitz L, Andereya S, Siebenlist S, Fensky F, Reichert J et al. A prospective multicenter study on the outcome of type I collagen hydrogel-based autologous chondrocyte implantation (CaReS) for the repair of articular cartilage defects in the knee. The American journal of sports medicine 39:2558–2565, 2011.

[19] Welsch GH, Mamisch TC, Zak L, Blanke M, Olk A, Marlovits S et al. Evaluation of cartilage repair tissue after matrix-associated autologous chondrocyte transplantation using a hyaluronic-based or a collagen-based scaffold with morphological MOCART scoring and biochemical T2 mapping: preliminary results. The American journal of sports medicine 38:934–942, 2010.

[20] Nuernberger S, Cyran N, Albrecht C, Redl H, Vecsei V, Marlovits S. The influence of scaffold architecture on chondrocyte distribution and behavior in matrix-associated chondrocyte transplantation grafts. Biomaterials 32:1032–1040, 2011.

[21] Albrecht C, Tichy B, Nurnberger S, Hosiner S, Zak L, Aldrian S et al. Gene expression and cell differentiation in matrix-associated chondrocyte transplantation grafts: a comparative study. Osteoarthritis and cartilage / OARS, Osteoarthritis Research Society 19:1219–1227, 2011.

[22] Zeifang F, Oberle D, Nierhoff C, Richter W, Moradi B, Schmitt H. Autologous chondrocyte implantation using the original periosteum-cover technique versus matrix-associated autologous chondrocyte implantation: a randomized clinical trial. The American journal of sports medicine 38:924–933, 2010.

[23] Gille J, Schuseil E, Wimmer J, Gellissen J, Schulz AP, Behrens P. Mid-term results of Autologous Matrix-Induced Chondrogenesis for treatment of focal cartilage defects in the knee. Knee surgery, sports traumatology, arthroscopy: official journal of the ESSK A 18:1456–1464, 2010.

[24] Kusano T, Jakob RP, Gautier E, Magnussen RA, Hoogewoud H, Jacobi M. Treatment of isolated chondral and osteochondral defects in the knee by autologous matrix-induced chondrogenesis (AMIC). Knee surgery, sports traumatology, arthroscopy: official journal of the ESSK A 20:2109–2115, 2012.

[25] Anders S, Volz M, Frick H, Gellissen J. A Randomized, Controlled Trial Comparing Autologous Matrix-Induced Chondrogenesis (AMIC(R)) to Microfracture: Analysis of 1- and 2-Year Follow-Up Data of 2 Centers. The open orthopaedics journal 7:133–143, 2013.

[26] Nettles DL, Elder SH, Gilbert JA. Potential use of chitosan as a cell scaffold material for cartilage tissue engineering. Tissue engineering 8:1009–1016, 2002.

[27] Stanish WD, McCormack R, Forriol F, Mohtadi N, Pelet S, Desnoyers J et al. Novel scaffold-based BST-CarGel treatment results in superior cartilage repair compared with microfracture in a randomized controlled trial. The Journal of bone and joint surgery American volume 95:1640–1650, 2013.

[28] Kon E, Filardo G, Di Martino A, Busacca M, Moio A, Perdisa F et al. Clinical results and MRI evolution of a nano-composite multilayered biomaterial for osteochondral regeneration at 5 years. The American journal of sports medicine 42:158–165, 2014.

14 Rechtliche Grundlagen zellbasierter Verfahren

14.1 Entnahmegenehmigung

Jochen Hecky, Christoph Gaissmaier

14.1.1 Einleitung

Die Verwendung menschlicher Gewebe in bearbeitetem oder unbearbeitetem Zustand, Zubereitungen daraus (Gewebezubereitungen) sowie die Verwendung humaner Zellen findet therapeutisch eine immer größere Verbreitung und dies insbesondere im Bereich der regenerativen Medizin für den Ersatz oder die Wiederherstellung geschädigter Gewebe oder Gewebefunktionen. Um im Hinblick auf die neuen Möglichkeiten gewebe- und zellbasierter Therapieverfahren EU-weit ein einheitlich hohes Niveau des Gesundheitsschutzes der Bevölkerung zu erreichen, hat der europäische Gesetzgeber zahlreiche Rechtsvorschriften formuliert, die durch die EG-Mitgliedstaaten in nationales Recht umzusetzen sind. Der deutsche Gesetzgeber hat hierzu das Gewebegesetz nebst zugehörigen Verordnungen erlassen und damit den Bereich der Gewebeentnahme neu geregelt.

Im Folgenden sollen die wesentlichen Linien des europäischen und nationalen Arzneimittelrechts skizziert sowie die daraus resultierenden Anforderungen für die auf dem Gebiet der Geweberegeneration tätigen Einrichtungen (insbesondere Entnahme- und Gewebeeinrichtungen) dargestellt werden.

14.1.2 Europäischer Rechtsrahmen für humane Gewebe und Zellen

Bereits mit dem Amsterdamer Vertrag von 1997 wurde auf europäischer Ebene bestimmt, dass bei der Festlegung und Durchführung aller Gemeinschaftspolitiken und -maßnahmen ein hohes Gesundheitsschutzniveau sichergestellt wird (EGV, Art. 152 Abs. 1, neu in AEUV, Art. 168 Abs. 1; [1, 2]). Zur Verwirklichung dieses Ziels nennt Art. 152 Abs. 4 Buchstabe a EGV ausdrücklich Maßnahmen des Rats zur Festlegung hoher Qualitäts- und Sicherheitsstandards für Organe und Substanzen menschlichen Ursprungs sowie für Blut und Blutderivate. Ergänzend wird den Mitgliedsstaaten das Recht eingeräumt, strengere Schutzmaßnahmen beizubehalten oder einzuführen.

Unter Rückgriff auf das im EG-Vertrag erteilte Mandat hat die EU-Kommission in Anlehnung an die EG-Arzneimittelrichtlinie 2001/83/EG [3] zunächst die Festlegung von Qualitäts- und Sicherheitsstandards für Blut und Blutderivate, kurz darauf für menschliche Gewebe und Zellen vorgeschlagen. Diese sind mit der EG-Blutrichtlinie 2002/98/EG [4] und der EG-Geweberichtlinie 2004/23/EG [5] in geltendes europäisches Recht überführt worden.

Die Regelungen der EG-Geweberichtlinie sind insbesondere in Bezug auf wesentliche organisatorische Strukturen und die grundlegenden Anforderungen eng an die EG-Arzneimittelrichtlinie 2001/83/EG angelehnt. So werden der Aufbau von zuständigen Behörden, behördliche Genehmigungen für die Herstellung bzw. Be- oder Verarbeitung der betroffenen Produkte und die regelmäßige behördliche Überwachung der tätig werdenden Einrichtungen und der von ihnen verwendeten Herstellungs- oder Verarbeitungsverfahren durch Inspektionen und Kontrollmaßnahmen verlangt [6].

Die Richtlinie 2004/23/EG gilt grundsätzlich für sämtliche menschliche Gewebe und Zellen sowie für daraus hergestellte Produkte, die zur Verwendung bei Menschen bestimmt sind (Art. 2 Abs. 1). Sie gilt somit nicht für die forschungsbedingte Nutzung menschlicher Gewebe und Zellen, z. B. wenn diese für andere Zwecke genutzt werden als für die Verwendung im oder am menschlichen Körper, wie bei der In-vitro-Forschung oder in Tiermodellen. Ausgenommen vom Regelungsbereich der Richtlinie sind im Weiteren Blut und Blutbestandteile, Organe oder Organteile sowie Gewebe und Zellen, die innerhalb ein und desselben chirurgischen Eingriffs als autologes Transplantat verwendet werden (Art. 2 Abs. 2).

Die Inhalte der EG-Geweberichtlinie sind auf die Erfordernisse der Qualität und Sicherheit der Gewebe und Zellen ausgerichtet. Auf der Basis der EG-Geweberichtlinie (Art. 28) hat die EU-Kommission ergänzend technische Anforderungen zur Durchführung der Regelungen der EG-Geweberichtlinie erlassen.

Die Richtlinie 2006/17/EG [7] enthält insbesondere konkretisierende Vorschriften für die Entnahme menschlicher Gewebe und Zellen, die Auswahlkriterien für die Spender, die für die Spender vorgesehenen Laboruntersuchungen und die Verfahren zur Entnahme von Geweben und Zellen und deren Entgegennahme in der Gewebebank.

Die Richtlinie 2006/86/EG [8] enthält die konkretisierenden Vorschriften für die Rückverfolgbarkeit sowie die Meldung schwerwiegender Zwischenfälle und schwerwiegender unerwünschter Reaktionen und legt bestimmte technische Anforderungen an die Codierung, Verarbeitung, Konservierung, Lagerung und Verteilung (Inverkehrbringen, Abgabe) von menschlichen Geweben und Zellen fest. Sie gilt gemäß dem Art. 1 Abs. 1 Buchstabe b nicht für von der Richtlinie 2001/83/EG erfasste Arzneimittel, wie beispielsweise Arzneimittel für neuartige Therapien (ATMP).

Im Hinblick auf Gewebe und Zellen, bei deren Weiterverarbeitung und Zubereitung ein industrielles Verfahren zur Anwendung kommt, und die deshalb von der Richtlinie 2001/83/EG erfasst werden (Art. 2 Abs. 1 Richtlinie 2001/83/EG), sind die Vorgaben der EG-Geweberichtlinie nur für die Spende, Beschaffung und Testung relevant [3, 9]. Im Übrigen gelten unter diesen Bedingungen die Vorgaben des europäischen Arzneimittelrechts, die mithilfe des Arzneimittelgesetzes (AMG) in deutsches Recht umgesetzt worden sind und die damit auch eine der Good-Manufacturing-Practice (GMP) [10] konforme Herstellung erfordern (Art. 46 Buchstabe f und Art. 47 Richtlinie 2001/83/EG i. V. m. Richtlinie 2003/94/EG).

Der deutsche Gesetzgeber hat zur abschließenden innerstaatlichen Umsetzung der EG-Vorgaben zur Festlegung von Qualitäts- und Sicherheitsstandards für die Spende, Beschaffung, Testung, Verarbeitung, Konservierung, Lagerung und Verteilung von menschlichen Geweben und Zellen das Gewebegesetz geschaffen, das als Artikelgesetz konzipiert ist und das auf den bereits vorhandenen Rechtsrahmen zurückgreift, der durch das AMG, durch das Transplantationsgesetz (TPG) [11] sowie durch das Transfusionsgesetz (TFG) [12] nebst zugehörigen Verordnungen gebildet wird [13].

14.1.3 Der Arzneimittelbegriff nach Arzneimittelgesetz

Arzneimittel sind nach § 2 Abs. 1 Nr. 1 des deutschen AMG u. a. Stoffe und Zubereitungen aus Stoffen, die zur Anwendung im oder am menschlichen Körper bestimmt sind und als Mittel mit Eigenschaften zur Heilung oder Linderung oder zur Verhütung menschlicher Krankheiten oder krankhafter Beschwerden bestimmt sind oder die nach § 2 Abs. 1 Nr. 2 im oder am menschlichen Körper angewendet oder einem Menschen verabreicht werden können, um entweder a) die physiologischen Funktionen durch eine pharmakologische, immunologische oder metabolische Wirkung wiederherzustellen, zu korrigieren oder zu beeinflussen oder b) eine medizinische Diagnose zu erstellen.

Nach § 3 Nr. 3 AMG sind Stoffe im Sinn des AMG u. a. auch Körperteile, Körperbestandteile und Stoffwechselprodukte des Menschen in bearbeitetem oder unbearbeitetem Zustand. Somit stellen auch humane Gewebe, wie z. B. Knochen oder Herzklappen, aber auch Zubereitungen aus Geweben wie z. B. Produkte aus Gewebezüchtungen (Tissue-Engineering-Produkte, TEP) ebenso wie Blut und Plasma Arzneimittel dar [14], wenn sie zur Linderung oder Heilung von Krankheiten, Körperschäden usw. verwendet werden, also eine dem § 2 Abs. 1 Nr. 1 AMG entsprechende Zweckbestimmung aufweisen.

14.1.4 Erlaubnispflichtige Tätigkeiten nach Arzneimittelgesetz und Ausnahmeregelungen

Infolge des zum 01. 08. 2007 in Kraft gesetzten Gewebegesetzes [15] sowie weiterer seither vorgenommener Gesetzesänderungen, im Besonderen die sog. 15. AMG-Novelle [16], bestehen derzeit für die im Kontext der Knorpeltherapie arzneimittelrechtlich relevanten Tätigkeiten folgende Erlaubnispflichten:

1. Erlaubnispflicht nach § 20b AMG für:
   - die Gewinnung (Entnahme) [17] von zur Verwendung bei Menschen bestimmten Geweben i. S. v. § 1a Nr. 4 TPG (aus Zellen bestehende Bestandteile des menschlichen Körpers, die keine Organe sind, einschließlich einzelner

menschlicher Zellen) sowie die Laboruntersuchungen, die für die Gewinnung für Gewebe erforderlich sind (z. B. Infektionsserologie)
- die Gewinnung und Laboruntersuchung von autologem Blut für die Herstellung von biotechnologisch bearbeiteten Gewebeprodukten

2. Erlaubnispflicht nach § 20c AMG für:
   - die Be- oder Verarbeitung, Konservierung, Prüfung, Lagerung oder das Inverkehrbringen von Gewebe oder Gewebezubereitungen, die nicht mit industriellen Verfahren be- oder verarbeitet werden und deren wesentliche Be- oder Verarbeitungsverfahren in der Europäischen Union hinreichend bekannt sind
3. Erlaubnispflicht nach § 13 AMG für (u. a.):
   - die gewerbs- oder berufsmäßige Herstellung von Arzneimitteln i. S. d. § 2 Abs. 1 oder Abs. 2 Nr. 1, von Wirkstoffen menschlicher Herkunft sowie von anderen zur Arzneimittelherstellung bestimmter Stoffe menschlicher Herkunft, und die Prüfung, auf deren Grundlage die Freigabe des Arzneimittels für das Inverkehrbringen erklärt wird
4. Erlaubnispflicht nach § 72b AMG für:
   - die Einfuhr (Überführung aus Drittstaaten, die nicht Vertragsstaaten des Abkommens über den Europäischen Wirtschaftsraum sind, in den zollrechtlich freien Verkehr) von Gewebe i. S. v. § 1a Nr. 4 TPG oder Gewebezubereitungen i. S. v. § 20c AMG zum Zweck der Abgabe an andere oder zur Be- oder Verarbeitung
   - die Einfuhr von autologem Blut zur Herstellung von biotechnologisch bearbeiteten Gewebeprodukten

Ausgenommen von den Erlaubnispflichten nach § 20b (und § 20c) AMG sind:
- Gewebe, die innerhalb eines Behandlungsvorgangs einer Person entnommen werden, um auf diese ohne Änderung ihrer stofflichen Beschaffenheit rückübertragen zu werden (§ 4a Satz 1 Nr. 3 AMG).
- Die in § 20b AMG und § 20c AMG genannten Tätigkeiten, sofern sie alle von ein und derselben Person, die Arzt ist oder sonst zur Ausübung der Heilkunde bei Menschen befugt ist, ausgeübt werden, um das Gewebe oder die Gewebezubereitung persönlich bei ihrem Patienten anzuwenden (§ 20d AMG). Hierfür besteht lediglich eine Anzeigepflicht beim örtlich zuständigen Regierungspräsidium. Diese Freistellung von der Erlaubnispflicht gilt nicht, wenn das Gewebe- oder die Gewebezubereitung in Verkehr gebracht werden soll oder zur klinischen Prüfung bestimmt ist.
- Die Erlaubnispflicht nach § 20c AMG entfällt zudem, wenn für die Herstellung eine Erlaubnis nach § 13 Abs. 1 AMG erforderlich ist, wie z. B. für industrielle oder in der EU nicht hinreichend bekannte Verarbeitungsverfahren.

Zur Herstellung biotechnologisch bearbeiteter Gewebeprodukte (TEP), bei denen definitionsgemäß industrielle Verfahren zur Anwendung kommen, sind eine Erlaubnis nach § 20b AMG aufseiten der die Gewebegewinnung durchführenden Einrichtung (Entnahmeeinrichtung) sowie eine Erlaubnis nach § 13 Abs. 1 AMG (Herstellungserlaubnis) obligatorisch. Hierbei kann der Hersteller nach § 13 AMG (oder der Be- oder Verarbeiter nach § 20c AMG) auch Inhaber der Erlaubnis nach § 20b AMG sein. In diesem Fall wird die Entnahmeeinrichtung in die Erlaubnis des Herstellers nach § 13 AMG oder des Be-oder Verarbeiters nach § 20c AMG als „vertraglich gebundene Entnahmeeinrichtung gemäß § 20b Abs. 2 AMG" aufgenommen.

In der Praxis arbeiten Hersteller biotechnologisch bearbeiteter Gewebeprodukte nach § 13 AMG häufig mit Kliniken zusammen, die sie vertraglich binden und als externe Betriebsstätten behördlich anzeigen. Diese Möglichkeit der Zusammenarbeit ist theoretisch auch für Gewebespenderlabore gegeben. Allerdings ist in diesem Fall aufgrund der in den Laboren vorhandenen Expertise hinsichtlich der einzusetzenden Untersuchungsverfahren und des Bestehens ausgereifter Qualitätsmanagementsysteme anzuraten, mit Laboren mit eigener Erlaubnis zur Durchführung der für die Gewebegewinnung erforderlichen Laboruntersuchungen nach § 20b Abs. 1 AMG eine Zusammenarbeit auf vertraglicher Basis nach § 9 Arzneimittel- und Wirkstoffherstellungsverordnung (AMWHV) aufzunehmen. Dies enthebt den Hersteller allerdings nicht von der Pflicht zur Qualifizierung des Auftragnehmers und der regelmäßigen Durchführung von Audits beim Auftragnehmer.

14.1.5 Voraussetzungen für die Erlaubniserteilung zur Gewinnung von menschlichem Gewebe und Pflichten nach Erteilung der Erlaubnis

Nach § 20b Abs. 1 Satz 3 AMG hat eine Entnahmeeinrichtung einen Anspruch auf die Erteilung der Erlaubnis zur Gewinnung von Gewebe durch die zuständige Landesbehörde, wenn:

(1) eine angemessen ausgebildete Person mit der erforderlichen Berufserfahrung nach § 20b Abs. 1 Satz 3 Nr. 1 AMG vorhanden ist, die zugleich die ärztliche Person i. S. d. § 8d Abs. 1 Satz 1 TPG sein kann,
(2) weiteres mitwirkendes Personal ausreichend qualifiziert ist,
(3) angemessene Räume für die jeweilige Gewebegewinnung vorhanden sind,
(4) gewährleistet ist, dass die Gewebegewinnung nach dem Stand der medizinischen Wissenschaften und Technik und nach den Vorschriften der Abschnitte 2, 3 und 3a des TPG vorgenommen werden.

Zum Abschnitt 3a des TPG zählt § 8d TPG, wonach die Gewebeeinrichtung verpflichtet ist:

(i) die Anforderungen an die Entnahme von Geweben nach dem Stand der medizinischen Wissenschaft und Technik einzuhalten, insbesondere an die Spenderidentifikation, das Entnahmeverfahren und die Spenderdokumentation;

(ii) sicherzustellen, dass nur Gewebe von Spendern entnommen werden, bei denen eine ärztliche Beurteilung nach dem Stand der medizinischen Wissenschaft und Technik ergeben hat, dass der Spender dafür medizinisch geeignet ist;
(iii) sicherzustellen, dass die für Spender nach dem Stand der medizinischen Wissenschaft und Technik erforderlichen Laboruntersuchungen in einem Untersuchungslabor nach § 8e TPG durchgeführt werden;
(iv) sicherzustellen, dass die Gewebe für die Aufbereitung, Be- oder Verarbeitung, Konservierung oder Aufbewahrung nur freigegeben werden, wenn die ärztliche Beurteilung nach (ii) und die Laboruntersuchung nach (iii) ergeben haben, dass die Gewebe für diese Zwecke geeignet sind;
(v) bei lebenden Spendern vor und nach der Entnahme Maßnahmen für eine erforderliche medizinische Versorgung sicherzustellen und
(vi) eine Qualitätssicherung für die Maßnahmen nach (ii) bis (v) sicherzustellen.

Eine Entnahmeeinrichtung benötigt wie an anderer Stelle bereits erwähnt nach § 20b Abs. 2 Satz 1 AMG keine eigene Erlaubnis zur Gewinnung von Gewebe, wenn diese Tätigkeit unter vertraglicher Bindung mit einem Hersteller mit Herstellungserlaubnis nach § 13 AMG oder mit einem Be- oder Verarbeiter mit einer Erlaubnis nach § 20c AMG ausgeübt wird. Der Hersteller bzw. der Be- oder Verarbeiter hat die Entnahmeeinrichtung der für diese örtlich zuständigen Behörde anzuzeigen und der Anzeige die Angaben und Unterlagen nach § 20b Abs. 1 Satz 3 AMG beizufügen.

Widerspricht die für die Entnahmeeinrichtung örtlich zuständige Behörde nicht innerhalb eines Monats, so hat der Hersteller, bzw. der Be- oder Verarbeiter, die Entnahmeeinrichtung der für ihn zuständigen Behörde anzuzeigen (§ 20b Abs. 2 Satz 3 AMG). Lediglich in zu begründenden Ausnahmefällen verlängert sich die Frist um weitere zwei Monate, wobei der Antragsteller hiervon zuvor zu informieren ist.

Im Fall eines Widerspruchs durch die zuständige Behörde sind die Fristen zur Erlaubniserteilung gehemmt, bis der Grund für den Widerspruch behoben ist.

Der Antragsteller – also der Hersteller mit Herstellungserlaubnis nach § 13 AMG bzw. der Be- oder Verarbeiter mit einer Erlaubnis nach § 20c AMG – hat einen Anspruch auf Erteilung der Erlaubnis zur Gewebegewinnung, wenn die vorstehend aufgeführten Voraussetzungen des § 20b Abs. 1 Satz 3 AMG erfüllt sind (§ 20b Abs. 2 Satz 7 AMG).

Sind diese nicht mehr erfüllt, so z. B. wenn die behördlich gemeldete angemessen ausgebildete Person nach § 20b Abs. 1 Satz 3 Nr. 1 AMG die Einrichtung verlässt und keine weitere oder keine neue Person zur Verfügung steht oder die für die Entnahme angezeigten Räume nicht länger genutzt werden können (etwa bei einem Umbau), muss dies der zuständigen Behörde umgehend zur Kenntnis gebracht werden, wonach diese ein Ruhen der Erlaubnis anordnet oder die Erlaubnis widerruft (letzteres i. d. R. nur in Fällen, in denen die Versagungsgründe nicht binnen einer gegebenen Frist ausgeräumt werden können).

Die erteilte Erlaubnis bezieht sich auf bestimmtes Gewebe und auf eine bestimmte Betriebsstätte, insbesondere auf die für die gesetzlich erfassten Tätigkeiten angezeigten Räume.

Der Erlaubnisinhaber ist verpflichtet, der zuständigen Behörde jede Änderung hinsichtlich der genannten Voraussetzungen für die Erlaubnis unter Vorlage der Nachweise vor Vollzug anzuzeigen. Die Änderung darf erst vorgenommen werden, wenn die zuständige Behörde eine schriftliche Erlaubnis erteilt hat. Bei einem unvorhergesehenen Wechsel der angemessen ausgebildete Person nach § 20b hat die Anzeige unverzüglich zu erfolgen (§ 20b Abs. 5 AMG). Wird eine Anzeige vorsätzlich oder fahrlässig nicht, nicht richtig, nicht vollständig oder nicht rechtzeitig erstattet, ist der Tatbestand einer Ordnungswidrigkeit gegeben (§ 97 Abs. 2 Nr. 7 Buchstabe a AMG).

Die zuständige Behörde hat sich davon zu überzeugen, dass die einschlägigen Vorschriften beachtet werden und hat dafür auf der Grundlage eines Überwachungssystems in angemessenen Zeitabständen und in angemessenem Umfang Inspektionen vorzunehmen und wirksame Folgemaßnahmen festzulegen (§ 64 Abs. 3 AMG).

14.2 Die gute fachliche Praxis

Die Gewinnung humaner Gewebe und Zellen (§ 4 Abs. 30 AMG, § 1a Nr. 4 TPG) zur Verwendung beim Menschen und damit auch zur Herstellung eines Arzneimittels hat gemäß § 3 Abs. 3 der Arzneimittel- und Wirkstoffherstellungsverordnung (AMWHV) [18] nach den Standards der guten fachlichen Praxis und gemäß § 8d TPG nach dem Stand der medizinischen Wissenschaft und Technik zu erfolgen. Letzterer ergibt sich i. d. R. aus den Richtlinien der Bundesärztekammer, bei deren Erarbeitung die angemessene Beteiligung von Sachverständigen der betroffenen Fach- und Verkehrskreise sicherzustellen ist. Einen Baustein hierzu bilden Empfehlungen von medizinischen Fachgesellschaften.

Hierzu wurde durch die heutige Arbeitsgemeinschaft „Klinische Geweberegeneration“ der Deutschen Gesellschaft für Unfallchirurgie (DGU) und Deutschen Gesellschaft für Orthopädie und Orthopädische Chirurgie (DGOOC) im Auftrag der Deutschen Gesellschaft für Chirurgie (DGCH) bereits im Jahr 2007 ein Handlungsleitfaden für die GFP erstellt [19], der unter Berücksichtigung des mit der Gewinnung verschiedener Gewebe für Spender und Empfänger verbundene unterschiedlichen Risikopotenzial auf spezielle bauliche, räumliche, personelle, organisatorische und technische Voraussetzungen sowie auf die einschlägigen gesetzlichen Bestimmungen eingeht und die Anforderungen u. a. in Bezug auf die Qualitätssicherung und das Qualitätsmanagement, den Nachweis der Spendereignung, die Patientenaufklärung, das Entnahmeverfahren, die Qualifikation und Schulung des Fach- und mitwirkenden Personals, die Hygiene, die Kennzeichnung, die Freigabe, die Verpackung, den Transport, die Dokumentation, die Rückverfolgbarkeit und die Dokumentations- und Meldepflichten bei Auftreten oder Verdacht schwerwiegender Zwischenfälle oder schwerwiegend unerwünschter Reaktionen, die von einer Entnahmeeinrichtung zu erfüllen sind, beschreibt.

Mit den Richtlinien der Bundesärztekammer werden die Anforderungen nach dem Stand der medizinischen Wissenschaft und Technik an die Entnahme und Untersuchung von Gewebe und Zellen durch Gewebeeinrichtungen nach § 8d TPG – deren Einhaltung zur Erteilung der Erlaubnis gemäß § 20b Abs. 1 Satz 3 Nr. 4 AMG erforderlich ist – konkretisiert. Ergänzt werden diese durch Regelungen des Abschnitts 5a „Sondervorschriften für Entnahme- und Gewebeeinrichtungen sowie für Gewebespenderlabore", §§ 32–35 AMWHV sowie der TPG-Gewebeverordnung (TPG-GewV) [20], die das Bundesministerium für Gesundheit nach Ermächtigung gemäß § 16a TPG erlassen hat. Diese geben die gesetzlichen Anforderungen in Bezug auf den Standard der GFP wieder.

Fazit für die Praxis: Der Gesetzgeber hat mit dem Gewebegesetz in Verbindung mit der AMWHV und der TPG-GewV die europäischen Vorgaben zur Festlegung von Qualitäts- und Sicherheitsstandards für die Spende, Beschaffung und Testung von menschlichen Geweben und Zellen in nationales Recht umgesetzt und so einen verbindlichen regulatorischen Rahmen für die Gewebegewinnung geschaffen. Mit diesem ist auch für die an der Entnahme beteiligten Kliniken, die als Entnahmeeinrichtungen strengen Regeln unterworfen wurden, ein immenser Verwaltungs-und Dokumentationsaufwand verbunden. Darüber hinaus stellt die uneinheitliche und immer strengere Auslegung der gesetzlichen Vorgaben durch die verschiedenen, regional zuständigen Landesbehörden sowohl Entnahmeeinrichtungen als auch Hersteller vor weiter zunehmende Herausforderungen und Kosten und kann schlimmstenfalls eine Verschlechterung der Versorgungssituation betroffener Bevölkerungsteile in Bezug auf neuartige Therapien (u. a. ATMP) zur Folge haben. Die sich darin ausdrückende Fehlentwicklung, insbesondere für autologe Verfahren, wurde bereits im Jahr 2006 vom Präsidium der DGU und der DGOOC im Rahmen einer gemeinsamen Stellungnahme vorhergesagt [21].

Literatur

[1] Konsolidierte Fassung des Vertrages zur Gründung der Europäischen Gemeinschaft (EGV), ABl. EG Nr. C 325 vom 24. 12. 2002, S. 33.

[2] Konsolidierte Fassung des Vertrags über die Arbeitsweise der Europäischen Union (AEUV), ABl. C 326 vom 26. 10. 2012, S. 47–390, verfügbar unter http://eur-lex.europa.eu/legal-content/DE/TXT/PDF/?uri=CELEX:12012E/TXT&from=EN, aufgerufen am 22. 12. 2015.

[3] Richtlinie 2001/83/EG des Europäischen Parlaments und des Rates vom 6. November 2001 zur Schaffung eines Gemeinschaftskodexes für Humanarzneimittel, ABl. EG Nr. L 311 vom 28. 11. 2001, S. 67.

[4] Richtlinie 2002/98/EG des Europäischen Parlaments und des Rates vom 27. Januar 2003 zur Festlegung von Qualitäts- und Sicherheitsstandards für die Gewinnung, Testung, Verarbeitung, Lagerung und Verteilung von menschlichem Blut und Blutbestandteilen und zur Änderung der Richtlinie 2001/83/EG, ABl. EU Nr. L 33 vom 8. 2. 2003, S. 30.

[5] Richtlinie 2004/23/EG des Europäischen Parlaments und des Rates vom 31. März 2004 zur Festlegung von Qualitäts- und Sicherheitsstandards für die Spende, Beschaffung, Testung,

Verarbeitung, Konservierung, Lagerung und Verteilung von menschlichen Geweben und Zellen, ABl. EU Nr. L 102 vom 7. 4. 2004, S. 48.

[6] von Auer F. Die Umsetzung europäischer Richtlinien in innerstaatliches Recht am Beispiel der Geweberichtlinie 2004/23/E G. Bundesgesundheitsbl – Gesundheitsforsch – Gesundheitsschutz 51:757–763, 2008.

[7] Richtlinie 2006/17/EG der Kommission vom 8. Februar 2006 zur Durchführung der Richtlinie 2004/23/EG des Europäischen Parlaments und des Rates hinsichtlich technischer Vorschriften für die Spende, Beschaffung und Testung von menschlichen Geweben und Zellen, ABl. EU Nr. L 38 vom 9. Februar 2006, S. 40.

[8] Richtlinie 2006/86/EG der Kommission vom 24. Oktober 2006 zur Umsetzung der Richtlinie 2004/23/EG des Europäischen Parlaments und des Rates hinsichtlich der Anforderungen an die Rückverfolgbarkeit, der Meldung schwerwiegender Zwischenfälle und unerwünschter Reaktionen sowie bestimmter technischer Anforderungen an die Kodierung, Verarbeitung, Konservierung, Lagerung und Verteilung von menschlichen Geweben und Zellen, ABl. EU Nr. L 294 vom 25. Oktober 2006, S. 32.

[9] Vgl. Begründungserwägung Nr. 6 und Art. 2 Abs. 1 Satz 2 EG-Geweberichtlinie.

[10] Vgl. Anlage 2 zur Bekanntmachung des Bundesministeriums für Gesundheit zu § 2 Nr. 3 der Arzneimittel- und Wirkstoffherstellungsverordnung vom 27. Oktober 2006 (Banz. S. 6887).

[11] Gesetz über die Spende, Entnahme und Übertragung von Organen und Geweben (Transplantationsgesetz – TPG) in der Fassung der Bekanntmachung vom 4. September 2007 (BGBl. I S. 2206), zuletzt geändert durch Artikel 5d des Gesetzes vom 15. Juli 2013 (BGBl. I S. 2423).

[12] Gesetz zur Regelung des Transfusionswesens (Transfusionsgesetz – TFG) in der Fassung der Bekanntmachung vom 28. August 2007 (BGBl. I S. 2169), zuletzt geändert durch Artikel 12 des Gesetzes vom 17. Juli 2009 (BGBl. I S. 1990).

[13] von Auer F. Das Gewebegesetz – Hintergründe und Konsequenzen. Transfus Med Hemother 35:407–413, 2008.

[14] Gemäß § 4 Abs. 30 Satz 1 AMG sind *Gewebezubereitungen* Arzneimittel, die Gewebe im Sinne von § 1a Nr. 4 TPG sind oder aus solchen Geweben hergestellt worden sind. Menschliche Samen- und Eizellen, imprägnierte Eizellen und Embryonen sind keine Arzneimittel.

[15] Gesetz über Qualität und Sicherheit von menschlichen Geweben und Zellen (Gewebegesetz) vom 20. 07. 2007, BGBl 2007, Teil I S. 1574.

[16] Gesetz zur Änderung arzneimittelrechtlicher und anderer Vorschriften vom 17. Juli 2009, BGBl 2009, Teil I S. 1990.

[17] Gemäß § 20b Abs. 1 Satz 2 AMG ist *Gewinnung* die direkte oder extrakorporale Entnahme einschließlich aller Maßnahmen, die dazu bestimmt sind, das Gewebe in einem be- oder verarbeitungsfähigen Zustand zu erhalten, eindeutig zu identifizieren und zu transportieren.

[18] Verordnung über die Anwendung der Guten Herstellungspraxis bei der Herstellung von Arzneimitteln und Wirkstoffen und über die Anwendung der Guten fachlichen Praxis bei der Herstellung von Produkten menschlicher Herkunft (Arzneimittel- und Wirkstoffherstellungsverordnung – AMWHV) vom 3. November 2006 (BGBl. I S. 2523), zuletzt geändert durch Artikel 1 der Verordnung vom 28. Oktober 2014 (BGBl. I S. 1655).

[19] Der GFP-Leitfaden der DGCH für Entnahmeeinrichtungen wurde im Konsens mit dem Bundesgesundheitsministerium (BMG) und unter Beratung der zuständigen Arzneimittel überwachenden Landesbehörden erstellt, die die Einhaltung der Guten Fachlichen Praxis im Rahmen der Erteilung und Überwachung einer Erlaubnis gemäß § 20b AMG überprüfen. Er ist auf der Webseite der DGCH als PDF verfügbar (http://www.dgch.de/fileadmin/media/pdf/servicemeldungen/069_Gewebegesetz_GFP-Leitfaden_der_DGCH_fuer_die_Gewinnung_menschlicher_Gewebe.pdf).

[20] Verordnung über die Anforderungen an Qualität und Sicherheit der Entnahme von Geweben und deren Übertragung nach demTransplantationsgesetz (TPG-Gewebeverordnung – TPG-GewV) vom 26. März 2008 (BGBl. I S. 512), zuletzt geändert durch Artikel 1 der Verordnung vom 28. Mai 2014 (BGBl. I S. 600).
[21] EU-Kommissionsentwurf „Advanced Therapies" – Gemeinsame Stellungnahme der DGU und DGOO C. Orthopädie Mitteilungen 4:323–326, 2006.

15 Knorpeltherapie in anderen Gelenken

15.1 Schultergelenk

Jörn Kircher

15.1.1 Anatomie, Pathophysiologie, Bedeutung

Das Glenohumeralgelenk ist als kraftschlüssiges dimeres Kugelgelenk im Wesentlichen durch passive Stabilisatoren und die Muskulatur dynamisch stabilisiert. Die Krümmungsradien beider Gelenkpartner sind nicht deckungsgleich und es besteht eine physiologische Inkongruenz [1, 2]. Die Dicke des hyalinen Gelenkknorpels beträgt etwa 1,4–1,5 mm und die des Humerus etwa 1,2–1,5 mm mit geringeren Werten posteroinferior [2].

Obwohl die Gelenkbelastung in Ruhe und im Alltag durch das Gewicht des Arms und den Muskeltonus gering sind im Vergleich zur unteren Extremität, können durch Hebel und Beschleunigung sehr große übertragene Kräfte als Maximalbelastung entstehen.

Alle an der Stabilität des Gelenks beteiligten Strukturen sind prinzipiell in der Lage, bei einer Störung die resultierenden Gelenkkräfte zu erhöhen und letztlich zu Knorpelschäden zu führen. Diese Überlastungen können chronisch oder akut traumatisch bedingt sein. In der klinischen Praxis sind oftmals wahrscheinlich Kombinationen aus beiden Mechanismen vorhanden.

Auch Mikroinstabilitäten, wie die Läsion des superioren Labrums von anterior nach posterior (SLAP) können langfristig Knorpelschäden am Humeruskopf und Glenoid verursachen und sollten deshalb im Frühstadium behandelt werden [3, 4].

> **Merke:** Auch Mikroinstabilitäten können Knorpelschäden verursachen.

Weitere Ursachen (siehe Kapitel 1 und 2) können postoperative Folgezustände nach Rekonstruktionen der Rotatorenmanschette, Stabilisierungsoperationen, Frakturversorgungen etc. aber z. T. auch direkt iatrogene Schädigungen durch elektrothermische Sonden und Lokalanästhetika sein [5].

15.1.2 Diagnostik

Zur Standarddiagnostik zählen der Ultraschall der Schulter und das Röntgen in drei Ebenen („true" anterior-posterior, axial und Y-Aufnahme) zum Ausschluss relevanter Begleitpathologien (s. Abschnitt 15.1.1). Im Standardröntgen können Gelenkspaltweiten von 4 mm (a.p.) bis 6 mm (axial) gemessen werden, die nicht mit der Dicke der Summe der Knorpelschichten an Humerus und Glenoid gleichzusetzen sind [2, 6].

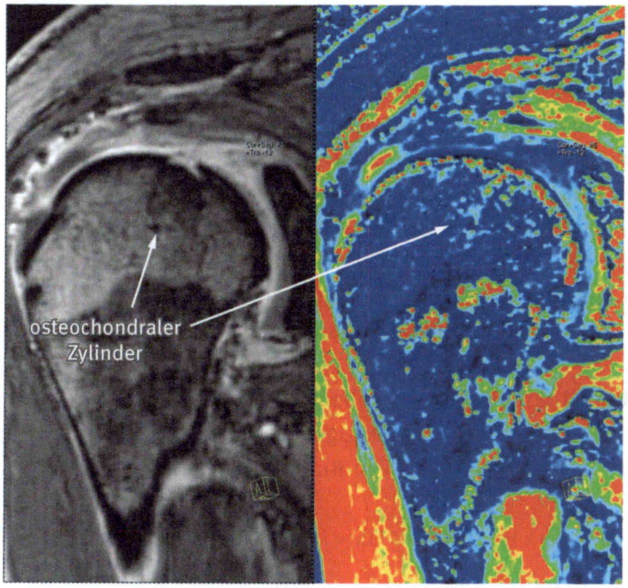

Abb. 15.1: Postoperatives Magnetresonanztomogramm sechs Monate nach autologer osteochondraler Transplantation (OAT) vom ipsilateralen Kniegelenk in den Humeruskopf. Der osteochondrale Zylinder (*Pfeil*) in der Frontalansicht ist komplett knöchern integriert mit bündiger knorpeliger Oberfläche (*links*). Die Stufe in der subchondralen Knochenlamelle resultiert aus den unterschiedlichen Knorpeldicken von Donor und Rezipient. *Rechts* im dGEMRIC-MRT zeigen die knorpelsensitiven Sequenzen eine lückenlose Füllung des Defekts mit normalem Signal im Vergleich zur Umgebung.

Merke: Zur klinischen Diagnostik gehört an der Schulter immer die Anamnese und klinische Untersuchung, um Funktionsstörungen als auslösende Ursache von Knorpelschäden erkennen und behandeln zu können.

Die weiterführende bildgebende Diagnostik sind die Computertomographie (CT) und die Magnetresonanztomographie (MRT), mit oder ohne direktem oder indirektem Kontrastmittel (siehe Kapitel 3).

Die direkte Visualisierung und mechanische Prüfung mit einer diagnostischen Arthroskopie hat weiterhin ihren Stellenwert.

Merke: Knorpelschäden können auch im MRT sehr leicht übersehen werden.

In der Zukunft ist durch die Anwendung einer modernen Knorpelbildgebung und optimierter Schnittführung (radiäre Schnitte) eine Verbesserung der diagnostischen Sicherheit und der Therapiekontrolle zu erwarten [2, 7].

15.1.3 Therapie – konservativ versus operativ

Knorpelschäden im Glenohumeralgelenk können klinisch lange stumm bleiben, solange keine bipolaren Läsionen in den zentralen Arealen vorhanden sind und andere gravierende Funktionsstörungen nicht vorhanden sind. Selbstverständlich sind die allgemeinen Grundsätze über das Fortschreiten von kleinen partiellen Läsionen zu tiefen Knorpelusuren bis zur Frühartrose an der Schulter nicht außer Kraft gesetzt, manifestieren sich jedoch aufgrund der fehlenden Gewichtsbelastung wesentlich weniger ausgeprägt als an lasttragenden Gelenken. Wissenschaftliche Untersuchungen zum spontanen Verlauf und Fortschreiten der Knorpelschäden an der Schulter sind nicht bekannt.

Die Identifikation von Begleitpathologien hat obersten Stellenwert und damit auch die konservative Therapie, denn Funktionsstörungen der Schulter zeigen regelhaft ein sehr gutes Ansprechen auf eine gezielte physiotherapeutische Behandlung.

Merke: Unipolare umschriebene Läsionen können oftmals lange klinisch stumm bleiben.

In jedem Einzelfall ist eine Güterabwägung zu treffen zwischen operativem und therapeutischem Aufwand, Risiko, Kosten und Gesamtperspektive des Patienten inklusive der Lebenssituation (Beruf, Sport, Aktivitäten des täglichen Lebens).

15.1.4 Operative Techniken – technische Aspekte

Die Wahl der operativen Therapie hat folgende Punkte zu berücksichtigen: Größe der Läsion, Lage (zentral oder peripher), zusätzlicher Knochensubstanzdefekt, bipolare Läsion, Instabilität mit Substanzdefekten.

Kleine Läsionen und isolierte Schäden in der Peripherie können débridiert und geglättet werden. Ohne aufwendige präoperative Vorbereitungen können kleine und mittelgroße Läsionen mit Mikrofrakturierung behandelt werden (siehe Abschnitt 5.1). Am Glenoid empfiehlt sich aufgrund der geringen Größe der Gelenkfläche die Verwendung von sehr kleinen Spezialinstrumenten (Nanofrakturierung).

Es gelten die allgemeinen Grundsätze für diese Verfahren (siehe Abschnitt 5.1). Aufgrund der Gelenkgeometrie kann es schwierig sein, orthograde Eröffnungen des subchondralen Knochens zu erreichen (gegebenenfalls zusätzliche Portale, geschickte Rotation der Gelenkpartner etc).

Tiefe Knorpelschäden, sind für eine autologe Chondrozytentransplantation (ACT), das AMIC-Verfahren oder eine autologe osteochondrale Transplantation (OAT) geeignet.

Für eine OAT findet sich im Glenohumeralgelenk kein knorpelüberzogenes Areal, das nicht in Artikulation mit seinem Partner treten kann. Das Kniegelenk als Donorstelle (oberer Femurkondylus) zeigt eine geringe, aber nicht vernachlässigbare Ent-

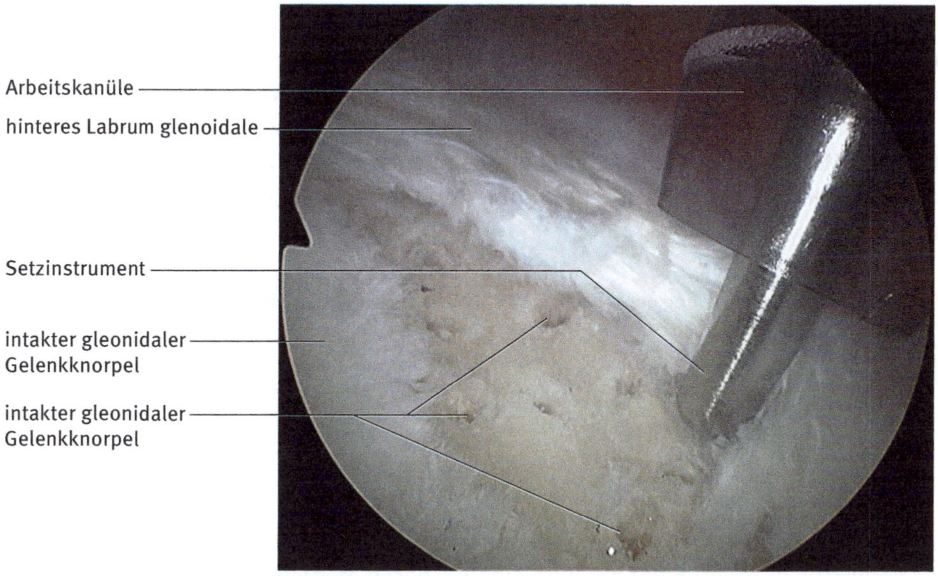

Abb. 15.2: Arthroskopie rechte Schulter, Seitlage, Blick von anterosuperior auf die posteroinferiore Gelenkfläche. Multiple subchondrale Knocheneröffnungen (Nanofrakturierung™, 2med, Hamburg, Deutschland) über dorsales Portal.

nahmemorbidität [8, 9]. Gleiches gilt für die ACT (Entnahme des Knorpels für die Anzucht aus dem Kniegelenk).

ACT (oder andere zell- oder membranbasierte Verfahren) und die OAT erfordern aufgrund mangelhafter Exposition meist einen offenen Zugang.

Merke: Basis einer erfolgreichen Knorpeltherapie ist immer auch die Beseitigung auslösender Ursachen (z. B. SLAP-Läsion, Instabilität, Fehlstellung, ...)

Knochennekrosen im Bereich der Gelenkflächen können im Frühstadium (Stadium I-II nach Cruess) durch retrograde Anbohrung erfolgreich behandelt werden [10].

15.1.5 Nachbehandlung

Nach einer initialen Ruhigstellung für wenige Tage folgt eine frühfunktionelle Nachbehandlung mit Initiierung von passiven Bewegungen ohne Hebel oder Gewicht. Die Anwendung einer motorgesteuerten Bewegungsschiene (hier besser -stuhl, CPM) erscheint ideal für die ersten vier Wochen.

Je invasiver die Knorpelbehandlung, desto länger die postoperative Rehabilitation und Belastungspause. Nach Mikro- oder Nanofrakturierung kleinerer Areale ist mit einer Wiederherstellung der Funktion nach sechs bis zwölf Wochen zu rechnen.

Offene Verfahren müssen in der Nachbehandlung Rücksicht nehmen auf den refixierten M. subscapularis. Von einer Einheilung der Sehne kann nach zwölf Wochen ausgegangen werden, die volle Belastung dürfte frühestens nach sechs Monaten erreicht sein.

Merke: Die Nachbehandlung muss auch immer Rücksicht auf die Begleitpathologien und den operativen Zugang nehmen.

15.1.6 Ergebnisse – Komplikationen

Für die Behandlung mit Mikro- und Nanofrakturierung am Schultergelenk liegen keine langfristigen Studien mit hohem Evidence-based-Medicine-Level vor. Frank et al. beschreiben die erfolgreiche Anwendung sowohl am Glenoid als auch am Humerus in 17 Fällen mit einem mittleren Patientenalter von 37 Jahren nach im Mittel von 30 Monaten mit einer Verbesserung von subjektiven und objektiven Funktions- und Schmerz-Scores [11]. Ähnliche Ergebnisse werden von anderen Autoren berichtet, wobei große und bipolare Läsionen deutlich schlechter abschneiden [12–17].

Die erfolgreiche ACT bzw. matrixgekoppelte ACT ist nur in wenigen Fällen beschrieben, zeigt im eigenen Patientengut im Einzelfall jedoch ebenfalls sehr gute Ergebnisse (Abbildungen 15.3 und 15.4) [18].

Die Ergebnisse der OAT für größere Schäden an Humerus und Glenoid sind im mittelfristigen und langfristigen Verlauf sehr vielversprechend, was Funktion und Schmerzfreiheit der Patienten betrifft [8, 9]. Nicht zu vernachlässigen sind jedoch Zeichen einer Früharthrose [9]. Wahrscheinlich führt bereits das initiale Trauma zu erheblichen Schädigungen des Gelenkknorpels, die gegebenenfalls schwerer wiegen als die Folgen der Therapie selbst [19].

Merke: Die langfristige Prognose wird maßgeblich durch die Grunderkrankung bestimmt (z. B. Ausmaß des initialen Traumas des Gelenkknorpels).

Fazit für die Praxis: Die primäre und sekundäre Prävention stehen an oberster Stelle. Aufwendige Knorpeltherapien (ACT, OAT etc.) erscheinen bei jungen Patienten mit hohem funktionellem Anspruch am besten geeignet, langfristig belastbaren Knorpel in der Belastungszone zu etablieren, die Funktion, Arbeits- und Sportfähigkeit wiederherzustellen und damit einen Beitrag zum langfristigen Gelenkerhalt zu leisten.

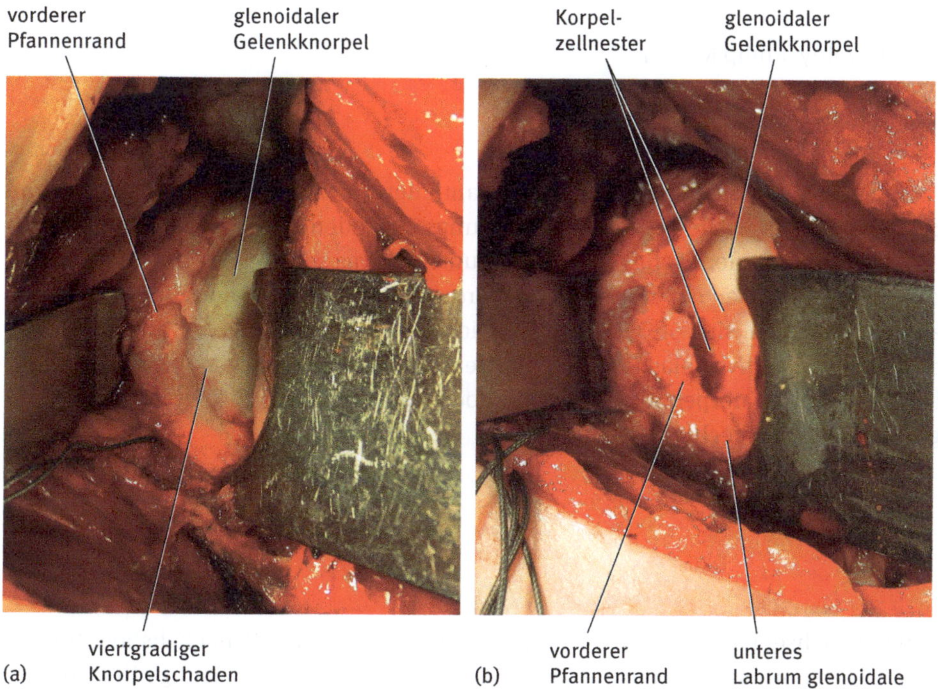

Abb. 15.3: Linke Schulter mit viertgradigem Knorpelschaden an der vorderen unteren glenoidalen Gelenkfläche. (a) und (b) in beiden Bildern Wundhaken. (a) vor und (b) nach autologer Chondrozytentransplantation (3D-ACT™, CoDon, Teltow, Deutschland).

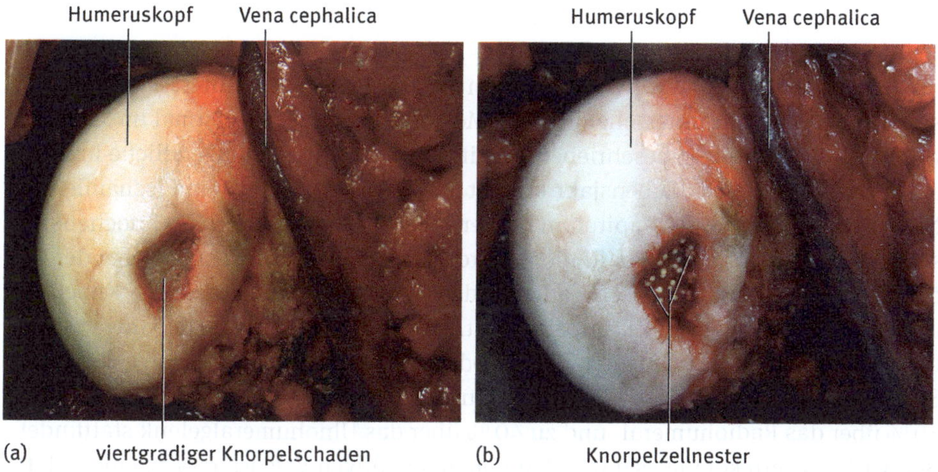

Abb. 15.4: Linke Schulter mit kleinem viertgradigem Knorpelschaden an der anterioren humeralen Gelenkfläche (identischer Patient wie in Abbildung 15.3). (a) vor und (b) nach autologer Chondrozytentransplantation (3D-ACT™, CoDon, Teltow, Deutschland).

15.2 Ellenbogengelenk

Jörg Nowotny, Philip Kasten

15.2.1 Einleitung

Chondrale oder osteochondrale Läsionen am Ellenbogen gehen oft mit chronischen Schmerzen, sich wiederholenden Schwellungszuständen und Gelenkblockierungen einher. Am häufigsten ist das Capitulum humeri, etwas seltener die Trochlea humeri betroffen [33]. Neben der klassischen Arthrose des stark belasteten Ellenbogens des älteren Menschen, sind oft Kinder, Jugendliche und junge Erwachsene betroffen. Hier scheint die repetitive Belastung (z. B. Spitzensport) eine entscheidende Rolle zu spielen [28, 29]. Die Knorpeltherapie am Ellenbogengelenk ist, verglichen mit dem Kniegelenk, eine noch recht junge Entität.

15.2.2 Ursache

15.2.2.1 Trauma

Beim Erwachsenen ist das Trauma des Ellenbogengelenkes, z. B. nach distaler Humerus-, Olekranon- oder Radiusfraktur mit Gelenkbeteiligung eine häufige Ursache für osteochondrale Defekte. Aber auch Luxationen oder rezidivierende Subluxationen des Ellenbogens können posttraumatische Arthrosen auslösen. Bei Luxationen treten typischerweise Abscherfrakturen oder Abscherverletzungen des Knorpels am Capitulum auf.

15.2.2.2 Morbus Panner/Osteochondrosis dissecans

In der Praxis ist es wichtig, zwischen einem Morbus Panner und einer Osteochondrosis dissecans (OD) zu unterscheiden. Der Morbus Panner wurde erstmal im Jahr 1927 von Hans Jessen Panner beschrieben, betrifft häufig männliche Jugendliche im Alter zwischen dem 7. bis 12. Lebensjahr und ist charakterisiert durch eine Ischämie und Nekrose der Epiphyse des Capitulum humeri. Die Ischämie tritt also im Knochenkern selbst auf. Der Knorpel ist i. d. R. nicht betroffen. Im Gegensatz kommt es bei der Osteochondrosis dissecans zu Separation und Infraktion des subchondralen Knochens und der darüber liegenden Knorpelschicht. Ursächlich erscheinen repetitive Mikrotraumata zu sein, z. B. bei jungen Turnern oder Wurfsportlern [2]. In biomechanischen Studien wurde gezeigt, dass die Kraftübertragung bei axialer Belastung (Turnen) zu 60 % über das Radiohumeral- und zu 40 % über das Ulnohumeralgelenk stattfindet. Bei Wurfsportlern kommt es durch den hohen repetitiven Valgusstress zu einer relativen Kompression des Humeroradialgelenks und dadurch zu möglichen Läsionen.

15.2.2.3 Cubitalarthrose

Die primäre Cubitalarthrose betrifft v. a. Personen mit starker körperlicher Belastung der Ellenbogen. Hierzu gehören typischerweise auf dem Bau tätige Personen, aber auch Profisportler wie Turner und Handballer. Da der Ellenbogen, anders als das Knie oder Hüftgelenk, keine lasttragende Funktion aufweist, hat die Cubitalarthrose mit etwa 1–2 % der Bevölkerung insgesamt eine geringere Inzidenz. Die ersten Knorpelläsionen treten am häufigsten am Capitulum humeri, seltener am Radiuskopf, Olekranon oder der Trochlea auf. Darüber hinaus kann es im Rahmen von chronischen Entzündungen bzw. rheumatischen Erkrankungen zu einer Cubitalarthritis und schließlich zur Arthrose kommen. Diese haben jedoch durch die moderne medikamentöse Therapie von rheumatischen Erkrankungen deutlich abgenommen.

15.2.3 Klinische Symptome

Knorpelschäden am Ellenbogen können aufgrund ihrer fehlenden lasttragenden Funktion im Anfangsstadium oft asymptomatisch sein. Im Verlauf können häufig ein über dem lateralen Kompartiment betonter Nachtschmerz bzw. belastungsabhängige Schmerzen auftreten. Erst im fortgeschrittenen Stadium kommt es zu Bewegungseinschränkung (v. a. Streckhemmung), Schwellungen, Blockierungen, Knackgeräuschen und sekundären Instabilitäten.

15.2.4 Bildgebung

Die primäre Bildgebung beinhaltet das Röntgenbild des Ellenbogengelenkes im anterior-posterioren (ap) und lateralen Strahlengang (aseptische Nekrose des Capitulums). Hiermit können Spätstadien der Osteochondrosis dissecans, des Morbus Panner/Morbus Hegemann (aseptische Nekrose der Trochlea humeri) und gegebenenfalls größere freie Gelenkkörper detektiert werden (Abbildung 15.5). Darüber hinaus kann das Arthrosestadium durch die Beurteilung der subchondralen Sklerosierung, der Gelenkspaltverschmälerung und Osteophytenbildung gut abgeschätzt werden. Eine bessere Beurteilung des Capitulum ist in einer im Ellenbogengelenk 45° gebeugten Stellung im anteroposterioren Strahlengang möglich. Im Ultraschall kann der Gelenkerguss quantifiziert werden und für den geübten Untersucher ist ein Detektieren von OD-Herden möglich [35, 36]. Zur sicheren und frühen Einschätzung des Knorpels und Abschätzung der Knorpelstabilität ist die MRT der Goldstandard in der erweiterten Bildgebung (Abbildung 15.6) [24]. Einige Studien belegten, dass die MRT die gleiche Sensitivität zur Arthroskopie aufweist, wenn es z. B. um die Detektion osteochondraler Läsionen im Rahmen einer OD geht [26]. In der T2-Wichtung können damit frühzeitig wegweisende Entscheidungen über die Therapie und schlussendlich über die Prognose getroffen werden.

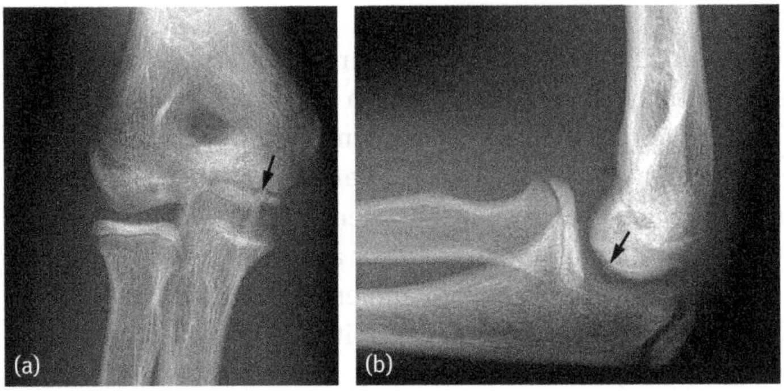

Abb. 15.5: Osteochondrosis dissecans mit transparenter Strukturunregelmäßigkeit am Capitulum humeri eines 13-jährigen Mädchens im Röntgen. (a) anterior-posterior; (b) seitlich.

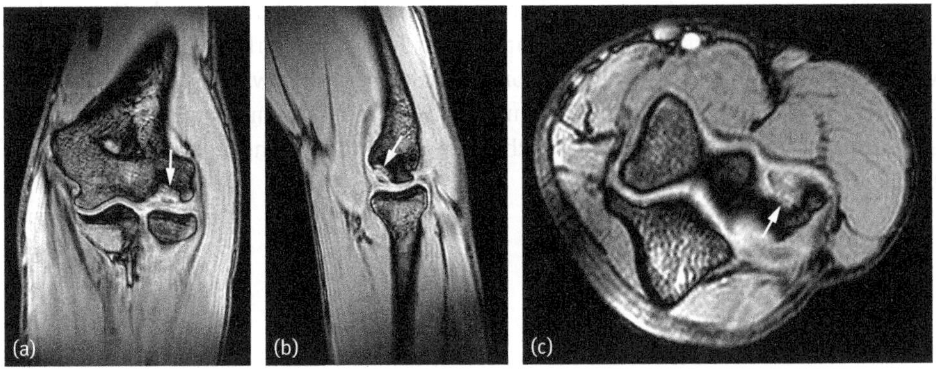

Abb. 15.6: Magnetresonanztomogramm einer Osteochondrosis dissecans am Capitulum humeri. (a) anterior-posterior; (b) seitlich; (c) axial.

Tab. 15.1: Magnetresonanztomographieklassifikation osteochondraler Läsionen nach DiPaola et al. [22]

Grad	Magnetresonanztomographiebefund
I	Knorpel verdickt, jedoch intakt
II	Einriss des Gelenkknorpels, geringe Signalintensität hinter dem Fragment als Zeichen von fibröser Anhaftung
III	Einriss des Gelenkknorpels, hohe Signalintensität in T2-gewichteter Sequenz hinter dem Fragment als Zeichen von Flüssigkeit
IV	Freier Gelenkkörper mit einem Defekt der Gelenkfläche

15.2.5 Behandlung

Die Behandlung chondraler und osteochondraler Läsionen ist aufgrund der geringen Regenerationsfähigkeit des Knorpels meist eine Herausforderung. Sie richtet sich maßgeblich nach dem Ausmaß der Verletzung und in Abhängigkeit des jeweiligen Krankheitsbildes. Prinzipiell stehen neben der konservativen Therapie verschiedene Grundprinzipien der operativen Therapie zur Verfügung: symptomatische, knochenmarkstimulierende, rekonstruktive Verfahren und der Gelenkersatz.

15.2.5.1 Konservatives Vorgehen

Das konservative Vorgehen bei einer OD ist indiziert, wenn der Knorpel intakt (stabil) ist und keine freien Gelenkkörper zu erkennen sind. Symptomatisch kann ein nichtsteroidales Antirheumatikum (NSAR) gegeben werden. Im Fall von akuten Schmerzen z. B. im Rahmen einer OD Grad I und II kann eine Ruhigstellung in einer Oberarmschiene für zwei bis drei Wochen mit täglichen passiven Bewegungsübungen zur Vermeidung einer Gelenksteife angewandt werden [31]. Eine Sportrestriktion ist in Abhängigkeit des Ausmaßes für acht bis zwölf Wochen gerechtfertigt. Vor allem Wurfsportarten, axiale Traumata und Gewichtheben sollte in dieser Zeit gemieden werden. Ein „return to sport“ (RTS) kann nur bei Schmerzfreiheit, nach radiologischer Verlaufskontrolle und nach erfolgreichem sportspezifischem Probetraining in Betracht gezogen werden. In der Regel ist dies erst nach sechs Monaten möglich.

Bei beginnender Cubitalarthrose sollte ebenfalls die Therapie mit einem NSAR und Physiotherapie erfolgen. Darüber hinaus kann eine Injektionstherapie mit einem Schmerzmittel, Glukokortikoid oder Hyaluronsäure die Schmerzen lindern.

15.2.5.2 Operatives Vorgehen

Die operative Therapie ist bei persistierenden Schmerzen unter konservativer Therapie über sechs Monate, bei einer OD Grad III und IV, freien Gelenkkörpern, Abscherverletzungen des Knorpels und Blockierungen des Ellenbogengelenkes indiziert. Die Auswahl des Verfahrens richtet sich zum einen nach der Ätiologie (degenerativ oder traumatisch), nach der Defektgröße und -dicke, Lokalisation und Klassifikation. Das Spektrum der operativen Therapie ist am Ellenbogen vielseitig, jedoch weitaus weniger erforscht im Vergleich zum Kniegelenk.

Im Allgemeinen reicht das Spektrum von symptomatischen, knochenmarkstimulierenden, rekonstruktiven, transplantierenden bis hin zu ersetzenden Therapieverfahren.

15.2.5.3 Symptomatische Therapieverfahren

Gelenkspülung und Knorpelglättung

Die Gelenkspülung, Knorpelglättung und gegebenenfalls Osteophytenabtragung hat, v. a. bei der Indikation der Cubitalarthrose, mit Einzug der arthroskopischen Techniken an Häufigkeit deutlich zugenommen. Die ersten kurz- bis mittelfristigen Studien zeigen, anders als vom Kniegelenk bekannt, gute Ergebnisse [37]. Vor allem Patienten mit einer Reduktion der Beweglichkeit für Flexion und Extension können von der Therapie profitieren. Ein signifikanter Knorpelverlust beginnt häufig im Radiohumeralgelenk, wenngleich Patienten meist über keine eingeschränkte Streck- und Beugefähigkeit im Ellenbogen klagen. Auch bei kleinen Knorpelläsionen kann dieses Verfahren zur Anwendung kommen.

Operativ beginnt man bei der Arthroskopie meist im anterioren Kompartiment, um eine Trimmung des Processus coronoideus ulnae und der Fossa trochlearis vorzunehmen, bevor eine zunehmende Schwellung im Rahmen der Arthroskopie auftritt. Ein bestehendes kapsuläres Extensionsdefizit kann ebenfalls mit einer ventralen Kapsulotomie adressiert werden. Im dorsalen Aspekt des Ellenbogengelenkes kann die Fossa olecrani mit dem Shaver und der Walze freigelegt werden, wobei ulnarseitig die Nähe zum N. ulnaris berücksichtigt werden muss. Weiterhin kann die Olekranonspitze mit einer kleinen Walze oder einem Meißel getrimmt werden, um ein Impingement mit der Fossa olecrani zu vermeiden.

Osteotomie

Die von Yoshizu et al. 1986 publizierte Closed-wedge-Osteotomie des Ellenbogengelenkes soll bei einer OD am Capitulum den Druck auf das humeroradiale Gelenkkompartiment senken, dadurch die Revaskularisationsfähigkeit und schlussendlich das Remodelling fördern [27]. Dazu wird ein in den medialen Bereich des lateralen Epikondylus hineinragender 10°-Keil entnommen. Diese Technik hat sich jedoch in Deutschland nicht weit verbreitet.

Knochenstimulierende Therapieverfahren

Knochenstimulierende Techniken haben alle das Ziel, durch Eröffnung der Blutgefäße des subchondralen Knochens ein faserartiges Knorpelersatzgewebe zu bilden. Dies geschieht über das zwischenzeitliche Austamponieren des Defekts mit einem Blutkoagel, der sich im Verlauf zu einem Fibrinpfropfen umwandelt. Die darin enthaltenen undifferenzierten mesenchymalen Stammzellen (MSC) differenzieren zu Fibro- und Chondrozyten. Im Unterschied zum hyalinen Knorpel finden sich im Knorpelersatzgewebe ein höherer Anteil an Kollagen I (statt Kollagen II) und ein geringer Anteil von Proteoglykanen. Daher ist das Knorpelersatzgewebe weniger belastungsfähig und die Degeneration des Gelenks kann weiter fortschreiten. Unter den knochenstimulierenden Verfahren gibt es verschiedene Techniken wie die Abrasionschondroplastik, die Mikrofrakturierung und die Pridie-Bohrung, die im Folgenden weiter ausgeführt werden.

Knorpelbohrung nach Pridie

1959 stellten Pridie et al. diese Methode zur Behandlung der Osteonekrose am Kniegelenk vor [30]. Auch am Ellenbogengelenk kann die Bohrung angewendet werden. Hierbei werden entweder retrograd oder antegrad mehrere Bohrungen in den Knorpeldefekt gesetzt, es kommt zur Einblutung aus dem Knochen und dadurch kann sekundär Knorpelersatzgewebe gebildet werden. Dieses Verfahren kann i. d. R. arthroskopisch angewandt werden. Da bei der Bohrung Hitze entsteht, kann Knorpel und Knochen sekundär geschädigt werden. Dieses Verfahren wird daher zugunsten der Mikrofrakturierung nur noch selten angewandt.

Abrasionschondroplastik nach Johnson

Bei diesem arthroskopischen Verfahren wird bei kleinen Knorpeldefekten mithilfe von Shaver oder Kürette das veränderte Knorpelgewebe bis zur subchondralen Knochenschicht abgetragen bzw. angefrischt und dadurch die Ersatzknorpelbildung angeregt [25].

Mikrofrakturierung

Unter den knochenstimulierenden Techniken ist die Mikrofrakturierung nach Steadman et al. sehr verbreitet [34]. Hierbei wird mithilfe arthroskopischer Verfahren primär durch ein Débridement von instabilen Knorpelanteilen (Shaver) ein stabiler Rand um den Defekt geschaffen. Danach wird der subchondrale Knochen mit einem Penetrationsgerät (z. B. Chondro Pick) im Abstand von drei bis vier Millimeter eröffnet (Abbildung 15.7). Es kommt dadurch zu Blutungen aus dem Knochenmark und zur Einbettung von pluripotenten Stammzellen in den Defekt. Dies bewirkt wie vorab beschrieben die Bildung eines Knorpelersatzgewebes. Beim Kniegelenk wird diskutiert, ob die Verdichtung des subchondralen Knochens längerfristig nachteilig ist. Zum Ellenbogengelenk gibt es dazu keine Daten.

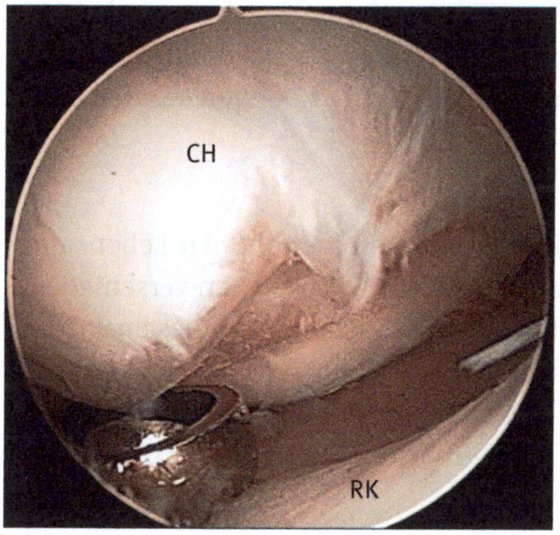

Abb. 15.7: Arthroskopisches Bild einer Osteochondrosis dissecans am Capitulum humeri im posterolateralen Portal. *RK* Radiuskopf, *CH* Capitulum humeri.

15.2.5.4 Rekonstruktive Therapieverfahren

Autologe osteochondrale Transplantate

Bei der autologen Transplantation eines Knorpel-Knochen-Zylinders kommt es zur Wiederherstellung des Knorpels und subchondralen Knochens. Die Entnahme erfolgt meist aus einer weniger belasteten Zone des Kniegelenks, meist aus dem lateralen oder medialen Femurkondylus nahe der interkondylären Notch. Wenn noch vor einigen Jahren die Transplantation ausschließlich im Kniegelenk erfolgte, sind nun bereits Verfahren am Ellenbogengelenk etabliert [20].

Grundlegend unterscheidet man zwei Verfahren. Zum einen das osteochondrale autologe Transfersystem (OATS), bei dem Zylinder im Durchmesser zwischen sechs und zwölf Millimeter in den Defekt „press fit“ transplantiert werden. Bei größeren Defekten kann auch die Mosaikplastik, bei der mehrere Zylinder überlappend in den Defekt eingepasst werden, zur Anwendung kommen. Postoperativ wird das Ellenbogengelenk für ein bis zwei Wochen in der Oberarmschiene geschont, wobei bereits in dieser Zeit passive Bewegungsübungen möglich sind. Im Anschluss kann das Gelenk zunehmend funktionell nachbehandelt werden. Auf eine Lastaufnahme sollte für insgesamt sechs bis acht Wochen verzichtet werden.

Zelluläre Transplantate/Autologe Chondrozytentransplantation

Zelluläre Transplantate sind am Kniegelenk weit verbreitet und etabliert. Am Ellenbogengelenk sind nach einer Literaturrecherche nur vereinzelte Fallbeispiele beschrieben [23, 32, 120]. Die Ergebnisse sind vielversprechend, wenngleich diese Daten meist auf kurzfristen Nachuntersuchungen beruhen. Vergleichende Studien zu anderen Verfahren gibt es derzeit nicht.

Refixation von Fragmenten

Bei der Befestigung von Fragmenten kommen verschiedene Techniken, wie Pin-, Schrauben-, Draht- und Klammerrefixierung zum Einsatz. Allgemein wird primär der Defekt angefrischt und das umliegende Bindegewebe entfernt. Gegebenenfalls kann zusätzlich Spongiosa angelagert werden. Im Weiteren kann der Defekt in Abhängigkeit der Größe und Lokalisation mit oben genannten Verfahren refixiert werden.

Gelenkersatz / Arthroplastik

Bei Vorliegen einer fortgeschrittenen Cubitalarthrose und einem hohen Lebensalter kann dem Patienten ein Gelenkersatz angeboten werden. Hier bestehen verschiedene Möglichkeiten. Zum einen kann die Implantation einer Totalendoprothese erfolgen, bei der alle drei Kompartimente ersetzt werden. Zum anderen kann die Implantation einer Teilendoprothese (unikompartimenteller Ersatz) vorgenommen werden. In Abhängigkeit des Alters und der vorliegenden Bandstruktur können drei grundlegende Modellarten unterschieden werden:

- Ungekoppelte Prothese
- Teilgekoppelte Prothese
- Achsgeführte, starre Prothese

Bei der ungekoppelten Ellenbogenprothese werden letztlich nur die arthrotisch veränderten Gelenkflächen des Gelenks ersetzt, ohne einen Kopplungs- oder Scharniermechanismus zwischenzuschalten. Entscheidend für die suffiziente Funktion der Prothese ist daher eine ausreichende, intakte Bandführung des Gelenks. Der Vorteil dieser Art endoprothetischer Versorgung besteht in einer geringeren Lockerungsrate und der teilweise leichteren Wechselfähigkeit.

Eine gekoppelte Ellenbogenprothese kann entweder voll- oder teilgekoppelt sein, je nachdem welcher Teil der Prothese verbunden ist. Der Vorteil einer gekoppelten Prothese ist die erhöhte Stabilität, sodass ein suffizienter Bandapparat nicht zwingend notwendig ist. Der Nachteil besteht in einer erhöhten Abnutzungs- und Lockerungsrate. Die meisten Ellenbogenprothesen sind heute teilgekoppelt, d. h. sie erlauben ein gewisses Gelenkspiel. Dadurch wurden die Lockerungsraten deutlich gesenkt.

Der entscheidende Nachteil eines endoprothetischen Ersatzes des Ellenbogengelenkes ist die dauerhaft reduzierte Belastbarkeit von etwa fünf Kilogramm postoperativ.

15.3 Hüftgelenk

Stefan Fickert

15.3.1 Besonderheiten des Knorpels am Hüftgelenk

Die von Knorpel bedeckte Gelenkfläche am Hüftgelenk besteht am Acetabulum aus der C-förmigen Facies lunata, die die Fossa acetabuli und die Incisura acetabuli umschließt. Die Knorpelfläche ist im Bereich des Os pubis eher schmal und spitz, wohingegen diese am Os ischii breit und abgerundet ist. Die Dicke des Knorpelüberzugs ist abhängig von der Belastung und der Form der Gelenkpartner und meist am Außenrand am größten. Nach lateral wird die überknorpelte Gelenkfläche von dem faserknorpeligen Labrum acetabulare vergrößert [38]. Die Basis des dreieckigen Labrums liegt dem knöchernen Limbus an, während die auslaufende Spitze in den Gelenkraum deutet. Im anterioren Teil des Acetabulums sind die kollagenen Strukturen des Labrums parallel zum knöchernen Limbus angeordnet und meist durch einen Recessus separiert. Nach kranial hat das Labrum seine breiteste Anordnung von im Mittelwert fünf Millimetern, Labrumdurchmesser von bis zu zwölf Millimetern sind jedoch bei einer residuellen Dysplasie keine Seltenheit. Die kollagenen Fasern strahlen in diesen Abschnitten vertikal in den knöchernen Limbus ein. Grundsätzlich sind Knorpel und Labrum nicht nur gewebespezifisch und morphologisch sondern v. a. funktionell als eine Einheit anzusehen. Der chondrolabrale Komplex hat daher über die stoßdämpfende Wirkung hinaus wichtige Funktionen für Stabilisation, Druckverteilung, Lubrikation und Propriozeption.

Das Caput femoris, 66 % einer Kugeloberfläche mit einem Radius von 2,5 cm, hat in der Mitte den dicksten Knorpelüberzug, dieser wird zum Rand hin dünner und gegen den Femurhals unregelmäßig abgegrenzt. Die gewichtsübertragende knorpelige Fläche zwischen Femurkopf und Acetabulum liegt zwischen 14 und 16 cm^2.

Im Unterschied zur Knorpelfläche am Kniegelenk, die zwischen 60 und 130 cm^2 beträgt, ist die von Knorpel bedeckte Fläche am Acetabulum deutlich geringer, denn sie beträgt in Abhängigkeit von der Gelenkgröße etwa 29 cm^2. Das Labrum hat dabei eine wichtige Funktion, es vergrößert die gewichtstragende Oberfläche auf etwa 37 cm^2 [39].

Im Rahmen der Koxarthrose kommt es zu strukturellen Veränderungen am Knorpel und Knochen v. a. in den gewichtstragenden Anteilen des Gelenks. Die knöchernen Veränderungen an der subchondralen Grenzlamelle korrelieren mit der Schwere des Knorpeldefekts [40]. Die Sklerose des Pfannenerkers verringert die Elastizität des Knochens, was zu einer weiteren Vergrößerung der Druckbelastung führt. Bei näherer Analyse der relevanten biochemischen Parameter der Knorpelfunktion wie Proteoglycan-Konzentration, Geschwindigkeit der Glykosaminoglykansynthese, Wassergehalt, osmotischer Druck und der Flüssigkeitsverlust während der Kompression zeigt sich als Folge der Alterung ein Anstieg der negativen Ladung und damit des osmotischen Drucks am gesamten Femurkopfknorpel. Unter externer Kompression verringert sich der Flüssigkeitsverlust. Bei der Koxarthrose werden im Knorpel gegenteilige Effekte beobachtet. Die Glykosaminoglykansynthese bei arthrotischen Femurköpfen reduziert sich in den belastungstragenden Anteilen und erhöht sich in den inferioren Knorpelabschnitten [41].

15.3.2 Demographie und Pathogenese des Knorpeldefekts

Die Ätiologie eines Knorpelschadens am Hüftgelenk kann allgemein traumatischer, mechanischer, inflammatorischer, degenerativer oder genetischer Natur sein.

Traumatische Knorpelschäden am Hüftgelenk sind selten. Meist entstehen sie dann, wenn hohe kinetische Energie, z. B. bei Sturz aus der Höhe oder Auffahrunfall, so auf das Hüftgelenk wirkt, dass es zu einer Luxation führt. Die einwirkende Kraft und die Stellung des Oberschenkels zum Hüftgelenk beim Unfallereignis haben ausschlaggebende Bedeutung für die Luxation des Hüftkopfs. Eine sehr seltene Luxationsverletzung ist die rein chondrale Abscherung am Pfannenrand, die als lokal umschriebener Knorpeldefekt charakterisiert ist. Häufiger tritt eine osteochondrale Fraktur bei der dorsalen Hüftluxation auf. Die Hüftluxation mit begleitender Femurkopffraktur wird innerhalb der Typ-V-Verletzungen zusätzlich in vier Gruppen nach Pipkin unterteilt.

Eine inflammatorische Ätiologie des Knorpelschadens liegt v. a. bei Erkrankungen aus dem rheumatischen Formenkreis vor. Dabei kommt es durch eine Autoimmunreaktion von B- und T-Zellen gegenüber Gelenkbestandteilen zur Aktivierung einer proinflammatorischen Kaskade. In der Folge bewirken Metalloproteinasen und katabole Zytokine einen generalisierten Knorpelverlust, dessen Verlauf durch den Grad der Inflammation bestimmt wird.

Mechanische Überbeanspruchung des Hüftknorpels sind auf Formstörungen am Femurkopf und/oder Acetabulum zurückzuführen. Diese Gelenkformen werden zu den Präarthrosen gezählt. Die zwei häufigsten sind das femoroacetabuläre Impingement und die residuelle acetabuläre Hüftdysplasie.

Beim femoroacetabulären Impingement liegt die Störung am Femur in Form einer Aspherizität des Kopfschenkelhalses. Am Acetabulum ist eine Protrusion oder Retroversion bzw. Anteversion für die Störung verantwortlich. Am häufigsten treten die Deformitäten von Pfanne und Kopfschenkelhals kombiniert auf [42]. Beim femoroacetabulären Impingement am Kopfschenkelhals, dem sogenannten Cam-Typ, wird durch die periphere Zunahme des Radius des Femurkopfs der randständige acetabuläre Knorpel bei Flexion und Innenrotation starken Scherkräften ausgesetzt. Frühzeitig führen diese repetitiven Traumata zu morphologisch charakteristischen Knorpelschäden. Im ersten Schritt löst sich an der subchondralen Grenzlamelle der Knorpel vom Knochen ab, bei jedoch erhaltenem chondrolabralen Übergang. Vor allem am anterolateralen acetabulären Erker lässt sich diese Störung arthroskopisch als vom Knochen abgehobener Knorpel, das „wave sign", detektieren. Unter repetitiver Schädigung reißt meist am chondrolabralen Übergang der Knorpel vom Labrum ab und imponiert als Knorpellappen. Bei Persistenz der Störung vergrößert sich die Knorpelläsion und ruptiert multipel in Abhängigkeit von den Rotationsmomenten, der Knorpellappen imponiert dann häufig korbhenkelartig. Spätestens zu diesem Zeitpunkt kommt die Synovia mit der subchondralen Grenzlamelle in Kontakt und führt über einen enzymatischen Verdau zur Ausbildung von Knochenzysten. Der Femurkopf subluxiert in den anterolateralen, sublabralen Knorpeldefekt, insbesondere bei großen Knorpeldefekten, mit der Folge zunehmender Druckbelastung an den verbliebenen Knorpelrändern. Die Inkongruenz zwischen Kopf und Pfanne und die verbundene erhöhte mechanische Belastung führen zu einer weiteren Beschleunigung des Degenerationsprozesses. Das femoroacetabuläre Impingement vom Cam-Typ führt primär zu einer Schädigung des Knorpels, das Ausmaß der Kopfschenkelhalsstörung gemessen im Alpha-Winkel nach Nötzli korreliert dabei mit der Defektgröße des Knorpels [43]. Erst sekundär degeneriert das Labrum beim Cam-Typ bzw. kommt es zum kompletten Abriss des Labrums von seiner Basis.

Bei einer Störung an der Gelenkpfanne, dem sog. femoroacetabulären Impingement (FAI) vom Pincer-Typ können verschieden Formen vorliegen. Lokalisierte Störungen liegen in Form von vermehrten Überdachungen des Pfannenrands, globale Störungen mit vermehrter Überdachung wie bei der Protrusio acetabuli, Coxa profunda oder Retroversionen bzw. Anteversionen vor. Die unphysiologische Überdachung des Femurkopfs verursacht einen linearen Kontakt des Kopf-Hals-Übergangs mit dem Pfannenrand. Konsekutiv resultiert die pathologische Überdachung primär in einer Schädigung des Labrums. Repetitive Traumata des Labrums führen zu bindegewebigen Umbaureaktionen des Labrums mit Degeneration, intralabralen Zysten oder perilabralen Ganglien. Häufig führt eine knöcherne Reaktion zu intra- oder perilabralen Ossifikationen oder knöchernen Pfannenrandappositionen, die den Labrumdurchmesser zunehmend verringern. Das Anschlagen des Kopf-Schenkelhals-Übergangs am Pfannenrand verursacht eine Subluxation des Kopfs aus der Pfanne mit erhöhter Druckbelastung am ventralen Pfannenrand und auf den Knorpel am dorsomedialen Femurkopf und Acetabulum („contre-coup"). Charakteristisch für den Pathomechanismus sind hochgradige Knorpelschäden v. a. am dorsomedialen Acetabulumrand, die nach zentral kontinuierlich abnehmen.

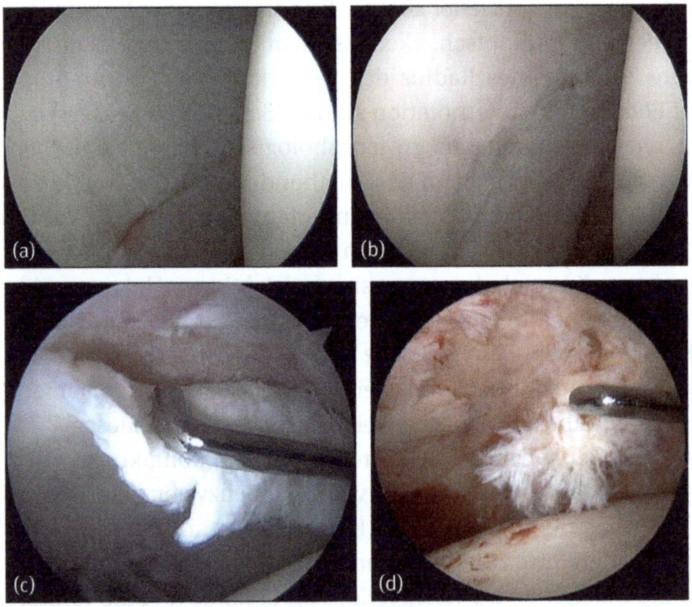

Abb. 15.8: Knorpelläsionen unterschiedlichen Defektgrads am Hüftgelenk. (a) ICRS Grad I am dorsalen Acetabulum; (b) ICRS Grad II am dorsalen Acetabulum, (c) Knorpellappen ICRS Grad III am anterolateralen Acetabulum; (d) Knorpelläsion mit Knochenbeteiligung ICRS Grad IV° am anterolateralen Acetabulum.

Das in den letzten Jahren verbesserte Verständnis der Pathomechanismen des FAI lässt morphologische Knorpelveränderungen genauer zuordnen. Beispielhaft sei hier die Crevasse-Läsion genannt, eine lineare, tiefe Knorpelläsion am dorsalen Femurkopf, die vermutlich auf eine pathologische Translation des Femurkopfs am dorsalen Acetabulumrand zurückzuführen ist [44]. Im Unterschied zu den typischen acetabulären Knorpeldefekten verursacht durch das FAI vom Cam-Typ repräsentieren parafoveale Knorpeldefekte, v. a. im posterosuperioren Bereich, eine seltene Manifestation eines komplexen Pathomechanismus aus Scherkräften bei einer transienten Subluxation oder nichtkonzentrischer Bewegung des Femurkopfs [45].

Die residuale Hüftdysplasie ist durch ein ungenügend ausgebildetes oder ungünstig orientiertes Dach der Hüftpfanne definiert. Statt horizontal über dem Hüftkopf zentriert, liegt die Tragzone exzentrisch und schräg, v. a. nach ventral-kranial-lateral. Durch diese exzentrische Lage der Facies lunata ist das Containment des Hüftkopfs und damit der Mechanismus der Kraftübertragung gestört. Die latente Instabilität des Hüftkopfs auf einer ventrokraniolateral ansteigenden Fläche resultiert in einer mechanischen Überbelastung des knöchernen Erkerbereichs sowie des sekundären Stabilisators Labrum acetabulare. Die biomechanische Überlastung des chondrolabralen Komplexes erklärt den hohen Anteil von bis zu 80 % schmerzhaften Labrumproblemen bei Dysplasie, unabhängig vom Ausmaß der Dysplasie. Während beim FAI und milden Formen der Dysplasie die Labrumläsionen v. a. ventral und ventrokranial lokalisiert sind, finden sich bei der ausgeprägten Dysplasie Labrumläsionen ventrokranial und kranial [46]. Der nächst zum Labrumschaden gelegene pfannenseitige Knorpel wird unter diesen Bedingungen so sehr beansprucht, dass der Knorpel sukzessiv über Fibrillationen, Knorpelhöhenminderung bis zum vollschichtigen Defekt mit der Zeit zerstört wird. Die Knorpelläsionen beginnen meist am chondrolabralen Übergang und schreiten nach zentral voran. Das sekundäre Arthroserisiko korreliert direkt mit dem Grad der Dysplasie, gemessen anhand pathomorphologischer Winkelparameter wie dem Centrum-Erker-Winkel nach Wiberg, ventralen Centrum-Erker-Winkel nach Lequesne und Tragflächenwinkel nach Tschauner [47].

15.3.3 Klinik

Meist treten die ersten Beschwerden gleichzeitig mit den ersten Schädigungen am Gelenk auf. Bei den meisten Patienten ist dies bereits zwischen dem 20. und 30. Lebensjahr der Fall. Die Beschwerdesymptomatik ist abhängig von der betroffenen Struktur. Labrumschäden imponieren häufig als einschießender oder stechender Schmerz inguinal, der reproduzierbar durch bestimmte Bewegung verursacht wird. Auch Schnapp- oder Blockierungsphänomene werden häufig berichtet. In Zwangshaltungen, wie z. B. beim längeren Sitzen, werden Leistenschmerzen beklagt. Knorpelschäden am Hüftgelenk entwickeln sich langsam und werden von den Patienten als dumpfer, drückender oder brennender Charakter beschrieben. Während die Beschwerden anfangs inkonstant sind und durch übermäßige körperliche Aktivität hervorgerufen werden können, werden später Belastungsschmerzen, sowie Ruhe- und Nachtschmerzen beklagt.

15.3.4 Knorpeltherapieverfahren und Ergebnisse

Ganz allgemein gelten für das Hüftgelenk die gleichen biologischen Kriterien wie für alle anderen Gelenke. Die zur Verfügung stehenden Verfahren können nach folgenden Prinzipien unterschieden werden:

1. Débridement
2. Knochenmarkstimulierende Verfahren – Abrasionsarthroplastik, Mikrofrakturierung, autologe matrixinduzierte Chondrogenese
3. Zellfreie Transplantation
4. Autologe Chondrozytentransplantation
5. Osteochondrale autologe Transplantation

Grundsätzlich ist die Therapie eines Knorpelschadens, der auf einem biomechanischen Problem wie der residuellen Dysplasie oder des FAI beruht, nur durch Lösung des kausalen Problems möglich und konservativ nicht erfolgreich. Möglichst zeitnah zur Knorpeltherapie sollte die ursächliche Therapie wie reorientierende Operation an der Hüftpfanne oder am koxalen Femurende, die Beseitigung der Störungen am Kopf-Schenkelhals-Übergang oder am Pfannenrand erfolgen.

Zur Reorientierung der Hüftpfanne mit dem Ziel eines Containments und gleichmäßiger großflächiger Kraftübertragung stehen kausal korrektiv folgende Techniken zur Verfügung:

- Periacetabuläre Osteotomie nach Ganz
- Dreifache Beckenosteotomie nach Tönnis
- Sphärische Pfannenosteotomie nach Wagner

Die operative Korrektur der pathologischen Femurtorsion kann durch eine intertrochantäre oder subtrochantäre Femurosteotomie erfolgen.

Die operative Therapie des FAI beinhaltet am Femur die Kopfreduktion und Offset-Optimierung durch Resektion des Knochens am Übergang zwischen sphärischem und nichtsphärischem Kopfanteil. Bei der Technik der Pfannenrandtrimmung wird das Labrum, sofern keine Ossifikation oder höhergradige Degeneration einen Erhalt unmöglich machen, vom Pfannenrand abgelöst und der exzessiv knöcherne Rand unter wiederholter Überprüfung des Gelenkspiels und des Resektionsausmaßes abgetragen. Soweit die Gelenkstabilität dies zulässt, kann die Pfannenrandresektion bis in den gesunden Pfannenknorpel erfolgen. Nach ausreichender Trimmung wird das erhaltene Labrum über Knochenanker refixiert. Das FAI kann in offener, minioffener oder arthroskopischer Technik therapiert werden, wobei sich zwischen den verschiedenen Techniken kein Unterschied im langfristigen subjektiv patientenzentrierten Ergebnis zeigt [48].

Neben der Therapie der knöchernen Pathologie ist auch der schon eingetretene Folgeschaden des Labrums zu behandeln, denn die Korrelation von Knorpeldefekten und Labrumrupturen in der Pathogenese ist wissenschaftlich anerkannt. Das Labrum kann entweder reseziert oder refixiert werden. Die Entscheidung zu einer der beiden Therapien ist im Wesentlichen abhängig von der Gewebequalität, speziell von der Degeneration des Labrums, des biologischen Patientenalters und der damit verbundenen Wahrscheinlichkeit der Heilung; Rissform, Rissgröße und das Vorhandensein von Labrumzysten oder Ganglien spielen eine weitere Rolle im Entscheidungsprozess.

Aktuelle Studien zeigen, dass nach einer arthroskopischen partiellen Labrumresektion bei isoliertem Labrumdefekt die initial bestehenden Symptome signifikant reduziert werden können [49]. Bei jedoch meist koexistierenden Knorpelschäden zeigte sich das klinische Ergebnis im Wesentlichen abhängig von der Therapie des Knorpelschadens und nicht abhängig von der Therapie der Labrumläsion [50].

Therapierelevante Knorpelschäden finden sich meist am Acetabulum, sodass bei einem offenen Vorgehen die chirurgische Hüftluxation und bei einem arthroskopischen Zugang zum zentralen Kompartiment Traktion notwendig ist. Knorpelläsionen am Femurkopf sind selten. Die Entscheidung für das geeignete Therapieverfahren ist vom Grad des Knorpeldefekts klassifiziert nach ICRS sowie Defektgröße, Labrumstatus sowie Umgebungsknorpel mit dessen Degeneration abhängig.

15.3.4.1 Débridement

Bei Grad-I- oder -II-Defekten nach ICRS wird die Glättung der unregelmäßigen Knorpeloberfläche durchgeführt mit dem Ziel, einklemmende Knorpelbestandteile zu entfernen und damit die Reibung zu verringern. Wie in allen anderen Gelenken sollte die Resektion auf die instabilen Knorpelanteile beschränkt bleiben und der intakte Knorpel erhalten werden. Arthroskopisch eignen sich dazu scharfe Shaver, die sich der Knorpelfläche anpassen. Verschiedene Autoren propagieren die Verwendung von elektrothermischer Ablation [51]. Beide Techniken sind zwar sicher, kostengünstig und einfach durchzuführen, der mechanische Effekt der Radiofrequenztherapie scheint im Tierversuchsmodell günstiger, jedoch fehlt der wissenschaftliche Nachweis für einen klinischen Effekt [52].

15.3.4.2 Knochenmarkstimulierende Verfahren

Zu den knochenmarkstimulierenden Verfahren zählen die Abrasionsarthroplastik, Mikrofrakturierung und die autologe matrixinduzierte Chondrogenese. Voraussetzung aller knochenmarkstimulierenden Verfahren ist das Débridement des geschädigten Knorpels bis zu einem intakten Knorpelwall.

Bei der Abrasionsarthroplastik wird der sklerotische Knochen bis zur subchondralen Grenzlamelle mit Küretten, Shaver oder einer Fräse abradiert, um eine punktförmige Blutung aus dem Knochenmark zu erreichen. Im Blutkoagel sind mesenchymale Vorläuferzellen erhalten, die durch eine chondrogene Differenzierung im besten Fall zu hyalinähnlichem Knorpel reifen. Der Knochen am Acetabulum ist durch die hohe Belastung pro Fläche im Vergleich zum Kniegelenk häufig sklerotischer, insbesondere bei großflächigen Knorpeldefekten. Dadurch ist es technisch schwierig, eine einheitliche Abrasionstiefe über die konkave Fläche des Acetabulums zu erreichen. Um eine Destabilisierung zu vermeiden, ist es wichtig, die Integrität des subchondralen Knochens zu erhalten. Bei der Hüftarthroskopie wird abhängig von der Lokalisation das geeignete Portal für das Instrument ausgewählt, über das andere Portal wird die Optik eingeführt. Vor Beendigung der Maßnahme ist die suffiziente Blutung durch Reduktion des Spüldrucks zu prüfen und unzureichend blutende Areale sind zurückhaltend zu überarbeiten.

Bei der Mikrofrakturierung wird die subchondrale Grenzlamelle durch Perforation mithilfe eines Pfriems oder eines Bohrers eröffnet [53]. Das biologische Prinzip ist identisch zur Abrasion, nämlich dem Einstrom mesenchymaler Vorläuferzellen, die sich unter dem Einfluss des Gelenkmileus in Fibroblasten und Chondroblasten differenzieren. Die mechanische Eröffnung erfolgt durch kurze Hammerschläge auf unterschiedlich gewinkelte Meißel zwischen 45 und 90°, die kleine, je nach Spitze, ein bis drei Millimeter große Löcher im subchondralen Knochen bewirken. Die Abstände zwischen den Perforationen sollten drei bis vier Millimeter mit einer Tiefe von vier bis fünf Millimetern betragen. Beim arthroskopischen Vorgehen sind die Portale und Meißel so zu wählen, dass die subchondrale Grenzlamelle senkrecht perforiert wird. Die Hyperossifikation v. a. des anterolateralen Acetabulums erschwert die technisch korrekte Ausführung, da die Ahlen häufig abrutschen, ovaläre Perforationen oder sogar Knochenimpressionen zwischen den Perforationen verursachen. Darüber hinaus ergeben sich am Hüftgelenk Schwierigkeiten durch die anatomisch begrenzten Verhältnissen mit einer kräftigen Kapsel, großem Weichteilmantel und straffer Faszie sowie der Over-the-top-Lokalisation der Knorpeldefekte meist am anterolateralen Acetabulum. Durch neuere Produktentwicklung mit abgewinkelten Bohrern wird diesen Schwierigkeiten Rechnung getragen.

Die autologe matrixinduzierte Chondrogenese (AMIC) wird als Weiterentwicklung der Mikrofrakturierung angesehen [54]. Nach Durchführung der Mikrofrakturierung wird das Defektareal mit einer Membran gedeckt, um das Koagel aus mesenchymalen Vorläuferzellen, Blut, Thrombozyten und den darin enthaltenen Wachstumsfaktoren zu schützen und unter der Membran ein knorpelförderndes Milieu zu generieren. Die Membran ist eine dreidimensionale resorbierbare Matrix aus Kollagen, Hyaluronsäure oder Polymer und kann mit einem Adhäsivum (Fibrin, Kollagen) oder Nähten fixiert werden. Beim arthroskopischen Vorgehen werden drei Portale entsprechend der Defektlokalisation angebracht, Knorpeldébridement und Mikrofrakturierung durchgeführt, grob eine Schablone zugeschnitten, in den Defekt eingebracht und überarbeitet, bis die Schablone passgenau den Defekt ausfüllt. Entsprechend der Vorlage wird die Membran zugeschnitten, benetzt und eingerollt in den Defekt eingebracht. Die arthroskopische Fixierung kann teilweise über die Fadenanker erfolgen, ist aber technisch sehr anspruchsvoll, weshalb vorzugsweise Adhäsiva verwendet werden.

Die Wertigkeit zellfreier Verfahren am Hüftgelenk ist aktuell noch nicht einzuschätzen, da nur einzelne Fallberichte existieren.

Die autologe Chondrozytentransplantation (ACT) hat das Ziel, ein Überangebot von synthetisch aktiven Zellen in den Defekt einzubringen, um die Regeneration mit hyalinartigem Knorpel zu erreichen. Am Hüftgelenk ist die ACT ein relativ junges Verfahren, was durch die anatomischen Besonderheiten und die verfahrensspezifischen Probleme der ersten und zweiten Generation der ACT zu erklären ist. Die Auffüllung des Knorpeldefekts zunächst mit einer Zellsuspension und anschließender Übernähung mit einem Periostlappen bzw. einer Membran hat sich am Hüftgelenk aufgrund der Invasivität des offenen Vorgehens und den Nachteilen dieses Verfahrens, wie lange Operationszeiten und Zellverlust bei Leckage nicht durchgesetzt. Erst die Weiterentwicklung der ACT zur matrixassoziierten autologen Chondrozytentransplantation (MACT) machte die breitere arthroskopische Anwendung mit geringer Invasivität möglich [55]. Die MACT ist ein zweizeitiges Verfahren, bei dem im ersten Eingriff der Defekt analysiert und gesunder Knorpel zur In-vitro-Kultivierung entnommen wird, wofür sich der Kopf-Schenkelhals-Übergang eignet. In diesem meist arthroskopischen oder Mini-open-Eingriff sollte die zugrunde liegende Pathologie und eingetretene Folgeschäden am Labrum mitbehandelt werden. Nach einem Zeitraum von drei bis acht Wochen, abhängig von der Expansionsfähigkeit der Chondrozyten und der Defektgröße, wird die Zellmatrix zugeschnitten und in den Defekt geklebt oder genäht, was wieder arthroskopisch oder mini-open erfolgen kann. Aktuelle Weiterentwicklungen der Transplantate mit komplett autolog kultivierten Sphäroiden (Chondrosphere™, Co.don, Teltow, Deutschland) oder injizierbaren Hydrogelen (Novocart® Inject, TETEC® Tissue Engineering Technologies AG, Reutlingen, Deutschland), die im Defekt polymerisieren, erleichtern aufgrund der vereinfachten Applikation die Anwendung gerade bei einer Hüftgelenksarthroskopie mit oft schwierigen Platzverhältnissen [56]. Über einen lateralen Zugang kann die Optik und über den anterolateralen Zugang der Applikator platziert werden, der posterolaterale Zugang dient dem Ablauf der Spülflüssigkeit.

15.3.4.3 Ergebnisse

Das wichtigste Kriterium für oder gegen eine knorpeltherapeutische Maßnahme am Hüftgelenk ist das Ausmaß der Gelenkdegeneration [57]. Bei ubiquitären, nicht umschriebenen Knorpeldefekten oder sogar schon radiologisch und magnetresonanztomographisch erkennbaren Gelenkdegenerationen ist eine Knorpeltherapie nicht erfolgversprechend, hier sollte die Operationsindikation kritisch überdacht werden.

Das Ergebnis von knorpelreparativen Maßnahmen scheint von einem intakten oder rekonstruierten Labrum abhängig zu sein. Daher muss begleitend zur Knorpeltherapie ein erhaltbares Labrum refixiert oder ein Labrumdefekt rekonstruiert werden. Ein durch das Labrum zirkulär intakter Knorpelwall erlaubt ein perfektes Containment sowohl von Transplantaten als auch des Blutclots bei der Mikrofrakturierung. Bei der Präparation des Randwalls des Knorpeldefekts ist auf eine scharfe Begrenzung zu achten.

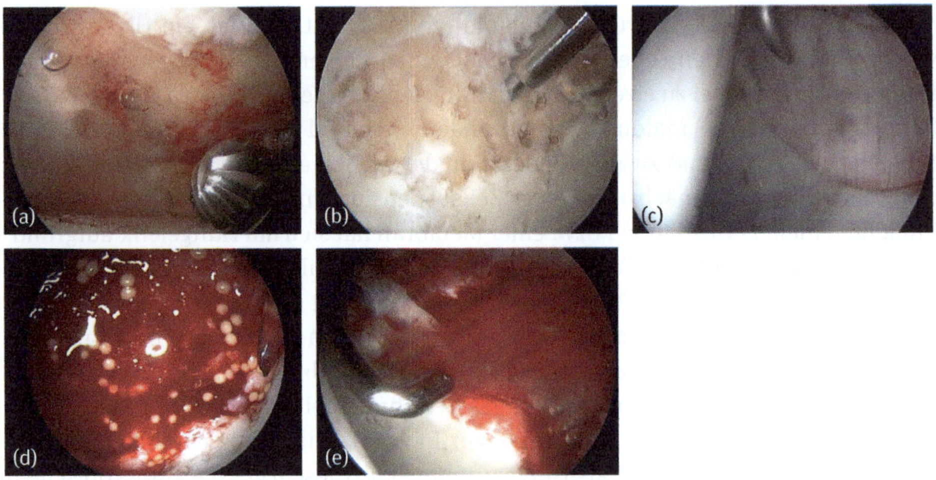

Abb. 15.9: Unterschiedliche Knorpeltherapieverfahren bei Knorpeldefekten am Acetabulum. (a) Abrasionsarthroplastik, (b) Mikrofrakturierung, (c) autologe matrixinduzierte Chondrogenese (Mit freundl. Unterstützung von Prof. Dr. Thorey), (d) autologe Chondrozytentransplantation (MACT) mit Chondrosphären, (e) MACT mit Novocart® Inject (TETEC® Tissue Engineering Technologies AG, Reutlingen, Deutschland).

Vom Kniegelenk wissen wir, dass die Defektgröße einen Einfluss auf das therapeutische Verfahren hat. Knochenmarkstimulierende Verfahren führen bei großen Defekten zu einer minderwertigen Gewebequalität und langfristig zu schlechteren klinischen Ergebnissen. Dies scheint anhand der vorliegenden Studien auch für das Hüftgelenk zutreffend. Wenn man die lastübertragende Fläche am Hüftgelenk im Verhältnis zum Kniegelenk beachtet, sind Defekte kleiner als 1,5 cm^2 für knochenmarkstimuliernde Verfahren geeignet; größere Defekte über 1,5 cm^2 werden wahrscheinlich zellbasierte Verfahren benötigen. Einschränkend ist hier jedoch zu sagen, dass für die Mikrofrakturierung nur mehrere Fallserien und eine Kohortenstudie vorliegen [58, 59] sowie für zellbasierte Verfahren eine retrospektive Kontrollstudie [55] und mehrere Machbarkeitsstudien [56, 59, 60]. Für den Langzeitverlauf nach Mikrofrakturierung und zellbasierten Verfahren fehlen bisher entsprechende Studien, die die Qualität des Ersatzknorpels im zeitlichen Verlauf beurteilen.

15.3.5 Nachbehandlung und patientenzentrierte Bewertungssysteme

Die Nachbehandlung von knorpelreparativen Verfahren am Hüftgelenk ist entscheidend für das klinische Ergebnis. Im direkt perioperativen Verlauf sollte intermittierend Kryotherapie durchgeführt werden. Direkt postoperativ ist eine Teilbelastung mit 10–20 kg für sechs bis acht Wochen notwendig, um das Defektareal zu schonen und dem Gewebe die Möglichkeit zur Differenzierung zu geben. In dieser ersten Phase soll das Regeneratgewebe durch kontinuierliche, zyklische Belastung ausreichende Reize erhalten. Am besten wird dies mit einer CPM-Schiene über täglich acht Stunden Beübung gewährleistet. Die CPM-Schiene bewirkt eine verbesserte Metabolisierung der Chondrozyten und die Stimulierung zur chondrogenen Differenzierung, was eine bessere Defektfüllung zur Folge hat. Das Bewegungsausmaß ist hinsichtlich der Knorpelmaßnahme uneingeschränkt, jedoch auf die durchgeführten Begleitoperationen abzustimmen. Die Therapie mit einer CPM-Schiene wird durch Lymphdrainage flankiert. Die zweite Phase dient dem stufenweisen Belastungsaufbau sowie der aktiven Beübung des Hüftgelenks, z. B. durch Ergometertraining, Aquatherapie oder Training durch Verringerung der Schwerkraft. Leichte sportliche Belastungen wie Radfahren, Nordic Walking, Golf, Wandern müssen jedoch für mindestens ein halbes Jahr ausgesetzt werden. Hüftbelastende Sportarten mit Scher- und oder Drehbewegungen, üblicherweise Stop-and-go-Sportarten, können frühestens neun bis zwölf Monate nach der Transplantation durchgeführt werden.

Messinstrumente für den patientbezogenen Outcome (PRO) haben eine zunehmend wichtige Rolle in der Ergebnisbewertung in Orthopädie und Unfallchirurgie. Etablierte Hüft-Scores sind vorwiegend auf die Evaluation der Alltagsfunktion mit Koxarthrose ausgelegt. Gerade bei jungen aktiven Patienten mit knorpelbedingten Hüftbeschwerden, wie etwa bei FAI, sind Instrumente zur Messung der Lebensqualität bei jüngeren Patienten mit hohem Aktivitätsniveau erforderlich. Geeignete Bewertungssysteme für diese Fragestellung sind der International Hip Outcome Tool 12 (iHOT 12) sowie für wissenschaftliche Fragestellungen der International Hip Outcome Tool 33 (iHOT 33) und Hip-Outcome-Score (HOS), wohingegen Modified-Harris-Hip-Score (mHHS), Non-Arthritic-Hip-Score (NAHS) und Western Ontario McMaster Universities Index of Osteoarthritis (WOMAC) für diese Fragestellungen nicht geeignet sind [62–64].

15.3.6 Risiken und Komplikationen am Hüftgelenk

Arthroskopische Kombinationseingriffe mit Korrektur der knöchernen Deformität am Kopf-Schenkelhalsübergang sowie v. a. am Pfannenrand in Verbindung mit einer Labrumtherapie und zusätzlichen knorpelreparativen Maßnahmen sind komplexe und zeitaufwendige Eingriffe. Insbesondere im Hinblick auf die Traktion bei der Hüftarthroskopie, um zum zentralen Kompartiment zu gelangen, sind operationsstrategische Überlegungen erforderlich. Ohne Traktion sollten möglichst viele Operationsschritte wie Resektion der Cam-Deformität, Präparation des Labrums und supralabralen Recessus durchgeführt werden, um traktionsbedingte nervale Schäden im Perineum, am Fuß oder des N. ischadicus bzw. femoralis zu vermeiden. Bei den zweizeitigen Eingriffen wie der MACT ist es sinnvoll möglichst viele therapeutische Schritte im ersten Eingriff durchzuführen, da den Operateur im zweiten Eingriff eine erhöhte Vulnerabilität des Gewebes durch die vorausgegangene Operation erwartet. Bei der

Hüftarthroskopie sind selbst einfachere Techniken wie Mikrofrakturierung und Abrasionsarthroplastik ohne Erfahrung in der Portalausrichtung und mit den verwendeten Instrumenten schwierige Operationen. Die Orientierung des Acetabulums sowie die häufig anterolateral lokalisierten Knorpelschäden machen ein Kopfüberarbeiten senkrecht zur Hautoberfläche notwendig. Je nach Labrumstärke kann es zu einer weiteren Verringerung der zur Verfügung stehenden Arbeitsfläche kommen. Um das Labrum nicht zu schädigen, hilft in diesen Fällen ein weiterer Zugang oder das Weghalten des Labrums.

15.4 Sprunggelenk

Matthias Aurich

15.4.1 Einleitung

Osteochondrale Läsionen (OCL) des Sprunggelenks sind eine weit häufigere Ursache für Schmerzen am Sprunggelenk als bisher angenommen. Obwohl die genaue Pathophysiologie bisher nicht vollständig aufgeklärt wurde, ist anzunehmen, dass eine Vielzahl von Faktoren, darunter hauptsächlich traumatische Ereignisse wie z. B. Sprunggelenkdistorsionen, verantwortlich sind. Fortschritte in Arthroskopie und Bildgebung, insbesondere der MRT, haben die Möglichkeiten zur Diagnostik von OCL des Sprunggelenks deutlich verbessert. Darüber hinaus haben diese Technologien die Entwicklung neuer Klassifikationssysteme und moderner Behandlungsstrategien ermöglicht.

Die nichtoperative, d. h. konservative Behandlung zeigt gute Ergebnisse für ausgewählte Indikationen bei Kindern und Jugendlichen, insbesondere in frühen Stadien der OD.

Die operative Behandlung ist jedoch häufig bei Jugendlichen und Erwachsenen mit OCL indiziert, abhängig von der Größe und der genauen Lokalisation der Läsion sowie vom Ausmaß eines eventuell vorhandenen Knorpelschadens. Verschiedene arthroskopische und offene Verfahren, wie die Refixation des Fragments, ein lokales Débridement der Läsion mit Fragmententfernung und Kürettage der Läsion, die Knochenmarkstimulation durch Mikrofrakturierung oder Mikrobohrungen (antegrad oder retrograd), die matrixassoziierte Knochenmarkstimulation (z. B. AMIC©) mit oder ohne Rekonstruktion eines subchondralen Knochendefekts oder einer Zyste durch autologe Spongiosatransplantation werden häufig eingesetzt. Isolierte subchondrale Zysten mit intakter Knorpeloberfläche können durch retrograde Anbohrung (mit dem Ziel der Dekompression der Läsion) und gegebenenfalls zusätzlicher retrograder Spongiosaplastik versorgt werden. Bei größeren Defekten oder sekundären Läsionen werden Transplantationstechniken, wie die osteochondrale Zylindertransplantation (OATS oder die Mosaikplastik) bzw. die MACT empfohlen.

Die Transplantation von sog. (osteochondralen) Megagrafts, wie z. B. autologe kortikospongiöse Späne oder allogene Knochenbank- bzw. Spendertransplantate eignen sich für sehr große osteochondrale Defekte, die anderweitig nicht rekonstruiert werden können. Die Implantation von sogenannten „small metal implants" (kleine Metallimplantate wie beispielsweise Talus HemiCAP™, Arthrosurface, Inc., Franklin/MA, USA) ist ausgewählten Fällen nach fehlgeschlagener Primärrekonstruktion vorbehalten. Bei begleitenden Achsfehlstellungen sind zudem kalkaneare oder supramalleoläre Korrekturosteotomien als ergänzende operative Verfahren indiziert.

15.4.2 Definition

OCL des Sprunggelenks kommen in bis zu 50 % bei akuten Distorsionen und Frakturen vor [65]. Dabei werden eine Reihe von Synonymen verwendet, wie z. B. osteokartilaginäre Körper, Gelenkmaus, intraartikuläre Fragmentfrakturen („flake fractures"), transchondrale Frakturen und osteochondrale Defekte mit dem Akronym OCD, das auch für die Osteochondrosis dissecans verwendet wird.

Der Begriff osteochondrale Läsion – OCL – wird verwendet, um eine Läsion jeglicher Herkunft, die die Gelenkfläche und/oder den subchondralen Bereich des Talus oder des Tibiaplafonds betrifft, und damit Knorpel, Knochen oder beides beeinflusst, zu definieren. Das Akronym OCD ist für die Osteochondrosis dissecans reserviert, die eine bestimmte Untergruppe von OCL repräsentiert.

15.4.3 Ätiologie

Als Ursachen für OCL des Sprunggelenks werden eine lokale avaskuläre Nekrose [66], systemische Vaskulopathien, akutes Trauma [67], chronische Mikrotraumen [68], endokrine oder metabolische Faktoren [69], degenerative Gelenkerkrankungen [70], Gelenkfehlstellung [71] und eine genetische Prädisposition [72] angesehen.

In einer experimentellen Studie reproduzierten Berndt und Harty [68] den Verletzungsmechanismus für laterale und mediale OCL des Talus. Es wurde postuliert, dass laterale Verletzungen in Inversion und Dorsalflexion des Sprunggelenks auftreten, während mediale Verletzungen das Ergebnis einer Plantarflexion und Inversion sind. Flick und Gould [69] untersuchten mehr als 500 Patienten mit OCL und stellten fest, dass 98 % der lateralen Läsionen und 70 % der medialen Läsionen mit einer Traumaanamnese verbunden sind. Abbildung 15.10 zeigt eine typische Knorpelabscherung nach einer Sprunggelenkdistorsion sowohl an der lateralen Talusschulter als auch an der anterolateralen distalen Tibia.

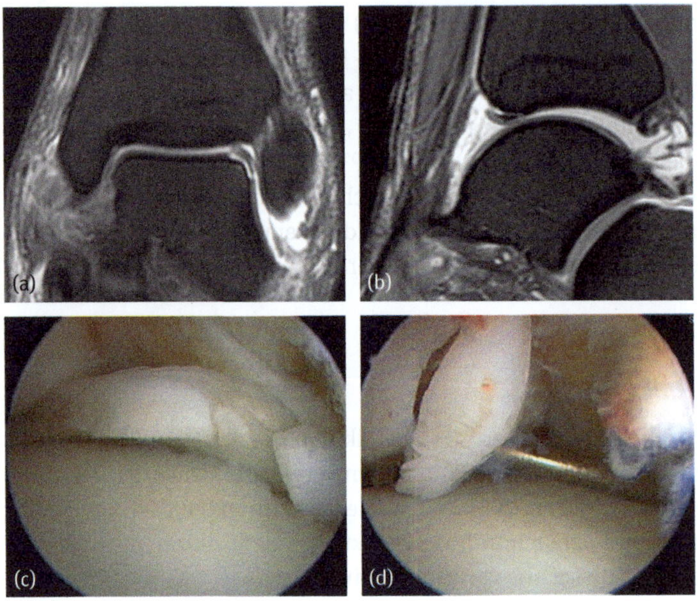

Abb. 15.10: Knorpelabscherung an (a, c) der lateralen Talusschulter sowie der (b, d) anterolateralen Tibia im (a, b) MRT sowie im (c, d) arthroskopischen Bild.

15.4.4 Klassifikationen

Im Jahr 1959 wurde von Berndt und Harty [68] ein röntgenbasiertes Klassifikationssystem für Sprunggelenk-OCL vorgestellt (Tabelle 15.2). Diese Klassifikation wurde von Loomer et al. [73] im Jahr 1993 auf der Basis von CT-Daten um einen fünften Typ (subchondrale Zyste) ergänzt. Der große Vorteil der Berndt-Harty-Klassifikation ist seine Einfachheit und weite Verbreitung, wobei das System weitgehend auf Läsionen traumatischen Ursprungs ausgelegt ist.

Tab. 15.2: Klassifikation der OCL des Talus (nach Berndt und Harty und Loomer)

Typ	Röntgen (Berndt und Harty, 1959)
I	Kompression des subchondralen Knochens
II	Partiell abgelöstes osteochondrales Fragment
III	Komplett abgelöstes osteochondrales Fragment ohne Dislokation
IV	Disloziertes osteochondrales Fragment
	Computertomographie (Loomer et al., 1993)
V	subchondrale Zyste

Insbesondere durch Fortschritte in der modernen Bildgebung wurde eine Vielzahl alternativer Klassifizierungssysteme entwickelt. Das MRT-basierte System von Hepple et al. [74] basiert auf der ursprünglichen Berndt-Harty-Klassifizierung, unterteilt aber zusätzlich in traumatische, zystische und idiopathische Ätiologien der OCL. Mintz et al. [75] etablierte eine Korrelation zwischen MRT und arthroskopischen Befunden.

Die international gebräuchliche ICRS-Klassifikation) sowie die traditionelle Einteilung nach Outerbridge dienen der generellen Beurteilung eines Knorpelschadens, unabhängig vom jeweiligen Gelenk [76, 77].

Die Klassifikation von Giannini et al. (2005) unterscheidet nach dem Typ der Läsion (akut oder chronisch), der Beschaffenheit der Knorpeloberfläche (intakt oder geschädigt), der Größe (größer oder kleiner als 1 cm^2 bei akuten Läsionen bzw. größer oder kleiner als 1,5 cm^2 bei chronischen Läsionen), sowie nach der Tiefe eines eventuell vorhandenen Knochendefekts (größer oder kleiner als fünf Millimeter; Tabelle 15.3). Als Sonderformen gelten die subchondrale Zyste bei intakter Knorpeloberfläche sowie eine Läsionsgröße von >3 cm^2 und >1 cm Tiefe, die sog. massive OCL [78].

Tab. 15.3: Klassifikation osteochondraler Läsionen des Talus (Mod. nach Giannini et al. [78])

Typ akut	Oberfläche	Größe/Ausdehnung	Behandlung
I	Geschädigt	< 1 cm^2	Débridement
II	Geschädigt	> 1 cm^2	Fixation
Typ chronisch			
0	Intakt	jede Größe	Anbohrung
I	Geschädigt	$< 1{,}5$ cm^2	Mikrofrakturierung
II	Geschädigt	$> 1{,}5$ cm^2	„Cartilage replacement“
II A	Geschädigt	$> 1{,}5$ cm^2, > 5 mm Tiefe	„Cartilage replacement and bone graft“
III	Geschädigt	> 3 cm^2, > 1 cm Tiefe	„Osteochondral massive graft“

15.4.5 Diagnostik

15.4.5.1 Klinische Untersuchung

Obwohl die meisten Patienten mit OCL über Schmerzen im Sprunggelenk nach einem traumatischen Ereignis klagen, haben andere Patienten eher chronische Beschwerden [79], mit Schwellungen, Steifigkeit und Muskelschwäche, insbesondere bei längerer Belastung und nach sportlichen Aktivitäten wie Laufen oder Springen.

Andere Autoren sehen eine deutliche Korrelation zwischen OCL und chronischer Instabilität des Sprunggelenks [65]. Häufige Untersuchungsbefunde sind Gelenkerguss und lokalisierte Schmerzen in einer oder mehreren periartikulären Regionen, insbesondere der anterolateralen und anteromedialen Gelenklinie. Des Weiteren sind

Achsfehlstellungen, wie z. B. Rückfußvarus, sowie die Stabilität von oberem Sprunggelenk und Subtalargelenk zu bewerten.

15.4.5.2 Bildgebung

Native Röntgenaufnahmen des Sprunggelenks in zwei Ebenen (anteroposterior und lateral) sind nach wie vor die bevorzugte Standarddiagnostik zum Ausschluss von Frakturen. Die korrekte Abbildung der Sprunggelenkgabel in der sog. Gabel-Aufnahme („mortise view") ist zudem notwendig zur Beurteilung der Gelenkkongruenz. Auf nativen Röntgenbildern sind bis zu 50 % der OCL allerdings nicht dargestellt, und auch der Zustand des Knorpels kann nicht beurteilt werden [73].

Der CT fehlt ebenfalls die Fähigkeit, den Knorpel direkt zu bewerten. Mit dem CT können jedoch weitere Details der knöchernen Verletzung, wie Größe, Form, Umfang und eventuell Dislokation der Läsion beurteilt werden [80].

Die MRT hat gezeigt, dass Knochenprellungen („bone bruises"), Knorpelschäden und andere Weichteilverletzungen erkannt werden [81] und mit arthroskopischen Befunden korrelieren [75, 80].

Die Abbildung 15.11 zeigt eine typische OCL an der medialen Talusschulter im Röntgenbild sowie im MRT.

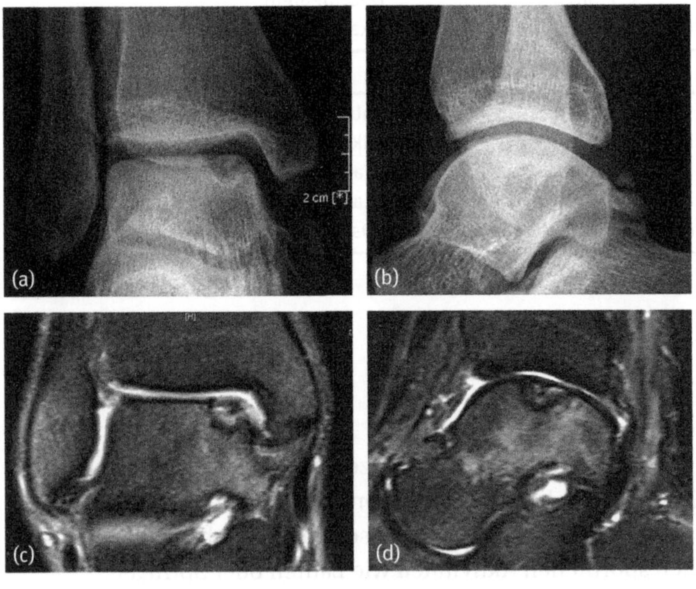

Abb. 15.11: Osteochondrale Läsion) an der medialen Talusschulter im (a, b) Röntgen sowie (c, d) MRT.

Eine neue, innovative Technik ist die Kombination einer dreidimensionalen Knochenszintigraphie, der sog. Einzelphotonenemissionscomputertomographie (SPECT), mit einem CT-Scan. Die SPECT-CT ermöglicht die szintigraphische Lokalisierung der Osteoblastenaktivität im interessierenden Bereich in Kombination mit der anatomischen Auflösung eines CT-Scan. So erhält man nicht nur morphologische, sondern auch biologische Informationen über die OCL [82]. Eine Vergleichsstudie von SPECT-CT zur MRT hinsichtlich Bildinterpretation und Entscheidungsfindung bei OCL des Talus zeigte, dass im Vergleich mit der MRT das SPECT-CT zusätzliche Informationen bietet und somit auch die Therapieentscheidung beeinflusst [83].

15.4.6 Nichtoperative Behandlung

Asymptomatische OCL des Talus können prinzipiell konservativ behandelt werden. Geringgradige OCL und insbesondere die Osteochondrosis dissecans bei Kindern kann durch Entlastung und Immobilisierung ausheilen. Bei Erwachsenen kommt es jedoch selten zur Spontanheilung [84]. Eine Studie zeigte gute und sehr gute Ergebnisse in nur 54 % der Patienten mit chronischer zystischer Läsion bei konservativer Behandlung [85].

Shearer et al. [86] haben eine schlechte Korrelation zwischen den Veränderungen in der Größe der Läsion und dem klinischen Ergebnis festgestellt. Eine Verringerung der Größe der Läsion, die im Lauf der Zeit mit konservativen Maßnahmen zu beobachten ist, muss nicht mit einer symptomatischen Verbesserung korrelieren. Daher ist der Wechsel auf eine operative Behandlung gerechtfertigt, wenn sich die Symptome trotz konservativer Therapie nicht bessern.

15.4.7 Operative Behandlung

Das Hauptziel der chirurgischen Behandlung ist die Revaskularisation der knöchernen Läsion sowie die Rekonstruktion des Knorpel- und Knochendefekts [86]. Da hyaliner Knorpel avaskulär ist und eine schlechte Regenerationsfähigkeit besitzt, setzen Verletzungen, die die subchondrale Platte nicht durchdringen, keinen Reiz für eine entzündliche Reaktion und damit Heilung. Wenn aber eine OCL am Talus sich auf den subchondralen Knochen erstreckt, werden Knochenmarkstammzellen stimuliert, um neues Gewebe im Defektbereich zu bilden [87]. Auf dieser Grundlage wurde die Methode der Mikrofrakturierung entwickelt. Dabei kommt es zur Bildung von faserknorpeligem Ersatzgewebe, das jedoch nicht die biomechanischen Eigenschaften von hyalinem Gelenkknorpel besitzt.

Im Fall kleinerer Läsionen kann dieses Ersatzgewebe genügen, bei größeren Läsionen ist es jedoch nicht ausreichend, die hohen biomechanischen Anforderungen zu erfüllen. Alternative Behandlungsansätze zielen darauf ab, geschädigten Gelenkknorpel direkt durch Gelenkknorpel bzw. durch Gewebe zu ersetzen, das hyalinem Gelenkknorpel möglichst nahe kommt. All diese Methoden werden nachfolgend kurz dargestellt.

15.4.7.1 Refixation des Fragments

Traumatische osteochondrale Fragmente, die nicht vom darunterliegenden Knochen losgelöst sind, eignen sich besonders gut für eine Refixierung. Wann immer möglich, sollten aber auch große instabile bzw. abgelöste OCL mit vitalem Knochen refixiert werden [87].

Traditionell erfolgte die Refixierung von OCL mit Metallimplantaten, wie z. B. Minischrauben, was jedoch oft eine anschließende Materialentfernung erforderte. Heute nutzt man bioabsorbierbare Stifte, die keine Entfernung erfordern (Abbildung 15.12). Die Literatur über die Verwendung dieser Materialien im Sprunggelenk ist begrenzt [88].

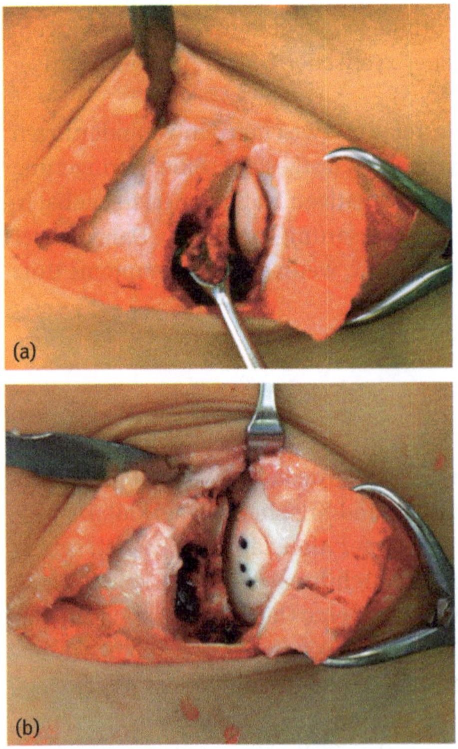

Abb. 15.12: Refixation eines osteochondralen Fragments an der medialen Talusschulter. Nach erfolgter Innenknöchelosteotomie stellt sich das subtotal abgelöste Fragment dar. (a) Entnahme von Spongiosa aus der tibialen Osteotomieseite und Unterfütterung des Fragmentes; subchondraler Knochen und Boden der Läsion wurden zuvor débridiert und angebohrt; (b) die Refixation des Fragments erfolgte mit bioresorbierbaren Stiften.

15.4.7.2 Retrograde Anbohrung

Die retrograde Anbohrung ist bei subchondralen Knochenläsionen angezeigt, wo der darüber liegende Knorpel intakt ist (Abbildung 15.13). Der große Vorteil im Vergleich zur anterograden Bohrung ist der Erhalt der Integrität des Gelenkknorpels.

Bei der arthroskopisch assistierten und röntgenbildwandlerkontrollierten Methode kann entweder Freihand vorgegangen werden oder man verwendet ein entsprechendes arthroskopisches Zielgerät. Um die Genauigkeit zu erhöhen, verwenden einige Autoren computergestützte Navigationstechniken [89, 90]. Insgesamt sind die klinischen Ergebnisse bei der retrograden Anbohrung gut [91].

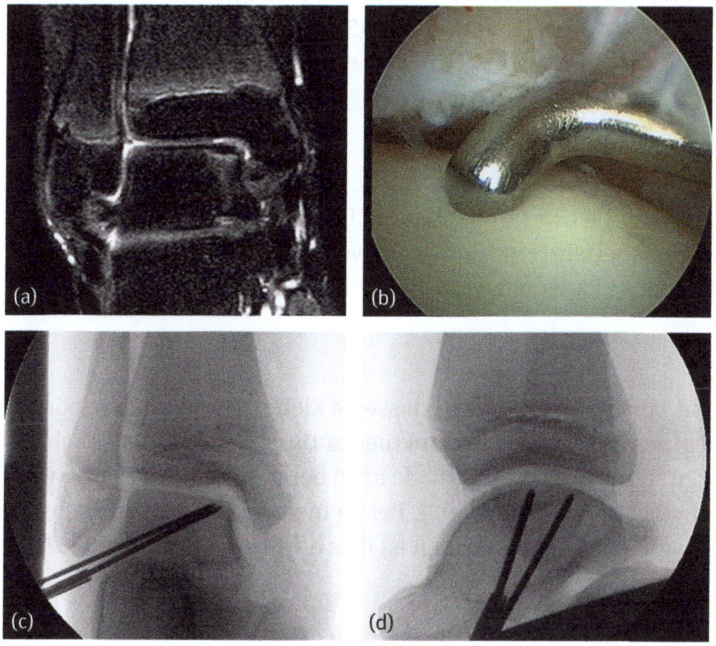

Abb. 15.13: Osteochondrale Läsion an der medialen Talusschulter eines 14-jährigen Patienten im (a) MRT mit noch offenen Wachstumsfugen. (b) Die Arthroskopie zeigt eine intakte Knorpeloberfläche; (c, d) retrograde Anbohrung, arthroskopisch assistiert und röntgenbildwandlerkontrolliert.

15.4.7.3 Retrograde Spongiosaplastik

Bei größeren Zysten ist es notwendig, den subchondralen Knochendefekt zu rekonstruieren, um einen Einbruch der Gelenkfläche zu verhindern. Hierzu wurde eine Technik zur retrograden Spongiosaplastik entwickelt, bei der zunächst ein Bohrdraht computernavigiert im Zentrum der Läsion platziert wird, über den dann die Läsion mit einem kanülierten Bohrer retrograd angebohrt und débridiert wird. Über den entstandenen Kanal wird nun autologe Spongiosa in das subchondrale Defektareal eingebracht [92]. In einer ähnlichen Technik können auch osteochondrale Zylinder retrograd eingebracht werden [90].

15.4.7.4 Fragmententfernung, Kürettage und Knochenmarkstimulation

Als Knochenmarkstimulation bezeichnet man die gezielte Eröffnung des subchondralen Knochenmarkraums (zumeist durch Mikrofrakturierung oder Anbohrung), was oft nach der Entfernung eines instabilen, avitalen Fragments und der Kürettage der Läsion durchgeführt wird. Im Fall einer echten Osteochondrosis dissecans soll zudem die kalzifizierte Zone durchbrochen bzw. entfernt werden. Dabei liegt die Erfolgsrate jede nach Studie zwischen 46 und 100 % (Durchschnitt 85 %; [93–95]). Die meisten Patienten hatten ein Berndt-Harty-Stadium III der IV und eine Läsionsgröße von maximal 1,5 cm^2.

15.4.7.5 Antegrade (transmalleolare) Anbohrung

Eine aufgrund der Lokalisation schwer erreichbare OCL kann durch den medialen Malleolus angebohrt werden. Dabei wird eine Erfolgsrate von 32 bis 100 % (63 % im Durchschnitt) in zwei Studien mit 41 Patienten beschrieben [96, 97].

15.4.7.6 Mikrofrakturierung/Mikrobohrung

Mikrofrakturierung und Mikrobohrung haben dasselbe Ziel, d. h. die Bildung von fibrokartilaginösem Ersatzgewebe durch ein punktuelles Durchbrechen der subchondralen Knochenplatte zu stimulieren. Die Methode führt bei OCL am Talus zu überwiegend guten klinischen Ergebnissen [86, 95, 98]. Bei kleineren Knorpelabscherungen (< 15 mm) mit intaktem subchondralen Knochen ist dies die Methode der Wahl [87].

15.4.7.7 Fragmententfernung, Kürettage und autologe Knochentransplantation

Bei dieser Technik wird der knöcherne Defekt, der nach Fragmententfernung und Kürettage zurückbleibt, mit autologem Knochen aufgefüllt. Indikationen sind Läsionen mit einer Größe von über fünfzehn Millimeter Durchmesser und mehr als fünf Millimeter knöcherner Tiefe. Die Erfolgsrate liegt je nach Studie zwischen 41 und 93 % [98].

15.4.7.8 Matrixassoziierte Knochenmarkstimulation

Talare OCL mit tiefem knöchernen Defekt, sklerotischen Veränderungen, Osteonekrosen, oder subchondralen Zysten stellen eine große Herausforderung für den Behandler dar, da neben der Verbesserung der Symptome die Integrität des subchondralen Knochens wieder hergestellt werden muss [99].

Es gibt hierfür verschiedene Behandlungsansätze mit guten Ergebnissen aber auch methodischen Nachteilen, wie die Schädigung gesunder Gelenke bzw. Gelenkbereiche bei der osteochondralen Zylindertransplantation (OATS, Mosaikplastik), das zweizeitige Vorgehen und die relativ hohen Kosten der ACT oder die eingeschränkte Verfügbarkeit bei Allografts.

Die AMIC wurde zuerst von Behrens et al. [100] beschrieben. Es ist ein einzeitiges Verfahren auf Grundlage der Knochenmarkstimulation, gegebenenfalls mit autologer Spongiosaplastik und der Abdeckung des Defekts durch eine Kollagen-I/III-Matrix (Abbildung 15.14). Diese Membran schützt das Regenerat und die darin enthaltenen mesenchymalen Stammzellen [101].

In einer Serie von Valderrabano et al. [102] wurden 26 Patienten mit talaren OCL durch AMIC behandelt. Die guten klinischen Ergebnisse wurden in einer aktuellen Arbeit von Walther et al. [103] ebenfalls bestätigt.

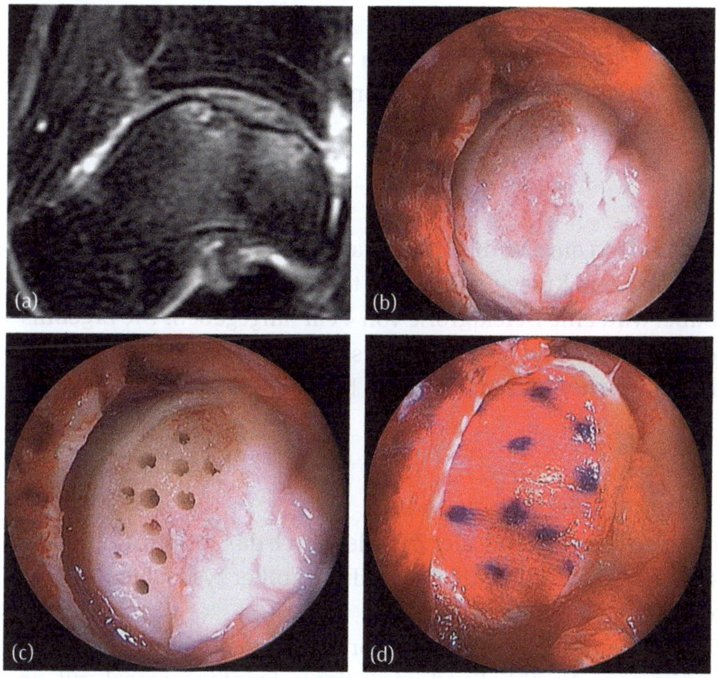

Abb. 15.14: Osteochondrale Läsion der medialen Talusschulter im (a) Magnetresonanztomogramm sowie nach (b) erfolgter Innenknöchelosteotomie. (c) Punktförmiges Durchbrechen der subchondralen Knochenplatte durch multiple Bohrungen mit einem 1,8-Millimeter-Kirschner-Draht. (d) Nach entsprechendem Ausmessen der Läsionsgröße erfolgt das Zuschneiden der Kollagen-I/III-Membran und Aufbringen auf den Defekt. Dabei ist zu beachten, dass die glatte Seite gelenkwärts gerichtet ist, weshalb diese Seite zuvor mit blauen Punkten markiert wurde.

Eine Modifikation der AMIC ist die „nanofractured autologous matrix-induced chondrogenesis“ (NAMIC; [104]). Hierbei wird der subchondrale Knochen mit einer speziellen Nadel von einem Millimeter Durchmesser neun Millimeter tief penetriert. Anschließend wird analog zur AMIC-Technik der Defekt mit einer Kollagenmembran abgedeckt. Als Vorteile werden die bessere Freisetzung mesenchymaler Knochenmarkstammzellen, die Standardisierung der Technik, kleinere Löcher und dadurch die Vermeidung von Fakturen des subchondralen Knochens angegeben.

15.4.7.9 Gewebetransplantation

Für die Transplantation osteochondraler Zylinder in den Talus ist i. d. R. ein rechtwinkliger Zugang zum Defekt notwendig [105], was für die meisten Areale am Talus ohne Knöchelosteotomien möglich ist [105, 106]. Muir et al. [105] zeigten, dass lediglich 17 % der medialen Talusschulter und 20 % der lateralen Talusschulter ohne Osteotomie nicht zugängig ist. Während durch Knöchelosteotomien bis zu 85 % der Talusoberfläche erreicht werden, wird nach einer anterolateralen Osteotomie der sagittale Zugang um 22 % verbessert.

Verschiedene Techniken der Knöchelosteotomien wurden beschrieben [107–109]. Kritisch bei allen Techniken ist die exakte Reposition und Refixation, insbesondere um eine Pseudarthrose zu verhindern.

15.4.7.10 Mosaikplastik

Hangody et al. [110] beschrieben eine Methode der Transplantation von mehreren osteochondralen Zylindern aus dem Kniegelenk in eine talare OCL, die dort mosaikartig angeordnet werden. Dabei wird eine Defektgröße von 4 cm^2 angegeben. Die Ergebnisse sind für Läsionen der medialen und lateralen Talusschulter besser geeignet als für zentrale Talus-OCL. Auch andere Autoren berichten bis zu 94 % gute bis exzellente Ergebnisse [111].

15.4.7.11 Osteochondrale Zylindertransplantion

Die Transplantation einzelner osteochondraler Zylinder durch das „osteochondral autologous transfer system“ (OATS) wird für die Behandlung großer zystischer OCL über sechs Millimeter Durchmesser empfohlen [112].

Dabei wird die OCL an den Knorpelrändern débridiert, um die echte Größe des Knorpeldefekts zu bestimmen. Anschließend wird dieses Empfängerareal mit der Empfängerstanze ausgestanzt. Mit der Spenderstanze wird der passende Knorpel-Knochen-Zylinder aus einer nicht lasttragenden Zone (parapatellare Gleitbahn) des ipsilateralen Kniegelenks gehoben und in die Defektzone eingebracht.

In einer Studie mit 50 durchgeführten OATS-Fällen mit einer Läsionsgröße von 8 bis 20 mm wurde eine 90%ige Erfolgsrate erreicht [112]. Die Autoren empfehlen zudem diese Technik als Rückzugsmethode für Therapieversager nach z. B. Mikrofrakturierung oder bei einer langen Symptomdauer einzusetzen.

15.4.7.12 Osteochondrale Allografttransplantation

Eine Alternative zur Mosaikplastik oder der autologen osteochondralen Zylinder-Transplantation ist die Verwendung von Allografts. Dies ist insbesondere für große OCL des Talus geeignet und hat den Vorteil, dass man zuvor die Geometrie der Empfängerseite (Defektareal) mithilfe von CT- oder MRT-Daten genau bestimmen und auf das Spendergewebe übertragen kann [113].

Raikin [113] schlug vor, OCL größer 3 cm^3 Volumen als massive OCL zu bezeichnen und sie als Grad VI der Berndt-Harty-Klassifikation einzustufen. Er berichtet über sechs Fälle von talaren OCL, fünf medial und ein Fall lateral. Fünf der sechs Fälle waren traumatisch. Zwei Patienten erhielten frische Allografts, vier gefrorene Allograft. Der American-Orthopaedic-Foot-and-Ankle-Society(AOFAS)-Score verbesserte sich von 42 auf 86. Ein Patient wurde später mit einer Arthrodese versorgt und alle Patienten würden die Operation auch am kontralateralen Sprunggelenk durchführen lassen.

15.4.7.13 Autologe Chondrozytentransplantation/-implantation

Die autologe Chondrozytentransplantation (ACT) bzw. -implantation (ACI) sind Alternativen zur osteochondralen Transplantation bei Knorpeldefekten höheren Grades [114]. Die Methode wurde hauptsächlich von Matts Brittberg und Lars Peterson seit den 1980er-Jahren für den Einsatz am Kniegelenk entwickelt, aber auch bei Defekten am Sprunggelenk eingesetzt.

Untersuchungen haben gezeigt, dass verringerte postoperative Schmerzen ein Vorteil der ACT im Vergleich zu anderen Techniken ist [86]. So verglichen Gobbi et al. [86] die Ergebnisse bei 33 ähnlich großen talaren OCL nach der Behandlung mit Chondroplastik (elf Fälle), Mikrofrakturierung (zehn Fälle) und OATS (zwölf Fälle). Obwohl kein signifikanter Unterschied zwischen den Gruppen anhand des AOFAS-Scores festgestellt wurde, war die Schmerzintensität nach visueller Analog-Skala (VAS) 24 h postoperativ nach OATS signifikant erhöht im Vergleich zu den anderen Techniken.

Zwischenzeitlich hat sich die Technik der ACT weiterentwickelt. Insbesondere durch verschiedene Trägermaterialien wurden dreidimensionale Konstrukte geschaffen, was insbesondere die Implantationstechnik deutlich verbesserte. Dies wird als matrixassoziierte Chondrozytentransplantation (MACT) bezeichnet.

In einer eigenen Untersuchung [115] an 18 Patienten mit einem durchschnittlichen Follow-up von 24,5 Monaten nach arthroskopischer MACT unter Verwendung einer Kollagenmembran wurden überwiegend gute bis sehr gute klinische Ergebnisse gezeigt.

Die MACT ist ein sicheres Verfahren für die Behandlung von osteochondralen Defekten am Sprunggelenk mit einem reproduzierbar guten Erfolg in der klinischen und radiologischen Kontrolluntersuchung. Es kann offen (Abbildung 15.15) oder arthroskopisch (Abbildung 15.16) angewendet werden und führt zu Bildung eines hyalinähnli-

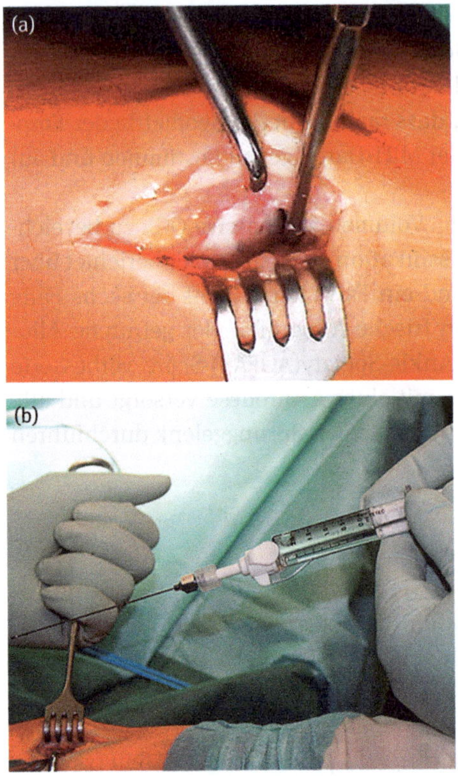

Abb. 15.15: Matrixgekoppelte autologe Chondrozytentransplantation (MACT) unter Verwendung eines chondrozytenhaltigen Gels. Aufgrund der Lage der Läsion sowie der Handhabung des Gels ist für den Zugang eine anteromediale Arthrotomie ausreichend. (a) Darstellung und Débridement der Läsion. Zur Vorbereitung der Transplantation wird der Situs mit einer Kompresse abgetrocknet, um die Anhaftung des Gels am Defektgrund zu verbessern. (b) Anschließend erfolgt das Einbringen des Chondrozytengels in den Knorpeldefekt mithilfe der dafür vorgesehenen Spritze.

chen Regeneratgewebes. Dem gegenüber stehen die höheren Kosten des Verfahrens und das zweizeitige operative Vorgehen.

15.4.7.14 Kleine Metallimplantate (Talus HemiCAP©)

Ein neuartiges kleines Metallimplantat (Talus HemiCAP™, Arthrosurface, Inc., Franklin/MA, USA) wurde im Jahr 2007 für mediale OCL mit großem knöchernen Defekt und insbesondere nach fehlgeschlagener Primärbehandlung entwickelt. Die Oberfläche wird metallisch in Form eines Inlays ersetzt, und auch der knöcherne Defekt soll dauerhaft und stabil ausgefüllt werden, um die Progression des Defekts bzw. der Zysten zu verhindern. Die klinischen und radiologischen Ergebnisse einer prospektiven Fallstudie mit einem Follow-up von zwei Jahren sind vielversprechend [116].

15.4.7.15 Korrekturosteotomien

Patienten mit OCL am Sprunggelenk sollten auf eventuell bestehende Achsabweichungen hin untersucht werden. Valgus- oder Varusdeformitäten des Rückfußes und des Unterschenkels zeigen pathologisch veränderte Druckverteilungsmuster insbe-

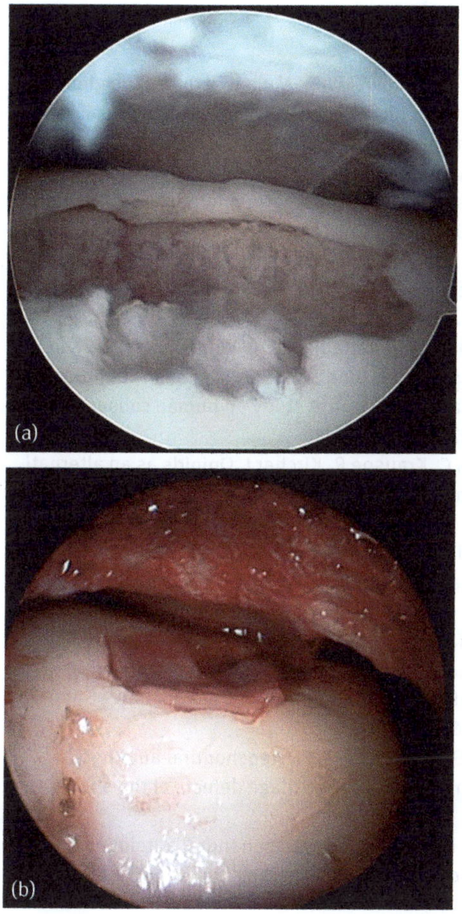

Abb. 15.16: Matrixgekoppelte autologe Chondrozytentransplantation (MACT) unter Verwendung einer chondrozytenhaltigen Kollagenmembran. Aufgrund der Lage der Läsion (dorsaler zentraler Taluskörper) wird die Implantation arthroskopisch durchgeführt. (a) Das arthroskopische Bild zeigt das Ausmaß der Läsion. Aufgrund der knöchernen Tiefe von > 5 mm erfolgt im Rahmen des zweiten Eingriffs ein entsprechendes knöchernes Débridement und die Transplantation von autologer Spongiosa (Entnahme vom ipsilateralen Fersenbein). (b) Anschließend wird die Membran entsprechend der zuvor bestimmten Läsionsgröße und -geometrie zugeschnitten und arthroskopisch auf den Defekt aufgebracht. Abschließend wird die Läsion mit Fibrinkleber versiegelt (nicht dargestellt).

sondere im oberen Sprunggelenk [117], was langfristig zur Entwicklung einer asymmetrischen Sprunggelenkarthrose führt.

Korrekturosteotomien können die normale Biomechanik des oberen Sprunggelenks wieder herstellen und damit den degenerativen Prozess aufhalten bzw. verlangsamen [118]. Dieser Sachverhalt ist in den aktuellen Studien meist unterrepräsentiert [119].

Fazit für die Praxis: Osteochondrale Läsionen des Sprunggelenks werden zunehmend häufiger diagnostiziert, einerseits aufgrund des besseren pathophysiologischen Verständnisses, andererseits aufgrund verbesserter Technologien, wie MRT und Arthroskopie. Folgerichtig entwickelten sich neue, verbesserte Behandlungsmethoden. Die Studienlage ist jedoch nach wie vor gering, doch erst durch eine verbesserte Evidenzlage wird man die Behandlung sicher und effizient durchführen können. Insofern sind neben den Interventionsstudien (RCT) auch Beobachtungsstudien, z. B. basierend auf den Daten des Knorpelregisters der DGOU (www.knorpelregister-dgou.de) sinnvoll und notwendig.

Literatur

[1] Zumstein V, Kraljevic M, Hoechel S, Conzen A, Nowakowski AM, Muller-Gerbl M. The glenohumeral joint – a mismatching system? A morphological analysis of the cartilaginous and osseous curvature of the humeral head and the glenoid cavity. J Orthop Surg Res 9:34, 2014.

[2] Schleich C, Bittersohl B, Antoch G, Krauspe R, Zilkens C, Kircher J. Thickness distribution of glenohumeral joint cartilage: a normal value study on asymptomatic volunteers using 3-Tesla magnetic resonance tomography. Cartilage 2016:1–7, 2016.

[3] Patzer T, Lichtenberg S, Kircher J, Magosch P, Habermeyer P. Influence of SLAP lesions on chondral lesions of the glenohumeral joint. Knee Surg Sports Traumatol Arthrosc 18(7):982–987, 2010.

[4] Patzer T, Habermeyer P, Hurschler C, Bobrowitsch E, Paletta JR, Fuchs-Winkelmann S, Schofer MD. Increased glenohumeral translation and biceps load after SLAP lesions with potential influence on glenohumeral chondral lesions: a biomechanical study on human cadavers. Knee Surg Sports Traumatol Arthrosc 19(10):1780–1787, 2011.

[5] Ickert I, Herten M, Vogl M, Ziskoven C, Zilkens C, Krauspe R, Kircher J. Opioids as an alternative to amide-type local anaesthetics for intra-articular application. Knee Surg Sports Traumatol Arthrosc 23(9):2674–2681, 2015.

[6] Kircher J, Kuerner K, Morhard M, Krauspe R, Habermeyer P. Age-related joint space narrowing independent of the development of osteoarthritis of the shoulder. Int J Shoulder Surg 8(4):95–100, 2014.

[7] Bittersohl B, Kircher J, Miese FR, Dekkers C, Habermeyer P, Frobel J, Antoch G, Krauspe R, Zilkens C. T2* mapping and delayed gadolinium-enhanced magnetic resonance imaging in cartilage (dGEMRIC) of humeral articular cartilage-a histologically controlled study. J Shoulder Elbow Surg 24:1644–1652, 2015. [doi: 10.1016/j.jse.2015.03.016.].

[8] Scheibel M, Bartl C, Magosch P, Lichtenberg S, Habermeyer P. Osteochondral autologous transplantation for the treatment of full-thickness articular cartilage defects of the shoulder. J Bone Joint Surg Br 86(7):991–997, 2004.

[9] Kircher J, Patzer T, Magosch P, Lichtenberg S, Habermeyer P. Osteochondral autologous transplantation for the treatment of full-thickness cartilage defects of the shoulder: results at nine years. J Bone Joint Surg Br 91(4):499–503, 2009.

[10] Kircher J, Patzer T, Ziskoven C, Bittersohl B, Hedtmann A, Krauspe R. Arthroscopically assisted retrograde drilling of the humeral head with a guiding device. Knee Surg Sports Traumatol Arthrosc 23(5):1442–1446, 2015.

[11] Frank RM, Van Thiel GS, Slabaugh MA, Romeo AA, Cole BJ, Verma NN. Clinical outcomes after microfracture of the glenohumeral joint. Am J Sports Med 38(4):772–781, 2010.

[12] Cameron BD, Galatz LM, Ramsey ML, Williams GR, Iannotti JP. Non-prosthetic management of grade IV osteochondral lesions of the glenohumeral joint. J Shoulder Elbow Surg 11(1):25–32, 2002.

[13] Siebold R, Lichtenberg S, Habermeyer P. Combination of microfracture and periostal-flap for the treatment of focal full thickness articular cartilage lesions of the shoulder: a prospective study. Knee Surg Sports Traumatol Arthrosc 11(3):183–189, 2003.

[14] Kerr BJ, McCarty EC. Outcome of arthroscopic debridement is worse for patients with glenohumeral arthritis of both sides of the joint. Clin Orthop Relat Res 466(3):634–638, 2008.

[15] Millett PJ, Huffard BH, Horan MP, Hawkins RJ, Steadman JR. Outcomes of full-thickness articular cartilage injuries of the shoulder treated with microfracture. Arthroscopy 25(8):856–863, 2009.

[16] Van Thiel GS, Sheehan S, Frank RM, Slabaugh M, Cole BJ, Nicholson GP, Romeo AA, Verma NN. Retrospective analysis of arthroscopic management of glenohumeral degenerative disease. Arthroscopy 26(11):1451–1455, 2010.
[17] Gross CE, Chalmers PN, Chahal J, Van Thiel G, Bach BR Jr, Cole BJ, Romeo AA. Operative treatment of chondral defects in the glenohumeral joint. Arthroscopy 28(12):1889–1901, 2012.
[18] Buchmann S, Salzmann GM, Glanzmann MC, Wortler K, Vogt S, Imhoff AB. Early clinical and structural results after autologous chondrocyte transplantation at the glenohumeral joint. J Shoulder Elbow Surg 21(9):1213–1221, 2012.
[19] Hovelius L, Saeboe M. Neer Award 2008: Arthropathy after primary anterior shoulder dislocation–223 shoulders prospectively followed up for twenty-five years. J Shoulder Elbow Surg 18(3):339–347, 2009.
[20] Ansah P, Vogt S, Ueblacker P, Martinek V, Woertler K, Imhoff AB. Osteochondral transplantation to treat osteochondral lesions in the elbow. J Bone Joint Surg Am 89(10):2188–2194, 2007.
[21] Dexel J, Marschner K, Beck H, Platzek I, Wasnik S, Schuler M et al. Comparative study of elbow disorders in young high-performance gymnasts. Int J Sports Med 35(11):960–965, 2014.
[22] Dipaola JD, Nelson DW, Colville MR. Characterizing osteochondral lesions by magnetic resonance imaging. Arthroscopy 7(1):101–104, 1991.
[23] Iwasaki N, Yamane S, Nishida K, Masuko T, Funakoshi T, Kamishima T et al. Transplantation of tissue-engineered cartilage for the treatment of osteochondritis dissecans in the elbow: outcomes over a four-year follow-up in two patients. J Shoulder Elbow Surg 19(8):e1-e6, 2010.
[24] Janarv PM, Hesser U, Hirsch G. Osteochondral lesions in the radiocapitellar joint in the skeletally immature: radiographic, MRI, and arthroscopic findings in 13 consecutive cases. J Pediatr Orthop 17(3):311–314, 1997.
[25] Johnson LL. Arthroscopic abrasion arthroplasty: a review. Clin Orthop Relat Res 391(Suppl):S306–S317, 2001.
[26] Kijowski R, De Smet AA. MRI findings of osteochondritis dissecans of the capitellum with surgical correlation. AJR Am J Roentgenol 185(6):1453–1459, 2005.
[27] Kiyoshige Y, Takagi M, Yuasa K, Hamasaki M. Closed-Wedge osteotomy for osteochondritis dissecans of the capitellum. A 7- to 12-year follow-up. Am J Sports Med 28(4):534–537, 2000.
[28] Klingele KE, Kocher MS. Little league elbow: valgus overload injury in the paediatric athlete. Sports Med 32(15):1005–1015, 2002.
[29] Kobayashi K, Burton KJ, Rodner C, Smith B, Caputo AE. Lateral compression injuries in the pediatric elbow: Panner's disease and osteochondritis dissecans of the capitellum. J Am Acad Orthop Surg 12(4):246–254, 2004.
[30] Pridie K. A method of resurfacing osteoarthritic knee joints. J Bone JointSurg Br 41 (3), 618–619, 1959.
[31] Ruchelsman DE, Hall MP, Youm T. Osteochondritis dissecans of the capitellum: current concepts. J Am Acad Orthop Surg 18(9):557–567, 2010.
[32] Sato M, Ochi M, Uchio Y, Agung M, Baba H. Transplantation of tissue-engineered cartilage for excessive osteochondritis dissecans of the elbow. J Shoulder Elbow Surg 13(2):221–225, 2004.
[33] Smith MG. OSTEOCHONDRITIS OF THE HUMERAL CAPITULU M. J Bone Joint Surg Br 46:50–54, 1964.
[34] Steadman JR, Rodkey WG, Briggs KK, Rodrigo JJ. [The microfracture technic in the management of complete cartilage defects in the knee joint]. Orthopade 28(1):26–32, 1999.
[35] Takahara M, Mura N, Sasaki J, Harada M, Ogino T. Classification, treatment, and outcome of osteochondritis dissecans of the humeral capitellum. Surgical technique. J Bone Joint Surg Am 90 Suppl 2 Pt 1:47–62, 2008.

[36] Takahara M, Shundo M, Kondo M, Suzuki K, Nambu T, Ogino T. Early detection of osteochondritis dissecans of the capitellum in young baseball players. Report of three cases. J Bone Joint Surg Am 80(6):892–897, 1998.
[37] Yeoh KM, King GJ, Faber KJ, Glazebrook MA, Athwal GS. Evidence-based indications for elbow arthroscopy. Arthroscopy 28(2):272–282, 2012.
[38] Kurrat HJ, Oberländer W. The thickness of the cartilage in the hip joint. J Anat 126(1):145–155, 1978.
[39] Tan V, Seldes RM, Katz MA, Freedhand AM, Klimkiewicz JJ, Fitzgerald RH Jr. Contribution of acetabular labrum to articulating surface area and femoral head coverage in adult hip joints: an anatomic study in cadavera. Am J Orthop (Belle Mead NJ) 30(11):809–812, 2001.
[40] Reimann I, Mankin HJ, Trahan C. Quantitative histologic analyses of articular cartilage and subchondral bone from osteoarthritic and normal human hips. Acta Orthop Scand 48(1):63–73, 1977.
[41] Grushko G1, Schneiderman R, Maroudas A.Some biochemical and biophysical parameters for the study of the pathogenesis of osteoarthritis: a comparison between the processes of ageing and degeneration in human hip cartilage. Connect Tissue Res 19(2–4):149–176, 1989.
[42] Ganz R, Leunig M, Leunig-Ganz K, Harris WH. The etiology of osteoarthritis of the hip: an integrated mechanical concept. Clin Orthop Relat Res 466(2):264–272, 2008.
[43] Johnston TL, Schenker ML, Briggs KK, Philippon MJ. Relationship between offset angle alpha and hip chondral injury in femoroacetabular impingement. Arthroscopy 24(6):669–675, 2008.
[44] Philippon MJ, Goljan P, Devitt BM, Peixoto LP.„Crevasse“ Lesions: A Unique Pattern of Femoral Head Chondral Damage. Cartilage 5(1):5–10, 2014.
[45] Zaltz I, Leunig M. Parafoveal chondral defects associated with femoroacetabular impingement. Clin Orthop Relat Res 470(12):3383–3389, 2012.
[46] Tamura S, Nishii T, Takao M, Sakai T, Yoshikawa H, Sugano N. Differences in the locations and modes of labral tearing between dysplastic hips and those with femoroacetabular impingement. Bone Joint J 95-B(10):1320–1325, 2013.
[47] Murphy SB, Ganz R, Müller ME. The prognosis in untreated dysplasia of the hip. A study of radiographic factors that predict the outcome. J Bone Joint Surg Am 77(7):985–989, 1995.
[48] Nwachukwu BU, Rebolledo BJ, McCormick F, Rosas S, Harris JD, Kelly BT. Arthroscopic Versus Open Treatment of Femoroacetabular Impingement: A Systematic Review of Medium- to Long-Term Outcomes. Am J Sports Med 44(4):1062–1068, 2016.
[49] Haddad B, Konan S, Haddad FS. Debridement versus re-attachment of acetabular labral tears: A review of the literature and quantitative analysis. Bone Joint J 96-B(1):24–30, 2014.
[50] Streich NA, Gotterbarm T, Barié A, Schmitt H. Prognostic value of chondral defects on the outcome after arthroscopic treatment of acetabular labral tears. Knee Surg Sports Traumatol Arthrosc 17(10):1257–1263, 2009.
[51] Kaplan LD, Chu CR, Bradley JP, Fu FH, Studer RK. Recovery of chondrocyte metabolic activity after thermal exposure. Am J Sports Med 31:392–398, 2003.
[52] Lotto ML, Wright EJ, Appleby D, Zelicof SB, Lemos MJ, Lubowitz JH. Ex vivo comparison of mechanical versus thermal chondroplasty: assessment of tissue effect at the surgical endpoint. Arthroscopy 24:410–415, 2008.
[53] Yen YM, Kocher MS. Chondral lesions of the hip: microfracture and chondroplasty. Sports Med Arthrosc 18:83–89, 2010.
[54] Fontana A. A novel technique for treating cartilage defects in the hip: a fully arthroscopic approach to using autologous matrix-induced chondrogenesis. Arthrosc Tech 1(1):e63–68, 2012.

[55] Fontana A, Bistolfi A, Crova M, Rosso F, Massazza G. Arthroscopic treatment of hip chondral defects: autologous chondrocyte transplantation versus simple debridement–a pilot study. Arthroscopy 28(3):322–329, 2012.

[56] Fickert S, Schattenberg T, Niks M, Weiss C, Thier S. Feasibility of arthroscopic 3-dimensional, purely autologous chondrocyte transplantation for chondral defects of the hip: a case series. Arch Orthop Trauma Surg 134(7):971–978, 2014.

[57] Egerton T, Hinman RS, Takla A, Bennell KL, O'Donnell J. Intraoperative cartilage degeneration predicts outcome 12 months after hip arthroscopy. Clin Orthop Relat Res 471(2):593–599, 2013.

[58] MacDonald AE, Bedi A, Horner NS, de Sa D, Simunovic N, Philippon MJ, Ayeni OR. Indications and Outcomes for Microfracture as an Adjunct to Hip Arthroscopy for Treatment of Chondral Defects in Patients With Femoroacetabular Impingement: A Systematic Review. Arthroscopy 32(1):190–200.e2, 2016.

[59] Domb BG, Gupta A, Dunne KF, Gui C, Chandrasekaran S, Lodhia P. Microfracture in the Hip: Results of a Matched-Cohort Controlled Study With 2-Year Follow-up. Am J Sports Med 43(8):1865–1874, 2015.

[60] Mancini D, Fontana A. Five-year results of arthroscopic techniques for the treatment of acetabular chondral lesions in femoroacetabular impingement. Int Orthop 38(10):2057–2064, 2014.

[61] Lazik A, Körsmeier K, Claßen T, Jäger M, Kamminga M, Kraff O, Lauenstein TC, Theysohn JM, Landgraeber S. 3 Tesla high-resolution and delayed gadolinium enhanced MR imaging of cartilage (dGEMRIC) after autologous chondrocyte transplantation in the hip. J Magn Reson Imaging 42(3):624–633, 2015.

[62] Baumann F, Popp D, Müller K, Müller M, Schmitz P, Nerlich M, Fickert S. Validation of a German version of the International Hip Outcome Tool 12 (iHOT12) according to the COSMIN checklist. Health Qual Life Outcomes 14:3, 2016.

[63] Baumann F, Weber J, Zeman F, Müller M, Lahner M, Nerlich M, Fickert S. Validation of a German version of the International Hip Outcome Tool (G-iHOT33) according to the COSMIN checklist: how much improvement is clinically relevant? Arch Orthop Trauma Surg 136(1):83–91, 2016.

[64] Naal FD, Impellizzeri FM, Miozzari HH, Mannion AF, Leunig M. The German Hip Outcome Score: validation in patients undergoing surgical treatment for femoroacetabular impingement. Arthroscopy 27(3):339–345, 2011.

[65] Saxena A, Eakin C. Articular talar injuries in athletes: results of microfracture and autogenous bone graft. Am J Sports Med 35(10):1680–1687, 2007.

[66] Konig F. Uber freie Korper in den Gelenken [On the presence of loose bodies in joints]. Deutsche Zeitschr f Chi 27:90–109, 1888.

[67] Berndt AL, Harty M. Transchondral fractures (osteochondritis dissecans) of the talus. J Bone Joint Surg Am 41:988–1020, 1959.

[68] Flick AB, Gould N. Osteochondritis dissecans of the talus (transchondral fractures of the talus): review of the literature and new surgical approach for medial dome lesions. Foot Ankle 5(4):165–185, 1985.

[69] Pick MP. Familial osteochondritis dissecans. J Bone Joint Surg Br 37(1):142–145, 1955.

[70] Thordarson DB. Talar body fractures. Orthop Clin North Am 32(1):65–77, 2001.

[71] Guettler JH, Demetropoulos CK, Yang KH, Jurist KA. Osteochondral defects in the human knee: influence of defect size on cartilage rim stress and load redistribution to surrounding cartilage. Am J Sports Med 32(6):1451–1458, 2004.

[72] Mubarak SJ, Carroll NC. Familial osteochondritis dissecans of the knee. Clin Orthop Relat Res 140:131–136, 1979.

[73] Loomer R, Fisher C, Lloyd-Smith R, Sisler J, Cooner T. Osteochondral lesions of the talus. Am J Sports Med 21(1):13–19, 1993.

[74] Hepple S, Winson IG, Glew D. Osteochondral lesions of the talus: a revised classification. Foot Ankle Int 20(12):789–793, 1999.

[75] Mintz DN, Tashjian GS, Connell DA, Deland JT, O'Malley M, Potter HG. Osteochondral lesions of the talus: a new magnetic resonance grading system with arthroscopic correlation. Arthroscopy 19(4):353–359, 2003.

[76] Brittberg M, Winalski CS. Evaluation of cartilage injuries and repair. J Bone Joint Surg Am 85-A Suppl 2:58–69, 2003.

[77] Outerbridge RE. The etiology of chondromalacia patellae. J Bone Joint Surg Br 43-B:752–757, 1961.

[78] Giannini S, Buda R, Faldini C, Vannini F, Bevoni R, Grandi G et al. Surgical treatment of osteochondral lesions of the talus in young active patients. J Bone Joint Surg Am 87 Suppl 2:28–41, 2005.

[79] Santrock RD, Buchanan MM, Lee TH, Berlet GC. Osteochondral lesions of the talus. Foot Ankle Clin 8(1):73–90, 2003.

[80] Ferkel RD, Flannigan BD, Elkins BS. Magnetic resonance imaging of the foot and ankle: correlation of normal anatomy with pathologic conditions. Foot Ankle 11(5):289–305, 1991.

[81] Dipaola JD, Nelson DW, Colville MR. Characterizing osteochondral lesions by magnetic resonance imaging. Arthroscopy 7(1):101–104, 1991.

[82] Knupp M, Pagenstert GI, Barg A, Bolliger L, Easley ME, Hintermann B. SPECT-CT compared with conventional imaging modalities for the assessment of the varus and valgus malaligned hindfoot. J Orthop Res 27:1461–1466, 2009.

[83] Leumann A, Valderrabano V, Plaass C, Rasch H, Studler U, Hintermann B et al. A novel imaging method for osteochondral lesions of the talus–comparison of SPECT-CT with MRI. Am J Sports Med 39(5):1095–1101, 2011.

[84] Easley ME, Scranton PE Jr. Osteochondral autologous transfer system. Foot Ankle Clin 8(2):275–290, 2003.

[85] Shearer C, Loomer R, Clement D. Nonoperatively managed stage 5 osteochondral talar lesions. Foot Ankle Int 23(7):651–654, 2002.

[86] Gobbi A, Francisco RA, Lubowitz JH, Allegra F, Canata G. Osteochondral lesions of the talus: randomized controlled trial comparing chondroplasty, microfracture, and osteochondral autograft transplantation. Arthroscopy 22(10):1085–1092, 2006.

[87] O'Driscoll SW. The healing and regeneration of articular cartilage. J Bone Joint Surg Am 80(12):1795–1812, 1998.

[88] Larsen MW, Pietrzak WS, DeLee JC. Fixation of osteochondritis dissecans lesions using poly(l-lactic acid)/ poly(glycolic acid) copolymer bioabsorbable screws. Am J Sports Med 33(1):68–76, 2005.

[89] Gras F, Marintschev I, Müller M, Klos K, Lindner R, Mückley T et al. Arthroscopic-controlled navigation for retrograde drilling of osteochondral lesions of the talus. Foot Ankle Int 31(10):897–904, 2010.

[90] Hoser C, Bichler O, Bale R, Rosenberger R, Rieger M, Kovacs P et al. A computer assisted surgical technique for retrograde autologous osteochondral grafting in talar osteochondritis dissecans (OCD): a cadaveric study. Knee Surg Sports Traumatol Arthrosc 12(1):65–71, 2004.

[91] Thordarson DB. Retrograde drilling of osteochondral lesions in the mediotalar dome. Foot Ankle Int 21(5):434–435, 2000.

[92] Fink C, Rosenberger RE, Bale RJ, Rieger M, Hackl W, Benedetto KP et al. [Computer-assisted retrograde drilling of osteochondral lesions of the talus]. Orthopade 30(1):59–65, 2001.

[93] Schuman L, Struijs PA, van Dijk CN. Arthroscopic treatment for osteochondral defects of the talus. Results at follow-up at 2 to 11 years. J Bone Joint Surg Br 84(3):364–368, 2002.

[94] Takao M, Uchio Y, Kakimaru H, Kumahashi N, Ochi M. Arthroscopic drilling with debridement of remaining cartilage for osteochondral lesions of the talar dome in unstable ankles. Am J Sports Med 32(2):332–336, 2004.

[95] Thermann H, Becher C. Microfracture technique for treatment of osteochondral and degenerative chondral lesions of the talus. 2-year results of a prospective study. Unfallchirurg 107(1):27–32, 2004.

[96] Kono M, Takao M, Naito K, Uchio Y, Ochi M. Retrograde drilling for osteochondral lesions of the talar dome. Am J Sports Med 34(9):1450–1456, 2006.

[97] Robinson DE, Winson IG, Harries WJ, Kelly AJ. Arthroscopic treatment of osteochondral lesions of the talus. J Bone Joint Surg Br 85(7):989–993, 2003.

[98] Kolker D, Murray M, Wilson M. Osteochondral defects of the talus treated with autologous bone grafting. J Bone Joint Surg Br 86(4):521–526, 2004.

[99] Wiewiorski M, Leumann A, Buettner O, Pagenstert G, Horisberger M, Valderrabano V. Autologous matrix-induced chondrogenesis aided reconstruction of a large focal osteochondral lesion of the talus. Arch Orthop Trauma Surg 131(3):293–296, 2011.

[100] Behrens P, Bosch U, Bruns J, Erggelet C, Esenwein SA, Gaissmaier C et al. [Indications and implementation of recommendation of the working group „Tissue regeneration and Tissue Substitution“ for autologous chondrocyte transplantation.] (in German). Z Orthop Ihre Grenzgeb 142:529–539, 2004.

[101] Steinwachs, MR, Guggi T, Kreuz PC. Marrow stimulation techniques. Injury 39 Suppl 1:S26–31, 2008.

[102] Valderrabano V, Miska M, Leumann A, Wiewiorski M. Reconstruction of osteochondral lesions of the talus with autologous spongiosa grafts and autologous matrix-induced chondrogenesis. Am J Sports Med 41(3):519–527, 2013.

[103] Walther M, Altenberger S, Kriegelstein S, Volkering C, Röser A. Reconstruction of focal cartilage defects in the talus with miniarthrotomy and collagen matrix. Oper Orthop Traumatol 26(6):603–610, 2014.

[104] Benthien JP, Behrens P. Nanofractured autologous matrix induced chondrogenesis (NAMIC©) – Further development of collagen membrane aided chondrogenesis combined with subchondral needling: A technical note. Knee 22(5):411–415, 2015.

[105] Muir D, Saltzman CL, Tochigi Y, Amendola N. Talar dome access for osteochondral lesions. Am J Sports Med 34(9):1457–1463, 2006.

[106] Dallari D, Fini M, Stagni C, Torricelli P, Nicoli Aldini N, Giavaresi G et al. In vivo study on the healing of bone defects treated with bone marrow stromal cells, platelet-rich plasma, and freeze-dried bone allografts, alone and in combination. J Orthop Res 24(5):877–888, 2006.

[107] Oznur A. Medial malleolar window approach for osteochondral lesions of the talus. Foot Ankle Int 22(10):841–842, 2001.

[108] Thordarson DB, Kaku SK. Results of step-cut medial malleolar osteotomy. Foot Ankle Int 27(12):1020–1023, 2006.

[109] Ziran BH, Abidi NA, Scheel MJ. Medial malleolar osteotomy for exposure of complex talar body fractures. J Orthop Trauma 15(7):513–518, 2001.

[110] Hangody L, Rathonyi GK, Duska Z, Vasarhelyi G, Fules P, Modis L. Autologous osteochondral mosaicplasty: surgical technique. J Bone Joint Surg Am 86(suppl 1):65–72, 2004.

[111] Bartha L, Vajda A, Duska Z, Rahmeh H, Hangody L. Autologous osteochondral mosaicplasty grafting. J Orthop Sports Phys Ther 36(10):739–750, 2006.

[112] Scranton PE Jr, Frey CC, Feder KS. Outcome of osteochondral autograft transplantation for type-V cystic osteochondral lesions ofthe talus. J Bone Joint Surg Br 88(5):614–619, 2006.

[113] Raikin SM. Stage VI: massive osteochondral defects of the talus. Foot Ankle Clin 9(4):737–744, 2004.

[114] Mandelbaum BR, Gerhardt MB, Peterson L. Autologous chondrocyte implantation of the talus. Arthroscopy 19(suppl 1):129–137, 2003.

[115] Aurich M, Bedi HS, Smith PJ, Rolauffs B, Mückley T, Clayton J et al. Arthroscopic treatment of osteochondral lesions of the ankle with matrix-associated chondrocyte implantation: early clinical and magnetic resonance imaging results. Am J Sports Med 39(2):311–319, 2011.

[116] van Bergen CJA, Reilingh ML, van Dijk CN. Tertiary osteochondral defect of the talus treated by a novel contoured metal implant. Knee Surgery, Sports Traumatology, Arthroscopy 19(6):999–1003, 2011.

[117] Knupp M, Stufkens SA, van Bergen CJ, Blankevoort L, Bolliger L, van Dijk CN et al. Effect of supramalleolar varus and valgus deformities on the tibiotalar joint: a cadaveric study. Foot Ankle Int 32(6):609–615, 2011.

[118] Pagenstert GI, Hintermann B, Barg A, Leumann A, Valderrabano V. Realignment surgery as alternative treatment of varus and valgus ankle osteoarthritis. Clin Orthop Relat Res 462:156–168, 2007.

[119] Barg A, Pagenstert GI, Horisberger M, Paul J, Gloyer M, Henninger HB et al. Supramalleolar osteotomies for degenerative joint disease of the ankle joint: indication, technique and results. Int Orthop 37(9):1683–1695, 2013.

[120] Kircher J. Autologous chondrocyte implantation for post-traumatic cartilage defect of the capitulum humeri. J Shoulder Elbow Surg 25:e213–216, 2016. [doi: 10.1016/j.jse.2016.04.015.].

16 Konservative Therapie von Knorpelschäden

Jörg Jerosch

16.1 Einleitung

Da das Kniegelenk am häufigsten von einer Arthrose betroffen ist, dient es als Grundlage für Leit- und Richtlinien verschiedener Gesellschaften. Hierzu zählen die European League Against Rheumatism (EULAR; [1]) das American College of Rheumatology (ACR; [2]), die Osteoarthritis Reserach Society International (OARSI; [3–6]), das International Institute for Health and Clinical Excellence (NICE) aus Großbritannien [7, 8].

Eine weitere Organisation stellt die European Society for Clinical and Economic Aspects of Osteoporosis and Osteoarthritis (ESCEO) dar. Diese Gesellschaft hat es sich zur Aufgabe gemacht, die verschiedenen internationalen Guidelines und Empfehlungen auf die europäischen Versorgungsrealitäten zu beziehen. Die dahinter stehende Notwendigkeit war die Erkenntnis, dass die Guidelines i. d. R. auf Randomized-controlled-Trials (RCT) basieren, ohne die Versorgungsrealität in Europa mit einfließen zu lassen. Die von der ESCEO erarbeiteten Empfehlungen entstanden aus der Adaptation globaler [4–6] und kontinentaler Leitlinien [6] unter Hinzuziehung einiger nationaler Leitlinien in Zusammenschau mit den aktuellen europäischen Leitlinien [1]. Die Grundlage jedweder konservativer Arthrosetherapie ist eine Basisbehandlung.

16.2 Basisbehandlung

1. Patienteninformation und Patientenschulung mit dem Ziel, den Patienten über die Art der Erkrankung und mögliche Behandlungsmaßnahmen zu informieren. Der Behandler soll den Lebensstil des Patienten dahingehend beeinflussen, dass es nicht zu einer Progression der Erkrankung kommt. Die EULAR hat hierzu entsprechende Empfehlungen für das nicht pharmakologische Management von Hüft- und Kniearthrose (Patienteninformation, Edukation, Lebensstiländerung) gegeben [9].
2. Gewichtsreduktion bei übergewichtigen Patienten. Bei einem Gewichtsverlust von wenigstens 5 % innerhalb von sechs Monaten ist eine messbare Verbesserung der klinischen Symptomatik und der Gelenkfunktion zu erwarten [10]. Messier et al. [11] zeigten bei einem Gewichtsverlust von 10 % eine signifikante Verbesserung der klinischen Symptome. Ebenso fanden sich eine Verbesserung der Qualität und der Dicke des medialen femoralen Gelenkkompartiment-Knorpels [12].
3. Übungsprogramme. Patientenschulung soll insbesondere über Übungsprogramme sowie Bewegung informieren [9]. Beides hat einen positiven Effekt auf Schmerz und Funktion in unterschiedlichen Modellen (individuell, Gruppentraining,

„home exercises"; [13]). Die genaue Dosierung des Trainings sowie die langfristigen Empfehlungen sind aufgrund der Studienlage noch unklar. Dennoch empfehlen alle Experten eine langsame Zunahme der Intensität und der Dauer der entsprechenden Übungsprogramme im zeitlichen Verlauf [9]. Es gibt keine Evidenz, dass Wassergymnastik effektiv ist hinsichtlich Schmerz und Funktion [14]. Quadrizepskräftigungsprogramme sowie Trainingsprogramme für die untere Extremität gemeinsam mit aerobem Training wie beispielsweise Walken sind in der Literatur am besten dokumentiert [13]. Die meisten Autoren empfehlen ein gemischtes Programm, das Muskelkräftigung, Verbesserung der aeroben Kapazität sowie Verbesserung der Flexibilität und der Beweglichkeit aufweist [9]. Auch für Tai Chi gibt es eine positive Empfehlung [15].

16.3 Konservative Arthrosetherapie zusätzliche zum Basistraining

Oft ist die Basistherapie allein nicht ausreichend ist, um die Symptome und die Funktion oder gar die Progression der Arthrose zu verbessern. Hier gilt es immer, im Rahmen des gesamten Arthrosemanagements, eine multimodale und interdisziplinäre Therapie zu wählen, die individuell auf den Patienten zugeschnitten ist. Hierzu zählen nichtpharmakologische sowie pharmakologische Therapiemaßnahmen.

16.3.1 Stufe 1: Hintergrundbehandlung

Während der Hintergrundbehandlung ist die individuelle Basistherapie kontinuierlich fortzuführen. Parallel hierzu können pharmakologische und nichtpharmakologische Therapieverfahren kombiniert werden.

16.3.2 Stufe 1a: Nichtpharmakologische Hintergrundbehandlung

Primär wird evaluiert, inwieweit spezifische physiotherapeutische Maßnahmen angezeigt sind. Varus- und Valgusmalalignment stellen einen Risikofaktor für die Kniearthrose dar. Hierbei besteht die Indikation zu Schuhranderhöhungen, Pufferabsätzen oder Braces [16, 17]. Es kann es auch sinnvoll sein, Braces mit Fußorthesen und entsprechendem Schuhwerk zu kombinieren [18]. Verschiedene Studien zeigen, dass bei einer medialen Gonarthrose eine laterale Schuhaußenranderhöhung eine Verbesserung ergibt [16].

Es gibt keine ausreichende Evidenz, inwieweit Braces oder andere Schutzvorrichtungen die Progression der Arthrose verlangsamen. In den EULAR-Richtlinien finden sich beispielsweise keine positiven Empfehlungen für die Schuhzurichtungen bei der

Kniearthrose, da durchaus auch negative Effekte auftreten können. Ein entsprechendes Schuhwerk generell (schockabsorbierende Sohlen, Fußgewölbeunterstützungen), eine Pronationskontrolle sowie die Vermeidung von hochhakigen Schuhen ist jedoch empfohlen [9]. Ideale Patienten für Bracing sind jüngere Patienten, die körperlich aktiv sind, kein relevantes Übergewicht haben und nur eine unikompartimentelle symptomatische tibiofemorale Kniearthrose mit entsprechendem Malalignment aufweisen, das korrigierbar ist durch Varus- oder Valgusstress im Rahmen der klinischen oder radiologischen Untersuchung. Wärmebehandlungen und Ultraschall zeigen bei einigen Studien gewisse Effektivität [19]. Bei randomisierten Studien fehlt jedoch der Nachweis einer Evidenz beim Vergleich Ultraschall vs. Placebotherapie [20]. Das Gleiche gilt für die manuelle Therapie in Kombination mit einer Bewegungstherapie sowie ein Patella-Taping. Balneotherapie und Akupunktur zeigen in Metaanalysen die höchste Evidenz bei allen physikalischen Therapiemaßnahmen [21]. Der direkte Vergleich zwischen Akupunktur und Scheinakupunktur zeigt nur eine geringe Überlegenheit der Verum-Akupunktur [22]. Die Evidenz der transkutanen elektrischen Nervenstimulation (TENS) ist gering, was sicherlich an der geringen Anzahl von Studien liegt [23]. In einer größeren randomisierten Studie bewies TENS jedoch, dass die Analgetikamedikation reduziert wurde [24]. In den Guidelines des American College of Rheumatology (ACR; [2]) findet sich eine Empfehlung dahingehend, dass TENS und Akupunktur reserviert ist als nichtpharmakologische Alternative zur Operation, wenn die Operation kontraindiziert ist oder der Patient diese nicht durchführen möchte.

16.3.3 Stufe 1b: Pharmakologische Hintergrundbehandlung

Paracetamol in einer Tagesdosis von nicht mehr als drei Gramm pro Tag ist generell empfohlen als initiale pharmakologische Behandlung in den meisten Guidelines. Die Ursache liegt nicht so sehr in der Effektivität der Schmerztherapie, sondern eher in der relativen Sicherheit der Medikation und der Preissituation. Im Rahmen einer Metaanalyse [25] wurde dargestellt, dass die allermeisten klinischen Studien hinsichtlich dieser Frage eine Studiendauer nicht über sechs Monaten hatten. In einer placebokontrollierten Studie fand sich eine Effektivität für Paracetamol in einem Verlauf von länger als sechs Monaten hinsichtlich der Funktion aber nicht hinsichtlich des Schmerzes [26]. So zeigen Metaanalysen eine Effektgröße von weniger als 0,20 wie sie in den OARSI-Guidelines dargestellt wurden. Gleichzeitig zeigen sich zunehmend auch negative Effekte von Paracetamol, insbesondere der Leberenzymerhöhungen [5]. Ein sicherer und sinnvollerer Weg wäre die Verwendung von „symptomatic slow-acting drugs for osteoarthritis" (SYSADOA) in Kombination mit Paracetamol als kurzzeitiges Analgetikum zu wählen. Im Bereich der SYSADOA findet sich u. a. Glukosaminsulfat, das deutlich von anderen Präparationen wie beispielsweise Glukosaminchlorid zu differenzieren ist. In einem Literaturreview [27] zeigt sich, dass der generelle Vorteil von Glukosamin-Zubereitungen durch die große Heterogenität der verschiedenen Firmenzubereitungen negativ beeinflusst wird. In hochrangigen kontrollierten Studien von patentierten Cristalin-Glukosaminsulfatpräparaten zeigt sich eine Überlegenheit gegenüber Placebo bei der Behandlung der Schmerz- und Funktionseinschränkungen [27]. Diese Studien [26, 28, 29] sind durchweg Langzeitstudien zwischen sechs Monaten und drei Jahren bei der Behandlung von Patienten von mildem bis moderatem Schmerz. Die kalkulierte Effektgröße beträgt 0,27 (95%-Konfidenzintervall (KI) 0,12–0,43) für den Schmerz und 0,33 (95%-KI 0,17–0,48) für die Funktion [30]. Hierbei handelt es sich in etwa um dieselbe Effektgröße wie sie mit nichtsteroidalen Entzündungshemmern (NSAID) erreicht werden kann [31]. In den ACR-Leitlinien finden sich keine Empfehlungen für Glukosamine, da Glukosamine nicht als verschreibungspflichtiges Medikament in den USA zu erhalten ist, sondern nur unter Nahrungsmittelergänzungspräparaten gelistet ist, die im Rahmen der Food and Drug Administration (FDA) nicht getestet werden [2]. Im Rahmen einer vom National Institute of Health (NIH) gesponserten Studie zeigten sich keine positiven Effekte von Glukosaminhydrochlorid [32]. Vergleichbare Ergebnisse fanden auch andere Studien, die Glukosaminhydrochlorid untersuchten [5, 7]. Glukosaminhydrochlorid hat offensichtlich eine andere Pharmakokinetik als die in Europa verwendeten Glukosaminsulfatpräparate, die in einer Dosierung von 1500 mg täglich in Europa empfohlen werden [33]. Die lange Anwendung von Glukosaminsulfat hat eventuell auch einen günstigen Einfluss auf die Knorpelstrukturen [28, 29]. Chondroitinsulfat scheint vergleichbare Effekte hinsichtlich der Gelenkstruktur bei milder bis moderater Arthrose zu haben [34–36], soweit ein Chondroitin-4,6-sulfat verwendet wird. Für Chondroitinsulfat ist die Literatur durchaus etwas widersprüchlich [37]. Es gibt hier Effektgrößen hinsichtlich Schmerz in Metaanalysen, die von 0,3 (0,00–0,27) bis 0,75 (0,50–0,99) reichen [6].

Hochberg et al. [38] verglichen die Effektivität und die Sicherheit einer Therapie mit Chondroitinsulfat 400 mg dreimal täglich und Glukosaminhydrochlorid 500 mg dreimal täglich im Vergleich zu 200 mg Celecoxib täglich für einen Zeitraum von sechs Wochen. Die Studie wurde in Frankreich, Deutschland, Polen und Spanien durchgeführt. Insgesamt wurden 606 Patienten mit einem Kellgren-Lawrence-Knie-Arthrose-Grad II-III mit moderatem bis starkem Schmerz (WOMAC-Score ≥ 301) behandelt. Die Patienten wurden randomisiert in die Studie eingeschlossen. Die primäre Zielgröße war der im WOMAC-Score dokumentierte Schmerz im Vergleich zur Baseline nach sechs Monaten. Sekundäre Outcome-Parameter waren WOMAC für Funktion und Steifheit, VAS für Schmerz, das Vorhandensein von Schwellung oder Gelenkerguss, die Rescue-Medikation sowie die Outcome-Measures und die Rheumatology-Clinical-Trials-and-Osteoarthritis-Research-Society-International(OMERACT-OARSI)-Kriterien und der EuroQuol-5D. Die Ergebnisse zeigten eine Änderung im WOMAC-Schmerzparameter von −185 (50,1 %) bei der Chondroitin-Glukosamin-Gruppe und −186,8 (50,2 %) bei der Celecoxib-Gruppe. Die Ergebnisse waren vergleichbar in beiden Gruppen. Die Autoren schlussfolgern, dass Glukosamin und Chondroitinsulfat vergleichbare Effekte zu Celecoxib im Langzeitverlauf von sechs Monaten haben bezüglich der Schmerzreduktion, der Steifigkeit, der funktionellen Einschränkung, der Gelenkschwellung und des -ergusses bei Patienten mit einer Kniearthrose.

In einer prospektiven randomisierten, placebokontrollierten Doppelblindstudie untersuchten Heisel et al. [39] die symptomatische Wirksamkeit und den ernährungsmedizinischen Nutzen einer komplex zusammengesetzten ergänzenden bilanzierten Diät (EBD) bei der Gonarthrose (Chondroitinsulfat, Glukosamin und Hyaluronsäure). Über drei Monate erhielten die Patienten entweder die EBD oder Placebo. Monatlich wurden die Zielparameter erhoben, ebenso am Ende einer nachfolgenden einmonatigen Beobachtungsphase ohne Produkteinnahme.

Von insgesamt 366 Patienten zeigten sich nach drei Monaten 52,5 % der Verumpatienten als Responder gegenüber 36,8 % der Placebopatienten ($p < 0{,}01$). Im Rahmen der globalen Abschlussbeurteilung sahen die Studienärzte am Ende der Behandlungsphase eine Besserung der Beschwerden bei 71,9 % der Verumpatienten und bei 53,6 % der Patienten in der Placebogruppe ($p < 0{,}01$). Auch Parameter wie WOMAC-Schmerzindex und VAS zeigten eine positive Tendenz zugunsten des Verums. Insgesamt berichteten 6,6 % Patienten über unerwünschte Ereignisse, zumeist Symptome des Gastrointestinaltrakts. Diese waren durchweg leicht und ohne signifikanten Unterschied zwischen den beiden Gruppen. Die EBD zeigte somit bei symptomatischer Gonarthrose bei insgesamt sehr guter Verträglichkeit eine sehr gute symptomatische Wirksamkeit mit statistisch signifikanter Überlegenheit gegenüber Placebo.

Die Evidenz von anderen SYSADOA, beispielsweise „avocado soybean unsaponifiables“ (ASU) und Diacerein ist kaum gegeben [40, 41]. Hinsichtlich des Produkts Diacerein hat die European Medicines Agency (EMA) ein Reassessment hinsichtlich des Risk-Benefit-Effekts empfohlen [42].

Strontiumranelat (SR), das üblicherweise bei der Behandlung von postmenopausaler Osteoporose sowie bei der Osteoporose von Männern eine Anwendung findet, scheint ebenfalls einen Effekt auf den subchondralen Knochen und auf den Gelenkknorpel zu haben und könnte somit positiv hinsichtlich der Arthroseprogression sein im Sinn eines „disease modifying agents in osteoarthritis“ (DIMOAD). Eine placebokontrollierte Drei-Jahres-Studie zeigte, dass es eher zu einem Rückgang der radiologischen Progression bei Kniearthrose führt und es gleichzeitig zu einer Verbesserung der Symptome kommt [43]. Das Medikament wurde im Rahmen der Studie gut vertragen, die EMA hat aufgrund des zu Tage kommenden vaskulären Risikos im Rahmen der Osteoporosebehandlung das Medikament jedoch zurückgezogen [44].

Sollten trotz SYSADOA und Paracetamol klinische Symptome bestehen, können auch topische nichtsteroidale Antirheumatika eine Anwendung haben. Der Effekt der topischen nichtsteroidalen Antirheumatika wurde im Rahmen einer randomisierten Untersuchung im Jahr 2004 evaluiert [45]. Es zeigt sich eine moderate Effektgröße bei der Verbesserung des Schmerzes [7], leider ist die Heterogenizität, eventuell aufgrund der unterschiedlichen topischen Produkte, jedoch groß.

Randomisierte Studien zeigen, dass es prinzipiell keinen Unterschied zwischen der topischen Anwendung und der oralen Anwendung von nichtsteroidalen Antirheumatika kommt. Hierbei zeichnen sich die topischen Anwendungen durch eine höhere gastrointestinale Sicherheit aus, sie gehen jedoch gleichzeitig mit einen höheren Rate an Hautreaktionen einher [46–48]. Die meisten Studien hatten eine Dauer von weniger als zwölf Wochen, das die Anwendung von topischen nichtsteroidalen Antirheumatika somit lediglich als Bedarfs- jedoch nicht als Dauermedikation klassifiziert. Nur in einer Studie fand sich eine Anwendung von über einem Jahr. Diese Studie war jedoch nicht randomisiert, kontrolliert und auch nicht verblindet [49]. Topische hyperämisierende Präparate mit Salicylatanteil zeigten keinen Effekt im Vergleich zum Placebo, jedoch eine erhöhte lokale adverse Hautreaktion [50]. Es gibt auch keinen spezifischen Grund, topisches Capsaicin an Stelle von topischen nichtsteroidalen Antirheumatika zu empfehlen [48].

16.3.4 Stufe 2: Fortgeschrittenes medikamentöses Management bei persistierend symptomatischen Patienten

Primär sollten Patienten mit leichtem bis moderatem Schmerz mit der Basistherapie und den Stufe-1-Behandlungsstrategien therapiert werden. Wenn dieses nicht ausreicht oder Patienten mit moderaten und starken Schmerzen vorhanden sind, sollte pharmakologisch zu oralen nichtsteroidalen Antirheumatika gegriffen werden. Wichtig ist hierbei zu bedenken, dass es sich immer nur um kurzfristige Behandlungszyklen handeln soll. Orale nichtselektive COX-2-Hemmer führen zu einer besseren Schmerzreduktion als Paracetamol [51]. Mit einer Effektgröße für den Schmerz von 0,29 (0,22–0,35) findet sich der doppelte Effekt wie beim Paracetamol [51]. Die Patienten zeigen auch selbst eine höhere Präferenz für NSAID im Vergleich zu Paracetamol [52]. Systematische Reviews zeigen keinen klaren Unterschied zwischen Glukosaminsulfat und oralen nichtsteroidalen Antirheumatika für Schmerz und Funktion [48] mit einer höheren Sicherheit für die SYSADOA [27]. Der eindeutige Vorteil der NSAID ist jedoch der raschere Wirkungseintritt. Dennoch sollte man bedenken, dass die Verwendung von SYSADOA wahrscheinlich die Notwendigkeit der NSAID Einnahme reduziert [52]. Systematische Reviews zeigen keinen deutlichen Unterschied in der Effektivität von selektiven COX-2-Hemmern, teilselektiven oder nichtselektiven NSAID [48]. Die Auswahl des Präparats sollte dementsprechend auf das patientenspezifische Sicherheitsprofil ausgerichtet sein, insbesondere auf die Komorbiditäten, die Komedikation und die allgemeine medizinischen Situation des Patienten.

Bei klinisch relevanten Kontraindikationen für NSAID gehört die intraartikuläre Therapie zum Therapiemanagement. Die Rolle von intraartikulärer Hyaluronsäureinjektion ist nach wie vor kontrovers, jedoch zeigen die meisten Metaanalysen einen signifikanten Vorteil [4]. Hinsichtlich der Schmerzreduktion finden sich vergleichbare Effekte wie bei der oralen NSAID-Anwendung [53].

Der Cochrane-Review von Bellamy et al. [54] fasst viele klinische Daten zusammen. Reduziert man die Ergebnisse dieser Metanalyse auf die in Deutschland verbreitetsten Hyaluronsäuren, so ergeben sich für die auch von der FDA zugelassenen Produkte Hyalart, Orthovisc und Synvisc positive, placeboüberlegene Wirksamkeits- und gute Sicherheitsprofile. Für die übrigen Produkte können größtenteils aufgrund mangelnder valider klinischer Daten keine Aussagen getroffen werden.

Es wurde in vivo nachgewiesen, dass speziell quervernetzte Hylane die Knorpeldegeneration verlangsamen können. Möglich ist ein solcher Nachweis über die Bestimmung von Kollagen-II-Abbauprodukten (z. B. CTX II) im Urin und durch wiederholte MRT-Untersuchungen mit Bestimmung des Knorpelvolumens [55, 56].

Metaanalysen zeigen eine Effektgröße von 0,34 (0,22–0,46), was teilweise schwierig zu interpretieren ist aufgrund der hohen Heterogenität der vorliegenden Studien und insbesondere der verwendeten Präparate. Die Effektgröße ist etwa sechs Monate nach der Injektion gering [57]. Intraartikuläre Anwendung von Hyaluronsäure ist relativ sicher, auch wenn es immer wieder Einzelberichte über pseudoseptische Reaktionen gibt. Gleichzeitig ist darauf hinzuweisen, dass die intraartikuläre Hyaluronsäureinjektion eine deutlich länger anhaltende Schmerzkontrolle erlaubt als die intraartikuläre Glucokortikoidinjektion [58] und sie durchaus so in der Lage ist, einen Gelenkersatz hinauszuzögern [59]. Hinsichtlich der Schmerzreduktion finden sich vergleichbare Effekte wie bei der oralen NSAID [60]. Hierdurch stellt die intraartikuläre Hyaluronsäureapplikation eine durchaus gute Alternative zur nichtsteroidalen Anwendung, insbesondere bei älteren Patienten und bei entsprechenden Risikopatienten dar. Die intraartikuläre Injektion von Kortikosteroiden, z. B. Methylprednisolonacetat oder Triamcinolonhexacetonid, haben einen raschen Wirkeintritt und eine Wirkdauer von etwa ein bis drei Monaten [54, 58]. Es gilt jedoch zu bedenken, dass die intraartikuläre Injektion von Kortikoid die Rate von periprothetischen Infektionen erhöht, insoweit die Kortikoidinjektion innerhalb weniger Monate vor der Prothesenimplantation erfolgte.

Raveendhara et al. [61] führten eine Metanalyse mit dem Bayesian-Random-Effekt-Modell hinsichtlich der Effektivität von unterschiedlichen pharmakologischen Interventionen bei Knieosteoarthrose durch. Insgesamt wurden 137 Studien mit 33.243 Patienten berücksichtigt. Hinsichtlich des Schmerzes konnten 129 Studien mit 32.129 Patienten ausgewertet werden. Alle Interventionen zeigten statistisch ein signifikant besseres Ergebnis als orale Placebo, mit einer Effektgröße von 0,18 (0,04–0,33) für die am wenigsten effektive Behandlung (Acetaminophen) und 0,63 (0,39–0,88) für die effektivste Behandlung, die intraartikuläre Hyaluronsäuretheraphie. Alle Behandlungen, außer der Acetaminophenbehandlung erfüllten die Kriterien einer signifikanten Verbesserung. Naproxen, Ibuprofen, Diclofenac, intraartikuläre Hyaluronsäure und intraartikuläre Glukokortikoide waren signifikant besser als Acetaminophen. Intraartikuläre Placeboanwendung war statistisch besser als die orale Placeboanwendung (Effektgröße 0,29). Intraartikuläre Behandlungen waren effektiver als orale Behandlungen.

Hinsichtlich der Funktion wurden 76 Studien (24.059 Teilnehmer) ausgewertet. Alle Interventionen, außer der intraartikulären Korikosteroidbehandlung waren statistisch signifikant besser als die orale Placebogabe mit einer Effektgröße von 0,15 bis 0,45. Naproxen, Ibuprofen, Diclofenac und Celecoxib waren statistisch signifikant besser als Acetaminophen. Die intraartikuläre Anwendung von Hyaluronsäure war statistisch signifikant besser als intraartikuläre Anwendung von Placebo und intraartikuläre Anwendung von Glukokortikoiden. Die intraartikuläre Placebogabe war nicht signifikant besser als die orale Placebogabe (Effektgröße 0,15). Hinsichtlich der Gelenksteifheit wurden 55 Studien mit 18.267 Patienten ausgewertet. Naproxen, Ibuprofen, Diclofenac und Celecoxib waren statistisch signifikant besser als orale Placebogabe und Acetaminophen. Die intraartikuläre Hyaluronsäuregabe war statistisch signifikant besser als intraartikuläres Placebo. Die intraartikuläre Placebogabe war nicht besser als die orale Placebogabe (Effektgröße 0,1). Die Autoren schlussfolgerten, dass die intraartikuläre Behandlung der nichtsteroidalen antiinflammatorischen Behandlung überlegen war, wobei der Placeboeffekt der intraartikulären Therapie eine Rolle haben könne.

Im Jahr 2014 gab es eine europäische Taskforce, die sich aus acht Experten aus Belgien, Frankreich, Deutschland, Italien und England zusammensetzte. Hierunter befanden sich fünf Rheumatologen, zwei operative Orthopäden und ein Physiotherapeut. Diese Taskforce nahm zum Stand der Viskosupplementation auf der Grundlage der zur Verfügung stehenden Literatur (Literaturreviews, Metaanalysen und randomisiert kontrollierte Studien) Stellung. Insgesamt wurden 24 Fragen beantwortet [62]:

1. **Viskosupplementation als effektive Behandlung für eine milde und moderate Kniearthrose:** Es fand sich für dieses Statement ein Konsens. Die Effektgröße hinsichtlich Schmerz wird in Metaanalysen zwischen 0,34 (0,22–0,46) und 0,63 (0,36–0,88) bewertet [57, 63] Hiermit war die Effektgröße nach vier Wochen besser als bei anderen pharmakologischen Behandlungen wie beispielsweise Cox-2-Hemmern, NSAID, intraartikuläre Kortikoidinjektion und Paracetamol [63]. Zu vergleichbaren Ergebnissen kommen auch Miller et al. [64] sowie Bannuru et al. [57]. Nicht nachzuvollziehen waren die Empfehlungen der ACR [2] und OARSI [6], dass Viskosupplementation als unsichere Behandlung bei der Kniearthrose anzusehen ist, sowie die Empfehlung der American Academy of Orthopaedic Surgeons (AAOS; [65]), dass Viskosupplementation nicht länger indiziert sei. Es fanden sich hingegen ein Konsens zur ESCEO-Gruppe [66], dass Viskosupplementation eine Rolle bei der Kniearthrose spielt.
2. **Viskosupplementation bei der Behandlung einer fortgeschrittenen Kniearthrose:** Hierbei wurde eine Kniearthrose mit dem Grad IV nach Kellgren Lawrence gemeint. Eine Viskosupplementation bei derartigen Patienten konnte laut der Expertengruppe nur empfohlen werden, wenn operative Therapiemaßnahmen nicht indiziert sind. Bei diesen Patienten kann die Viskosupplementation auch zu einer Reduktion von nichtsteroidalen Antirheumatika führen.
3. **Viskosupplementation bei milder und moderater Hüftarthrose:** Anders als beim Kniegelenk sind die Empfehlungen für die Hüfte nicht so einheitlich. Insgesamt fehlt eine ausreichende Evidenz für die Frage, ob Viskosupplementation

für die Hüftarthrose generell empfohlen werden kann. Die Literaturanalyse zeigt, dass die meisten Studien keine adäquate Zahl von Injektionen [67] oder nicht adäquate Indikationen [68, 69] vorweisen. Es liegt eine sehr große italienische Kohortenstudie [69] vor, die 1906 Patienten (4200 Injektionen) beinhaltet. Die Studie zeigt, dass bei ultraschallgeführter Hyaluronsäureinjektion ein großer Teil der Patienten einen lang andauernden positiven Effekt hat. Letztendlich fehlen randomisierte Studien bei dieser Indikation, speziell bei Crosslink-Einzelinjektionsprodukten liegen scheinbar gute klinische Resultate bei nicht kontrollierten Studien vor [71–74].

4. **Viskosupplementation bei starker Hüftarthrose:** Es zeigt sich, dass die Viskosupplementation keinen Ersatz für die Hüftendoprothese darstellt [69, 72]. In einer großen Kohortenstudie mit 191 Patienten zeigte sich, dass nur ein Viertel der Patienten, die auf eine Operation warteten, ein zufriedenstellendes klinisches Ergebnis zeigten. Bei Patienten, die nicht auf einer Operationsliste standen, zeigten hingegen 66,6 % eine hohe Zufriedenheitsrate.
5. **Viskosupplementation bei milder bis moderater Arthrose des Sprunggelenks:** Hier fehlen kontrollierte Studien. De Groot et al. [75] zeigten nichtsignifikante Unterschiede zwischen einer Injektion einer niedrig molekularen Hyaluronsäure (drei bis fünf Dosierungen) und Kochsalz. Andere Autoren zeigten, dass drei bis fünf Injektionen mit einem intermediären Molekulargewicht durchaus effektiv sein können [76–79]. Vergleichbar zur Hüfte sind die Patienten mit einem geringeren Ausmaß an Arthrose die beste Patientengruppe [79–81].
6. **Viskosupplementation bei milder bis moderater Osteoarthrose an der Schulter:** Hier finden sich nur zwei große kontrollierte Studien, die mit einer Multiinjektionsdosis durchgeführt wurden [82, 83]. Eine Studie inkludierte unterschiedliche glenohumerale Veränderungen, wie Arthrose oder Rotatorenmanschettenruptur und adhäsive Kapsulitis. Die Therapie war über 26 Wochen effektiv bei Patienten mit Osteoarthrose in den Gruppen mit drei bzw. fünf Injektionen. Es zeigten sich keine Effekte bei Patienten ohne Arthrose. In einer anderen Studie [82] wurden 300 Patienten mit Schulterarthrose ohne Rotatorenmanschettenruptur behandelt. Nach 26 Wochen ergab sich kein Unterschied zwischen der Serum- und der Placebo(Kochsalz)-Gruppe, außer in der Subgruppe ohne Rotatorenmanschettenläsion. In einer nichtkontrollierten Studie zeigten sich ermutigende Ergebnisse bei Patienten mit einer glenohumeralen Arthrose und intakter Rotatorenmanschette, die mit ein bis zwei intraartikulären Injektionen einer Crosslink-Hyaluronsäure behandelt wurden [84].
7. **Viskosupplementation am Trapezio-Metacarpal-Gelenk:** Die meisten Studien zeigen eine milde bis moderate Effektivität von Hyaluronsäureinjektionen ins Trapezio-Metacarpal-Gelenk in offenen oder Placebokontrollierten Studien [85–89]. Im Vergleich zu Kortikoidinjektionen zeigt Hyaluronsäure einen etwas verzögerten, aber dann auch andauernden Effekt. Die meisten Studien haben jedoch eine geringe Studienqualität. Allgemein werden Empfehlungen gegeben für die Visko-

supplementation als sekundäre Therapie für den Fall, dass nichtpharmakologische Therapieansätze wie beispielsweise Orthesen versagen [90]. Gleichfalls sollte im frühen Arthrosegrad eine Hyaluronsäureinjektion dann unter fluoroskopischer oder Ultraschallkontrolle erfolgen [91].

8. **Viskosupplementation bei frühen Arthrosegraden kann einen chondroprotektiven Effekt haben:** Obwohl die Viskosupplementation keine offizielle Indikation hinsichtlich einer Krankheitsmodifizierung hat, zeigen verschiedene Studien einen potenziell chondroprotektiven Effekt aufgrund von komplexen Mechanismen, die die Verbesserung der Matrix-Glukosaminglykan-Akkumulation, die Chondrozytenproliferation, das Abnehmen von Anti-Fas und Nitritoxide (NO-induzierte Apoptose) und die reduzierte Produktion von PGE 2, NO-Metalloproteinasen MMP1, MMP3 und MMP13 anbelangt [92]. In Tierversuchen zeigte sich durch die Viskosupplementation eine reduzierte Knorpeldestruktion [92, 93]. Conrozier et al. [55] und Henrotin et al. [94] zeigten bei wiederholter Hyalan-G-F-20-Injektion eine Abnahme des Typ-2-Kollagen-Abbaus aufgrund einer Reduzierung von CTX II im Urin, Serum-Coll2-1 und -Coll2-1NO2, drei Monate nach der Injektion. In einer offenen Studie zeigten Wang et al. [56] bei 78 Patienten (39 Patienten erhielten vier Zyklen von 3 × 2 ml intraartikulär Hyalan G-F 20 in einem Sechs-Monate-Intervall und 39 Patienten erhielten die Standardbehandlung ohne Injektion), dass die Viskosupplementation bei Patienten mit symptomatischer Kniearthrose einen positiven Effekt auf die Knorpelerhaltung gemessen durch Knorpelvolumen und Defektgröße mithilfe MRT hatte [89].
9. **Viskosupplementation ist sicher und gut toleriert bei Patienten mit Osteoarthrose des Kniegelenks und bei anderen Gelenken:** Während Rutjes et al. [95] relevante Nebenwirkungen bei der Verwendung von Hyaluronsäure sahen, konnten Bannuru und Mc Alindon [96] diese Schlussfolgerung nicht nachvollziehen. Sie basierten ihre Schlussfolgerung auf die Literatur (RCT und Metaanalysen; [97, 98]) und auch eigene klinischer Erfahrungen, die zeigten, dass Viskosupplementation viel weniger unerwünschte Wirkung hat als andere Behandlungsoptionen wie beispielsweise nichtsteroidale Antirheumatika [99, 100], Opioide [101] und Paracetamol [102]. Gelenkreaktionen nach Viskosupplementation sind normalerweise mild und moderat mit nur geringem Knieschmerz, der durch Schonung, Eis und Analgetika gut zu behandeln ist [94]. Die Beschwerden dauern üblicherweise nur wenige Tage an. Eine pseudoseptische Reaktion ist extrem selten und erfolgt i. d. R. bei Hyaluronsäuren mit tierischem Ursprung [103].
10. **Lokale unerwünschte Reaktionen (Schmerz, Schwellung, pseudoseptische Reaktionen) finden sich häufiger bei der Viskosupplementation tierischen Ursprungs als bei solchen, die durch Biofermentation entstanden sind:** Für diese Aussage findet sich keine ausreichende Evidenz [97, 98]. Die meisten Studien, die bei Produkte vergleichen, finden keinen Unterschied in der Sicherheit und Verträglichkeit, trotz der Schlussfolgerung von Reichenbach et al. [104] und

Kirchner et al. [105], die mehr schmerzhafte Reaktionen und Ergüsse bei Patienten bei einer Behandlung mit Hyalan G-F 20 sahen als bei anderen Patienten.

11. **Aufgrund des Sicherheitsprofils sollte Viskosupplementation nicht nur bei Patienten verwendet werden, die nicht adäquat auf Analgetika und nichtsteroidale Antirheumatika reagieren:** Obwohl für diese Frage keine Evidenz vorliegt, gibt es doch die Tendenz zu einem Statement für den Gebrauch von Viskosupplementation, da hierdurch nichtsteroidale Analgetika eingespart werden können.
12. **Die Therapie mit Viskosupplementation stellt eine positive Indikation dar und bedeutet nicht, dass nichts Besseres vorliegen würde:** Der Schmerz bei der Osteoarthrose ist ein multifaktorieller. Die Tatsache, dass Knieschmerzen vorliegen, stellt nicht automatisch eine Indikation zur Viskosupplementation dar. Hyaluronsäure wird nicht empfohlen bei fehlendem Response auf eine Kortikoidinjektion bei endgradiger Arthrose, die mit einer Prothese versorgt werden muss, bei klinisch relevantem Malalignement, bei persistierenden Beschwerden aufgrund von Meniskusläsionen, bei neuropathischen Gelenken und bei Tendinopathien.
13. **Die Schulung von Ärzten beeinflusst den Erfolg bei der Viskosupplementationsbehandlung:** Es findet sich ein Konsens zwischen den Experten, dass eine effektive Viskosupplementation drei Kriterien erfüllen muss: gute klinische Indikation, adäquate Dosierung, streng intraartikuläre Injektion. Dementsprechend müssen Therapeuten entsprechend geschult werden. Im erweiterten Sinn ist eine No-train-no-use-Politik für die Viskosupplementation angezeigt.
14. **Präparate zur Viskosupplementation unterscheiden sich erheblich voneinander und Ergebnisse von einem Präparat können nicht auf das andere Präparat extrapoliert werden:** Insgesamt gibt es mehr als 100 vermarktete Hyaluronsäureprodukte weltweit. Diese differieren erheblich hinsichtlich des Ursprungs (tierische oder bakterielle Fermentation), des Molekulargewichts (von 0,7 bis 3 MDa), der molekularen Struktur (linear, „cross-linked“, „mixed“ oder beides), die Methode der Cross-link-Konzentration (0,8 bis 30 mg/ml) sowie dem rheologischen Verhalten (Gel oder flüssig). Einige sind assoziiert mit anderen Molekülen (Mannitol, Sorbitol, Chondroitinsulfat) in unterschiedlichen Konzentrationen. Aufgrund dieser Rahmenbedingungen gibt es keine einzelne Klasse von Hyaluronsäureprodukten.
15. **Die Dosierung (Anzahl der Injektionen) muss evidenzbasiert sein:** So zeigte sich ein großer Konsens, bevor eine neue Dosierung eingeführt wird (z. B. Mehrfach- oder Einzelinjektionen). So müssen kontrollierte Non-inferiority-Studien durchgeführt werden. Ein solcher Prozess wurde beispielsweise bei Hylan G-F 20 vor Einführung der Einfachinjektion durchgeführt [11, 71]. Bei einem mittleren Molekulargewicht zeigt hingegen eine randomisierte prospektive Untersuchung von zwei unterschiedlichen Dosierungen (wöchentlich 3 × 2 ml vs. 1 × 6 ml) mit

demselben Effekt auf die Effektivität, wobei die Injektionen von 3 × 2 ml effektiver den Schmerz reduzierten [106].

16. **„Cross-linking" führt zu einem verlängerten intraartikulären Nachweis von Hyaluronsäure im Gelenk:** Diese Aussage ist durch Studien belegt [107, 108]. Zusätzliches Hinzufügen von antioxidativen Molekülen wie Mannitol [109] oder Sorbitol [110] führte weiterhin zu einer reduzierten In-situ-Degradation von Hyaluronsäure.
17. **Eine Einzelinjektion sollte nur mit solchen Produkten durchgeführt werden, die hierfür auch entsprechend zugelassen sind:** Es zeigt sich, dass eine Einzelinjektion von linearen Hyaluronsäuren nicht effektiver ist als eine Kochsalzinjektion [67, 75] und 6 ml einer linearen Hyaluronsäure weniger effektiv als 3 × 2 ml wöchentliche Injektionen derselben Hyaluronsäure sind [106].
18. **Der beste Zugang zum Kniegelenk ist in der lateralen midpatellaren Region:** Es existiert eine erhebliche Debatte, welches der beste Zugang für eine Injektion am Kniegelenk ist [111, 112]. Kein Zugang ist 100 % akkurat. Die Genauigkeit kann durch eine ultraschallgestütze Injektion erhöht werden. Die meisten Autoren stimmen zu, dass der laterale midpatellare oder superolaterale Zugang der am meisten präferierte ist. Der zweite kann verwendet werden, wenn das Kniegelenk nicht gut gestreckt werden kann oder wenn nur eine minimale Flüssigkeit im Kniegelenk vorliegt. Die Genauigkeit der vorderen Zugänge bewegt sich zwischen 55 und 75°, während der laterale midpatellare Zugang eine Genauigkeit von 76 bis 93 % hat. Auch hier ist es jedoch wichtig, die injizierenden Therapeuten entsprechend zu schulen.
19. **Außerhalb des Kniegelenks (z. B. Hüfte, Schulter, Sprunggelenk, Trapezio-metacarpal-Gelenk) sollte die Viskosupplementation immer unter fluoroskopischer oder Ultraschallkontrolle erfolgen:** Hier findet sich ein breiter Konsens hinsichtlich des Trapezio-metacarpal-Gelenks. Bezüglich Sprunggelenk und Schulter findet sich kein weitergehender Konsens. Am Sprunggelenk zeigt die Kadaverstudie, dass die Genauigkeit bei ultraschallkontrollierter Injektion bei 100 % lag und nur bei 85 % bei nichtkontrollierten Injektionen [113].
20. **Prädiktive Faktoren für den Erfolg der Viskosupplementation sind bisher noch nicht ausreichend untersucht:** Der einzige prädiktive Faktor für ein schlechtes Ergebnis ist das fortgeschrittene Stadium der Erkrankung [71, 80, 81, 114, 115]. Biomarker könnten in Zukunft eventuell einen prognostischen Faktor darstellen. Insbesondere die Kombination von Biomarker und MRT sind für die Zukunft in diesem Feld vielversprechend.
21. **Die gleichzeitige Injektion von Hyaluronsäure und Glukokortokoid in ein Gelenk:** Hierzu findet sich in der Literatur kein Konsens. In einem Tiermodell zeigte sich, dass eine gemeinsame Injektion effektiver war als die Hyaluronsäureinjektion alleine hinsichtlich der Knorpeldegeneration [116]. Verschiedene Studien zeigen, dass die Injektion von Kortikosteroid zwischen Injektionstag bis zur vierten Woche effektiver hinsichtlich der Schmerzinjektion war als die Injektion

von Hyaluronsäure. Zwischen der vierten und achten Woche waren die Ergebnisse vergleichbar und nach der achten Woche zeigte die Hyaluronsäure eine größere Effektivität [117]. Die Kombination Steroid mit Hyaluronsäure ist klinisch gerechtfertigt, da diese zur schnellen Beschwerdebesserung führt. Trotz eines potenziell synergetischen Effekts von Steroiden und Hyaluronsäure [118–120] sind die vorliegenden Studien noch nicht ausreichend, um hier eine definitive Aussage zu erlauben.

22. **Wenn Viskosupplementation unter Fluoroskopiekontrolle eingebracht wird, sollte der Kontrastmittelanteil so gering wie möglich sein:** Es gibt einen unerwünschten Verdünnungseffekt der Viskosupplementation, der die Wirkeffektivität reduziert. Aus diesem Grund sollte Gelenkflüssigkeit bei einem vorliegenden Gelenkerguss auch entfernt werden [121]. Konsequenterweise sollte das Volumen des Kontrastmittels so gering wie möglich sein. Es gibt auch einen dosisabhängigen nachteiligen rheologischen Effekt [109].
23. **Es sollte eine 24-stündige Ruhephase nach Viskosupplementation empfohlen werden:** Hierzu gibt es momentan noch keine belastungsfähigen Daten. Die Expertenmeinung ist, dass zwischen 12 und 24 h durchaus Spaziergänge oder geringe Aktivitäten durchgeführt werden können. Impact-Belastungen oder das Tragen von schweren Lasten sollten jedoch vermieden werden.
24. **Viskosupplementation ist eine kosteneffektive Behandlung der Kniearthrose:** Hierzu gibt es bis jetzt noch wenige Daten [122–124, 126]. Eine Neurostudie zeigte, dass Hyaluronsäure sowohl kostengünstiger als auch effektiver war als eine konventionelle Behandlung mit nichtsteroidalen Antirheumatika und Analgetika [122].

16.3.5 Stufe 3: Letzte pharmakologische Versuche vor der Operation

Falls es gilt, nichtoperable Patienten zu behandeln oder Patienten für eine kurze Zeit bis zur Operation zu begleiten, kann die kurzzeitige Anwendung von schwachen Opioiden sinnvoll sein. Der Effekt von Tramadol in der Schmerzreduktion und der Verbesserung der Gelenkfunktion bei der Kniearthrose ist gering aber signifikant [127]. Hierbei gilt jedoch zu bedenken, dass die unerwünschten Wirkungen deutlich höher sind als bei einem Placebo und somit bei vielen Patienten diese Therapie nicht fortgeführt werden kann [127]. Opioide bei der Behandlung von Arthrosepatienten haben eine signifikante Komorbidität und sollten nur in Extremsituationen Anwendungen finden [128]. Die Kombination von Tramadol und Paracetamol scheint effektiv zu sein, wenn dieses mit einem NSAID kombiniert wird, soweit das NSAID allein nicht eine ausreichende Schmerzreduktion erlaubt [129]. Hierbei gilt es jedoch, wieder an die Nebenwirkungen sowie die Komedikation zu denken [130]. Antidepressiva können bei chronischen Schmerzsyndromen die Schmerzneurotransmitter (z. B. Serotonin und Neuroepinephrin) zentral beeinflussen. Hierbei gilt zu bedenken, dass auch eine zentrale Sensibilisierung bei dem chronischen Arthroseschmerzpatienten eine Rolle spielt [131].

16.3.6 Stufe 4: End-stage-Erkrankungsmanagement und Operation

Arthroskopische Verfahren sind ein Bestandteil der arthroskopischen Knorpeltherapie [132]. Im Jahr 2002 wurde die Effektivität der Arthrose im Rahmen der sog. Moseley-Studie [133] sehr infrage gestellt. In dieser Untersuchung zeigt sich kein signifikanter Unterschied zwischen Patient mit einer arthroskopischen Gelenklavage und arthroskopischem Débridement sowie einer sog. Sham-Operation. Es lag eine prospektiv randomisierte Studie vor und die Behandlungsgruppen waren durchaus vergleichbar. Der Nachuntersuchungszeitraum betrug zwei Jahre.

Andere Autoren wiesen jedoch durchaus eine schmerzreduzierende Wirkung der Gelenklavage bei Arthrose in einem vergleichbaren prospektiven randomisierten Studiendesign nach. In der Literatur wurde hinsichtlich der Moseley-Studie auch auf gravierende Mängel hingewiesen, die die Validität der Aussagen der Autoren infrage stellt. Die Arbeit von Ravaud et al. [134] zeigte hier eine deutlich bessere Standardisierung von Patienten und therapeutischem Management auf.

Auch die Studie von Kirkley et al. [135] scheint weniger methodologische Probleme, als die Moseley-Studie aufzuweisen. Hier wurden Patienten mit einer Arthrose im Kellgren-Laurence-Stadium II und III entweder intensiv physiotherapeutisch behandelt oder erhielten die gleiche Physiotherapie mit vorausgehender Arthroskopie. Die Arbeit war prospektiv randomisiert angelegt. Es zeigte sich ein kurzfristiger Effekt der Arthroskopie mit einen verbesserten WOMAC-Score nach drei Monaten, wobei hier insbesondere der Effekt der Physiotherapie positiv unterstrichen wurde. In beiden Therapiegruppen zeigte sich eine signifikante WOMAC-Verbesserung im Untersuchungszeitraum.

In der Summe zeigt eine Vielzahl von Untersuchungen eine Symptomreduktion, Funktionsverbesserung bei Arthrosepatienten, die jedoch stadien- und altersabhängig sind. Jüngere Patienten und frühere Stadien profitieren mehr als ältere Patienten und fortgeschrittene Stadien. Auch eine Achsdeviation und Gelenkkontraktion haben wichtige negative Prognosefaktoren. Bei Patienten mit geraden Beinachsen zeigen sich bessere Ergebnisse nach arthroskopischer Gonarthrosetherapien. Vergleichbares gilt für Patienten mit bereits vorhandenen Gelenkkontrakturen. Ein Alter von über 60 Jahren stellt ebenfalls einen negativen Vorhersagefaktor dar. Eine kurze Anamnese, die Abwesenheit von Osteophyten, ein fehlendes Übergewicht und ein gut erhaltener Gelenkspalt gelten als günstige Vorhersagefaktoren für die Arthroskopie bei Gonarthrose. Insgesamt muss man somit festhalten, dass der Stellenwert der Arthroskopie bei der Gonarthrose in allen Frühstadien der Erkrankung sinnvoll ist. Ein symptomlindernder Einfluss wird bei vielen Fallserien bestätigen.

Tab. 16.1: Therapiealgorithmus bei Arthrose.

Basisbehandlung:	– Information/Erziehung – Gewichtsreduktion bei Übergewicht – Übungsprogramm

STUFE 1: Hintergrundbehandlung

Bei Symptomatik

↓

– Paracetamol als Basistherapie

oder

– bei chronischen Beschwerden SYSADOA:
Glukosaminsulfat und/oder Chondroitinsulfat
+/- Paracetamol falls notwendig

↓

Falls weiterhin symptomatisch zusätzlich

↓

– Topisches NSAID

(oder)

– (Topisches Capsaicin)

Physiotherapie falls indiziert:
(Malalignmentkorrektur)

↓

– Knie-Braces (Unloader)

– Schuhranderhöhung

↓

Falls weiterhin symptomatisch zusätzlich

↓

√ Gehstützen
√ Wärmebehandlung
√ Manuelle Therapie
√ Patella-Taping
√ Akupunktur
√ TENS

STUFE 2: weitergehendes pharmakologisches Management bei persistierend symptomatischen Patienten

↓

Intermittierende oder kontinuierliche (längere Zyklen) orale NSAID

NORMALES GI RISIKO	ERHÖHTES GI RISIKO*	ERHÖHTES CV RISIKO	ERHÖHTES RENALES RISIKO
– Nichtselektive NSAID mit PPI – Cox-2-selektive NSAID (evtl. PPI)	– Cox-2-selektive NSAID mit PPI – Vermeidung nichtselektiver NSAID	– vorzugsweise Naproxen – Vermeidung hochdosierter Diclofenac und Ibuprofen (wenn Low-dose-Aspirin) – Vorsicht bei anderen non selektiven NSAIDs – Vermeidung Cox-II-selektive NSAIDs	– Vermeidung NSAID**

* einschließlich Einnahme von Low-dose-Aspirin

** mit glomerulärer Filtrationsrate $< 30\,cm^3/min$; Vorsicht bei anderen Fällen

↓

Wenn immer noch symptomatisch

↓

– Hyaluronsäure i. a.
– Kortikosteroide i. a.

Tab. 16.1 (fortgesetzt)

STUFE 3: Letzte pharmakologische Versuche

↓

– Kurzzeitgabe von schwachen Opioiden – Duloxetin

STUFE 4: END-Stadium Arthrosemanagement und Operation

↓

Wenn stark symptomatisch und schlechte Lebensqualität

↓

– Arthroskopie – Knorpeltherapie – Umstellungsosteotomie – Teilgelenkersatz – Vollgelenkersatz

↓

Wenn kontraindiziert

↓

– Opioid-Analgetika

Fazit für die Praxis: Die Therapie der Arthrose kann man prinzipiell in vier Stufen einteilen. Neben dieser vierstufigen Therapie findet zwangsläufig eine Basisbehandlung statt. Diese Basisbehandlung beinhaltet die Information und Edukation des Patienten, gleichzeitig die Hinweise zu einer eventuell notwendigen Gewichtsreduktion bei Übergewicht sowie zu entsprechenden Übungsprogrammen. Die Basisbehandlung besteht primär in der Behandlung mit Paracetamol oder zusätzlicher Gabe von SYSADOA. Bei Achsfehlstellungen sind Schuhranderhöhung oder „unloader brace" indiziert, ebenso ist bei entsprechenden muskulären Defiziten eine Physiotherapie indiziert. Falls dieses nicht ausreicht, können zusätzliche topische nichtsteroidale Antirheumatika gegeben werden.

Für Wärmebehandlung, manuelle Therapie, Patella-Taping, Akupunktur, Tens sowie bei Bedarf auch Gehstützen liegt ebenfalls eine gewisse Evidenz vor.

In der Stufe 2 erfolgt die orale intermittierende oder kontinuierliche orale Gabe von nichtsteroidalen Antirheumatika, je nach individuellem Risikopotenzial des Patienten. Ist dieses nicht erfolgreich, können intraartikulär Hyaluronsäure und Kortikosteroide appliziert werden.

In der Stufe 3 ist die kurzzeitige Gabe von schwachen Opioiden indiziert.

In der Stufe 4, im Endstadium der Arthrose, können bei entsprechender Symptomatik und schlechter Lebensqualität operative Maßnahmen (Arthroskopie, Knorpeltherapie, Umstellungsosteotomie, Teilersatz, Vollgelenkersatz) indiziert werden. Wenn eine operative Therapie kontraindiziert ist, verbleibt die Gabe von Opioiden.

Literatur

[1] Jodan KM, Arden NK, Doherty M, Bannwarth B, Bijlsma JW, Dieppe P et al. EULAR recommendations 2003: an evidence based approach to the management of knee osteoarthritis: report of a Task Force of the Standing Committee for International Clinical Studies Including Therapeutic Trials (ESCISIT). Ann Rheum Dis 62:1145–1155, 2003.

[2] Hochberg MC, Altman RD, April KT, Benkhalti M, Guyatt G, McGowan J et al. American College of Rheumatology 2012 recommendations for the use of non-pharmacologic and pharmacologic therapies in osteoarthritis of the hand, hip an knee. Arthritis Care Res 64:465–474, 2012. [review].

[3] Zhang W, Moskowitz RW, Nuki G, Abrasom S, Altman RD, Arden N et al. OARSI recommendations for the management of hip an knee osteoarthritis. part I: critical appraisal of existing treatment guidelines an systematic review of current research evidence. Osteoarthritis Cartilage 15:981–1000, 2007.

[4] Zhang W, Moskowitz RW, Nuki G, Abrasom S, Altman RD, Arden N et al. OARSI recommendations for the management of hip an knee osteoarthritis. part II: OARSI evidence-based, expert consensus guidelines, Osteoarthritis Cartilage 16:137–162, 2008.

[5] Zhang W, Moskowitz RW, Nuki G, Abrasom S, Altman RD, Arden N et al. OARSI recommendations for the management of hip an knee osteoarthritis. part III: changes in evidence following systematic cumulative update of research published through January 2009. Osteoarthritis Cartilage 18:476–499, 2010.

[6] McAlindon TE, Bannuru RR, Sullivan MC, Arden Nk, Berenbaum F, Bierma-Zeinstra SM et al. OARSI guidelines for the non-surgical management of knee osteoarthritis, Osteoarthritis Cartilage 22:363–388, 2014.

[7] National Collaborating Centre for Chronic Conditions. Osteoarthritis: National clinical guidelines for care an management in adults. London: Royal College of Physicians; 2008.

[8] National Clinical Guideline Centre. Osteoarthritis: The care and management of osteoarthritis in adults. Clinical guideline CG177; 2014.

[9] Fernandes L, Hagen KB, Bijlsma JW, Andreeassen O, Christensen P, Conaghan PG et al. EULAR recommendations for the non-pharmacological core management of hip an knee osteoarthritis. Ann Rheum Dis 72:1125–1135, 2013.

[10] Christensen R, Bartels EM, Astrup A, Bliddal H. Effekt of weight reduction in obese patients with knee osteoarthritis: a systematic review and meta-analysis. Ann Rheum Dis 66:433–439, 2007.

[11] Messier SP, Mihalko SL, Legault C, Miller GD, Nicklas BJ, DeVita P et al. Effects of intensive diet an exercise on knee joint loads, inflammation and clinical outcomes among overweight an obese adults with knee osteoarthritis: the IDEA randomized clinical trial. J Am Med Assoc 310:1263–1273, 2013.

[12] Anandacoomarasamy A, Leibman S, Smith G, Caterson I, Giuffre B, Fransen M et al. Weight loss in obese people has structure-modifying effects on medial but not on lateral knee articular cartilage. Ann Rheum Dis 71:26–32, 2012.

[13] Fransen M, McConnell S. Exercise for osteoarthritis of the knee. Cochrane Database Syst Rev 4:CD004376, 2008.

[14] Bartels EM, Lund H, Hagen KB, Dagfinrud H, Christensen R, Danneskiold-Samsøe B. Aquatic exercise fort he treatment of knee and hip osteoarthritis. Cochrane Database Syst Rev 4:CD005523, 2007.

[15] Kang JW, Lee MS, Posadzki P, Ernst E. Tai chi for the treatment of osteoarthritis: a systematic review and meta-analysis. BMJ Open 1:e000035 [PubMed PMID: 22021734. Pubmed Central PMCID: PMC3191392. Epub 2011/10/25], 2011.

[16] Segal NA. Bracing an orthoses: a review of efficacy and mechanical effects for tibiofemoral osteoarthritis. PM R 4 (Suppl. 5): S89–96, 2012.

[17] Raja K, Dewan N. Efficacy of knee braces an foot orthoses in conservative management of knee osteoarthritis: a systematic review. Am J Phys Med Rehabil 90:247–262, 2011.

[18] Hunter D, Gross KD, McCree P, Li L, Hirko K, Harvey WF. Realignment treatment for medial tibiofemoral osteoarthritis: randomised trial. Ann Rheum Dis 71:1658–1665, 2012.

[19] Loyola-Sanchez A, Richardson J, Macintyre NJ. Efficacy of ultrasound therapy for the management of knee osteoarthritis: a systematic review with meta-analysis. Osteoarthritis Cartilage 18:1117–1126, 2010.

[20] Cakir S, Hepguler S, Ozturk C, Korkmaz M, Isleten B, Atamaz FC. Efficacy of therapeutic ultrasound for the management of knee osteoarthritis: a randomized, controlled, and double-blind study. Am J Phys Med Rehabil 93:405–412, 2013.

[21] Corbett MS, Rice SJ, Madurasinghe V, Slack R, Fayter DA, Harden M et al. Acupuncture an other physical treatments for the relief of pain due to osteoarthritis of the knee: network meta-analysis. Osteoarthritis Cartilage 21:1290–1298, 2013.

[22] Vickers AJ, Cronin AM, Maschino AC, Lewith G, MacPherson H, Foster NE et al. Acupuncture for chronic pain: individual patient data meta-analysis. Arch Intern Med 172:1444–1453, 2012.

[23] Rutjes AW, Nuesch E, Sterchi R, Kalichman L, Hendriks E, Osiri M et al. Transcutaneous electrostimulation for osteoarthritis of the knee. Cochrane Database Syst Rev 7(4):CD002823, 2009.

[24] Atamaz FC, Durmaz B, Baydar M, Demircioglu OY, Iyiyapici A, Kuran B et al. Comparison of the efficacy of transcutaneous electrical nerve stimulation, interferential currents, an shortwave diathermy in knee osteoarthritis: a double-blind, randomized, controlled, multicenter study. Arch Phys Med Rehabil 93:748–756, 2012.

[25] Bannuru RR, Dasi UR, McAlindon TE, Reassessing the role of acetaminophen in osteoarthritis: systematic review an meta-analysis. Osteoarthritis Cartilage 18 (Suppl. 2): S250, 2010.

[26] Herrero-Beaumont G, Ivorra JA, Del Carmen Trabado M, Blanco FJ, Benito P, Martín-Mola E et al. Glucosamine sulphate in the treatment of knee osteoarthritis symptoms: a randomized, double-blind, placebo-controlled study using acetaminophen as a side comparator. Arthritis Rheum 56:555–567, 2007.

[27] Towheed TE, Maxwell L, Anastassiades TP, Shea B, Houpt J, Robinson V et al. Glucosamine therapy for treating osteoarthritis. Cochrane Database Syst Rev CD002946, 2009.

[28] Register JY, Deroisy R, Rovati LC, Lee RL, Lejeune E, Bruyere O et al. Long-term effects of glucosamine sulphate on osteoarthritis progression: a randomised, placebo-controlled clinical trial. Lancet 357:251–256, 2001.

[29] Pavelká K, Gatterová j, Olejarová M, Machacek S, Giacovelli G, Rovati LC. Glucosamine sulphate use an delay of progression of knee osteoarthritis: a 3-year, randomized, placebo-controlled, double-blind study. Arch Intern Med 162:2113–2123, 2002.

[30] Reginster JY. The efficacy of glucosamine sulphate in osteoarthritis: financial and nonfinancial conflict of interest. Arthritis Rheum 56:210510, 2007.

[31] Bjordal JM, Klovning A, Lyjunggren AE, Slordal L, Short-term efficacy of pharmacotherapeutic interventions in osteoarthritic knee pain: a meta-analysis of randomised placebo-controlled trials. Eur J Pain 11:125–138, 2007.

[32] Clegg DO, Reda DJ, Harris CL, Klein MA, O'Dell JR, Hooper MM et al. Glucosamine, chondroitin sulfate, and the two in combination for painful knee osteoarthritis. N Engl J Med 354:795–808, 2006.

[33] Altman RD, Glucosamine therapy for knee osteoarthritis: pharmacokinetic considerations. Expert Rev. Clin Pharmacol 2:359–371, 2009.

[34] Hochberg MC, Zhan M, Langenberg P. The rate of decline of jont space width in patients with osteoarthritis of the knee: a systematic review and meta-analysis of randomized placebo-controlled trials of chondroitin sulphate. Curr Med Res Opin 24:3029–3035, 2008.

[35] Kahan A, Uebelhart D, De VAthaire F, Delmas PD, Reginster JY. Long-term effects of chondroitinis 4 and 6 sulfate on knee osteoarthritis: the study on osteoarthritis progression prevention, a two-year, randomized, double-blind, placebo-controlled trial. Arthritis Rheum 60:524–533, 2009.

[36] Wildi LM, Raynauld JP, Martel-Pelletier J, Beaulieu A, Bessette L, Morin F et al. Chondroitin sulphate reduces both cartilage volume loss and bone marrow lesions in knee osteoarthritis patients starting as early as 6 months after initiation of therapy: a randomised, double-blind, placebo-controlled pilot study using MRI. Ann Rheum Dis 70:982–989, 2011.

[37] Reichenbach S, Sterchi R, Scherer M, Trelle S, Burgi E, Burgi U. et al. Meta-analysis: chondroitin for osteoarthritis of the knee or hip. Ann Intern Med 146:580–590, 2007.

[38] Hochberg MC, J Martel-Pelletier, J Monfort, I Möller, J Ramón Castillo, N Arden, F Berenbaum, FJ Blanco, P G. Conaghan, G Doménech, Y Henrotin, Th Pap, P Richette, A Sawitzke, P du Souich, JP Pelletier, on behalf of the MOB'VES Investigation Group: Combined chondroitin sulfate and glucosamine for painful knee osteoarthritis: a multicentre, randomised, double-blind, non inferiority trial versus celecoxib. Ann Rheum Dis, Published Online First, DOI: 10.1136/annrheumdis-2014-206792.

[39] Jürgen Heisel, Klaus K. Förster, Peter Schlieper: Diätetische Behandlung der symptomatischen Kniegelenkarthrose. OUP 4 (7–8): 388, 2015.

[40] Christensen R, Bartels EM, Astrup A, Bliddal H. Symptomatic efficacy of avocado-soybean unsaponifiables (ASU) in osteoarthritis (OA) patients: a meta-analysis of randomized controlled trials. Osteoarthritis Cartilage 16:399–408, 2008.

[41] Bartels EM, Bliddal H, Schondorff PK, Altmann RD, Zhang W, Christensen R. Symptomatic efficacy and safety of diacerein in the treatment of osteoarthritis: a meta-analysis of randomized placebo-controlled trials. Osteoarthritis Cartilage 18:289–296, 2010.

[42] The European Medicines Agency. Meeting highlights from the Pharmacovigilance Risk Assessment Committee (PRAC). Avilable from: (http://www.ema-europa.eu/ema/index.jsp?curl=pages/news_and_events/news/2013/12/news_details_001985.jsp&mid=WC0b01ac058004d5c1); 2013.

[43] Reginster JY, Badurski J, Bellamy N, Bensen W, Chapurlat R, Chevalier X et al. Efficacy and safety of strontium ranelate in the treatment of knee osteoarthritis; results of a double-blind, randomised placebo-controlled trial. Ann Rheum Dis 72:179–186, 2013.

[44] The European Medicines Agency. European Medicines Agency recommends that Protelos/Osseor remain available, but with further restrictions. Avilable from: (http://www.ema.europa.eu/ema/index.jsp?curl=pages/news_and_events/news/2014/02/news_details_002031.jsp&mid=WC0b01ac058001d126); 2014.

[45] Lin J, Zhang W, Jones A, Doherty M. Efficacy of topical nonsteroidal anti-inflammatory drugs in the treatment of osteoarthritis: meta-analysis of randomised controlled trials. Br Med J 329:324–326, 2004.

[46] Tugwell PS, Wells GA, Shainhouse JZ. Equivalence study of a topical diclofenac solution (pennsaid) compared with oral diclofenac in symptomatic treatment of osteoarthritis of the knee: a randomized controlled trial. J Rheumatol 31:2002–2012, 2004.

[47] Simon LS, Grierson LM, Naseer Z, Bookman AA, Zev Shainhouse J. Efficacy and safety of topical diclofenac containing dimethyl sulfoxide (DMSO) compared with those of tropical placebo, DMSO vehicle and oral diclofenac for knee osteoarthritis. Pain 238–245, 2009.

[48] Chou R, McDonagh MS, Nakamoto E, Griffin J. Analgesics for osteoarthritis: An update of the comparative effectiveness review [internet]. Rockville, MD: Agency for Healthcare Research and Quality (US); 2011, 2006.

[49] Underwood M, Ashby D, Cross P, Hennessy E, Letley L, Martin J et al. TOIB study team. Advice to use topical or oral ibuprofen for chronic knee pain in older people: randomised controlled trial and patient preference study. Br Med J 336:138–142, 2008.

[50] Matthews P, Derry S, Moore RA, McQuay HJ. Topical rubefacients for acute and chronic pain in adults. Cochrane Database Syst Rev 8:CD007403, 2009.

[51] Zhang W, Jonas A, Doherty M. Does paracetamol (acetaminophen) reduce the pain of osteoarthritis? A meta-analysis of randomised controlled trials. Ann Rheum Dis 63:901–907, 2004.

[52] Lagnaoui R, Baumevielle M, Bégaud B, Pouyanne P, Maurice G, Depont F et al. Less use of NSAIDs in long-term than in recent chondroitin sulphate users in osteoarthritis: a pharmacy-based observational study in France. Therapie 61:341–346, 2006.

[53] Bannuru RR, Vaysbrot EE, Sullivan MC, McAlindon TE. Relative efficacy of hyaloronic acid in comparison with NSAIDs for knee osteoarthritis: a systematic review and meta-analysis. Semin Arthritis Rheum 43:593–599 [pii:S0049-0172(13)00206-0], 2013.

[54] Bellamy N, Campbell J, Robinson V, Gee T, Bourne R, Wells G. Intraarticular corticosteroid for treatment of osteoarthritis of the knee. Cochrane Database Syst Rev CD005328 [review], 2006.

[55] Conrozier T, Balblanc JC, Richette P, Mulleman D, Maillet B, Henrotin Y et al. Early effect of hyaluronic acid intra-articular injections on serum and urine biomarkers in patients with knee osteoarthritis: An open-label observational prospective study. J Orthop Res 30:679–685, 2012.

[56] Wang Y, Hall S, Hanna F, Wluka AE, Grant G, Marks P, Feletar M, Cicuttini FM. Effects of Hylan G-F 20 supplementation on cartilage preservation detected by magnetic resonance imaging in osteoarthritis of the knee: a two-year single-blind clinical trial. BMC Musculoskelet Disord 24(12):195, 2011.

[57] Bannuru RR, Natov NS, Dasi UR, Schmid CH, McAlindon TE. Therapeutic trajectory following intra-articular hyaluronic acid injection in knee osteoarthritis-metha-analysis. Osteoarthritis Cartilage 19:611–619, 2011.

[58] Bannuru RR, Natov NS, Obadan IE, Price LL, Schmid CH, McAlindon TE. Therapeutic trajectory of hyaluronic acid versus corticosteroids in the treatment of knee osteoarthritis: a systematic review and metha-analysis. Arthritis Rheum 61:1704–1711, 2009.

[59] Abbott T, Altmann RD, Dirnef R, Fredericson M, Vad V, Vitanzo P Jr. et al. Do hyaluronic acid injections delay total knee replacement surgery? Arthritis Rheum 65:S910–911, 2013.

[60] Bannuru RR, Vaysbrot EE, Sullivan MC, McAlindon TE. Relative efficacy of hyaluronic acid in comparison with NSAIDs for knee osteoarthritis: a systematic review and metha-analysis. Semin Arthritis Rheum 43:593–599 [pii:S0049-0172(13)00206-0], 2013.

[61] Raveendhara R. Bannuru, MD; Christopher H. Schmid, PhD; David M. Kent, MD; Elizaveta E. Vaysbrot, MD; John B. Wong, MD; Timothy E. McAlidon, MD: Comparative Effectiveness of Pharmacologic Interventions for Knee Osteoarthritis: A Systematic Review and Networtk Metha-analysis. Anna Intern Med 162:46–54, 2015. [doi:10.7326/M14-1231].

[62] Henrotin Yves, Raghu Raman, Pascal Richette, Jörg Jerosch, Hervé Bard, Thierry Conrozier, Xavier Chevalier, Alberto Migliore: Consensus statement on viscosupplementation with hyaluronic acid for the management of osteoarthritis. Seminars in Rheumatism and Arthritis, in Print, 2015.

[63] Bannuru RR, Schmid CH, Kent DM, Vaysbrot EE, Wong JB, McAlindon TE. Comparative Effectiveness of Pharmacologic Interventions for Knee Osteoarthritis: A Systematic Review and Network Metha-analysis. Ann Intern Med 162:46–54, 2015. [doi: 10.7326/M14-1231].

[64] Miller LE, Block JE. US-approved Intra-articular hyaluronic acid injections are safe and effective in patients with knee osteoarthritis: Systematic review and metha-analysis of randomized saline-controlled trials.Clin Med Insights Arthritis Musculoskelet Disord 6:57–63, 2013.
[65] Jevsevar DS. Treatment of osteoarthritis of the knee: evidence-based guideline, 2nd edn. J Am Acad Orthop Surg 21:571–576, 2013.
[66] Bruyère O, Cooper C, Pelletier JP, Branco J, Luisa Brandi M, Guillemin F et al. An algorithm recommendation for the management of knee osteoarthritis in Europe and internationally: A report from a task force of the European Society for Clinical and Economic Aspects of Osteoporosis and Osteoarthritis (ESCEO). Semin Arthritis Rheum 44:253–263, 2014. [doi: 10.1016/j.semarthrit.2014.05.014].
[67] Richette P, Ravaud P, Conrozier T, Euller-Ziegler L, Mazières B, Maugars Y et al. Effect of hyaluronic acid in symptomatic hip osteoarthritis: a multicenter, randomized, placebo-controlled trial. Arthritis Rheum 60(3):824–830, 2009.
[68] Qvistgaard E, Christensen R, Torp-Pedersen S, Bliddal H. Intra-articular treatment of hip osteoarthritis: a randomized trial of hyaluronic acid, corticosteroid, and isotonic saline. Osteoarthritis Cartilage 14:163–170, 2006.
[69] Atchia I, Kane D, Reed MR, Isaacs JD, Birrell F. Efficacy of a single ultrasound-guided injection for the treatment of hip osteoarthritis. Ann Rheum Dis 70:110–116, 2011. [doi: 10.1136/ard.2009.127183].
[70] Migliore A, Tormenta S, Laganà B, Piscitelli P, Granata M, Bizzi E et al. Safety of intra-articular hip injection of hyaluronic acid products by ultrasound guidance: an open study from ANTIAGE register. Eur Rev Med Pharmacol Sci 17:1752–1759, 2013.
[71] Conrozier T, Couris CM, Mathieu P, Merle-Vincent F, Piperno M, Coury F et al. Safety, efficacy and predictive factors of efficacy of a single intra-articular injection of non-animal-stabilized-hyaluronic-acid in the hip joint: results of a standardized follow-up of patients treated for hip osteoarthritis in daily practice. Arch Orthop Trauma Surg 129(6):843–848, 2009.
[72] Conrozier T, Bossert M, Walliser-Lohse A, Sondag M, Balblanc JC. Viscosupplementation with HANOX-M-XL is effective in moderate hip osteoarthritis but is not an alternative to hip joint surgery in patients with severe disease. Results of a clinical survey in 191 patients treated in daily practice. European journal of Musculoskeletal Diseases (in press), 2015.
[73] Conrozier T, Vignon E. Is there evidence to support the inclusion of viscosupplementation in the treatment paradigm for patients with hip osteoarthritis? Clin Exp Rheumatol 23:711–716, 2005.
[74] van den Bekerom MP, Lamme B, Sermon A, Mulier M. What is the evidence for viscosupplementation in the treatment of patients with hip osteoarthritis? Systematic review of the literature. Arch Orthop Trauma Surg 128(8):815–823, 2008.
[75] DeGroot H 3rd, Uzunishvili S, Weir R, Al-omari A, Gomes B. Intra-articular injection of hyaluronic acid is not superior to saline solution injection for ankle arthritis: a randomized, double-blind, placebo-controlled study. J Bone Joint Surg Am 94:2–8, 2012. [doi: 10.2106/JBJS.J.01763].
[76] Abate M, Schiavone C, Salini V. Hyaluronic acid in ankle osteoarthritis: why evidence of efficacy is still lacking? Clin Exp Rheumatol 30:277–281, 2012.
[77] Chang KV, Hsiao MY, Chen WS, Wang TG, Chien KL. Effectiveness of intra-articular hyaluronic acid for ankle osteoarthritis treatment: a systematic review and metha-analysis. Arch Phys Med Rehabil 94:951–960, 2013. [doi: 10.1016/j.apmr. 2012.10.030].
[78] Salk RS, Chang TJ, D'Costa WF, Soomekh DJ, Grogan KA. Sodium hyaluronate in the treatment of osteoarthritis of the ankle: a controlled, randomized, double-blind pilot study. J Bone Joint Surg Am 88:295–302, 2006.

[79] Sun SF, Chou YJ, Hsu CW, Hwang CW, Hsu PT, Wang JL, Hsu YW, Chou MC. Efficacy of intra-articular hyaluronic acid in patients with osteoarthritis of the ankle: a prospective study. Osteoarthritis Cartilage 14:867–874, 2006.

[80] Lucas Y Hernandez J, Darcel V, Chauveaux D, Laffenêtre O. Viscosupplementation of the ankle: a prospective study with an average follow-up of 45.5 months. Orthop Traumatol Surg Res 99:593–599, 2013.

[81] Han SH, Park do Y, Kim TH. Prognostic factors after intra-articular hyaluronic acid injection in ankle osteoarthritis. Yonsei Med J l;55:1080–1086, 2014.

[82] Kwon YW, Eisenberg G, Zuckerman JD. Sodium hyaluronate for the treatment of chronic shoulder pain associated with glenohumeral osteoarthritis: a multicenter, randomized, double-blind, placebo-controlled trial. J Shoulder Elbow Surg 22:584–594, 2013.

[83] Blaine T, Moskowitz R, Udell J, Skyhar M, Levin R, Friedlander J, Daley M, Altman R. Treatment of persistent shoulder pain with sodium hyaluronate: a randomized, controlled trial. A multicenter study. J Bone Joint Surg Am 90:970–979, 2008.

[84] Noël E, Hardy P, Hagena FW, Laprelle E, Goebel F, Faure C, Favard L, Gaudin P, Christ R, Baudot C, Dietl J, Goupille P. Efficacy and safety of Hylan G-F 20 in shoulder osteoarthritis with an intact rotator cuff. Open-label prospective multicenter study. Joint Bone Spine 76:670–673, 2009.

[85] Di Sante L, Cacchio A, Scettri P, Paoloni M, Ioppolo F, Santilli V.Ultrasound-guided procedure for the treatment of trapeziometacarpal osteoarthritis. Clin Rheumatol 30:1195–1200, 2011. [doi: 10.1007/s10067-011-1730-5].

[86] Monfort J, Rotés-Sala D, Segalés N, Montañes FJ, Orellana C, Llorente-Onaindia J et al. Comparative efficacy of intra-articular hyaluronic acid and corticoid injections in osteoarthritis of the first carpometacarpal joint: Results of a 6-month single-masked randomized study. Joint Bone Spine pii: S1297-319X(14)00200-0, 2014. [doi: 10.1016/j.jbspin.2014.08.008].

[87] Fuchs S, Mönikes R, Wohlmeiner A, Heyse T. Intra-articular hyaluronic acid compared with corticoid injections for the treatment of rhizarthrosis. Osteoarthritis Cartilage 14:82–88, 2006.

[88] Stahl S, Karsh-Zafrir I, Ratzon N, Rosenberg N. Comparison of intraarticular injection of depot corticosteroid and hyaluronic acid for treatment of degenerative trapeziometacarpal joints. J Clin Rheumatol 11:299–302, 2005.

[89] Heyworth BE, Lee JH, Kim PD, Lipton CB, Strauch RJ, Rosenwasser MP. Hylan versus corticosteroid versus placebo for treatment of basal joint arthritis: a prospective, randomized, double-blinded clinical trial. J Hand Surg Am 33:40–48, 2008. [doi: 10.1016/j.jhsa.2007.10.009].

[90] Rannou F, Dimet J, Boutron I, Baron G, Fayad F, Macé Y et al.Splint for base-of-thumb osteoarthritis: a randomized trial. Ann Intern Med 19;150:661–669, 2009.

[91] Ingegnoli F, Soldi A, Meroni PL. Power Doppler sonography and clinical monitoring for hyaluronic Acid treatment of rhizarthrosis: a pilot study.J Hand Microsurg 3:51–54, 2011. [doi: 10.1007/s12593-011-0037-8].

[92] Li P, Raitcheva D, Hawes M, Moran N, Yu X, Wang F, Matthews GL. Hylan G-F 20 maintains cartilage integrity and decreases osteophyte formation in osteoarthritis through both anabolic and anti-catabolic mechanisms. Osteoarthritis Cartilage 20:1336–1346, 2012.

[93] Elmorsy S, Funakoshi T, Sasazawa F, Todoh M, Tadano S, Iwasaki N. Chondroprotective effects of high-molecular-weight cross-linked hyaluronic acid in a rabbit knee osteoarthritis model. Osteoarthritis Cartilage 2:121–127, 2014.

[94] Henrotin Y, Chevalier X, Deberg M, Balblanc JC, Richette P, Mulleman D et al. Early decrease of serum biomarkers of type II collagen degradation (Coll2-1) and joint inflammation (Coll2-1 NO_2) by hyaluronic acid intra articular injections in patients with knee osteoarthritis: a research study part of the Biovisco study. J Orthop Res 31:901–907, 2013.

[95] Rutjes AW, Jüni P, da Costa BR, Trelle S, Nüesch E, Reichenbach S. Viscosupplementation for osteoarthritis of the knee: a systematic review and metha-analysis. Ann Intern Med 157:180–191, 2012.

[96] McAlindon TE, Bannuru RR, Sullivan MC, Arden NK, Berenbaum F, Bierma-Zeinstra SM et al. OARSI guidelines for the non-surgical management of knee osteoarthritis. Osteoarthritis Cartilage 22:363–388, 2014.

[97] Hamburger MI, Lakhanpal S, Mooar PA, Oster D. Intra-articular hyaluronans: a review of product-specific safety profiles. Semin Arthritis Rheum 32:296–309, 2003.

[98] Conrozier T, Chevalier X. Long-term experience with hylan G-F -20 in the treatment of knee osteoarthritis. Expert Opin Pharmacother 9:1797–1804, 2008.

[99] Bjordal JM, Ljunggren AE, Klovning A, Slørdal L. Non-steroidal anti-inflammatory drugs, including cyclo-oxygenase-2 inhibitors, in osteoarthritic knee pain: metha-analysis of randomised placebo controlled trials. BMJ 329:1317–1322, 2004.

[100] Bannuru RR, Vaysbrot EE, Sullivan MC, McAlindon TE. Relative efficacy of hyaluronic acid in comparison with NSAIDs for knee osteoarthritis: a systematic review and methaanalysis. Semin Arthritis Rheum 43:593–599, 2014.

[101] Avouac J, Gossec L, Dougados M. Efficacy and safety of opioids for osteoarthritis: a metha-analysis of randomized controlled trials. Osteoarthritis Cartilage 15:957–965, 2007.

[102] Blieden M, Paramore LC, Shah D, Ben-Joseph R. A perspective on the epidemiology of acetaminophen exposure and toxicity in the United States.Expert Rev Clin Pharmacol 7:341–348, 2014. [doi: 10.1586/17512433.2014.904744].

[103] Goldberg VM, Coutts RD. Pseudoseptic reactions to hylan viscosupplementation: diagnosis and treatment. Clin Orthop Relat Res 419:130–137, 2004.

[104] Reichenbach R, Blank S, Rutjes AW, Shang A, King EA, Dieppe PA et al. Hylan versus hyaluroniv acid for osteoarthritis of the knee: a systematic review and metha-analysis. Arthritis Rheum 57:1410–1418, 2007.

[105] Kirchner M, Marshall D. A double-blind randomized controlled trial comparing alternate forms of high molecular weight hyaluronan for the treatment of osteoarthritis of the knee. Osteoarthritis Cartilage 14:154–162, 2006.

[106] Zóboli AA, de Rezende MU, de Campos GC, Pasqualin T, Frucchi R, de Camargo OP. Prospective randomized clinical trial: single and weekly viscosupplementation. Acta Ortop Bras 21(5):271–275, 2013. [doi: 10.1590/S1413-78522013000500006].

[107] Larsen NE; Dursema HD; Pollak CT; Skrabut EM. Clearance kinetics of a hylan-based viscosupplement after intra-articular and intravenous administration in animal models. J. Biomed. Mater. Res. B Appl. Biomater 100(2):457–162, 2012. [doi:10.1002/jbm.b. 31971].

[108] Lindqvist U, Tolmachev V, Kairemo K, Aström G, Jonsson E, Lundqvist H. Elimination of stabilised hyaluronan from the knee joint in healthy men. Clin. Pharmacokinet, 4:603–613, 2002.

[109] Conrozier T, Mathieu P, Rinaudo M. Mannitol allows to preserve the elasto-viscous properties of hyaluronic acid in an in vitro model of oxidative stress. Rheumatology and Therapy 5:211–216, 2014. [doi:1007/s40744-014-0001-8].

[110] Heisel J, Kipshoven C. Safety and efficacy findings from a non-interventional study of a new hyaluronic acid/sorbitol formulation (GO-ON(R) matrix) for intra-articular injection to relieve pain and disability in osteoarthritis patients. Drug Res 63:445–449, 2013.

[111] Cardone DA, Tallia AF. Diagnostic and therapeutic injection of the hip and knee. Am Fam Physician 67:2147–2152, 2003.

[112] Douglas RJ. Aspiration and injection of the knee joint: approach portal. Knee Surg Relat Res 26:1–6, 2014. [doi: 10.5792/ksrr.2014.26.1].

[113] Wisniewski SJ, Smith J, Patterson DG, Carmichael SW, Pawlina W. Ultrasound-guided versus nonguided tibiotalar joint and sinus tarsi injections: a cadaveric study. PMR 2:277–281, 2010. [doi: 10.1016/j.pmrj.2010.03.013].

[114] Toh EM, Prasad PS, Teanby D. Correlating the efficacy of knee viscosupplementation with osteoarthritic changes on roentgenological examination. Knee 9:321–330, 2002.

[115] Conrozier T, Mathieu P, Schott AM, Laurent I, Hajri T, Crozes P et al. Factors predicting long-term efficacy of Hylan G-F -20 viscosupplementation in knee osteoarthritis. Joint Bone Spine 70:128–133, 2003.

[116] Karakurum G, Karakok M, Tarakcioglu M, Kocer NE, Kocabas R, Bagci C. Comparative effect of intra-articular administration of hyaluronan and/or cortisone with evaluation of malondialdehyde on degenerative osteoarthritis of the rabbit's knee. Tohoku J Exp Med 199:127–134, 2003.

[117] Bannuru RR, Natov NS, Dasi UR, Schmid CH, McAlindon TE. Therapeutic trajectory following intra-articular hyaluronic acid injection in knee osteoarthritis-methaanalysis. Osteoarthritis Cartilage 19:611–619, 2011.

[118] de Campos GC, Rezende MU, Pailo AF, Frucchi R, Camargo OP. Adding triamcinolone improves viscosupplementation: a randomized clinical trial. Clin Orthop Relat Res 471:613–620, 2013. [doi: 10.1007/s11999-012-2659-y].

[119] Grecomoro G, Piccione F, Letizia G. Therapeutic synergism between hyaluronic acid and dexamethasone in the intra-articular treatment of osteoarthritis of the knee: a preliminary open study. Curr Med Res Opin 13(1):49–55, 1992.

[120] Ozturk C, Atamaz F, Hepguler S, Argin M, Arkun R. The safety and efficacy of intraarticular hyaluronan with/without corticosteroid in knee osteoarthritis: 1-year, single-blind, randomized study. Rheumatol Int 26:314–319, 2006.

[121] Waddell DD, Marino AA. Chronic knee effusions in patients with advanced osteoarthritis: implications for functional outcome of viscosupplementation. J Knee Surg 20:181–184, 2007.

[122] Hatoum HT, Fierlinger AL, Lin SJ, Altman RD. Cost-effectiveness analysis of intra-articular injections of a high molecular weight bioengineered hyaluronic acid for the treatment of osteoarthritis knee pain. J Med Econ May;17(5):326–337, 2014. [doi: 10.3111/13696998.2014.90284].

[123] Miller LE, Block JE. An 8-Week Knee Osteoarthritis Treatment Program of Hyaluronic Acid Injection, Deliberate Physical Rehabilitation, and Patient Education is Cost Effective at 2 Years Follow-up: The OsteoArthritis Centers of America(SM) Experience. Clin Med Insights Arthritis Musculoskelet Disord Dec 22;7:49–55, 2014. [doi: 10.4137/CMAM D.S18356].

[124] Migliore A, Bizzi E, Massafra U, Bella A, Piscitelli P, Laganà B, Tormenta S. The impact of treatment with hylan G-F 20 on progression to total hip arthroplasty in patients with symptomatic hip OA: a retrospective study. Curr Med Res Opin 28:755–760, 2012. [doi:10.1185/03007995.2011.645563].

[125] Kahan A, Lleu PL, Salin L. Prospective randomized study comparing the medico-economic benefits of Hylan G-F -20 vs conventional treatment in knee osteoarthritis. Joint Bone Spine 7:276–281, 2003.

[126] Waddell DD. Viscosupplementation with hyaluronans for osteoarthritis of the knee: clinical efficacy and economic implications. Drugs Aging 24(8):629–642, 2007.

[127] Cepeda MS, Camargo F, Zea C, Valencia L. Tramadol for osteoarthritis: a systematic review and metaanalysis. J Rheumatol 34:543–555, 2007.

[128] Emkey R, Rosenthal N, Wu SC, Jordan D, Kamin M, CAPSS-114 Study Group. Efficacy and safety of tramadol/ acetaminophen tablets (Ultracet) as add-on therapy for osteoarthritis pain in subjects receiving a COX-2 nonsteroidal anti-inflammatory drug: a multicenter, randomized, double-blind, placebo-controlled trial. J Rheumatol 31:150–156, 2004.

[129] Altman RD. Pain relief in osteoarthritis: the rationale for combination therapy. J Rheumatol 31:5–7, 2004.

[130] Solomon DH, Rassen JA, Glynn RJ, Lee J, Levin R, Schneeweiss S. The comparative safety of analgesics in older adults with arthritis. Arch Intern Med 170:1968–1976, 2010.

[131] Arendt-Nielsen L, Nie H, Laursen MB, Laursen BS, Madeleine P, Simonsen OH et al. Sensitization in patients with painful knee osteoarthritis. Pain 149:573–581, 2010.

[132] Laupattarakasem W, Laopaiboon M, Laupattarakasem P, Sumananont C. Arthroscopic debridement for knee osteoarthritis. Cochrane Database Syst Rev CD005118, 2008.

[133] Moseley JB, O'Malley K, Petersen NJ, Menke TJ, Brody BA, Kuykendall DH et al. A controlled trial of arthroscopic surgery for osteoarthritis of the knee. N Engl J Med 347:81–98, 2002.

[134] Ravaud P, Moulinier L, Giraudeau B, Ayral X, Guerin C, Noel E et al. Effects of joint lavage and steroid injection in patients with osteoarthritis of the knee: results of a multicenter, randomized, controlled trial. Arthritis Rheum 42:475–482, 1999.

[135] Kirkley A, Birmingham TB, Litchfield RB, Giffin JR, Willits KR, Wong CJ et al. A randomized trial of arthroscopic surgery for osteoarthritis of the knee. N Eng. J Med 359:1097–1107, 2008.

17 Dokumentation und Codierung von Eingriffen am Gelenkknorpel

Jürgen Fritz

17.1 Dokumentation

Man mag es bedauern oder nicht, ein großer Teil der ärztlichen Arbeitszeit entfällt inzwischen auf die Leistungsdokumentation und -codierung. Nach Auskunft des Deutschen Krankenhausinstituts (DKI; [1]), fallen pro Arzt in der Chirurgie arbeitstäglich etwa 40 min für rein administrative Dokumentation an. Die Verschlüsselung von Diagnosen und Prozeduren wird laut Umfrage dabei als am zeitaufwendigsten beschrieben.

Dieses Kapitel stellt die häufigsten Diagnosen und Prozeduren in der rekonstruktiven Gelenkknorpelchirurgie am Beispiel des Kniegelenks mit den jeweils zugehörigen Schlüsseln zusammen, um die Codierung und Dokumentation im Praxisalltag zu vereinfachen und zu beschleunigen. Eine korrekte Codierung ist die Basis für eine adäquate Vergütung der erbrachten Leistungen, sei es ambulant nach einheitlichem Bewertungsmaßstab (EBM), stationär nach diagnosebezogenen Fallgruppen (DRG) oder privatärztlich nach der Gebührenordnung für Ärzte (GoÄ).

Der Diagnoseschlüssel (ICD), der Prozedurenschlüssel (OPS) sowie die darauf basierenden Regelwerke zur Leistungsvergütung im ambulanten Bereich (EBM) und stationär (DRG) werden ständig weiterentwickelt und verändert. Daher kann dieses Kapitel nur für kurze Zeit einen Anspruch auf Aktualität erheben. Für jeden Anwender empfiehlt es sich daher, eine Hitliste seiner häufigsten Eingriffe in Tabellenform zu erstellen und jeweils mit Diagnosen- und Prozedurencode zu hinterlegen. Die Kombination aus Diagnoseschlüssel und Prozedurenschlüssel führt dann wie bei einer Gleichung zum Abrechnungsschlüssel nach EBM bzw. DRG. Es gilt: ICD + OPS = DRG / EBM. Es empfiehlt sich, die resultierende DRG bzw. den EBM gleich mit in die Tabelle aufzunehmen, da sich die Zuordnung ebenfalls häufig ändert. Wenn diese Tabelle einmal angelegt ist, kann sie mit wenig Aufwand ergänzt bzw. aktualisiert werden, was zumindest einmal jährlich zu empfehlen ist.

Im stationären Bereich bietet der Webgrouper der Universität Münster [2] eine wertvolle und stets aktuelle Hilfe. Für die Abrechnung ambulanter Leistungen kann man auf den aktuellen EBM-Katalog der Kassenärztlichen Bundesvereinigung (KBV) ebenfalls online [3] zugreifen. Da der International-Statistical-Classification-of-Diseases-and-related-Health-Problems(ICD)-Schlüssel ständig erweitert wird, ist auch hier eine regelmäßige Aktualisierung sinnvoll, was online gut möglich ist [4]. Gleiches gilt für den Operationen- und Prozedurenschlüssel OPS [5], einer deutschen Modifikation der Internationalen Klassifikationen der Prozeduren in der Medizin (ICPM), der ebenfalls häufig aktualisiert und weiter differenziert wird.

Inzwischen gibt es bereits einschlägige Apps für das Smartphone (z. B. Dokdex® o. ä.), die über einen recht guten Thesaurus zur Codierung von sowohl Diagnosen als auch Operationen verfügen und so eine praktische und leicht verfügbare Hilfe für den klinischen Arbeitsalltag darstellen.

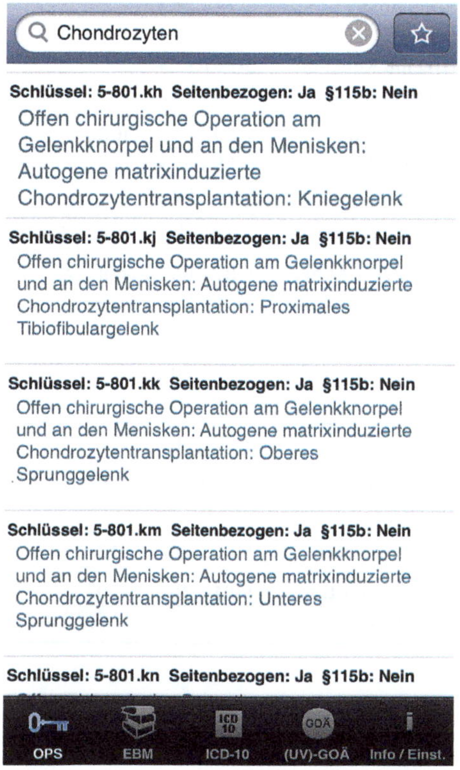

Abb. 17.1: Das Smartphone als Codierungshilfe im Klinikalltag.

Die Tabelle 17.1 dient als Beispiel für eine Zusammenstellung häufiger knorpelchirurgischer Eingriffe am Kniegelenk, für die derzeit eine stationäre Leistungspflicht besteht; d. h. diese Operationen können – mit Ausnahme der arthroskopischen Flake-Refixation – nicht als ambulante Leistung nach § 115b SGB V erbracht bzw. abgerechnet werden.

Für matrixgekoppelte autologe Chondrozytentransplantationen (MACT) kann zusätzlich zur DRG derzeit das Zusatzentgelt ZE126 liquidiert werden. Die Höhe dieses Zusatzentgelts ist variabel und wird jährlich angepasst, also zumeist gesenkt. Es sollte im Rahmen der jährlichen Pflegesatzverhandlungen mit den Krankenkassen auf jeden Fall schriftlich fixiert werden.

Die Höhe des Zusatzentgelts reicht in keinem Fall zur vollständigen Deckung der hohen Implantatkosten. Wie bei anderen Verfahren auch, wird ein Teil der Materi-

Tab. 17.1: Beispiel einer Codierungstabelle für stationäre Verfahren

Stationäre OP	Diagnose	ICD	Eingriff	OPS	DRG
Osteotomie (HTO)	Varus-morphologie und Gonarthrose	M 21.16 + M 17.9	HTO	5-781.9k	I13D
Osteotomie (HTO mit Spongiosa)			HTO mit autologer Spongiosa	5-781.9k + 5-783.2d + 5-784.1k	I13C
Osteotomie (HTO mit TCP)			HTO mit Knochen-ersatzmaterial	5-781.9k + 5-785.3k	
OCT	Osteochon-drosis disse-cans	M 93.26	Autologer os-teochondraler Transfer	1-697.7 + 5-783.6h + 5-784.5h	I08G
Matrix-ACT offen	Chondro-malazie	M 94.26	Matrix-ACT offen	5-801.kh	I08F/ZE 126
Matrix-ACT arthroskopisch			Matrix-ACT arthro-skopisch	5-812-hh, 1-697.7	I18A/ZE 126
ACT in Sandwichtechnik	Osteochon-drosis disse-cans	M 93.26	Matrix-ACT mit Spongiosatransfer	5-801.kh + 5-783.2d + 5-784.1h	I08F/ZE 126
AMIC offen	Chondro-malazie	M 94.26	AMIC offen	5-801.nh	I30Z
AMIC arthroskopisch			AMIC arthrosko-pisch	5-812.gh	I30Z
Flake-Refixation offen	Akute Knorpel-verletzung	S 83.3	Refixation offen	5-801.3h	I18A
Flake-Refixation arthroskopisch			Refixation arthro-skopisch	5-812.3h	I30Z

alkosten auf die DRG selbst angerechnet. Die Beurteilung der Rentabilität einer ACT bleibt – analog zu allen anderen Eingriffen – selbstverständlich Gegenstand einer individuellen Kostenträgerrechnung der jeweiligen Klinik.

Mit Ausnahme arthroskopisch durchgeführter knochenmarkstimulierender Verfahren und der arthroskopischen Refixation eines osteochondralen Flakes sind operative Eingriffe zur biologischen Rekonstruktion von Gelenkknorpelschäden einer stationären Krankenhausleistung vorbehalten und somit per se budgetiert. Dies gilt selbst für arthroskopisch durchgeführte autologe Chondrozytentransplantationen (ATC) mit vergleichsweise niedriger Eingriffsmorbidität. Hier ist insbesondere noch zu beachten, dass eine arthroskopische Applikation der Chondrozyten die DRG I18A triggert, die mit 0,914 Relativgewichten (RG) deutlich niedriger bewertet ist, als die I08F (1,774 RG), die bei offener Implantation abgerechnet werden kann. Diese groteske Einordnung der Verfahren führt dazu, dass eine arthroskopische ACT in den meisten Fällen nicht kostendeckend erbracht werden kann. Medizinischer Fortschritt mit Vorteilen für den Patienten wird auf diese Weise eher blockiert.

Tab. 17.2: Beispiel einer Codierungstabelle für ambulante Verfahren

Ambulante Operation	Diagnose	ICD	Eingriff	OPS	EBM
Chondroplastik/ Knorpelglättung	Chondromalazie/ Arthrose	M 94.26/ M 17.9	Chondroplastik/ Knorpelglättung	5-812.eh	31142
Mikrofrakturierung/ Abrasionsplastik	Chondromalazie	M 94.26	Abrasion/ Mikrofrakturierung	5-812.fh	31143K
Arthroskopische Flake-Refixation	Akute Knorpel-verletzung	S 83.2	Arthroskopische Refixation	5-812.3h	31144K
Knorpelbiopsie zur Zellzüchtung	Chondromalazie/ OD	M 94.26/ M 93.26	Knorpelbiopsie zur Zellzüchtung	5-812.8h	**allein ø § 115b**

Fazit für die Praxis: Es ist empfehlenswert, die Codierungen häufig durchgeführter Eingriffe, wie im Beispiel dargestellt, in Tabellenform zusammenzufassen und regelmäßig zu aktualisieren. Derzeit können nur wenige Eingriffe am Gelenkknorpel im Rahmen des § 115b SGB V ambulant erbracht werden. Selbst eine osteochondrale Biopsie zur Zellanzüchtung (5-812.8h) ist als eigenständige Leistung nicht ambulant abrechnungsfähig. Hier muss zusätzlich ein weiterer Eingriff, z. B. eine Meniskusteilresektion (5-812.5) oder eine Knorpelglättung (5-812.eh) codiert werden, um einen solchen Eingriff ambulant abrechnen zu können.
Die Codierung einer arthroskopischen Matrix-ACT triggert im Vergleich zur offenen Eingriffsvariante signifikante Mindererlöse, was wohl in den meisten Fällen mit der Krankenhausverwaltung zumindest diskutiert werden muss.

Literatur

[1] https://www.dki.de/unsere-leistungen/forschung/projekte/dokumentationsaufwand-im-aerztlichen-dienst-der-krankenhaeuser
[2] http://drg.uni-muenster.de/index.php?option=com_webgrouper&Itemid=26&view=webgrouper
[3] http://www.kbv.de/html/online-ebm.php
[4] http://www.icd-code.de/icd/code/ICD-10-GM-2015.html
[5] http://ops.icd-code.de/ops/code/OPS-2015.html

18 Das KnorpelRegister der Deutschen Gesellschaft für Orthopädie und Unfallchirurgie

Philipp Niemeyer

18.1 Hintergrund

Auch wenn sich in den vergangenen Jahren die beste verfügbare wissenschaftliche Evidenz für die Beurteilung der Effektivität von Knorpelersatzoperationen deutlich verbessert hat und eine Reihe prospektiv-randomisierter Studien (RCT) zu unterschiedlichsten Fragestellungen im Bereich der knorpelregenerativen Verfahren vorliegen, kommt auch der Versorgungsforschung in diesem Teilgebiet der Orthopädie und Unfallchirurgie vor dem Hintergrund der hohen sozioökonomischen Relevanz eine große Bedeutung zu. So können RCT mit limitierter Fallzahl nur begrenzte Aussagen über die Sicherheit von Therapien und über die Inzidenz seltener Ereignisse wie z. B. seltenen Komplikationen treffen; zudem ist diese Studienform gänzlich ungeeignet, patientenindividuelle Einflussfaktoren auf das Behandlungsergebnis in Bezug auf deren Bedeutung einzuordnen. Hierzu gehören Parameter wie z. B. der Einfluss von Körpergewicht, vorangegangenen Operationen, bestehenden und gegebenenfalls mitadressierten Begleitpathologien und anderem. Vor diesem Hintergrund stellen longitudinale Beobachtungsstudien in Ergänzung zu prospektiv-randomisierten Interventionsstudien eine wichtige Studienform mit hohem Nutzen und Mehrwert dar. Der Nutzen dieser Studienart ist jedoch eng mit einer hohen Fallzahl und der Analyse großer Patientenkollektive vergesellschaftet, weshalb standardisierte multizentrische Datenerfassungen im Sinn von nationalen oder internationalen Registern hier die beste Form solcher Beobachtungsstudien darstellen. Gerade im Bereich der Knorpelchirurgie kommt als weiteres Argument für diese Art der Versorgungsforschung hinzu, dass durch notwendige Zusatzeingriffe und Begleitpathologien, Voroperationen und anderem eine sehr große Heterogenität in der Patientenpopulation vorliegt und durch die etablierten RCT hier keine Repräsentation des Gesamtkollektivs gewährleistet ist. Die durch die RCT repräsentierten Patienten werden durch wissenschaftliche Arbeiten auf unter 5 % der behandelten Patienten geschätzt.

Auf Basis dieser Überlegungen wurde – in Anlehnung an die v. a. in England und den skandinavischen Ländern bereits etablierten Register zur Erfassung von Patienten mit Endoprothesen aber auch Kreuzbandverletzungen – im Jahr 2012 in der AG Klinische Geweberegeneration die Idee eines deutschsprachigen Registers zur Erfassung von Knorpeloperationen geboren. Da für die Beurteilung von Behandlungsergebnissen nach Knorpeloperationen in erster Linie die Beschwerdesymptomatik und der Zugewinn der Gelenkfunktion wichtig erscheint und harte Endpunkte wie z. B. die Reruptur eines Kreuzbands oder der Ausbau einer Endoprothese schwieriger zu definieren sind und zudem im Entscheidungsermessen des indikationsstellenden Arztes liegen, wurde eine standardisierte Nachuntersuchung mit standardisierten Fragebögen und validierten Scores als Grundanforderung an ein Knorpelregister definiert. Nach inhaltlicher Ausarbeitung durch die AG Klinische Geweberegeneration wurde mit Unterstützung der Deutschen Gesellschaft für Orthopädie und Unfallchirurgie (DGOU) im Jahr 2013 das KnorpelRegister DGOU gegründet. Das Modul Kniegelenk konnte im Oktober 2013, die weiteren Modul zur Erfassung von Patienten mit Knorpelschäden am Hüftgelenk und oberen Sprunggelenk wurden im Oktober 2014 ergänzend implementiert. In den ersten beiden Jahren nach Implementierung wurden bereits über 2000 Patienten im KnorpelRegister DGOU registriert.

18.2 Technische Umsetzung und Aufbau KnorpelRegister DGOU

In Kooperation mit dem Studienzentrum Freiburg, das für die Datenerfassung, Datenaufbereitung und technische Umsetzung des KnorpelRegister DGOU verantwortlich ist, wurde durch eine Anpassung und Weiterentwicklung einer der guten klinischen Praxis folgenden Remote-Data-Entry(RDE)-Software (RDE light) eine Plattform zur multizentrischen elektronischen Dateneingabe über konventionelle Internetbrowser geschaffen, was zur Registrierung von Knorpelpatienten und deren Verfolgung über einen Zeitraum von bis zu zehn Jahren postoperativ eingesetzt wird. Die Patientenanlage erfolgt hierbei zum Zeitpunkt der Operation durch den behandelnden Arzt, der auch die Fallcharakteristika (z. B. Defektgröße, Defektlokalisation, Begleitpathologien und Art der durchgeführten therapeutischen Maßnahmen) und nach Aufklärung die E-Mail-Adresse des Patienten hinterlegt. Über die E-Mail-Adresse bekommt der Patient unmittelbar vor der Operation und 6, 12, 24, 36, 60 und 120 Monate nach seiner Operation Fragebögen zur Beurteilung seines Gesundheitszustands, der Zufriedenheit mit dem Behandlungsergebnis und möglicherweise aufgetretenen Komplikationen zugesendet. Diese sind jeweils mit personen- und zeitspezifischen Links gesichert, sodass eine Fehleingabe zu einem falschen Zeitpunkt oder durch einen anderen Patienten vermieden wird. Die Eingabe ist über jeden gängigen Browser HTML-basiert möglich. Die Übertragung der Daten erfolgt in pseudonymisierter Form auf einen zentralen Rechner; sofern der Arzt MRT-Ergebnisse oder auch klinische Untersuchungsbefunde im weiteren Verlauf dokumentieren möchte, ist dies fakultativ möglich. Ist dies nicht der Fall besteht nur zum Zeitpunkt der Operation einmalig für den behandelnden Arzt die Notwendigkeit der Dateneingabe im KnorpelRegister DGOU. Die Nachverfolgung der Patienten erfolgt vollautomatisiert.

18.3 Grundsätze des Umgangs mit Daten aus dem KnorpelRegister DGOU

Für den Umgang und die Auswertung von Daten aus dem KnorpelRegister DGOU wurde in der AG Klinische Geweberegeneration eine Satzung erarbeitet und verabschiedet. Die Anerkennung dieser Satzung ist die Grundlage der Teilnahme am KnorpelRegister DGOU. Sie gewährt dem eingebenden Arzt zu jedem Zeitpunkt das Recht der Verwertung und Publikation seiner eigenen, im KnorpelRegister DGOU gesammelten Daten. Hier bestehen keinerlei Einschränkungen und der Datenexport ist durch den Nutzer eigenständig und uneingeschränkt möglich. Besteht Interesse an einer multizentrischen Datenauswertung, so kann jeder Teilnehmer einen Antrag zur Bearbeitung einer wissenschaftlichen Fragestellung an die AG Klinische Geweberegeneration der DGOU stellen. Ein Review-Board entscheidet dann über die Machbarkeit der Studie unter Berücksichtigung der zur Verfügung stehenden Daten. Anschließend erfolgt ein zentraler Versand der benötigten Daten durch das Studienzentrum Freiburg

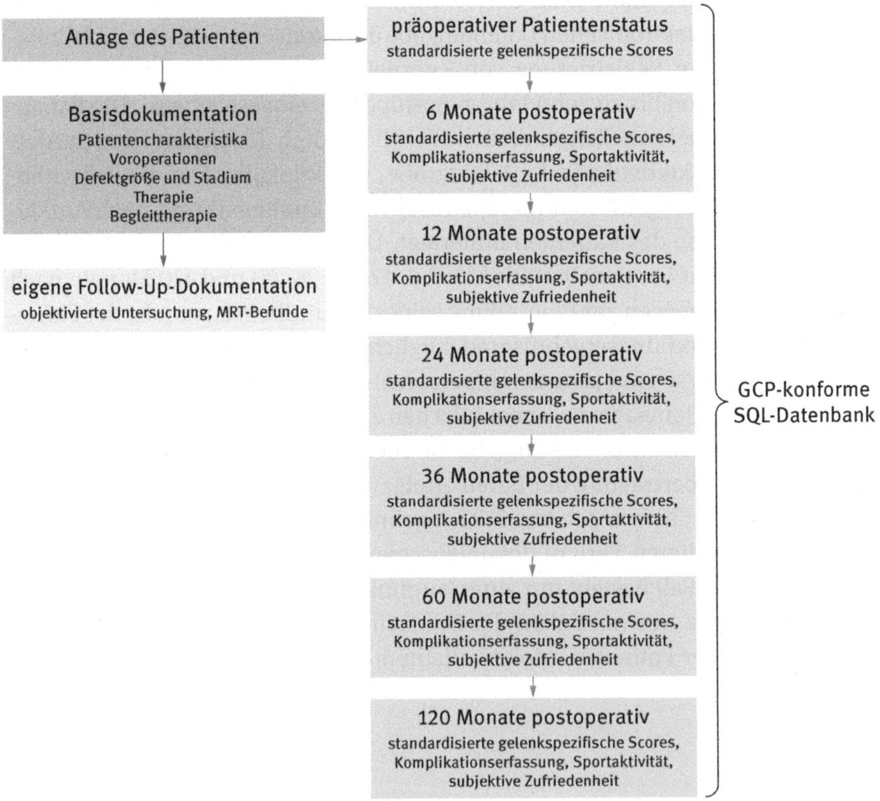

Abb. 18.1: Struktur des KnorpelRegisters DGOU.

und die Auswertung und Erstellung der Publikation unter Nennung des KnorpelRegisters DGOU durch den Antragsteller.

Aktueller Stand des Registers, teilnehmende Zentren, eine Übersicht über erstellte Publikationen und Projekte finden sich auf der Homepage des KnorpelRegisters DGOU unter www.knorpelregister-dgou.de. Über die auf der Homepage angegebenen Kontaktadressen können sich interessierte Kollegen an das Studienzentrum Freiburg für weitere Informationen und Antragsformulare zur Teilnahme wenden. Die Teilnahme ist kostenfrei.

Die Finanzierung des KnorpelRegisters DGOU erfolgt durch Unterstützung durch die Deutsche Arthrosehilfe e. V. und die Oscar-Helene-Stiftung.

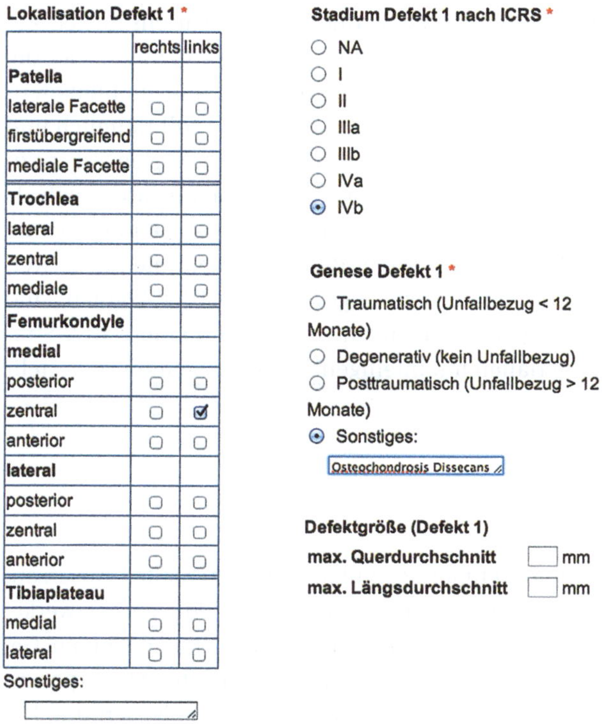

Lokalisation Defekt 1 *

	rechts	links
Patella		
laterale Facette	☐	☐
firstübergreifend	☐	☐
mediale Facette	☐	☐
Trochlea		
lateral	☐	☐
zentral	☐	☐
mediale	☐	☐
Femurkondyle		
medial		
posterior	☐	☐
zentral	☐	☑
anterior	☐	☐
lateral		
posterior	☐	☐
zentral	☐	☐
anterior	☐	☐
Tibiaplateau		
medial	☐	☐
lateral	☐	☐

Sonstiges:

Stadium Defekt 1 nach ICRS *

- ○ NA
- ○ I
- ○ II
- ○ IIIa
- ○ IIIb
- ○ IVa
- ⦿ IVb

Genese Defekt 1 *

- ○ Traumatisch (Unfallbezug < 12 Monate)
- ○ Degenerativ (kein Unfallbezug)
- ○ Posttraumatisch (Unfallbezug > 12 Monate)
- ⦿ Sonstiges: Osteochondrosis Dissecans

Defektgröße (Defekt 1)

max. Querdurchschnitt ☐ mm

max. Längsdurchschnitt ☐ mm

Abb. 18.2: Fragebögen in HTML-basierter Technik als Beispiel zur Eingabe von Patientencharakteristika im KnorpelRegister DGOU.

19 Zukünftige Entwicklungen in der Knorpeltherapie

19.1 Smart Biomaterials

Karin Benz, Christoph Gaissmaier

Die Entwicklung der neuesten Generation von Biomaterialien für die biologische Knorpelrekonstruktion wird zunehmend von den wachsenden Kenntnissen der anatomisch-strukturellen Komplexität des artikulären Knorpels beeinflusst. Zusammen mit dem technologischen Fortschritt in den Materialwissenschaften können so neue Biomaterialien mit den unterschiedlichsten Eigenschaften in einer zuvor nicht erzielbaren Präzision und Vielseitigkeit hergestellt werden. Die Möglichkeit, Substrate in molekularer Auflösung einzusetzen, die unterschiedliche Organisationsebenen abbilden können, eröffnet völlig neue Wege in der Biomaterialentwicklung. Über die bloße Biokompatibilität und Biodegradierbarkeit hinausgehend, kann ein Biomaterial bioaktiv, biomimetisch und bioresponsiv hergestellt werden. Es soll räumlich und zeitlich kontrolliert Signale zur Verfügung stellen und selektive Antworten auf spezifische Stimuli geben. In letzter Zeit bezeichnet man solche Materialien daher auch als intelligente oder „smart biomaterials". Das Konzept der „smart biomaterials" wurde zwischen 2002 und 2004 eingeführt [1, 2]. Derartige Biomaterialien, die idealerweise auch noch arthroskopisch oder minimalinvasiv angewendet werden können, sind Gegenstand vieler Studien [3]. Im Folgenden sollen einige Trends und innovative Strategien zur Herstellung von Biomaterialien mit intelligenten Eigenschaften vorgestellt werden.

19.1.1 Hydrogele

Ein zu beobachtender Trend ist die zunehmende Zahl an experimentellen Ansätzen, die Hydrogele verwenden. Hydrogele sind vernetzte, hydrophile Polymernetzwerke, die große Mengen an Wasser oder biologischen Flüssigkeiten aufnehmen können. Gerade aufgrund ihrer immanenten hydratisierten Struktur und der leichten Inkorporation von therapeutischen Wirkstoffen und Zellen durch einfaches Einmischen sind Hydrogele als Trägermaterialen für die Knorpelregeneration attraktiv [4]. In vielen Ansätzen werden Kompositmaterialien hergestellt, um verschiedene Materialeigenschaften zu kombinieren. So können synthetische Polymere, im Gegensatz zu den natürlichen Materialien, gezielt chemisch modifiziert und ihre Eigenschaften quasi beliebig verändert werden. Aus klinischer Sicht sind injizierbare, sich in situ verfestigende Hydrogelsysteme besonders interessant (Abbildung 19.1). Diese können minimalinvasiv angewendet werden und ermöglichen eine vollständige Auffüllung von Defekten jeglicher Form [5].

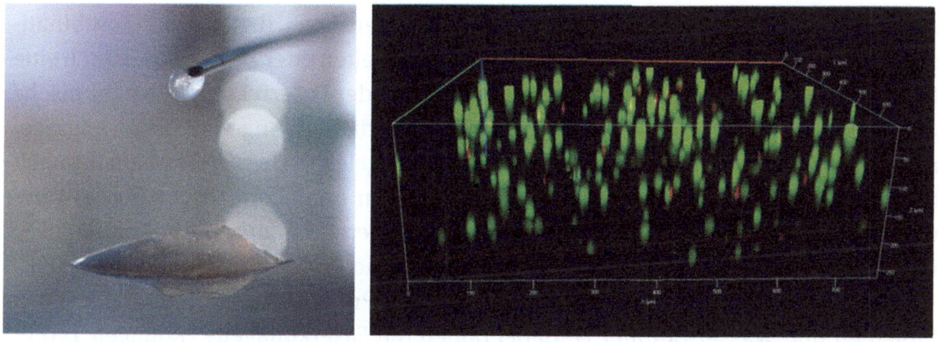

Abb. 19.1: Injizierbares Albumin-Hyaluronsäure-Hydrogel für die Knorpelregeneration. Dreidimensionale Darstellung der homogen im Hydrogel verteilten Zellen.

19.1.2 Bioaktive Materialien

Unter der Bioaktivität eines Materials fasst man alle Wirkungen zusammen, die ein Material auf lebende Zellen, Gewebe oder den gesamten Organismus ausübt. Bioaktive Materialien werden meist durch die Inkorporation von bioaktiven Molekülen in ein Trägermaterial hergestellt. Solche Moleküle können dabei u. a. Wachstumsfaktoren, wie Transformierender Wachstumsfaktor β (TGFβ), Insulinähnlicher Wachstumsfaktor-1 (IGF-1) oder Knochenmorphogenetisches Protein-2 (BMP-2) sein, aber auch andere Peptide oder Wirkstoffe, die gezielt dafür eingesetzt werden, um die Adhäsion und Proliferation von Zellen zu fördern, die spezifische extrazelluläre Matrixsynthese in Chondrozyten oder auch die Chondrogenese von mesenchymalen Stammzellen (MSC) zu unterstützen [6–10].

19.1.3 Biomimetische Ansätze

Biomimetische Ansätze sollen idealerweise die Struktur und Zusammensetzung der natürlichen extrazellulären Matrix (EZM) nachahmen und auf diese Weise ein geeignetes Mikromilieu für die Zellen, deren Überleben und deren Wachstum schaffen, spezifische zelluläre Reaktionen auslösen und die Geweberegeneration gezielt steuern. Hierin liegt eine der größten Herausforderungen, durch Knorpel-Tissue-engineering ein Material herzustellen, das die hoch organisierte, zonale Architektur des artikulären Knorpels und insbesondere seine räumlich unterschiedlichen mechanischen Eigenschaften und EZM-Zusammensetzung (Kapitel 1) nachahmen und dabei gleichzeitig Chondrogenese induzieren kann. Correia et al. fassen die unterschiedlichen experimentellen Ansätze und Strategien zur Herstellung von multistrukturierten und hierarchischen 3D-Materialien, die die Struktur des Knorpels nachahmen sollen, in vier verschiedenen Kategorien zusammen: (i) multiphasisch (mehrphasisch), (ii) „multi scale“ (verschiedene Größenordnungen), (iii) multilayered (mehrschichtig) und (iv) hierarchisch [11]. Mehrphasische Ansätze beruhen i. d. R. auf der Kombination von Biomaterialien mit unterschiedlichen Festigkeiten oder Zuständen. Durch eine Kombination von Hydrogelen mit festen Partikeln oder Fasern können mechanische Eigenschaften wie Elastizität, Steifigkeit oder auch die Reibung von Tissue-engineering-Konstrukten im Vergleich zu den reinen Hydrogelen verbessert und auch gezielt modifiziert werden. Die so hergestellten Materialien erreichen vergleichbare Werte wie natives Gewebe [12]. Ähnliche Ergebnisse werden auch durch die Kombination von weichen und festen Fasern, z. B. aus Gelatine und Poly-L-Milchsäure erzielt [13].

Die EZM des Knorpels besteht aus Kollagenen, Proteoglykanen, nichtkollagenen Proteinen und Wasser (Kapitel 1). Dabei bilden die Faserkollagene (Kollagen Typ II, IX und XI) ein verwobenes Fasernetzwerk innerhalb der EZM, dessen Faserdurchmesser mit der Tiefe zunimmt [14]. Strategien zur Nachbildung dieser verschiedenen Größenordnungen innerhalb des Knorpelgewebes werden „multiscale strategies" genannt [11]. Fasermaterialien sind weit verbreitet im „Tissue-engineering". Bei geeigneter Trägerarchitektur und interkonnektierender Porenstruktur erlauben sie aufgrund ihrer hohen Porosität eine gute Zellbesiedelung und -infiltration. Der Faserdurchmesser beeinflusst dabei maßgeblich die Gewebeentwicklung. Nanoskalierte Fasern sind vorteilhaft, da sie den Kollagenfasern des nativen Gewebes ähnlicher sind [15]. Bestehen Materialien allerdings nur aus Nanofasern ist aufgrund ihrer geschlossenen Porenstruktur die Zellpenetration stark beeinträchtigt [16]. Multiscale-Strategien kombinieren daher Fasern unterschiedlicher Dicke oder Orientierung [17, 18]. Als besonders vielversprechend erscheint die Verwendung von „carbon nanotubes" (Kohlenstoff-Nanoröhren). Diese sind aufgrund ihrer ausgezeichneten mechanischen Eigenschaften als sekundäre Phase für Materialien in lasttragenden Geweben ideal. Außerdem können sie mit verschiedenen chemischen Gruppen modifiziert werden, um so z. B. die Zelladhäsion oder Proliferation zu verbessern [19]. Zur Herstellung von wirkstofffreisetzenden Systemen („drug delivery systems") wird oft die Einbettung kleiner (Mikro-)Strukturen in eine Makrostruktur verwendet [20]. Häufig ist hierbei die Einkapselung von Hydrogelmikropartikeln in eine Hydrogelmakrostruktur, wie beispielsweise TGFβ-beschichtete Alginatpartikel in ein Hyaluronsäurehydrogel [21].

Mehrschichtige und hierarchisch aufgebaute Materialien sind vom zonalen, mehrschichtigen Aufbau des Knorpels und der unterschiedlichen Funktionalität der verschiedenen Zonen inspiriert. Wie der Name bereits andeutet, werden solche Materialien aus verschiedenen Schichten aufgebaut (Abbildung 19.2). Um ein mehrschichtiges 3D-Material zu entwickeln, kann entweder der Gehalt eines Materials in den einzelnen Schichten verändert oder können Schichten aus verschiedenen Materialien hergestellt werden [22]. So kann durch das Aufbringen einer Schicht von gerichtet angeordneten Fasern auf ein poröses Trägermaterial die superfizielle Zone (SZ) des Knorpels nachgeahmt werden, während der poröse Teil die Infiltration mit Zellen und die Matrixablagerung erlauben soll [23]. Auch durch eine unterschiedliche Ausrichtung von Poren, z. B. horizontal angeordnet in der SZ, vertikal angeordnet in der tiefen Zone und zufällig verteilt in der Übergangszone, sollen die verschiedenen

Zonen und deren mechanische Anisotropie abgebildet werden [24]. Mehrschichtige Biomaterialien können auch durch das Einstellen von Gradienten von Biomolekülen, wie sie natürlicherweise in der EZM vorkommen, hergestellt werden [25]. Durch die unterschiedlichen Schichten sollen Phänotyp und Matrixsynthese der eingebetteten Zellen ortsaufgelöst gesteuert werden [26]. Hierarchische Strategien verfolgen einen Bottom-up-Ansatz, in dem sie kleine Komponenten zu größeren dreidimensionalen Konstrukten zusammenfügen. So können Mikropartikel mithilfe der Layer-by-Layer-Technologie oder überkritischem CO_2 zusammengefügt werden, aber auch hohle Mikropartikel aus Nanofasern und Zellen aus einzelnen Zelllagen („cell sheets") assembliert werden (27–31).

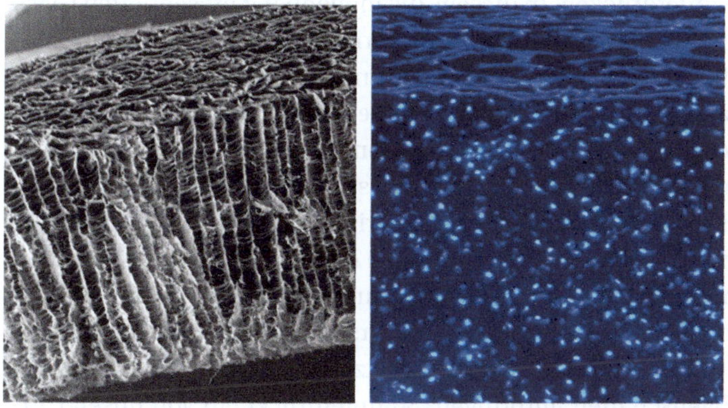

Abb. 19.2: Mehrschichtiger Aufbau einer kollagenen Matrix. Die optimierte Porengröße und -struktur im Schwammteil des Biomaterials erlaubt eine homogene Zellbesiedelung. Die abdeckende faserige Membran bietet mechanischen Schutz und stellt eine Invasionsbarriere dar.

19.1.4 Bioresponsive Ansätze

Bioresponsive Biomaterialien sollen selektive Antworten auf spezifische Stimuli aus der Umgebung ermöglichen und auf individuelle biologische Prozesse hin abgestimmt sein. So kann durch den Einbau von enzymatischen Spaltstellen die Biodegradierbarkeit von Hydrogelen lokal und durch die Zellen vermittelt gesteuert werden. Häufig werden für Matrixmetalloproteasen sensitive Peptide verwendet, da für diese Enzyme bekannt ist, dass sie an der Spaltung von EZM-Komponenten während des natürlichen Gewebeumbaus beteiligt sind [10]. Häufig sind Biomaterialien nicht eindeutig einem Ansatz zuzuordnen, weil sie sowohl bioaktiv, biomimetisch oder bioresponsiv sind.

19.1.5 Materialien, die einem entzündlich-katabolen Milieu entgegenwirken

Ziel vieler Anstrengungen in der Biomaterialentwicklung für die Knorpeltherapie ist die Behandlung von Arthrosen. Um klinisch erfolgreich zu sein, müssen geeignete Biomaterialien auf eine entzündlich-degenerative Umgebung im erkrankten Gelenk und deren schädliche Einflüsse eingehen können. Innovative Ansätze in der Biomaterialentwicklung versuchen deshalb, die pathologischen Veränderungen, die im Verlauf der Arthrose im Gewebe/Gelenk auftreten, wie etwa das Einwachsen von Blutgefäßen oder Nerven, oder die Anwesenheit von proinflammatorischen Zytokinen zu berücksichtigen. Zu diesem Zweck können neuartige Materialien auch gezielt mit Antagonisten für bestimmte Moleküle kombiniert werden, um so deren störende Wirkung bei der Regeneration zu unterdrücken. In diesem Zusammenhang präsentierten Glass et al. einen interessanten Ansatz eines Tissue-engineering-Konstrukts mit immunmodulierenden Eigenschaften [32]. Durch Kombination eines gentherapeutischen (Interleukin-1-Rezeptorantagonist [IL-1ra]) mit einem Tissue-engineering-Ansatz zeigten sie, dass die IL-1ra-exprimierenden Tissue-engineering-Konstrukte in Gegenwart von IL-1 vor dessen destruktiver Wirkung geschützt sind und somit Chondrogenese von mesenchymalen Stammzellen auch in einem inflammatorischen Umfeld möglich ist. Obwohl ein solcher Ansatz mit Hinblick auf eine mögliche Zulassung als schwierig einzustufen ist, zeigt er doch, welch neue Möglichkeiten durch die Kombination von technologischem Fortschritt mit einem zunehmenden Verständnis biologischer Zusammenhänge entstehen. Einfacher realisierbar sind Ansätze, deren Ausgangsmaterialien schon entsprechende Eigenschaften mitbringen. So unterdrückt ein von unserer Arbeitsgruppe für die Knorpel- und Bandscheibenregeneration entwickeltes Albumin-Hyaluronsäure-Hydrogel die Adhäsion und Migration von Endothelzellen und hierdurch die Angiogenese [33]. Damit weist das Hydrogel ähnliche Eigenschaften wie die von Chondrozyten gebildete EZM auf, die ja auch die Bildung von Blutgefäßen im gesunden Knorpel und somit degenerative Prozesse inhibiert [34].

Fazit für die Praxis: Die Entwicklung neuer, innovativer Biomaterialien für die biologische Knorpelrekonstruktion stellt eine große Spielwiese der experimentellen Forschung dar. Neue Ansätze in diesem Bereich werden zunehmend vom Konzept der biomimetischen Materialien dominiert, die die Struktur und Funktion der natürlichen EZM nachahmen. Durch die Kombination unterschiedlicher Materialien, verschiedener Materialzustände und das Einbringen bioaktiver Moleküle werden Konstrukte mit immer höherer Komplexität hergestellt. Gemessen an der Vielzahl der experimentellen Studien, die in den letzten Jahren durchgeführt wurden, haben jedoch nur wenige Biomaterialien den Schritt in die klinische Anwendung geschafft. Ursächlich hierfür mag sein, dass bei der Entwicklung wichtige Aspekte, die für die Translation eines Forschungsmaterials in die klinische Anwendung erforderlich sind, häufig nicht ausreichend Beachtung finden. Dazu gehören u. a. ein good-manufacturing-practice-konformer, robuster Herstellungsprozess, die einfache und zuverlässige Sterilisation des Endprodukts, geeignete Herstellkosten und der Zulassungsprozess. Dieser wird umso schwieriger, je komplexer das Material ist. Insbesondere letzteres ist ein wesentlicher Grund dafür, warum bislang überwiegend relativ einfache Bulk-Materialien den Flaschenhals zwischen Forschung und Klinik überwunden haben.

Bestverfügbare Evidenz: Neben einer hohen Biokompatibilität und guten Anwendungseigenschaften müssen Biomaterialien für die Knorpelrekonstruktion den chondrogenen Phänotyp der Zellen möglichst selektiv fördern und sollten zudem entzündungshemmend und antiangiogen wirken.

19.2 Stammzellen für die Knorpelregeneration: Trophische Funktion versus Stammzellaktivität

Jennifer Fischer, Solvig Diederichs, Wiltrud Richter

Die Regeneration von Gelenkknorpeldefekten mithilfe Mikrofrakturierung und autologer Chondrozytenimplantation (ACI) findet eine breite klinische Anwendung und erzielt zufriedenstellende Ergebnisse aufgrund anhaltender Verbesserungen. Weil Knorpel keine Vorläuferzellen enthält, die in Läsionen einwandern und diese regenerieren, basieren Therapiestrategien für vollschichtige Knorpeldefekte stets auf der Repopulation des Defekts mit neuen Zellen. Während bei der Mikrofrakturierung endogene Stammzellen aus der neu eröffneten subchondralen Knochenplatte einwandern, basiert die ACI auf Implantation in vitro vermehrter, partiell dedifferenzierter Gelenkchondrozyten. Schon früh wurden Stammzellen als Ersatz für autologe Chondrozyten bei der ACI vorgeschlagen, weil die Aspiration von Knochenmark weit weniger invasiv ist, als die Entnahme hyaliner Knorpelstanzen aus gesundem Gelenkknorpel.

Definition Stammzellen: Die Wissenschaft definiert Stammzellen als Zellen, die sich selbst erneuern und in multiple Zelltypen ihres Herkunftsgewebes differenzieren können (Multipotenz). Dies bedeutet, dass eine einzelne Stammzelle in der Lage sein muss, ein physiologisches Gewebe aus mehreren Zellen und Zelltypen völlig autonom und ohne künstliche Vorbehandlung in vivo zu regenerieren.

Seit in den sechziger Jahren zum ersten Mal die Fähigkeit von fibroblastenähnlichen Zellen des Knochenmarkstromas zur spontanen Knochenneubildung nachgewiesen wurde, konnte die Identität einer skeletalen Stammzelle schrittweise auf nichthämatopoetische, perivaskuläre Zellen eingegrenzt werden. Mesenchymale Stammzellen aus Knochenmark (BMSC) sind bislang die einzige mesenchymale Vorläuferzellpopulation, für die eine skeletale Stammzellfunktion bewiesen wurde [35]. Es ist inzwischen gelungen, Zellen mit BMSC-ähnlichen Eigenschaften aus vielen verschiedenen Herkunftsgeweben, darunter Fettgewebe und Synovium, zu gewinnen. Auf Grundlage ihrer Fähigkeit, In-vitro-Moleküle zu produzieren, die mit Knorpel, Knochen und Fett assoziiert werden, werden diese oft als Stammzellen bezeichnet. Ein Nachweis für die Fähigkeit zur Geweberegeneration ausgehend von einer Einzelzelle ist jedoch noch nicht erbracht worden, auch wenn die Existenz von Stammzellen in diesen Geweben nicht ausgeschlossen ist. Als Konsequenz sollten diese Zellen sowie nichtklonale Isolate aus dem Knochenmark als mesenchymale Stromazellen (MSC) bezeichnet werden. Sämtliche bisherigen Befunde aus klinisch relevanten Anwendungen wurden mit nichtklonalen MSC aus verschiedenen Geweben erhoben, deren Stammzellgehalt unbekannt ist.

Bis heute kann die Überlegenheit von mesenchymalen Stammzellen über in vivo ausgereifte Chondrozyten nicht endgültig belegt werden, u. a. weil sich die Paradigmen der Wirkung von Zellen beim Gewebeersatz im Lauf der Forschung veränderten. Dieses Kapitel wird einen Überblick über Stammzellen bei der Knorpelregeneration geben und auf die Mechanismen eingehen, wie durch sie die Heilung erreicht werden soll. Zudem wird ein kurzer Ausblick auf induzierte pluripotente Stammzellen als neuartige Zellquelle und deren möglichen zukünftigen Vorteil für die Knorpelheilung gegeben.

19.2.1 Stimulation endogener Stammzellen zur Regeneration von Knorpeldefekten

Auch im Körper von Erwachsenen existieren skeletale Stammzellen, die durch Verletzungen mobilisiert werden und z. B. für die Knochenheilung verantwortlich sind. Sie befinden sich in Nischen im Knochenmark in enger Interaktion mit blutbildenden Stammzellen, die sie maßgeblich in ihrer Funktion unterstützen. Solange Knorpelschäden nicht bis in den subchondralen Knochen reichen, werden sie kaum spontan aktiviert, um eine Regeneration einzuleiten. Durch Mikrofrakturierung wird die subchondrale Knochenplatte eröffnet, um diese Zellen anzulocken und den Schaden zur Ausheilung zu bringen. Dieses Vorgehen ist wenig invasiv, einfach durchzuführen, geht mit einer geringen Morbidität einher und ist kaum mit Komplikationen behaftet. Durch Einblutungen aus dem subchondralen Knochen entsteht ein „Superclot", ein Blutkuchen, der den Defekt füllt und der eine unterstützende Mikroumgebung für Zellanlockung, Zelladhäsion, Zellvermehrung und Ausdifferenzierung mit Knorpelmatrixablagerung bietet (Abbildung 19.3).

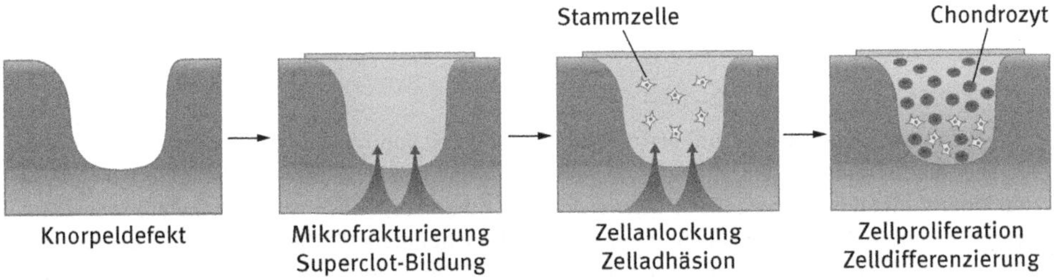

Abb. 19.3: Stimulation endogener Stammzellen zur Regeneration von Knorpeldefekten.

19.2.1.1 Anlockung und Aktivierung endogener Stammzellen

Bei der Gerinnung des Superclots wird ein komplexer Cocktail aus Chemokinen freigesetzt, kleine hochaktive Proteine (8–10 kDa), die Immunzellen anlocken und endogene skeletale Stammzellen dazu veranlassen, ihre Nische zu verlassen. Ein breiter Fächer von Faktoren, allen voran PDGF, EGF, IGF und VEGF, aber auch SDF-1 und

IL-8, lösen eine chemotaktische Antwort von mesenchymalen Stammzellen in vitro aus. Da sich während der Koagulation des Superclots Thrombozyten in 10- bis 50-fach höheren Konzentrationen verdichten als in plättchenreichem Plasma (PRP), scheinen PRP-basierte Zusatzbehandlungen keine zusätzlichen Vorteile auszuüben [36].

Mesenchymale Stammzellen sind frei beweglich und können sich auf einem adhäsiven Substrat, wie einem fibrinhaltigen Superclot, in Richtung Chemokine auf den Weg machen. In vitro werden dabei Wanderungsgeschwindigkeiten von 20 bis 70 µm pro Stunde gemessen. Mesenchymale Stammzellen können somit pro Tag im Idealfall 0,5–1 mm zurücklegen und zügig den Defekt bevölkern. Sie sind damit wesentlich mobiler als Chondrozyten aus artikulärem Knorpel, von denen nur etwa 30 % der Zellen, vermutlich eine vorläuferzellähnliche Subpopulation, wandern kann. Diese legen allerdings in vitro nur 20- bis 100-mal kürzere Strecken pro Tag zurück als mesenchymale Stammzellen aus Knochenmark [37].

Mit großer Wahrscheinlichkeit wird die Chemotaxis und Retention endogener mesenchymaler Stammzellen im Defekt negativ durch die Synovialflüssigkeit und den Pumpmechanismus beeinflusst, der durch die mechanische Belastung des Gelenks entsteht. Weiter birgt die nichtadhäsive Knorpeloberfläche sowie die Weichheit und das Schrumpfen des Superclots über die Zeit das Risiko eines teilweisen Verlusts des Regenerationsgewebes. Die Verwendung eines Biomaterials zur Abdeckung des clotgefüllten Defekts wird daher als maßgebliche Verbesserung gesehen, um die Zellen vor negativen Einflüssen abzuschirmen, zu denen auch antianabole Effekte aus der gegenüberliegenden Gelenkoberfläche zählen, die z. B. über das antiadhäsive Molekül Lubrizin vermittelt werden [38, 39]. Eine Biomaterialabdeckung könnte auch dafür sorgen, dass hohe Konzentrationen von Anlockungs- und Retentionsfaktoren für längere Zeit im Defekt zur Verfügung stehen.

19.2.1.2 Proliferation und Chondrogenese endogener Stammzellen

Nur von hohen Zellzahlen kann erwartet werden, dass sie in verhältnismäßig kurzer Zeit so erhebliche Mengen an EZM bilden, wie sie für die Knorpelfunktion benötigt werden. Somit besteht im Knorpeldefekt ein hoher Bedarf für effiziente Auslösung vorübergehenden Zellwachstums, eine Fähigkeit, die von Stammzellen besonders gut beherrscht wird. Die meisten Chemokine, die endogene Zellen zum Defekt locken können, stimulieren auch ihre Proliferation, wobei PDGF-BB, EGF und TGFβ die größte Bedeutung zugeschrieben wird [40].

Stammzellen beginnen dann bei zunehmender Zelldichte von sich aus zu differenzieren, wobei Hypoxie und Nährstoffabfall als begünstigende Faktoren für die chondrogene Richtung erkannt wurden. Früheste Anzeichen für eine Chondrozytenreifung im Knorpeldefekt werden sowohl im Tiermodell als auch in Patientenbiopsien in Nachbarschaft zum subchondralen Knochen gefunden. Häufig ist aktives Remodelling der subchondralen Knochenplatte ein integraler Bestandteil erfolgreicher Regeneration und es liegt nahe, dass proanabole Faktoren aus dem subchondralen Knochen die Ausdifferenzierung begünstigen [41]. Insbesondere knochenmorphogenetische Proteine (BMP) können synergistisch mit TGFβ die Matrixproduktion erhöhen, wobei ein ganzer Teil der Matrixmoleküle nicht ins entstehende Gewebe eingebaut und aus der Umgebung weggeschwemmt wird. Durch die Verwendung von resorbierbaren Biomaterialien als Zellträger konnte in vitro der Matrixgehalt signifikant verbessert werden, ein weiteres Argument für die Verwendung einer Defektabdeckung bei der endogenen Stammzellstimulation [42].

Merke: Die endogene Stammzellstimulation durch Mikrofrakturierung leistet eine hocheffiziente Kaskade aus Zellanlockung, Zelladhäsion, Vermehrung und chondrogener Differenzierung. Angelockte Stammzellen beteiligen sich trophisch und physikalisch über den Aufbau von Matrix an der Bildung eines fibrösen Reparaturknorpels. Biomaterialabdeckungen und Aufrüstung mit anabolen Faktoren und Signalmolekülen bieten Verbesserungspotenzial.

19.2.2 Implantation von mesenchymalen Stromazellen zur Regeneration von Knorpeldefekten – eine Alternative zur autologen Chondrozytenimplantation?

19.2.2.1 Zellgewinnung und Zellvermehrung

Der Vorteil von mesenchymalen Stromazellen (MSC) gegenüber Chondrozyten ist ihre Verfügbarkeit aus voll regenerierbaren Geweben, ohne dass Gelenk oder Knorpel zusätzlich belastet werden müssen. Chondrozyten können dagegen nur in einem sehr limitierten Umfang aus Knorpelbiopsien unter Inkaufnahme einer irreversiblen Schädigung gewonnen werden. Zwar stellen 100 % aller Zellen aus einer Knorpelbiopsie Chondrozyten dar, diese wachsen aber sehr langsam, können nur begrenzt vermehrt werden und dedifferenzieren im Verlauf der Expansion, wodurch sie ihre Fähigkeit zur In-vivo-Knorpelbildung verlieren [43]. MSC hingegen zeigen eine exzellente Vermehrungsfähigkeit in vitro, ohne ihr Differenzierungspotenzial zu verlieren und sind somit bezüglich Zellgewinnung und Zellvermehrung artikulären Chondrozyten deutlich überlegen.

19.2.2.2 Chondrogene Differenzierung in vitro und ektopisch in vivo

Das chondrogene Differenzierungspotenzial humaner MSC konnte bislang nur in vitro nachgewiesen werden. Chondrogen stimulierte MSC beginnen nach einigen Tagen, große Mengen knorpelspezifischer Matrixmoleküle wie Kollagen II und Proteoglykane abzulagern und weisen eine chondrozytenähnliche Morphologie auf. Allerdings durchlaufen sie, anstatt hyalinen Knorpel auszubilden, eine Entwicklung, die der enchondralen Knochenbildung während der Embryogenese ähnelt [44]. Im Verlauf dieser für die Knorpelregeneration unerwünschten Entwicklung werden die Zellen hypertroph und sezernieren u. a. Kollagen X und das Enzym alkalische Phosphatase (ALP), das eng mit dem Prozess der Matrixmineralisierung assoziiert ist. Transplantiert man diese vordifferenzierten Knorpelkonstrukte ektopisch in vivo, kalzifizieren diese und bilden schließlich Ossikel aus. Das bedeutet, dass man aus MSC mit bislang verfügbaren Methoden nur transientes Knorpelgewebe herstellen kann, das an ektopischer Stelle in vivo verknöchert [44].

Im Gegensatz dazu werden Chondrozyten weder durch Expansion noch nach Redifferenzierung in Kultur später in vivo hypertroph. Trotz anhaltender Optimierungsversuche ist es bisher nicht gelungen, MSC während der In-vitro-Chondrogenese so zu steuern, dass sie zu stabilen Knorpelzellen ausreifen. Erste vielversprechende Teilerfolge zur Verringerung hypertropher Ausprägungen wurden durch zusätzliche Behandlung mit antihypertrophen Molekülen wie etwa PTHrP, Inhibitoren bestimmter, putativ prohypertropher Signalwege (Wnt, BMP) oder Kulturüberstand von Chondrozyten erzielt. Insbesondere durch gepulste Gabe von PTHrP ist es dabei gelungen, sowohl die knorpelige Matrixablagerung signifikant zu erhöhen, als auch die Aktivität der ALP auf unter 15 % bisheriger Werte zu drücken ([45] und unpublizierte Daten). Dennoch bedarf es dringend weiterer Lösungsansätze, um die inhärente Tendenz der MSC zur enchondralen Differenzierung zu überwinden.

19.2.2.3 Chondrogene Differenzierung nach orthotoper Implantation

Eine orthotope Implantation expandierter MSC ohne Vordifferenzierung in den Knorpeldefekt kann die in vitro beobachtete hypertrophe Differenzierungsneigung möglicherweise umgehen. Sowohl im Tiermodell als auch in Patientenbiopsien wurden nach Implantation von MSC keine hypertrophen oder kalzifizierten Strukturen jenseits der natürlichen Kalzifizierungsgrenze des Knorpels („tidemark“) beobachtet [41, 46]. Daher scheint es vielversprechend, MSC ohne Vordifferenzierung zu implantieren, auch wenn noch unklar ist, ob und über welchen Mechanismus die eingebrachten MSC die Knorpelheilung fördern.

19.2.2.4 Beitrag von mesenchymalen Stromazellen zur Defektheilung: Knorpelbaustein versus Wachstumsfaktorfabrik

Initiales Konzept für die auf MSC basierende Knorpeltherapie war, dass sich MSC im Zielgewebe verankern, dort vermehren und differenzieren und so neues, idealerweise hyalines, Knorpelgewebe aufbauen. Der Beweis, dass MSC nach Implantation langfristig im Defekt überleben, dort zu Chondrozyten werden und selbst zum neuen Knorpelgewebe beitragen, ist, ebenso wie für expandierte Chondrozyten in der ACI, bisher nicht erbracht worden.

Dennoch wurden durchgängig günstige Effekte von MSC auf die Knorpeldefektheilung berichtet. Schon seit Langem ist bekannt, dass MSC viele verschiedene Moleküle sezernieren, über die sie immunsuppressiv, antiinflammatorisch und antiapoptotisch wirken [47]. Dies führte zu einem Paradigmenwechsel und zu einem alternativen Modell der Rolle von MSC in der regenerativen Medizin, demzufolge MSC als transiente Stimulatoren und Wachstumsfaktorfabrik die endogene Reparaturantwort fördern.

Experimente in vitro zeigten zudem, dass in Kokulturen aus Chondrozyten und MSC mehr neue Knorpelmatrix entsteht als mit nur einem Zelltyp [48]. Dabei wurde deutlich, dass MSC Chondrozyten zur Proliferation und vermehrten Matrixsynthese stimulieren, aber dabei auch mit der Zeit untergehen [49]. Ein Ansatz, MSC und autologe Chondrozyten gleichzeitig zu implantieren, wird nach vielversprechenden Ergebnissen im Großtiermodell nun klinisch erprobt [50]. Fungieren MSC nur als „drugstore", ist ihr dauerhafter Verbleib im Defekt und ihre erfolgreiche chondrogene Differenzierung nicht notwendig, womit die Grundlage zur Stammzellanwendung entfällt [47]. In dieser Rolle kann jede vielversprechende Zellquelle auf ihre trophische Aktivität und ausreichend lange Persistenz im Defekt untersucht und als Quelle für eine transiente Aktivierung der Knorpelregeneration in Betracht gezogen werden. Der Neuaufbau des Regenerationsgewebes würde dabei, wie bei der Mikrofrakturierung, von gelenksnahen Vorläuferzellen übernommen. Die Frage, ob ein matrixgedeckter Superclot mit seinen Blut- und Knochenmarkzellen nach Mikrofrakturierung oder ein matrixgedecktes Zelltransplantat die bessere Alternative darstellen, ist somit so aktuell wie nie zuvor.

Merke: MSC sind Chondrozyten bezüglich Zellgewinnung und Vermehrung überlegen.
Mögliche Mechanismen, über die MSC die Knorpelheilung fördern:
1. Knorpelbaustein: MSC wachsen an, differenzieren zu Chondrozyten und bauen neues Knorpelgewebe auf (Stammzellfunktion).
2. Wachstumsfaktorfabrik: MSC wirken durch angepasste Produktion eines Cocktails von Faktoren als transienter Stimulator der endogenen Reparaturantwort (trophische Funktion) und gehen danach unter.

19.2.3 Mesenchymale Stammzellen in der klinischen Anwendung

Bislang gibt es in der EU noch keine zugelassene klinische Anwendung für MSC in der Knorpelheilung. Die meisten bisher durchgeführten klinischen Studien besitzen einen niedrigen Evidenzgrad mit der Anwendungssicherheit als primärem Endpunkt. Mittlerweile existieren genügend Datensätze anhand derer MSC nach derzeitigem Stand als sicher eingestuft werden können [51]. Zusammengenommen berichten Fallstudien mit einer Laufzeit von etwa ein bis fünf Jahren verbesserte klinische Symptome und eine gesteigerte Funktion des Gelenks nach auf MSC basierender Zelltherapie und ergeben somit insgesamt ein vielversprechendes Bild für den Einsatz von MSC in der Knorpelreparatur.

Leider gibt es bislang nur wenige komparative Studien, die die Wirksamkeit von expandierten MSC in der Knorpeldefektheilung untersuchen. In einer Studie führten injizierte MSC als Zusatzbehandlung zu einer zuvor durchgeführten Mikrofrakturierung und Osteotomie nach zwei Jahren zu besseren klinischen Bewertungen im Vergleich zu einer Kontrollgruppe, die keine MSC erhielten [52]. Ob die wegen ihrer minimalen Invasivität und einfachen Anwendung in klinischen Studien häufig angewandte, simple Injektion ausreicht, damit genügend MSC den gewünschten Wirkungsort – den Defekt – erreichen und auch dort verbleiben, ist höchst fraglich. Dies untermauert eine kürzlich veröffentlichte Matched-pair-Studie, die eine signifikante Überlegenheit der lokalen Implantation gegenüber einer Gelenkinjektion von MSC aus Fettgewebe nach 29 Monaten berichtet [53]. Die vielversprechende Verbesserung der klinischen Symptome trotz 65 % inadäquater Defektreparaturen (ICRS-Score III-IV) in der Injektionsgruppe verweist auf einen möglichen Placeboeffekt auch für die Therapie mit MSC.

In nur einer Studie wurde bisher die Implantation expandierter MSC direkt mit der ACI verglichen. Zwei Jahre postoperativ wurden mit der Behandlung mit MSC genauso gute klinische und subjektive Ergebnisse erzielt, wie mit der ACI [54]. Zusammengenommen gibt es somit nur erste klinische Resultate, die eine fördernde Wirkung von MSC auf die Knorpeldefektheilung nahe legen, sodass nun dringend weitere vergleichende Studien von hohem Evidenzgrad erforderlich sind, um die Überlegenheit gegenüber den etablierten Standardmethoden ACI und Mikrofrakturierung zu überprüfen.

Zunehmend diskutiert werden derzeit allogene Zellprodukte, die bereits im Vorfeld der Operation gewonnen und präpariert werden können und so intraoperativ sofort zur Verfügung stehen, sog. Off-the-shelf-Produkte. Diese würden die Zahl der Eingriffe am Patienten und damit dessen gesundheitliche Belastung reduzieren und nicht zuletzt die Kosten verringern. Aufgrund der avaskulären Natur des Knorpels gilt dieser als immunprivilegiert, ebenso wie die Stammzellen selber, die zusätzlich immunsuppressiv wirken können. Eine erste klinische Studie mit allogenen MSC wurde in Europa bereits durchgeführt, ohne dass ernsthafte Abstoßungsreaktionen beobachtet wurden, eine weitere Studie ist initiiert [55, 56]. Die Elimination xenogener Zellen bereits zwei Wochen nach lokaler Implantation in einen Knorpeldefekt unter Beteiligung von Wirtsmakrophagen stellt jedoch das Immunprivileg des Knorpels und von expandierten Chondrozyten in Frage [57]. Es muss daher überprüft werden, ob allogene Zellen im Knorpeldefekt im Vergleich zu autologen Zellen lange genug überleben, um die Knorpelheilung effektiv fördern zu können.

Merke: Autologe MSC können als sicher eingestuft werden. Es gibt keine Hinweise auf eine enchondrale Fehldifferenzierung im Knorpeldefekt. Fallserien und komparative Studien weisen auf eine förderliche Wirkung von MSC auf die Knorpeldefektheilung hin. Die Wirksamkeit von auf MSC basierenden Verfahren im Vergleich zu den etablierten Standardmethoden Mikrofrakturierung und ACI bedarf weiterer komparativer klinischer Studien von hohem Evidenzgrad.

19.2.3.1 Induzierte pluripotente Stammzellen für die Knorpelregeneration

Die pluripotenten Stammzellen der inneren Zellmasse von Blastozysten sind Ursprung aller Gewebe eines Embryos. Sie sind damit als universelle Zellquelle mit nahezu unbegrenzter Teilungsfähigkeit für die regenerative Medizin hochgradig interessant. Die von Shinya Yamanaka 2006 erstmalig beschriebene Technik, pluripotente Stammzellen durch Reprogrammierung ausgereifter adulter Körperzellen zu induzieren, machte erstmalig pluripotente Stammzellen ohne die ethisch bedenkliche und daher rechtlich eingeschränkte Zerstörung von Embryonen verfügbar. Für die zelluläre Reprogrammierung genügt die ektopische Expression einiger definierter Transkriptionsfaktoren (ursprünglich OCT3/4, SOX2, KLF4, cMYC; [58]). Die so erhaltenen induzierten pluripotenten Stammzellen (iPS-Zellen) ähneln in ihrer Pluripotenz und Vermehrbarkeit stark den embryonalen Stammzellen. Sie sind damit die einzige unbegrenzte, universell einsetzbare sowie ethisch und rechtlich unproblematische Zellquelle, die für die klinische Knorpelregeneration ausreichende Mengen an Knorpelgewebe oder MSC liefern könnte.

Stringente Qualitätskontrollen der Pluripotenz sind unerlässlich, da Verunreinigungen mit partiell reprogrammierten Zellen die Reproduzierbarkeit von iPS-Studien stark beeinträchtigen. Im Vergleich zu MSC, die für ihre donorabhängige Variabilität bekannt sind und deren Aktivität entscheidend von Alter und Gesundheitszustand des Spenders sowie der Entnahmestelle und -methode abhängen, könnten iPS-Zellen in Zukunft eine robustere und weniger anfällige Zellquelle darstellen.

19.2.3.2 Nachweismethoden für iPS-Zellen:

- Morphologie und Expression von Pluripotenzmarkern:
  Pluripotente Stammzellen wachsen in kompakten dreidimensionalen Kolonien ohne erkennbare Einzelzellen. Sie exprimieren Gene, die das Pluripotenznetzwerk aufrechterhalten, darunter FOX3D, GDF3, LIN28, NANOG, REX1, SOX2, TDGF1, TERT und UTF1. Auf der Oberfläche tragen sie u. a. das stadienspezifische embryonale Antigen 1 (stage-specific embryonic antigen 1, SSEA1, CD15) und das vom TRA-1-60-Antikörper erkannte Antigen. Die Überprüfung dieser Charakteristika ist zwar notwendig, reicht aber nicht aus, um die Pluripotenz der iPS nachzuweisen.
- Funktionale Pluripotenztests:
  In vitro wird die Differenzierung entlang aller drei Keimbahnen anhand anerkannter ekto-, meso- und endodermaler Marker nachgewiesen. In vivo bilden pluripotente Zellen nach Injektion in immunkomprimierte Mäuse spontan Teratome, tumorartige Strukturen, in denen histologisch Gewebe aller drei Keimbahnen auftritt. Die Pluripotenz tierischer iPS kann noch stringenter über die Bildung von chimären Embryonen nach Injektion in die Blastozyste oder aber über die Ausbildung vollständiger Embryonen durch tetraploide Komplementation nachgewiesen werden.

Aus humanen iPS-Zellen ist bereits qualitativ vielversprechendes Knorpelgewebe mit einer Proteoglykan- und Kollagen-II-reichen Matrix hergestellt worden [59, 60]. Interessanterweise war dieses Knorpelgewebe nahezu frei von Kollagen I, das Knorpel faserig macht und für die Regeneration von hyalinem Knorpel unerwünscht ist. Eine vergleichbare Kollagen-I-freie Chondrogenese ist bisher mit MSC nicht gelungen und auch Chondrozyten neigen nach Expansion zur Bildung von Kollagen I bei der Redifferenzierung. Auch Marker der hypertrophen Reifung und enchondralen Ossifikation schienen in dem von iPS-Zellen gebildeten Knorpel kaum exprimiert zu sein. Obwohl diese Ergebnisse zunächst in unabhängigen Studien reproduziert werden müssen, nähren sie die Hoffnung, dass mit iPS-Zellen die Chondrogenese von MSC übertroffen werden könnte und dass stabiler hyaliner Knorpel hergestellt werden kann, der nicht unter ektopischen Bedingungen zur unerwünschten Knochenbildung neigt. Inwiefern von iPS-Zellen generierter Knorpel einen Defekt auf Dauer heilen kann, ob die Zellen langfristig anwachsen und aktiv Knorpel bilden oder ob auch bei ihnen die parakrine Stimulation endogener Regenerationsprozesse überwiegt, sind spannende Fragen für zukünftige Studien.

Um den gegenwärtig aufwendigen Differenzierungsprozess von iPS-Zellen zu knorpelbildenden Chondrozyten abzukürzen und zu vereinfachen, könnte er im mesenchymalen Zwischenstadium, das bei der iPS-Chondrogenese notwendigerweise durchlaufen wird, angehalten werden. Solche aus iPS-Zellen generierten mesenchymalen Vorläuferzellen (iMP-Zellen) sind phänotypisch MSC sehr ähnlich, können unter adäquater Stimulation Knorpel, Knochen und Fett bilden und parakrin aktive Faktoren liefern [61]. Inwiefern iMP-Zellen auch ein ähnlich hohes regeneratives Potenzial wie MSC besitzen, muss noch detailliert untersucht werden. In Zukunft könnten iMP-Zellen heterogen zusammengesetzte MSC ersetzen und eine aufwendige In-vitro-Knorpelbildung ausgehend von iPS-Zellen obsolet machen, indem iMP-Zellen direkt therapeutisch eingesetzt werden.

Wie schnell iPS-Zellen und ihre Abkömmlinge als Zelltherapeutikum klinische Anwendung finden, wird entscheidend davon abhängen, ob Methoden entwickelt werden können, die es ermöglichen, mit akzeptablem Aufwand relevante Mengen klinisch sicherer und regenerativ aktiver Zellen zu generieren. Bedeutende Fortschritte umfassen die Entwicklung innovativer Aufreinigungsstrategien und Reprogrammierungsmethoden. Damit könnten verbleibende pluripotente Zellen in Zelltherapeutika ausgeschlossen und ausschließlich ausgereifte, nichttumorigene Zellen transplantiert werden, die keinerlei Transgene im Genom enthalten.

Fazit für die Praxis: Aus iPS-Zellen hergestellter Knorpel oder MSC-ähnliche iMP-Zellen könnten in Zukunft die ACT ablösen. Das von iPS-Zellen gebildete Regenerationsgewebe könnte qualitativ den Faserknorpel übertreffen, der aus expandierten Chondrozyten, MSC oder auch bei der Mikrofrakturierung entsteht.

19.3 Neue Wege

Bernd Rolauffs

Die Zukunft soll man nicht voraussehen wollen, sondern möglich machen.
Antoine de Saint-Exupéry

19.3.1 Was haben wir erreicht?

Am Ende bleibt nicht die Frage, was uns die Zukunft bringt, sondern mit welchen Visionen und Zielen wir an den Start gehen. Was ist das größte Problem und wie lösen wir es – das sind die Themen dieses letzten Kapitels. Unser Arsenal an therapeutischen Methoden wurde in den vorangehenden Kapiteln übersichtlich dargelegt. Die etablierte chirurgische Methode zur Therapie kleinerer isolierter Knorpeldefekte sind markraumeröffnende Verfahren. Die AMIC ist eine relativ neue zellfreie Entwicklung für die Therapie kleinerer Knorpeldefekte und befindet sich in der Evaluationsphase. Für die Therapie größerer isolierter Knorpeldefekte ist die derzeit empfohlene Methode die MACT. Diese hat eine gute nachhaltige klinische Verbesserung und lässt die Option auf Second-line-Verfahren offen, falls die MACT nicht zur gewünschten Verbesserung führen sollte. Zudem wird die MACT inzwischen in bis zu etwa einem Drittel der Fälle bei degenerativ-arthrotischen Prozessen eingesetzt. Die von der Arbeitsgemeinschaft „Klinische Geweberegeneration" der Deutschen Gesellschaft für Unfallchirurgie und der Deutschen Gesellschaft für Orthopädie und Orthopädische Chirurgie im Jahr 2004 erarbeiteten Indikations- und Durchführungsempfehlungen zu den verschiedenen biologischen Knorpelrekonstruktionsverfahren wurden 2013 erneuert [62]. Wir haben uns erfolgreich darauf konzentriert, effektive Therapien für fokale Knorpeldefekte zu finden (Tabelle 19.1). Aber was kommt danach?

Tab. 19.1: Etablierte biologische Therapien. Die Entwicklung biologischer Therapien hat in den letzten Dekaden eine Reihe effektiver Möglichkeiten für fokale Gewebedefekte hervorgebracht. Im Gegensatz hierzu stehen wir in der Entwicklung biologischer Therapien für globale Schäden noch am Anfang.

Fokale Gewebeschäden	Globale Gewebeschäden
Mikrofrakturierung	
AMIC	
MACT	?
Osteochondraler Ersatz	
Meniskusersatz	
Kreuzbandersatz	

19.3.2 Die nächste große Herausforderung

Die nächste große Herausforderung sind sicherlich die globalen Gelenkschäden, wie sie bei der Arthrose oder bei traumatischen Ereignissen auftreten. Unser Feld hat sich weit genug entwickelt, um die Herausforderung anzunehmen, eine Therapie für globale Gelenkschäden zu entwickeln und klinisch zu implementieren. Aber wie machen wir das und wo stehen wir? Der Gelenkersatz durch eine Prothese ist immer noch die häufigste Operation in der Behandlung der Arthrose des Hüft- und Kniegelenks [63]. Stationäre arthroskopische Eingriffe am Gelenkknorpel und den Menisken nehmen in Deutschland Rang 2 ein (Rang 1: Darmeingriffe). Pharmakologische Substanzen, die kausal oder gar präventiv in die Arthrose eingreifen („disease-modifying ostearthritis drugs", DMOAD), liegen nicht vor [64]. Biologische Substanzen, die mit großem Erfolg in rheumatischen Erkrankungen eingesetzt werden (z. B. TFNα-Blocker), haben keine vergleichbare Wirkung auf die Arthrose. Die Zukunft von Therapien, die Zytokine und Wachstumsfaktoren als Monotherapie der Arthrose propagieren, wird als fragwürdig eingestuft, da die klinische Evaluierung wiederholt fehlschlug [65]. Eine Einzelsubstanz für jeden Aspekt der Arthrosetherapie – Schmerzlinderung, Reduzierung degenerativer Prozesse, Regeneration durch anabole Wirkungen – wird wahrscheinlich nie existieren [66]. In diesem Sinn schließen nur wenige neu entwickelte Substanzen erfolgreich die klinische Evaluierung ab. Es wird als notwendig angesehen, die zugrunde liegenden molekularen Prozesse besser bei der Entwicklung neuer therapeutischer Strategien zu berücksichtigen [64, 67]. Die Entwicklung neuer Substanzen sollte das gesamte Gelenk – Synovialgewebe, Knorpel, Knochen – adressieren [68]. Als vielversprechend werden Methoden wie genomische, proteomische und metabolomische Technologien verbunden mit hochentwickelten statistischen Methoden eingeschätzt [69]. Besonders die Frühphase der Arthrose wird als vielversprechendes Ziel für die Entwicklung von therapeutischen oder präventiven Maßnahmen angesehen, da der vorliegende strukturelle Schaden relativ gering und als reversibel angesehen wird [65, 70].

19.3.3 Das Problem

Der gegenwärtige Stand der klinischen Technik erlaubt die Diagnose der Arthrose nur, wenn bereits ein substanzieller struktureller Schaden, z. B. ein Knorpelschaden, vorliegt. Dieser kann im MRT oder bei einer Arthroskopie erkannt werden. Diese klinischen Methoden können aber nicht die präklinische Frühartrose erkennen. Sie können auch nicht beantworten, ob ein fokaler Knorpelschaden tatsächlich noch fokal ist oder ob eine Generalisierung der Degeneration in der Nachbarschaft bereits im Gange ist. Die klinische Erprobung neuentwickelter DMOAD erfolgt i. d. R. in einer klinisch symptomatischen, also späten Phase der Arthrose – die Frühphase mit einem sehr geringen strukturellen Schaden oder gegebenenfalls vor einem geringen strukturellen

Schaden kann ja in der klinischen Routine nicht erkannt und deshalb für die Testung neuentwickelter DMOAD herangezogen werden. Die Problematik einer unzureichend entwickelten Diagnostik für die präklinische Frühartrhrose ist sicherlich am Scheitern neuentwickelter DMOAD beteiligt, da diese in einer zu späten und irreversiblen Phase der Arthrose eingesetzt werden.

19.3.4 Der Weg zur Lösung?

Eine Weiterentwicklung der gegenwärtigen Techniken und Strategien zur Diagnose der präklinischen Frühartrhrose sollte einen hohen Stellenwert besitzen. Dies hätte einen dreifachen Wert: die nichtdestruktive Diagnose früharthrosetypischer Veränderungen (a) würde in vitro z. B. in Zell- und Explantatkulturen das Screening nach neuen DMOAD und deren initiale Evaluation beschleunigen und kostengünstiger werden lassen; (b) würde in vivo in Tiermodellen die Evaluierung der Effektivität und Sicherheit neuentwickelter DMOAD verbessern und (c) würde klinisch eine Testung neuentwickelter DMOAD in der Frühphase der Arthrose erlauben (Tabelle 19.2). Folglich würde die Weiterentwicklung von Techniken und Strategien für die Diagnose der präklinischen Frühartrhrose nicht nur unsere diagnostische Kapazität erweitern, sondern auch die Entwicklung einer kausalen Therapie der Frühartrhrose beschleunigen und die erfolgreiche Testung solcher Therapien erst ermöglichen. Mit diesem Hintergrund trifft das Argument, dass eine Weiterentwicklung der Diagnostik der Frühartrhrose derzeit keine therapeutische Konsequenz hätte und deshalb wenig hilfreich wäre, nicht zu. Aber wo stehen wir in der Entwicklung einer nichtdestruktiven Diagnostik der Frühphase der Arthrose?

19.3.4.1 Bildgebende Techniken zur Diagnose der Frühartrhrose

Bildgebende Verfahren, biochemische Markermoleküle und Indentationsverfahren werden in der Arthroskopie als mögliche Techniken zur Diagnose der Frühartrhrose favorisiert. Für die Diagnose der frühen Arthrose ist die Quantifizierung früher Veränderungen des Knorpelgewebes notwendig. Einige experimentelle Ansätze fokussieren sich auf dieses Problem. Die quantitative MRT (qMRT) kann derzeit arthroseassozi-

Tab. 19.2: Vorteile einer nichtdestruktiven Diagnose der frühen präklinischen Arthrose

Dreifacher Wert nichtdestruktiver Diagnose der Frühartrhrose	
(A)	würde In-vitro-Screening nach neuen DMOAD und initiale Evaluation beschleunigen und kostengünstiger werden lassen
(B)	würde in Tiermodellen die Evaluierung von Effektivität und Sicherheit neuentwickelter DMOAD verbessern
(C)	würde klinisch die Testung neuentwickelter DMOAD in der Frühphase der Arthrose erlauben

ierte Veränderungen von Knorpelvolumen, -dicke sowie Wasser- und Proteoglykangehalt messen. Allerdings zeigte eine Studie mit histologischen und MRT-Daten, dass kein statistischer Unterschied zwischen den T2*-Werten von weniger versus mehr arthrotisch degenerierten Proben aufgedeckt werden konnte [71]. Eine Folgestudie publizierte ähnliche Ergebnisse [72], sodass der aktuelle Stand der qMRT noch nicht zur Diagnose der Frühartrhose geeignet ist. Die Kombination von MRT mit anderen bildgebenden Verfahren kann vielfältigere Informationen als die MRT allein liefern. Zum Beispiel wurden SPECT-CT und MRT in Kombination an osteochondralen Läsionen (OCL) angewendet und die gemeinsam gewonnenen Informationen führten zu Änderungen der Therapie [73]. Fusionsbildgebungen sind für die Quantifizierung chondraler und subchondraler Veränderungen in der Frühdiagnose sicherlich vielversprechend. Eine andere Technik ist die quantitative intraartikulare Ultraschalltechnik. Sie ist in der Lage, experimentell induzierte Rauigkeiten der Knorpeloberfläche zu detektieren [74] und fast normalen Knorpel von solchem mit früher und ausgeprägter Arthrose zu unterscheiden [75]. Dementsprechend hat die Ultraschalltechnik ein hohes Potenzial zur Diagnose der Frühharthrose. Eine alternative Technik ist die optische Kohärenztomographie (OCT). Die OCT ist in der Lage, Fibrillationen, Risse, Hohlräume und eine Fragmentation des Knorpelgewebes zu visualisieren [76, 77]. Es zeigt sich aber eine nur mäßige Übereinstimmung von arthroskopisch und OCT-bestimmten bestimmten ICRS-Graden [77]. Trotzdem können OCT-Bilder geringe Schäden des Knorpelgewebes visualisieren, die im MRT nicht sichtbar sind [78]. Der Vergleich von Ultraschall und OCT zeigt, dass ultraschallbasierte Informationen besser mit histologischen Analysen übereinstimmen, während die OCT akkurater die Rauigkeit der Knorpeloberfläche bestimmt [79]. Das Diffraction-Enhanced-Synchrotron-X-Ray-Imaging (DEI) liefert Bilder, die das Knorpelgewebe sowohl im artikulierenden Gelenk als auch ex vivo darstellen [80] und Knorpelgewebe, Sehnen und andere Weichgewebe erfolgreich voneinander abgrenzen können [81]. Eine eigene Arbeit zeigte, dass selbst kleinste traumatische Risse in der Knorpelbinnenstruktur durch DEI erkannt werden können und zwar selbst dann, wenn eine entsprechende serielle histologische Untersuchung nicht in der Lage war, diese Risse zu visualisieren [82]. Dies ist für frühartrhotische Prozesse wichtig, da solche Risse die biomechanischen, biochemischen und strukturellen Konsequenzen bestimmen [83]. Selbst fokale Fibrillationen der Gelenkoberfläche als erste strukturelle Anzeichen einer einsetzenden Gewebedegeneration werden mit DEI erkannt [84]. Somit sind die DEI-Technik und auch DEI-Weiterentwicklungen wie die Multiple-Image-Radiographie vielversprechende Methoden. Allerdings ist eine klinische Anwendung derzeit nicht praktikabel, da ein Teilchenbeschleuniger benötigt würde.

19.3.4.2 Biochemische Techniken zur Diagnose der Frühartrhose

Die Europäische Gesellschaft für Klinische und Wirtschaftliche Aspekte der Osteoporose und Osteoarthritis berichtet, dass zwar vielversprechende Biomarker für die Arthrose vorliegen, aber dass derzeit kein Biomarkerkandidat in der Lage ist, zwischen Patient und Kontrolle zu unterscheiden [85]. Mithilfe von Proteomanalysen von Synovia und Serum kann generell eine hohe Anzahl an Biomarkerkandidaten gefunden werden. Da aus Kosten- und Zeitgründen natürlich nicht alle evaluiert werden können, ist die Selektion und Evaluierung vielversprechender Kandidaten nötig, aber aufwendig und teuer.

19.3.4.3 Minimalinvasive Verfahren zur Diagnose der Frühartrose

Die Arthroskopie wird experimentell durch verschiedene Indentationstechniken ergänzt, um verschiedene Aspekte der Knorpeleigenschaften zu Diagnosekriterien weiterzuentwickeln. Zum Beispiel werden mechanische Indenter [86], Air-Jet-Indenter in Kombination mit der OCT [87] sowie Ultraschall- [88] und Wasser-Indenter [89] und spektrometrische Instrumente [90] entwickelt, um biomechanische und strukturelle Veränderungen zu diagnostizieren, die mit der Frühdiagnose assoziiert sind. Beispielsweise wurde die Nahinfrarotspektrometrie (NIRS) mit der Arthroskopie kombiniert. Die NIRS hat das Potenzial, frühe Knorpeldegenerationen anhand von Veränderungen der Gewebekomposition aufzudecken [91, 92]. Zudem korrelieren spektrometrische Daten mit der Fibrillation der Gelenkoberfläche, dem Mankin-Score und der dynamischen Steifigkeit [90]. Weiterhin wurde eine Kombination aus Ultraschall- und Wasserstrahl-Indenter für die gleichzeitige morphologische, akustische und mechanische Analyse an weißen Neuseeland-Kaninchen getestet [89]. Diese Technik detektierte signifikante Unterschiede zwischen den OARSI Graden 3 versus 0, 1 und 2. Allerdings ist der OARSI Grad 3 keine frühe Arthrose und kann auch mit der MRT detektiert werden. Eine andere Erweiterung der Arthroskopie ist die sog. Multiphotonmikroskopie, die im vitalen Gelenk Verletzungen auf zellulärer Ebene aufdecken kann [93] und ein großes Potenzial hat. Multiphotontomographen werden bereits für die nichtinvasive Diagnose von Melanomen eingesetzt [94].

19.3.4.4 Die räumliche Organisation von Chondrozyten als sensitiver Biomarker der Frühdiagnose

Besonders bildgebende Verfahren zur Diagnose der Frühartrose fokussieren sich auf den Nachweis struktureller Gewebeschäden. Eine alternative Strategie ist der Nachweis von Veränderungen der Knorpelarchitektur, die nicht direkt mit einem Schaden oder der Degeneration des Gewebes zusammenhängen, sondern mit Veränderungen, die mit oder gegebenenfalls vor einem strukturellen Schaden auftreten. Eigene Arbeiten untersuchten die Organisation der oberflächlichen Chondrozyten als Marker der Frühartrose. Humane Chondrozyten gesunder Gelenkoberfläche liegen in spezifischen räumlichen Organisationen vor, die typisch für die gesunden Knorpelgewebe großer Gelenke sind [95, 96]. Die gelenkspezifische Organisation ist in Knorpelgeweben mit fokaler Arthrose innerhalb einer Arthroseläsion vollständig destruiert [97]. Entscheidend ist aber, dass bereits in Gelenken mit präklinischer fokaler Degeneration – im makroskopisch intakten Umgebungsknorpel außerhalb der fokalen Läsion – eine signifikant veränderte Organisation vorliegt [95]. Hier treten sog. Double-Strings auf – Chondrozyten, die in einer Doppelreihe angeordnet sind. Diese Double-Strings sind Vorläufer der Chondrozytencluster, die ein histopathologisches Merkmal der Arthrose sind. Double-Strings stellen das früheste morphologisch erkennbare Organisationsstadium dar, das vom Gesunden abweicht [95, 98]. Dementsprechend kann die räumliche Organisation als Biomarker für frühe arthrotische Veränderungen verwendet werden. Die Organisation ist modellierbar, quantifizierbar und klassifizierbar [95–100]. Für die Zukunft stellen sich die Fragen, wie früh die Früharthrose erkannt werden kann, wie die Organisation als Biomarker im Vergleich zu anderen Techniken abschneidet und wie die technische Realisierung erfolgen könnte. Mit einer höheren Auflösung klinischer MRT in der nahen Zukunft wäre dieses Diagnoseprinzip als bildgebendes Verfahren potenziell einsetzbar. Der heutige Stand der Technik würde bereits jetzt die Realisierung dieses Diagnoseprinzips als ein Instrument für die Arthroskopie erlauben.

19.3.5 Zusammenfassung

Eine klinisch anwendbare Technik zur Diagnose eines präklinischen Arthrosestadiums würde nicht nur unsere diagnostische Kapazität erweitern. Eine solche Technik

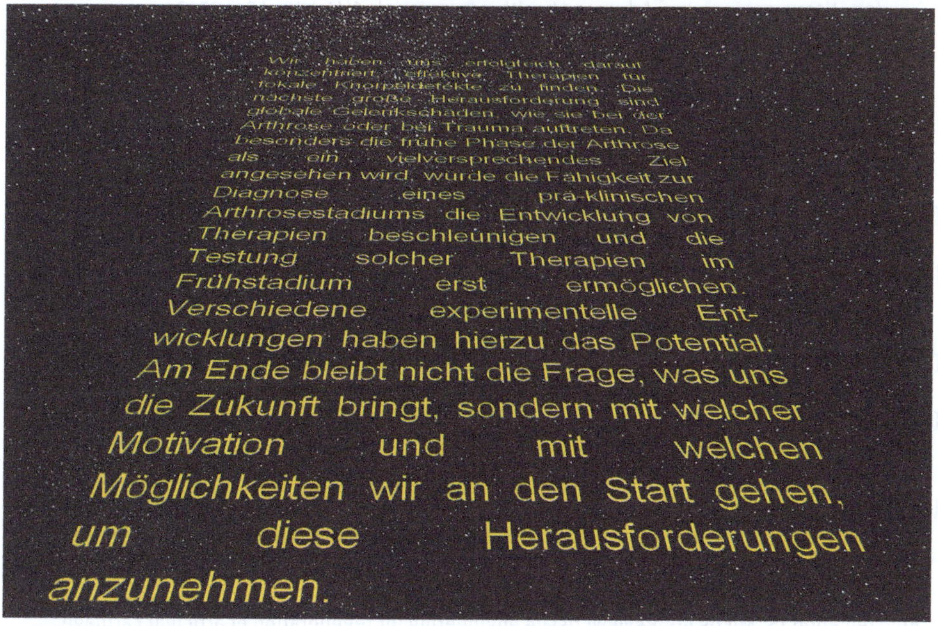

Abb. 19.4: Die Zukunft.

würde die Entwicklung einer kausalen Therapie der Früharthrose beschleunigen und die Testung solcher Therapien im Frühstadium erst ermöglichen. Verschiedene experimentelle Entwicklungen haben das Potenzial, architektonische, biochemische und funktionelle Parameter des Knorpelgewebes zu quantifizieren und sind vielversprechende Kandidaten für die Entwicklung einer klinisch anwendbaren Diagnosetechnik für die Früharthrose. Am Ende bleibt nicht die Frage, was uns die Zukunft bringt, sondern mit welcher Motivation und mit welchen Möglichkeiten wir an den Start gehen, um diese Herausforderung anzunehmen (Abbildung 19.4).

Literatur

[1] Hench LL, Polak JM. Third-generation biomedical materials. Science 295(5557):1014–1017, 2002.

[2] Anderson DG, Burdick JA, Langer R. Materials science. Smart biomaterials. Science 305(5692):1923–1924, 2004.

[3] Johnstone B, Alini M, Cucchiarini M, Dodge GR, Eglin D, Guilak F et al. Tissue engineering for articular cartilage repair–the state of the art. Eur Cell Mater 25:248–267, 2013.

[4] Slaughter BV, Khurshid SS, Fisher OZ, Khademhosseini A, Peppas NA. Hydrogels in regenerative medicine. Advanced materials 21(32–33):3307–3329, 2009.

[5] Yan S, Wang T, Feng L, Zhu J, Zhang K, Chen X et al. Injectable in situ self-cross-linking hydrogels based on poly(L-glutamic acid) and alginate for cartilage tissue engineering. Biomacromolecules 15(12):4495–4508, 2014.

[6] Place ES, Nair R, Chia HN, Szulgit G, Lim EH, Stevens MM. Latent TGF-beta hydrogels for cartilage tissue engineering. Advanced healthcare materials 1(4):480–484, 2012.

[7] Mullen LM, Best SM, Ghose S, Wardale J, Rushton N, Cameron RE. Bioactive IGF-1 release from collagen-GAG scaffold to enhance cartilage repair in vitro. J Mater Sci Mater Med 26(1):5325, 2015.

[8] Dong S, Guo H, Zhang Y, Li Z, Kang F, Yang B et al. rFN/Cad-11-modified collagen type II biomimetic interface promotes the adhesion and chondrogenic differentiation of mesenchymal stem cells. Tissue Eng Part A 19(21–22):2464–2477, 2013.

[9] Smeriglio P, Lai JH, Yang F, Bhutani N. 3D Hydrogel Scaffolds for Articular Chondrocyte Culture and Cartilage Generation. Journal of visualized experiments: JoV E (104), 2015.

[10] Parmar PA, Chow LW, St-Pierre JP, Horejs CM, Peng YY, Werkmeister JA et al. Collagen-mimetic peptide-modifiable hydrogels for articular cartilage regeneration. Biomaterials 54:213–225, 2015.

[11] Correia CR, Reis RL, Mano JF. Multiphasic, Multistructured and Hierarchical Strategies for Cartilage Regeneration. Advances in experimental medicine and biology 881:143–160, 2015.

[12] Liao IC, Moutos FT, Estes BT, Zhao X, Guilak F. Composite three-dimensional woven scaffolds with interpenetrating network hydrogels to create functional synthetic articular cartilage. Advanced functional materials 23(47):5833–5839, 2013.

[13] Torricelli P, Gioffre M, Fiorani A, Panzavolta S, Gualandi C, Fini M et al. Co-electrospun gelatin-poly(L-lactic acid) scaffolds: modulation of mechanical properties and chondrocyte response as a function of composition. Materials science & engineering C, Materials for biological applications 36:130–138, 2014.

[14] Temenoff JS, Mikos AG. Review: tissue engineering for regeneration of articular cartilage. Biomaterials 21(5):431–440, 2000.

[15] Li WJ, Tuli R, Huang X, Laquerriere P, Tuan RS. Multilineage differentiation of human mesenchymal stem cells in a three-dimensional nanofibrous scaffold. Biomaterials 26(25):5158–5166, 2005.

[16] Pham QP, Sharma U, Mikos AG. Electrospun poly(epsilon-caprolactone) microfiber and multilayer nanofiber/microfiber scaffolds: characterization of scaffolds and measurement of cellular infiltration. Biomacromolecules 7(10):2796–2805, 2006.

[17] Levorson EJ, Raman Sreerekha P, Chennazhi KP, Kasper FK, Nair SV, Mikos AG. Fabrication and characterization of multiscale electrospun scaffolds for cartilage regeneration. Biomed Mater 8(1):014103, 2013.

[18] McCullen SD, Autefage H, Callanan A, Gentleman E, Stevens MM. Anisotropic fibrous scaffolds for articular cartilage regeneration. Tissue Eng Part A 18(19–20):2073–2083, 2012.

[19] Holmes B, Castro NJ, Li J, Keidar M, Zhang LG. Enhanced human bone marrow mesenchymal stem cell functions in novel 3D cartilage scaffolds with hydrogen treated multi-walled carbon nanotubes. Nanotechnology 24(36):365102, 2013.

[20] Nanda HS, Chen S, Zhang Q, Kawazoe N, Chen G. Collagen scaffolds with controlled insulin release and controlled pore structure for cartilage tissue engineering. BioMed research international 2014:623805, 2014.

[21] Bian L, Zhai DY, Tous E, Rai R, Mauck RL, Burdick JA. Enhanced MSC chondrogenesis following delivery of TGF-beta3 from alginate microspheres within hyaluronic acid hydrogels in vitro and in vivo. Biomaterials 32(27):6425–6434, 2011.

[22] Zhu Y, Wan Y, Zhang J, Yin D, Cheng W. Manufacture of layered collagen/chitosan-polycaprolactone scaffolds with biomimetic microarchitecture. Colloids and surfaces B, Biointerfaces 113:352–360, 2014.

[23] Steele JA, McCullen SD, Callanan A, Autefage H, Accardi MA, Dini D et al. Combinatorial scaffold morphologies for zonal articular cartilage engineering. Acta Biomater 10(5):2065–2075, 2014.

[24] Arora A, Kothari A, Katti DS. Pore orientation mediated control of mechanical behavior of scaffolds and its application in cartilage-mimetic scaffold design. Journal of the mechanical behavior of biomedical materials 51:169–183, 2015.

[25] Chow LW, Armgarth A, St-Pierre JP, Bertazzo S, Gentilini C, Aurisicchio C et al. Peptide-directed spatial organization of biomolecules in dynamic gradient scaffolds. Advanced healthcare materials 3(9):1381–1386, 2014.

[26] Nguyen LH, Kudva AK, Saxena NS, Roy K. Engineering articular cartilage with spatially-varying matrix composition and mechanical properties from a single stem cell population using a multi-layered hydrogel. Biomaterials 32(29):6946–6952, 2011.

[27] Silva JM, Duarte AR, Custodio CA, Sher P, Neto AI, Pinho AC et al. Nanostructured hollow tubes based on chitosan and alginate multilayers. Advanced healthcare materials 3(3):433–440, 2014.

[28] Silva JM, Georgi N, Costa R, Sher P, Reis RL, Van Blitterswijk CA et al. Nanostructured 3D constructs based on chitosan and chondroitin sulphate multilayers for cartilage tissue engineering. PLoS One 8(2):e55451, 2013.

[29] Singh M, Sandhu B, Scurto A, Berkland C, Detamore MS. Microsphere-based scaffolds for cartilage tissue engineering: using subcritical CO(2) as a sintering agent. Acta Biomater 6(1):137–143, 2010.

[30] Liu X, Jin X, Ma PX. Nanofibrous hollow microspheres self-assembled from star-shaped polymers as injectable cell carriers for knee repair. Nat Mater 10(5):398–406, 2011.

[31] Sato M, Yamato M, Hamahashi K, Okano T, Mochida J. Articular cartilage regeneration using cell sheet technology. Anatomical record 297(1):36–43, 2014.

[32] Glass KA, Link JM, Brunger JM, Moutos FT, Gersbach CA, Guilak F. Tissue-engineered cartilage with inducible and tunable immunomodulatory properties. Biomaterials 35(22):5921–5931, 2014.

[33] Scholz B, Kinzelmann C, Benz K, Mollenhauer J, Wurst H, Schlosshauer B. Suppression of adverse angiogenesis in an albumin-based hydrogel for articular cartilage and intervertebral disc regeneration. Eur Cell Mater 20:24–36; discussion -7, 2010.

[34] Choi BH, Choi KH, Lee HS, Song BR, Park SR, Yang JW et al. Inhibition of blood vessel formation by a chondrocyte-derived extracellular matrix. Biomaterials 35(22):5711–5720, 2014.

[35] Bianco P, Cao X, Frenette PS, Mao JJ, Robey PG, Simmons PJ et al. The meaning, the sense and the significance: translating the science of mesenchymal stem cells into medicine. Nat Med 19:35–42, 2013.

[36] Kon E, Roffi A, Filardo G, Tesei G, Marcacci M. Scaffold-based cartilage treatments: with or without cells? A systematic review of preclinical and clinical evidence. Arthroscopy 31:767–775, 2015.

[37] Morales TI. Chondrocyte moves: clever strategies? Osteoarthritis Cartilage 15:861–871, 2007.

[38] Englert C, McGowan KB, Klein TJ, Giurea A, Schumacher BL, Sah RL. Inhibition of integrative cartilage repair by proteoglycan 4 in synovial fluid. Arthritis Rheum 52:1091–1099, 2005.

[39] Schaefer DB, Wendt D, Moretti M, Jakob M, Jay GD, Herberer M et al. Lubricin reduces cartilage–cartilage integration. Biorheology 41:503–508, 2004.

[40] Richter W. Mesenchymal stem cells and cartilage in situ regeneration. J Intern Med 266:390–405, 2009.

[41] Steck E, Fischer J, Lorenz H, Gotterbarm T, Jung M, Richter W. Mesenchymal stem cell differentiation in an experimental cartilage defect: restriction of hypertrophy to bone-close neocartilage. Stem Cells Dev 18:969–978, 2009.

[42] Dickhut A, Gottwald E, Steck E, Heisel C, Richter W. Chondrogenesis of mesenchymal stem cells in gel-like biomaterials in vitro and in vivo. Front Biosci 13:4517–4528, 2008.

[43] Pelttari K, Lorenz H, Boeuf S, Templin MF, Bischel O, Goetzke K et al. Secretion of matrix metalloproteinase 3 by expanded articular chondrocytes as a predictor of ectopic cartilage formation capacity in vivo. Arthritis Rheum 58:467–474, 2008.

[44] Pelttari K, Winter A, Steck E, Goetzke K, Hennig T, Ochs BG et al. Premature induction of hypertrophy during in vitro chondrogenesis of human mesenchymal stem cells correlates with calcification and vascular invasion after ectopic transplantation in SCID mice. Arthritis Rheum 54:3254–3266, 2006.

[45] Fischer J, Aulmann A, Dexheimer V, Grossner T, Richter W. Intermittent PTHrP(1-34) exposure augments chondrogenesis and reduces hypertrophy of mesenchymal stromal cells. Stem Cells Dev 23:2513–2523, 2014.

[46] Yamasaki S, Mera H, Itokazu M, Hashimoto Y, Wakitani S. Cartilage Repair With Autologous Bone Marrow Mesenchymal Stem Cell Transplantation: Review of Preclinical and Clinical Studies. Cartilage 5:196–202, 2014.

[47] Caplan AI and Correa D. The MSC: an injury drugstore. Cell Stem Cell 9:11–15, 2011.

[48] Bian L, Zhai DY, Mauck RL, Burdick JA. Coculture of human mesenchymal stem cells and articular chondrocytes reduces hypertrophy and enhances functional properties of engineered cartilage. Tissue Eng Part A 17:1137–1145, 2011.

[49] Wu L, Leijten JC, Georgi N, Post JN, van Blitterswijk CA, Karperien M. Trophic effects of mesenchymal stem cells increase chondrocyte proliferation and matrix formation. Tissue Eng Part A 17:1425–1436, 2011.

[50] Bekkers JE, Tsuchida AI, van Rijen MH, Vonk LA, Dhert WJ, Creemers LB et al. Single-stage cell-based cartilage regeneration using a combination of chondrons and mesenchymal stromal cells: comparison with microfracture. Am J Sports Med 41:2158–2166, 2013.

[51] Peeters CM, Leijs MJ, Reijman M, van Osch GJ, Bos PK. Safety of intra-articular cell-therapy with culture-expanded stem cells in humans: a systematic literature review. Osteoarthritis Cartilage 21:1465–1473, 2013.
[52] Wong KL, Lee KB, Tai BC, Law P, Lee EH, Hui JH. Injectable cultured bone marrow-derived mesenchymal stem cells in varus knees with cartilage defects undergoing high tibial osteotomy: a prospective, randomized controlled clinical trial with 2 years' follow-up. Arthroscopy 29:2020–2028, 2013.
[53] Kim YS, Kwon OR, Choi YJ, Suh DS, Heo DB, Koh YG. Comparative Matched-Pair Analysis of the Injection Versus Implantation of Mesenchymal Stem Cells for Knee Osteoarthritis. Am J Sports Med 43:2738–2746, 2015.
[54] Nejadnik H, Hui JH, Feng Choong EP, Tai BC, Lee EH. Autologous bone marrow-derived mesenchymal stem cells versus autologous chondrocyte implantation: an observational cohort study. Am J Sports Med 38:1110–1116, 2010.
[55] Vega A, Martin-Ferrero MA, Del Canto F, Alberca M, Garcia V, Munar A et al. Treatment of Knee Osteoarthritis With Allogeneic Bone Marrow Mesenchymal Stem Cells: A Randomized Controlled Trial. Transplantation 99:1681–1690, 2015.
[56] Vonk LA, de Windt TS, Slaper-Cortenbach IC, Saris DB. Autologous, allogeneic, induced pluripotent stem cell or a combination stem cell therapy? Where are we headed in cartilage repair and why: a concise review. Stem Cell Res Ther 6:94, 2015.
[57] Niemietz T, Zass G, Hagmann S, Diederichs S, Gotterbarm T, Richter W. Xenogeneic transplantation of articular chondrocytes into full-thickness articular cartilage defects in minipigs: fate of cells and the role of macrophages. Cell Tissue Res 358:749–761, 2014.
[58] Takahashi K and Yamanaka S. Induction of pluripotent stem cells from mouse embryonic and adult fibroblast cultures by defined factors. Cell 126:663–676, 2006.
[59] Yamashita A, Morioka M, Yahara Y, Okada M, Kobayashi T, Kuriyama S. Generation of scaffoldless hyaline cartilaginous tissue from human iPSCs. Stem Cell Reports 4:404–418, 2015.
[60] Umeda K, Zhao J, Simmons P, Stanley E, Elefanty A, Nakayama N. Human chondrogenic paraxial mesoderm, directed specification and prospective isolation from pluripotent stem cells. Sci Rep 2:455, 2012.
[61] Diederichs S and Tuan RS. Functional comparison of human-induced pluripotent stem cell-derived mesenchymal cells and bone marrow-derived mesenchymal stromal cells from the same donor. Stem Cells Dev 23:1594–1610, 2014.
[62] Niemeyer P, Andereya S, Angele P, Ateschrang A, Aurich M, Baumann M et al. [Autologous chondrocyte implantation (ACI) for cartilage defects of the knee: a guideline by the working group „Tissue Regeneration“ of the German Society of Orthopaedic Surgery and Traumatology (DGOU)]. Z Orthop Unfall 151(1):38–47, 2013.
[63] McAlindon TE, Bannuru RR, Sullivan MC, Arden NK, Berenbaum F, Bierma-Zeinstra SM et al. OARSI guidelines for the non-surgical management of knee osteoarthritis. Osteoarthritis Cartilage 22(3):363–388, 2014.
[64] Mobasheri A. The future of osteoarthritis therapeutics: targeted pharmacological therapy. Curr Rheumatol Rep 15(10):364, 2013.
[65] Chevalier X, Eymard F, and Richette P. Biologic agents in osteoarthritis: hopes and disappointments. Nat Rev Rheumatol 9(7):400–410, 2013.
[66] Wieland HA, Michaelis M, Kirschbaum BJ, Rudolphi KA. Osteoarthritis – an untreatable disease? Nat Rev Drug Discov 4(4):331–344, 2005.
[67] Qvist P, Bay-Jensen AC, Christiansen C, Dam EB, Pastoureau P, Karsdal MA. The disease modifying osteoarthritis drug (DMOAD): Is it in the horizon? Pharmacol Res 58(1):1–7, 2008.
[68] Hunter DJ. Pharmacologic therapy for osteoarthritis–the era of disease modification. Nat Rev Rheumatol 7(1):13–22, 2011.

[69] Ruiz-Romero C. and Blanco FJ. The role of proteomics in osteoarthritis pathogenesis research. Curr Drug Targets 10(6):543–556, 2009.
[70] Goldring MB. Update on the biology of the chondrocyte and new approaches to treating cartilage diseases. Best Pract Res Clin Rheumatol 20(5):1003–1025, 2006.
[71] Bittersohl B, Miese FR, Hosalkar HS, Herten M, Antoch G, Krauspe R et al. T2* mapping of hip joint cartilage in various histological grades of degeneration. Osteoarthritis Cartilage 20(7):653–660, 2012.
[72] Bittersohl B, Hosalkar HS, Miese FR, Schibensky J, Konig DP, Herten M et al. Zonal T2* and T1Gd assessment of knee joint cartilage in various histological grades of cartilage degeneration: an observational in vitro study. BMJ Open 5(2):e006895, 2015.
[73] Leumann A, Valderrabano V, Plaass C, Rasch H, Studler U, Hintermann B et al. A novel imaging method for osteochondral lesions of the talus–comparison of SPECT-CT with MRI. The American journal of sports medicine 39(5):1095–1101, 2011.
[74] Viren T, Saarakkala S, Kaleva E, Nieminen HJ, Jurvelin JS, Toyras J. Minimally invasive ultrasound method for intra-articular diagnostics of cartilage degeneration. Ultrasound in medicine & biology 35(9):1546–1554, 2009.
[75] Nishitani K, Kobayashi M, Kuroki H, Mori K, Shirai T, Satake T et al. Ultrasound can detect macroscopically undetectable changes in osteoarthritis reflecting the superficial histological and biochemical degeneration: ex vivo study of rabbit and human cartilage. PLoS One 9(2):e89484, 2014.
[76] Cernohorsky P, Kok AC, Bruin DM, Brandt MJ, Faber DJ, Tuijthof GJ et al. Comparison of optical coherence tomography and histopathology in quantitative assessment of goat talus articular cartilage. Acta Orthop 86(2):257–263, 2015.
[77] te Moller NC, Brommer H, Liukkonen J, Viren T, Timonen M, Puhakka PH et al. Arthroscopic optical coherence tomography provides detailed information on articular cartilage lesions in horses. Vet J 197(3):589–595, 2013.
[78] Rashidifard C, Vercollone C, Martin S, Liu B, Brezinski ME. The application of optical coherence tomography in musculoskeletal disease. Arthritis 2013:563268, 2013.
[79] Viren T, Huang YP, Saarakkala S, Pulkkinen H, Tiitu V, Linjama A et al. Comparison of ultrasound and optical coherence tomography techniques for evaluation of integrity of spontaneously repaired horse cartilage. Journal of medical engineering & technology 36(3):185–192, 2012.
[80] Mollenhauer J, Aurich ME, Zhong Z, Muehleman C, Cole AA, Hasnah M et al. Diffraction-enhanced X-ray imaging of articular cartilage. Osteoarthritis Cartilage 10(3):163–171, 2002.
[81] Muehleman C, Li J, Connor D, Parham C, Pisano E, Zhong Z. Diffraction-enhanced imaging of musculoskeletal tissues using a conventional x-ray tube. Acad Radiol 16(8):918–923, 2009.
[82] Rolauffs B, Muehleman C, Li J, Kurz B, Kuettner KE, Frank E et al. Vulnerability of the superficial zone of immature articular cartilage to compressive injury. Arthritis Rheum 62(10):3016–3027, 2010.
[83] Rolauffs B, Kurz B, Felka T, Rothdiener M, Uynuk-Ool T, Aurich M et al. Stress-vs-time signals allow the prediction of structurally catastrophic events during fracturing of immature cartilage and predetermine the biomechanical, biochemical, and structural impairment. J Struct Biol 183(3):501–511, 2013.
[84] Li J, Williams JM, Zhong Z, Kuettner KE, Aurich M, Mollenhauer J et al. Reliability of diffraction enhanced imaging for assessment of cartilage lesions, ex vivo. Osteoarthritis Cartilage 13(3):187–197, 2005.
[85] Lotz M, Martel-Pelletier J, Christiansen C, Brandi ML, Bruyere O, Chapurlat R et al. Value of biomarkers in osteoarthritis: current status and perspectives. Ann Rheum Dis 72(11):1756–1763, 2013.

[86] Timonen MA, Toyras J, Aula AS, Karjalainen JP, Riekkinen O, Jurvelin JS et al. Technical and practical improvements in arthroscopic indentation technique for diagnostics of articular cartilage softening. J Med Eng Technol 35(1):40–46, 2011.

[87] Huang YP, Wang SZ, Saarakkala S, Zheng YP. Quantification of stiffness change in degenerated articular cartilage using optical coherence tomography-based air-jet indentation. Connect Tissue Res 52(5):433–443, 2011.

[88] Kiviranta P, Lammentausta E, Toyras J, Kiviranta I, Jurvelin JS. Indentation diagnostics of cartilage degeneration. Osteoarthritis Cartilage 16(7):796–804, 2008.

[89] Wang Y, Huang YP, Liu A, Wan W, Zheng YP. An ultrasound biomicroscopic and water jet ultrasound indentation method for detecting the degenerative changes of articular cartilage in a rabbit model of progressive osteoarthritis. Ultrasound Med Biol 40(6):1296–1306, 2014.

[90] Kinnunen J, Saarakkala S, Hauta-Kasari M, Vahimaa P, Jurvelin JS. Optical spectral reflectance of human articular cartilage – relationships with tissue structure, composition and mechanical properties. Biomed Opt Express 2(5):1394–1402, 2011.

[91] Spahn G, Plettenberg H, Kahl E, Klinger HM, Muckley T, Hofmann GO. Near-infrared (NIR) spectroscopy. A new method for arthroscopic evaluation of low grade degenerated cartilage lesions. Results of a pilot study. BMC Musculoskelet Disord 8:47, 2007.

[92] Afara I, Prasadam I, Crawford R, Xiao Y, Oloyede A. Non-destructive evaluation of articular cartilage defects using near-infrared (NIR) spectroscopy in osteoarthritic rat models and its direct relation to Mankin score. Osteoarthritis Cartilage 20(11):1367–1373, 2012.

[93] Novakofski KD, Williams RM, Fortier LA, Mohammed HO, Zipfel WR, Bonassar LJ. Identification of cartilage injury using quantitative multiphoton microscopy. Osteoarthritis Cartilage 22(2):355–362, 2014.

[94] Konig K, Speicher M, Kohler MJ, Scharenberg R, Kaatz M. Clinical application of multiphoton tomography in combination with high-frequency ultrasound for evaluation of skin diseases. Journal of biophotonics 3(12):759–773, 2010.

[95] Aicher WK and Rolauffs B. The spatial organisation of joint surface chondrocytes: review of its potential roles in tissue functioning, disease and early, preclinical diagnosis of osteoarthritis. Ann Rheum Dis 73(4):645–653, 2014.

[96] Rolauffs B, Williams JM, Grodzinsky AJ, Kuettner KE, Cole AA. Distinct horizontal patterns in the spatial organization of superficial zone chondrocytes of human joints. J Struct Biol 162(2):335–344, 2008.

[97] Rolauffs B, Rothdiener M, Bahrs C, Badke A, Weise K, Kuettner KE et al. Onset of preclinical osteoarthritis: the angular spatial organization permits early diagnosis. Arthritis Rheum 63(6):1637–1647, 2011.

[98] Rolauffs B, Williams JM, Aurich M, Grodzinsky AJ, Kuettner KE, Cole AA. Proliferative remodeling of the spatial organization of human superficial chondrocytes distant from focal early osteoarthritis. Arthritis Rheum 62(2):489–498, 2010.

[99] Felka T, Zouhair S, Bast S, Struck K, Handl L, Votteler M et al. The spatial organisation and the pericellular matrix of human foetal chondrocytes are not inborn but instead acquired characteristics. Bone & Joint Journal Orthopaedic Proceedings Supplement 96-B(Suppl 11):323, 2014.

[100] Meinhardt M, Luck S, Martin P, Felka T, Aicher W, Rolauffs B et al. Modeling chondrocyte patterns by elliptical cluster processes. J Struct Biol 177(2):447–458, 2012.

Stichwortverzeichnis

Printed and bound by CPI Group (UK) Ltd, Croydon, CR0 4YY

30/09/2026

14973062-0004